リハ実践テクニック

脳卒中

Web動画
配信中!

監修 **岩田 学** 弘前脳卒中・リハビリテーションセンター副院長
編集 **髙見彰淑** 弘前大学大学院保健学研究科総合リハビリテーション科学領域教授

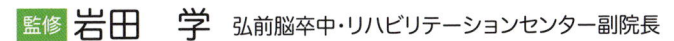
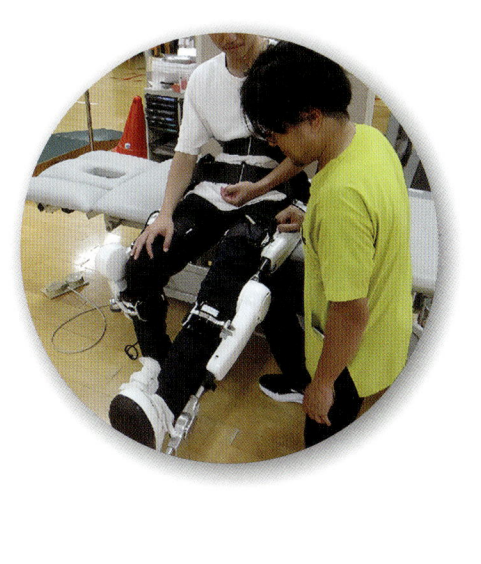
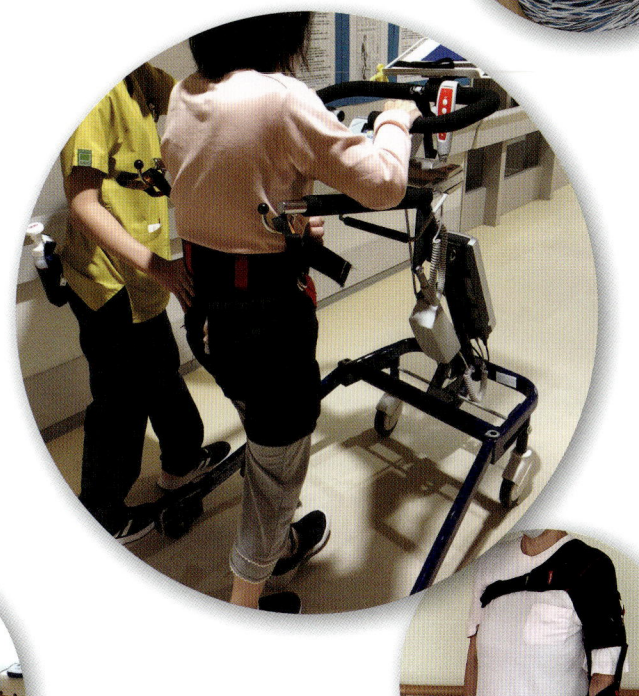

MEDICAL VIEW

Practical Technique in Stroke Rehabilitation, 4th edition

(ISBN978-4-7583-2259-1 C3347)

Chief Editor: IWATA Manabu
Editor: TAKAMI Akiyoshi

2006. 11.10   1st ed
2013. 1.10   2nd ed
2017. 3.30   3rd ed
2024. 12.10   4th ed

Medical View Co., Ltd.
2-30 Ichigayahonmuracho, Shinjyukuku, Tokyo, 162-0845, Japan
E-mail   ed @ medicalview.co.jp

第4版　監修の序

　日本の総人口は，2008年に1億2,810万人でピークを迎え，すでに人口減少社会に入っている。しかしこれは生産年齢人口の減少幅が大きいことが影響している。高齢者に限れば，2025年に団塊の世代全員が後期高齢者となる。そのため2026年以降は後期高齢者の増加率が低下し，多くの地域では高齢者数は減少するが，首都圏では増加し続ける。全体として高齢者数は，年間で20〜30万人程度増加し，2042年に3,935万人となりピークを迎える。

　大学を辞めて臨床の場に身を移してから10年以上経つが，脳卒中患者も高齢化が確実に進み，併存疾患が多いことを実感している。すなわち従来と同じようなやり方ではリハビリテーションの成果が得られにくくなっている。高齢化に伴い，社会保障給付費も毎年増額の一途をたどっており，国は上昇幅を少しでも抑えようとしている。回復期リハビリテーション病棟では，2016年の診療報酬改定でリハビリテーション実績指数が導入され，リハビリテーション医療においてアウトカムが求められるようになった。すなわち短い入院期間でいかに最大効果を上げるかがリハビリテーションの現場で命題となっている。

　そのような状況のなか，脳卒中治療ガイドラインが6年ぶりに全面改定され，2021〔改訂2023〕年版が発行された。今回の改定では2015年版と異なり，エビデンスレベルだけでなく，利益と不利益のバランスや実施のためのコストなどを考慮して推奨度が判定されている。運動障害に対しては，課題に特化した訓練が推奨され，歩行障害に関しては，歩行補助具や物理機器，装具を使用した報告が多く紹介された。上肢機能障害に関しては，ロボットを用いた訓練，視覚刺激や運動イメージを早期に用いた訓練が推奨された。ADL障害に対しては，姿勢保持能力や下肢運動機能の改善を目的とした訓練，さまざまは上肢訓練，反復経頭蓋磁気刺激療法や経頭蓋直流電気刺激療法，電気刺激療法など複数の方法が推奨された。多くのニューロリハビリテーションに関する研究成果が，脳卒中治療ガイドラインに強く影響していることが伺い知れる。本書の改訂においても，ニューロリハビリテーションの内容を新しく取り入れ，求められる変化に即したものとなっている。

　私が30年以上前にリハビリテーション医学を学び始めた頃，先輩医師に脳卒中のリハビリテーションで何か良い本はないかと尋ねた。当時は今ほどリハビリテーション関係の書籍は多くなかったが，そこで紹介されたのが二木先生と上田先生の書かれた『脳卒中の早期リハビリテーション』（医学書院，1987.）であった。すでに絶版となっているが，評価や予後予測，チームワークのことなど，今でもその本から学んだことは記憶に残っている。本書の各章からは，それぞれの執筆者自身が実際に脳卒中患者を診てきた経験の裏付けが感じられる。脳卒中リハビリテーションの実践テクニックを学びたいと思って，本書を手に取る学生や若い医療従事者の記憶に残る一冊となることを願っている。

　最後に本書の出版にあたっては，間宮卓治氏ほか，メジカルビュー社の方々に多大なご尽力をいただいた。心から謝意を表する。

2024年11月

　　　　　　　　　　　　　　　　　　　　　　　　　　　　　　　　　　岩田　学

第4版　編集の序

　エビデンスレベルの高い手法を収載した『脳卒中治療ガイドライン2021〔改訂2023〕』に代表されるように，脳卒中治療・検査には格段の進歩があり，めざましいものがある。これを受けて脳卒中リハビリテーションの関連書籍が数多く刊行されるなか，2006年に初版が上梓された本書が18年以上継続して，この度第4版を刊行する運びになったのは，大変喜ばしいことである。医師やセラピストに加え，重要な役割を担う看護師目線からもまとめられている点が希少であると自負している。リハビリテーション関連職種の専門的な役割紹介とチームの協力性，治療現場での経験と専門知識を融合・駆使した「実践力」を，惜しみなく本書に執筆いただいていることも継続理由の一つであろうが，これを実現に導かれたのは，初版から第3版の編集を担当された千田富義先生の，脳卒中リハビリテーションでの治療や検査での真実を伝える眼，多大なる尽力によるものといっても過言ではないだろう。

　残念ながら第4版刊行前に千田先生は逝去されたが，これまでさまざまに指導いただいたなかでも心に残っているものを挙げると，一つは「臨床研究で出た結果は，自身の仮説と異なっても，恣意的に自分に有利な意見を抽出したり考えを歪曲させずに，改善しなかったもの，有意差が出てないものにも焦点を当ててきちんと考察しなさい。それらの結果は，臨床現場での真実でもあるわけだから」と言われたこと。もう一つは「覚えた知識や技術，臨床研究で得た結果を報告，学会などで発表するのは当然のこと，それを患者に再度実行してみて，検証することが大切である。それこそが，実践するということ」。本書の命題でもある"実践"テクニックは，そこに真髄があると考える。

　また，千田先生は「何か臨床で困ったとき，サッと目を通して即応できるものが手引き書として望ましい」と常々述べられていた。「初学者の教科書になるのだから，多少堅くても根拠ある確実性のあるものを採用し掲載する」スタンスは本書の特徴でもある。堅実性，現実性，その意志も継ぎながら，今回の第4版では『脳卒中治療ガイドライン2021〔改訂2023〕』を主軸に多くの写真・図表や，とりわけ具体的治療の紹介では動画を取り入れ，わかりやすく，目で見て覚えていただく形式とした。今や誰もが所持しているスマートフォンからQRコードで容易にアクセスし動画が見られるようになっている。日常の診療で大いに役立つものを作成しているので，多くのリハビリテーションスタッフに手を取っていただきたい。

　最後に，撮影に協力いただいた当事者の方々に感謝いたします。また，監修を引き受けていただいた岩田　学先生をはじめ，新規に協力いただいた，弘前脳卒中・リハビリテーションセンターのスタッフ，初版から執筆いただいた先生方，新規依頼を快く引き受けていただいた先生方，動画作成に関わった方々に謝意を表すとともに，本書完成に協力していただいた間宮卓治氏はじめメジカルビュー社スタッフの方々に心より感謝申し上げる。

2024年11月

髙見彰淑

　脳卒中はリハビリテーション医療の最も多い対象疾患である。今後，高齢者の増加や救命治療の進歩でさらに対象者が増加することも予想される。リハビリテーション専門職の関心が高い疾患でもある。脳卒中のリハビリテーションに関しては，2005年に発表された『脳卒中治療ガイドライン2004』の中で推奨される治療やエビデンスが詳細に述べられている。一方，種々の治療方法，プログラムの効果を帰結データによって検討し，主観的な判断，治療者の先入観などを廃し，より正確に測定して評価する研究も増えている。急性期直後の回復的リハビリテーションについての有用性が次第に実証され，慢性期患者に対する回復的リハビリテーションの効果を指摘する報告もみられている。

　リハビリテーション医療におけるアプローチとは，人間行動や技能を解釈する理論と実際に人間行動や技能を操作する技術を結合させる一連の体系である。本書では，アプローチにおける理論の重要性を意識しながらも『脳卒中治療ガイドライン2004』などで紹介されている最新の治療技術を参考にして，より技術的側面を重視した構成を目論んできた。より実践的な脳卒中のリハビリテーションに言及することを願ってである。脳卒中の疾患治療，リハビリテーションでの診察と評価，種々の治療方法，慢性期での医療的対応などリハビリテーションで必要な評価や手技を中心にまとめ，種々の病状や障害への具体的対応を記述することを心がけた。また，医療保険や介護保険などの制度にも触れ，医療と福祉の連携を重視しつつも，医療として脳卒中リハビリテーションにどう関わるかというテーマに執着した。本書ではナース・ステーションや訓練室などで診療の合間に，簡潔でわかりやすく，簡単にアクセスできるような情報を提供するため，写真，図表を多用した。

　執筆は，現在脳卒中のリハビリテーションに日夜取り組んでいるリハビリテーション医や，実際にケアや訓練を指導している看護師，セラピストの方々を中心にお願いした。より実践的，技術的にすることを十分に汲み取って頂き，それぞれの豊富な経験からの示唆に富む内容をまとめて頂いた。本書が脳卒中リハビリテーションの日常診療において役に立ち，その発展にいささかでも貢献できれば幸いである。なお，本書の出版に当たっては，安原範生氏他メジカルビュー社の方々の多大なご尽力を頂いた。心から謝意を表する。

2006年10月

千田富義
髙見彰淑

執筆者・協力者一覧

◆監修

岩田　学　　　弘前脳卒中・リハビリテーションセンター 副院長

◆編集

髙見彰淑　　　弘前大学大学院 保健学研究科総合リハビリテーション科学領域 教授

◆執筆者（掲載順）

横山絵里子　　秋田県立リハビリテーション・精神医療センター リハビリテーション科・副院長
佐山一郎　　　由利本荘医師会病院 リハビリテーション科
岩田　学　　　弘前脳卒中・リハビリテーションセンター 副院長
上村佐知子　　秋田大学大学院 医学系研究科保健学専攻理学療法学講座
髙見彰淑　　　弘前大学大学院 保健学研究科総合リハビリテーション科学領域 教授
須藤恵理子　　秋田県立リハビリテーション・精神医療センター 機能訓練部
髙見美貴　　　秋田県立リハビリテーション・精神医療センター 機能訓練部
髙橋純平　　　弘前大学大学院 保健学研究科総合リハビリテーション科学領域 准教授
算用子暁美　　弘前脳卒中・リハビリテーションセンター リハビリテーション部
下村辰雄　　　秋田県立リハビリテーション・精神医療センター 病院長
中澤　操　　　秋田県立リハビリテーション・精神医療センター 耳鼻咽喉科
武石香里　　　秋田県立リハビリテーション・精神医療センター 機能訓練部
長岡正範　　　友志会リハビリテーション翼の舎病院 院長
鈴木文歌　　　仙台リハビリテーション病院
武田　超　　　秋田県立リハビリテーション・精神医療センター 機能訓練部
渡部清寛　　　弘前脳卒中・リハビリテーションセンター リハビリテーション部
吉田悟己　　　秋田県立リハビリテーション・精神医療センター 機能訓練部
田口　惇　　　弘前脳卒中・リハビリテーションセンター リハビリテーション部
山本賢雅　　　弘前脳卒中・リハビリテーションセンター リハビリテーション部
佐藤元哉　　　札幌白石記念病院 リハビリテーション技術室
川野辺　穣　　秋田県立循環器・脳脊髄センター 機能訓練部
佐竹將宏　　　秋田大学大学院 医学系研究科保健学専攻理学療法学講座 教授
堀川美貴子　　秋田県立リハビリテーション・精神医療センター 看護部
佐藤亜希子　　秋田県立リハビリテーション・精神医療センター 看護部
牧野美里　　　弘前大学大学院 保健学研究科総合リハビリテーション科学領域
藤田俊文　　　弘前大学大学院 保健学研究科総合リハビリテーション科学領域 講師

◆動画編集協力

齋藤祐希　　　弘前脳卒中・リハビリテーションセンター リハビリテーション部

CONTENTS

オンラインでの動画視聴方法

　本書の内容に関連した動画をメジカルビュー社のホームページでストリーミング配信しております。動画解説と関連のある箇所にはQRコードを表示しております。下記の手順でご利用ください（下記はPCで表示した場合の画面です。スマートフォンで見た場合の画面とは異なります）。

　本書収載の動画について，一部は2017年発行の書籍『第3版 リハ実践テクニック 脳卒中』付属DVDの収録動画を基にしており，動画上の表記に2017と記載しているものがあります。ご了承ください。

1 下記URLにアクセスします。
http://www.medicalview.co.jp/movies/

2 表示されたページの本書タイトルそばにある「動画視聴ページ」ボタンを押します。

3 パスワード入力画面が表示されますので，利用規約に同意していただき，右記のパスワードを半角数字で入力します。

4 本書の動画視聴ページが表示されますので，視聴したい動画のサムネイルをクリックすると動画が再生されます。

 スマートフォン，タブレット端末では，QRコードから③のパスワード入力画面にアクセス可能です。その際はQRコードリーダーのブラウザではなく，SafariやChrome，Edgeなどの標準ブラウザでご覧ください。

第4版
リハ実践テクニック 脳卒中
2024年12月2日刊行
▶ 動画視聴ページ
サンプル動画　書籍詳細

10156984

動作環境

下記は2024年11月時点での動作環境で，予告なく変更となる場合がございます。

● Windows
OS：11〜10（JavaScriptが動作すること）
ブラウザ：Safari・Chrome・Firefox最新バージョン

● macOS
OS：15〜11（JavaScriptが動作すること）
ブラウザ：Safari・Chrome・Firefox最新バージョン

● スマートフォン，タブレット端末
2024年11月時点で最新のiOS端末では動作確認済みです。Android端末の場合，端末の種類やブラウザアプリによっては正常に視聴できない場合があります。動画を見る際にはインターネットへの接続が必要となります。パソコンをご利用の場合は，2.0Mbps以上のインターネット接続環境をお勧めいたします。また，スマートフォン，タブレット端末をご利用の場合は，パケット通信定額サービス，LTE・Wi-Fiなどの高速通信サービスのご利用をお勧めいたします（通信料はお客様のご負担となります）。QRコードは（株）デンソーウェーブの登録商標です。

脳卒中リハビリテーションの概要

I

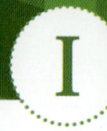

疾患の特徴とリハビリテーションでの注意点

● 脳卒中では原疾患や既存疾患の治療と並行して訓練を進める。脳卒中の病態を十分理解し，再発や訓練に影響する危険因子を管理して適切な治療方針を立てる。

疾患の特徴

NINDS：National Institute of Neurological Disorders of Stroke

TOAST：Trial of ORG 10172 in Acute Stroke Treatment

TIA：transient ischemic attack

＊：臨床病型の「その他の脳梗塞」には塞栓源不明の脳塞栓症，大動脈原性脳梗塞，奇異性脳塞栓症も含まれる。

● 脳卒中の分類は，1990年にアメリカ国立神経疾患・脳卒中研究所（NINDS）から提唱された，"Classification of Cerebrovascular Disease Ⅲ"が一般的に用いられている[1]（表1・2）。

● 他に，1993年に臨床試験で定義されたTOAST分類がある[2]。診断基準が比較的明確で，臨床研究によく用いられる。

● 一過性脳虚血発作（TIA）については，2019年に日本脳卒中学会により「局所脳または網膜の虚血に起因する神経機能障害の一過性エピソードであり，神経機能障害のエピソードは長くとも24時間以内に消失すること」と明確な定義が示された。

表1　脳血管障害の臨床病型（NINDS-Ⅲ，1990年）（文献1より引用）

A．無症候性（asymptomatic）					
B．局所脳機能障害（focal brain dysfunction）	1．一過性脳虚血発作（TIA）				
	2．脳卒中発作	a．臨床的側面から	1）改善型		
			2）増悪型		
			3）安定持続型		
		b．脳卒中の病型	1）脳出血		
			2）くも膜下出血		
			3）脳動静脈奇形からの頭蓋内出血		
			4）脳梗塞	a）発症機序から	(1)血栓性（thrombotic）
					(2)塞栓性（embolic）
					(3)血行力学性（hemodynamic）
				b）臨床病型から	(1)アテローム血栓性脳梗塞（atherothrombotic）
					(2)心原性脳塞栓症（cardioembolic）
					(3)ラクナ梗塞（lacunar）
					(4)その他の脳梗塞（others）＊
				c）病変部位から	(1)内頸動脈（internal carotid artery）
					(2)中大脳動脈（middle cerebral artery）
					(3)前大脳動脈（anterior cerebral artery）
					(4)椎骨脳底動脈（vertebrobasilar systems）　(a)椎骨動脈（vertebral artery）／(b)脳底動脈（basilar artery）／(c)後大脳動脈（posterior cerebral artery）
C．血管性認知症（vascular dementia）					
D．高血圧性脳症（hypertensive encephalopathy）					

● 脳卒中の治療に関しては，日本脳卒中学会脳卒中ガイドライン委員会による『脳卒中治療ガイドライン2021〔改訂2023〕』が作成され，臨床的な判断の目安に用いられている[3]（表3・4）。

表2 脳梗塞のNINDS-Ⅲ分類と従来の病型分類との関係

NINDS-Ⅲ分類		従来の病型分類	特徴
臨床病型	発症機序		
心原性脳塞栓症	塞栓性	心原性脳塞栓症-脳塞栓症	心房細動，心筋梗塞などの心疾患を塞栓源とする。通常皮質を含む大梗塞
		動脈原性脳塞栓症-脳塞栓症	
アテローム血栓性脳梗塞	血栓性	皮質枝系脳血栓症-脳血栓症	主幹脳動脈の狭窄（50％以上）もしくは閉塞による皮質枝領域梗塞が典型的
	血行力学性		
	細動脈硬化		
ラクナ梗塞	微小塞栓	穿通枝域脳血栓症	細動脈硬化に起因する1.5cm以下の穿通枝領域の小梗塞
	血行力学性		

表3 引用文献のエビデンスレベルに関する日本脳卒中学会脳卒中ガイドライン委員会の分類（2021）（文献3より引用）

質問	ステップ1（レベル1）	ステップ2（レベル2）	ステップ3（レベル3）	ステップ4（レベル4）	ステップ5（レベル5）
その問題はどの程度よくあるか	特定の地域かつ最新のランダム化サンプル調査（または全数調査）	特定の地域での照合が担保された調査のシステマティックレビュー	特定の地域での非ランダム化サンプル	症例集積	該当なし
この診断検査またはモニタリング検査は正確か（診断）	一貫した参照基準と盲検化を適用した横断研究のシステマティックレビュー	一貫した参照基準と盲検化を適用した個別の横断的研究	非連続的研究，または一貫した参照基準を適用していない研究	症例対照研究，または質の低いあるいは非独立的な参照基準	該当なし
治療を追加しないとどうなるか（予後）	発端コホート研究のシステマティックレビュー	発端コホート研究	コホート研究またはランダム化試験の比較対照群	症例集積研究または症例対照研究，または質の低い予後コホート研究	該当なし
介入は役立つか（治療利益）	ランダム化試験またはn-of-1試験のシステマティックレビュー	ランダム化試験または劇的な効果のある観察研究	非ランダム化比較コホート／追跡研究	症例集積研究，症例対照研究，またはヒストリカルコントロール研究	メカニズムに基づく推論
よくある被害（治療被害）	ランダム化試験のシステマティックレビュー，ネスティッド・ケース・コントロール研究のシステマティックレビュー，n-of-1試験，劇的な効果のある観察研究	個別のランダム化試験，または（例外的に）劇的な効果のある観察研究	一般にみられる被害を特定するのに十分な症例数がある場合，非ランダム化比較コホート／追跡研究	症例集積研究，症例対照研究，またはヒストリカルコントロール研究	メカニズムに基づく推論
まれにある被害（治療被害）	ランダム化試験，またはn-of-1試験のシステマティックレビュー	ランダム化試験，または劇的な効果のある観察研究			
早期発見・試験の価値（スクリーニング）	ランダム化試験のシステマティックレビュー	ランダム化試験	非ランダム化比較コホート／追跡研究	症例集積研究，症例対照研究，またはヒストリカルコントロール研究	メカニズムに基づく推論

表4 推奨度に関する脳卒中ガイドライン委員会の分類（2021）（文献3より引用）

推奨度	定義	内容
A	強い推奨	行うよう勧められる 行うべきである
B	中等度の推奨	行うことは妥当である
C	弱い推奨	考慮してもよい 有効性が確立していない

推奨度	定義	内容
D	利益がない	勧められない 有効ではない
E	有害	行わないよう勧められる 行うべきではない

脳卒中急性期の病型別の治療管理

- 急性期から脳卒中の病型に応じた適切な治療とリスク管理を進め，病態に合わせたリハビリテーション計画を立てる。

脳梗塞（アテローム血栓性脳梗塞，心原性塞栓症，ラクナ梗塞），一過性脳虚血発作

▍▍ 脳梗塞急性期の内科的治療

- 血圧管理：急性期脳梗塞の降圧は推奨されないが，収縮期血圧220mmHg以上または平均血圧120mmHg以上の高血圧が持続する場合は慎重に降圧を行う。
  : 主幹動脈の高度狭窄，TIA，高度な脳浮腫，血栓溶解療法や抗凝固療法では特に注意する（表5）。
- 薬剤療法：脳梗塞の病型・病態によって，抗血小板療法，抗凝固療法，血栓溶解療法や脳保護薬が選択される。心原性や静脈由来の場合は抗凝固療法を，動脈血栓が原因の場合は抗血小板療法を行う。
  : 血栓溶解療法は急性期に血栓を溶解して血行を再開する目的で行われ，経静静脈的に投与される。施術後は再開通による出血性脳梗塞のリスクがある。TIAは発症90日以内，特に24〜48時間以内の早期に脳梗塞を発症するため，直ちに原因を精査して治療を開始する。
  : 急性期脳梗塞やTIA急性期（48時間以内）の再発予防には経口アスピリン160〜300mg/日が推奨される。TIA後の脳梗塞発症の危険度予測にはABCD^{2}スコアなどの予測スコアが使用される（表5〜8）。

表5　脳卒中急性期の血圧管理：病型別の血圧管理（文献3を基に作成）

	治療方針	推奨グレード
脳梗塞	脳梗塞急性期の高血圧に降圧は勧められない	D
	収縮期血圧＞220mmHgまたは拡張期血圧＞120mmHgの高血圧が持続する場合や，大動脈解離・急性心筋梗塞・心不全・腎不全などの合併に限り，慎重な降圧療法を考慮する	C
	血栓溶解療法を予定する患者で，収縮期血圧185mmHg以上または拡張期血圧110mmHg以上の場合と，血栓溶解後24時間以内の患者で収縮期血圧180mmHg以上または拡張期血圧105mmHg以上の場合，降圧療法が推奨される	A
	機械的血栓回収療法を施行する場合，施行前の降圧は必ずしも必要ないが，血栓回収後の速やかな降圧は妥当である	B
	機械的血栓回収中および回収後の過度な降圧は避ける	E
	神経症状が安定している高血圧合併例では，禁忌でなければ発症前からの降圧薬を発症24時間以降に再開してもよい	C
	著しい低血圧（ショック）は速やかに是正する	A
高血圧性脳出血	できるだけ早期に収縮期血圧140mmHg未満に降圧し7日間持続する	B
	下限を110mmHg超に維持することを考慮	C
	降圧目標は治療開始24時間以内および7日間まで維持する	B
	収縮期血圧降下幅が90mmHg超の強化降圧療法は急性腎障害のリスクのため推奨されない	D
	急性期はカルシウム拮抗薬や硝酸薬の微量持続点滴を行う	B
	ニカルジピンを適切に用いた降圧	C
破裂脳動脈瘤	再出血予防のためには十分な鎮痛・鎮静を行う	B
	軽症，中等症では収縮期血圧を160mmHg未満に降圧する	B
	術中は破裂率を低下させる目的で薬剤による降圧を考慮してよいが，過度の降圧の有用性は確立されていない	C

：急性期に線溶療法，抗凝固・抗血栓療法や血行再建を行う場合は，出血性合併症に配慮する（**表9**）。

表6　脳梗塞急性期の治療 （文献3を基に作成）

	薬剤	発症からの時間	治療方針	推奨グレード
経静脈的線溶療法	rt-PA[*2]	4.5時間以内 全投与量の10%急速静注＋残り60分かけ点滴静注（0.6mg/kg）	慎重に適応判断された患者が対象	A
			来院後少しでも早く始める（遅くとも1時間以内）	A
			発症時刻が不明の場合，頭部MRI拡散強調画像の虚血性変化がFLAIR画像で明瞭でない場合は考慮する	C
			アルテプラーゼ以外のrt-PA製剤は科学的根拠に乏しく，わが国では推奨されない	D
経動脈的血行再建療法	機械的血栓回収療法単独，またはrt-PA静注療法を含む内科治療に追加して施行	最終健常確認時刻から6時間以内	機械的血栓回収療法（ステントリトリーバー，血栓吸引カテーテル法），経動脈的局所血栓溶解法，経皮的血管形成術／ステント留置術がある	A
			最終健常確認時刻が6時間を超えた内頸動脈，中大脳動脈梗塞では適応判定によっては適応あり（16時間以内に開始）	A
抗凝固療法	アルガトロバン	48時間以内 点滴静注	非心原性・非ラクナ梗塞で考慮する	C
	未分画ヘパリン 低分子ヘパリン ヘパリノイド	48時間以内 点滴静注	▶投与量は活性化部分トロンボプラスチン時間（APTT）を指標に調節 ▶低分子ヘパリン，ヘパリノイド（ダナパロイドナトリウム）は保険適用外	C
	直接阻害型経口抗凝固薬（DOAC）	経口	出血性梗塞のリスクを考慮した適切な時期に考慮する	C
	ワルファリン	経口	投与量はPT-INRを指標に調節（治療目標はPT-INR 2.0〜3.0，70歳以上は1.6〜2.6）	
抗血小板療法	アスピリン	48時間以内 経口160〜300mg/日	脳梗塞，TIAの再発予防に推奨	A
	クロピドグレル	48時間以内 経口75mg（〜300mg）/日	初回投与時のみ1回300mgが認められる	A
	シロスタゾール	48時間以内 経口200mg/日	発症早期の非心原性脳梗塞で単独投与や低用量アスピリンとの2剤併用を考慮してよい	C
	抗血小板剤2剤併用療法（DAPT）	1カ月以内 経口（例：アスピリンとクロピドグレル）	発症早期の非心原性脳梗塞の亜急性期まで（1カ月以内を目安）の治療に推奨	A
			ABCD^{2}スコア4点以上の高リスクTIAの急性期	B
	オザグレルナトリウム	5日以内，点滴静注	心原性脳塞栓症を除く脳梗塞で考慮する	C
線溶療法	ウロキナーゼ	5日以内，点滴静注	CTで出血を認めない	
脳保護薬療法	エダラボン	24時間以内，点滴静注	重篤な腎障害では禁忌	B
血液希釈療法	低分子デキストラン	点滴静注	デキストラン40などの血漿増療法	C
			体外循環による血液希釈療法は推奨されない	D
抗浮腫療法	高張グリセオール，D-マンニトール	浸透圧療法 点滴静注	心原性脳塞栓症，アテローム血栓性脳梗塞の急性期に考慮する	C
		硬膜形成を伴う外減圧術		A
		脳室ドレナージ術		C

＊2：遺伝子組み換え組織型プラスミノゲン・アクティベータ（rt-PA，アルテプラーゼ）

APTT：activated partial thromboplastin time
DOAC：direct oral　anticoagulant
PT-INR：prothrombin time-international normalized ratio
DAPT：dual antiplatelet therapy

表7 ABCD², ABCD³, ABCD³-I スコアによる脳梗塞リスクの評価 (文献3より引用)

ABCD²スコア4点以上の高リスクTIAでは，急性期に限定した抗血小板剤2剤併用療法が妥当である（推奨度B）。

		ABCD²	ABCD³	ABCD³-I
年齢（age）	60歳以上＝1点	○	○	○
血圧（blood pressure）	収縮期血圧140mmHg以上または拡張期血圧90mmHg以上＝1点	○	○	○
臨床症状（clinical features）	片側の運動麻痺＝2点 麻痺を伴わない言語障害＝1点	○	○	○
持続時間（duration）	60分以上＝2点 10〜59分＝1点	○	○	○
糖尿病（diabetes）	糖尿病＝1点	○	○	○
再発TIA（dual TIA）	7日以内のTIA既往＝2点		○	○
画像所見（imaging）	同側内頸動脈の50％以上狭窄＝2点			○
	DWI（MRI拡散強調画像）での急性期病変＝2点			○
	合計スコア	7	9	13

表8 経静脈的血栓溶解療法の除外項目（rt-PA：適応外） (文献3〜5を基に作成)

発症（時刻確定）または発見から4.5時間を超える場合	
発症時刻が不明な場合：頭部MRI拡散強調画像の虚血性変化がFLAIR画像で明瞭でない場合は適応を考慮する	
既往歴	▶非外傷性頭蓋内出血の既往 ▶1カ月以内の脳梗塞 ▶3カ月以内の頭蓋内または脊髄の外傷あるいは手術 ▶21日以内の消化管出血，尿路出血 ▶14日以内の大手術，頭部以外の重篤な外傷 ▶治療薬の過敏症
臨床所見	▶くも膜下出血の疑い ▶急性大動脈解離の合併 ▶出血の合併（頭蓋内，消化管，尿路，後腹膜，喀血） ▶収縮期高血圧（降圧療法後も185mmHg以上）または拡張期高血圧（降圧療法後も110mmHg以上） ▶重篤な肝障害 ▶急性膵炎 ▶感染性心内膜炎（診断確定）
血液所見	▶血糖値＞400mg/dL または＜50mg/dL ▶血小板数：100,000/mm³以下（肝硬変，血液疾患の病歴） ▶経口抗凝固薬・ヘパリン投与中でPT-INR＞1.7またはaPTTの延長〔前値の1.5倍（目安として約40秒）を超える〕，直接作用型蛍光抗凝固療法薬の最終内服後4時間以内
CT・MRI所見	▶CTで広範な早期虚血性変化 ▶CT・MRIで正中線偏位などの圧排所見 ▶アルツハイマー病抗アミロイド治療薬（レカネマブ）投与中でMRI上ARIAを認める

ARIA：amyloid-related imaging abnormalities

● 脳浮腫：脳浮腫による脳圧亢進で頭痛，嘔気，意識障害や神経症状の悪化をきたす。脳梗塞による脳浮腫は発症後数時間で出現し，約2〜3週間持続する。出血性脳梗塞では出血量が多いと浮腫が遷延する。浸透圧療法のほか，重症例では外科治療も検討される（表6・10）。

▍▍脳梗塞急性期の外科的治療

● 経動脈的血行再建療法が検討され，脳神経外科や脳神経内科が担当する。脳浮腫の重症例では外減圧術や脳室ドレナージを行う。急性期の頸動脈内膜剥離術，バイパス術，開頭血栓除去術も考慮されるが有用性の検証は不十分である（表5・6・10）。

表9 脳梗塞の治療法による訓練上の注意点

	リスク	治療方針
経静脈的線溶療法	出血合併症	▶治療後24時間は血圧と脈拍をモニターして臥床安静期の訓練を行う ▶出血性合併症や症状変動が24時間ないことを確認して離床訓練を開始する
経動脈的血行再建療法	出血合併症	▶施術後24時間以内は臥床安静期の訓練にとどめる ▶脳血管造影穿刺部の出血に注意する
抗凝固療法，抗血栓療法	出血合併症	▶アルガトロバンは初めの2日間は60mg/日と投与量が多く出血合併症に注意する

表10 脳梗塞急性期の開頭減圧療法などの外科治療 (文献3を基に作成)

		治療方針	推奨グレード
中大脳動脈灌流領域を含む一側大脳半球梗塞	①年齢18〜60歳 ②NIHSS scoreが15より高い ③NIHSS scoreの1aが1以上 ④CTで中大脳動脈領域の脳梗塞の範囲が少なくとも50%以上あるか，MRI拡散強調画像で脳梗塞の範囲が145cm³を超える ⑤症状発現後48時間以内	①〜⑤に該当する場合，発症48時間以内に硬膜形成を伴う外減圧術	A
中大脳動脈灌流領域脳梗塞	60歳以上だが，それ以外は外減圧術適応基準を満たす	硬膜形成を伴う外減圧術	C
小脳梗塞	水頭症による中等度の意識障害あり	脳室ドレナージ	C
	脳幹部圧迫による昏睡などの重度意識障害あり	減圧開頭術は妥当	B
脳梗塞	急性期の外科治療	▶頸動脈剥離術 ▶バイパス術 ▶開頭塞栓除去術	C

高血圧性脳出血

- 神経症状，全身状態，血腫の局在，血腫量などから内科的・外科的治療の選択を行う。

脳出血急性期の内科的治療

- 血圧管理：脳出血急性期の高血圧は早期から降圧治療を行い，収縮期血圧140mmHg未満に降圧して7日間維持する（表5）。
- 脳浮腫：発症後数時間で出現し，血腫量が多いほど浮腫は遷延して数週間から1〜2カ月持続することもある。治療法は脳梗塞と同様である。
- 水頭症：小脳，視床，脳室内出血，尾状核頭部出血などの脳室穿破例で，急性水頭症を併発した場合は脳室ドレナージが行われる。
- その他：急性期の痙攣発作には抗てんかん薬の使用も考慮する。発作の経過や脳波異常を評価して，継続か漸減中止かの検討を行う。頭蓋脳圧亢進では頭部上半身を30°挙上すると頭蓋内圧が低下する[3]。

脳出血急性期の外科的治療

- 脳出血では，臨床症状，出血部位，出血量などから開頭血腫除去術，CT誘導定位的血腫吸引術，脳室ドレナージなどが選択される（表11）。

図11

脳出血の手術適応
（文献3を基に作成）

JCS：Japan Coma Scale

治療方針		推奨グレード
出血部位に関係なく，血腫量10mL未満の小出血または神経学的所見が軽度な症例では手術適応はない		E
意識が深昏睡（**JCS**で300）では血腫除去術は推奨されない		D
被殻出血	神経学的所見が中等症で，血腫量が31mL以上かつ血腫による圧迫所見が高度な場合は血腫除去術	C
	JCS 20〜30程度の意識障害では定位的脳内血腫除去術は妥当であり，開頭血腫除去術や神経内視鏡手術	B C
視床出血	急性期治療で血腫除去術は推奨されない	D
皮質下出血	脳表からの深さが1cm以下のものは手術	C
小脳出血	最大径3cm以上で神経学的症候が増悪している場合，または小脳出血が脳幹を圧迫して水頭症を生じている場合，血腫除去術	B
脳幹出血	急性期の血腫除去術は推奨されない	D
脳室内出血	閉塞性水頭症が疑われる場合は脳室ドレナージ術	B
	血腫除去を目的とする血栓溶解薬の脳室内投与	C

AVM：arteriovenous malformation

▌▌ 高血圧以外の原因による脳出血の治療（表12〜18）

- 脳動静脈奇形（AVM）の破裂は，くも膜下出血や脳内出血をきたす。重症度や痙攣の有無を参考に外科的治療が検討される。
- 再出血の危険性が高い場合は重症度を参考に，手術，定位放射線治療，塞栓術などの治療を選択する。症候性の硬膜動静脈奇形や海綿状血管腫は，病巣部位によって治療法が選択される。脳静脈閉塞症による出血では抗凝固療法を行う。
- 脳アミロイド血管症に関連する脳出血では血腫吸引術を考慮してもよいが，高齢，脳室内出血，術前の認知症は転帰不良である。

表12 脳動静脈奇形（AVM）の出血の危険因子
（文献3を基に作成）

- ▶出血の既往
- ▶深部静脈への流出
- ▶脳深部局在
- ▶脳動脈瘤の合併
- ▶高齢

表13 脳動静脈奇形に関するSpetzler-Martin分類（1986）
（スペッツラー・マーティン）

特徴		点数
大きさ	小（＜3cm）	1
	中（3〜6cm）	2
	大（＞6cm）	3
周囲脳の機能的重要性	重要でない（non-eloquent）	0
	重要である（eloquent）	1
導出静脈の型	表在性のみ	0
	深在性	1

大きさ，周囲脳の機能的重要性，導出静脈の型の点数の合計点数をgradeとする。
重症度（grade）＝（大きさ）＋（機能的重要性）＋（導出静脈の型）
　　　　　　　＝（1，2，3）＋（0，1）＋（0，1）

表14 脳動静脈奇形（AVM）の出血の治療（文献3を基に作成）

		治療方針	推奨グレード
Spetzler-Martin分類	grade 1 および2	外科的切徐	C
	grade 3	外科的手術または血管内塞栓術後外科手術の併用	C
	grade 4 および5	保存的治療	C
痙攣を伴う場合		てんかん発作軽減のため，外科的手術，定位的放射線治療	C
未破裂脳動静脈奇形		外科的介入ではなく症候に対する内科的治療	C
		外科的治療，血管内塞栓術，放射線治療の単独または組み合わせ	B
外科的手術の危険性が高く病巣が小さい（10mL以下か最大径3mL）		定位放射線治療	B

表15 硬膜動静脈瘻の治療（文献3を基に作成）

	治療方針	推奨グレード
無症候性（脳皮質静脈への逆流なし）	経過観察（MRIによる経時的検査）	C
症候性（皮質静脈への逆流あり）	外科的治療，血管内治療，定位放射線治療の単独または組み合わせ	B
海綿静脈洞部	血管内治療による塞栓術	B
前頭蓋窩，テント部，頭蓋頸椎移行部	外科的治療	B
	血管内治療，外科的治療の組み合わせ，または血管内治療	B
横・S状静脈洞部	血管内治療による塞栓術	B
	閉塞が得られない場合は外科的治療，定位放射線治療の組み合わせも考慮	C

表16 海綿状血管腫の治療（文献3を基に作成）

	治療方針	推奨グレード
無症候性孤発性	保存的治療	B
	アプローチが容易で症候非発現域の病変では外科的切除（将来の出血予防目的）	C
症候性（出血，管理不良の痙攣，進行性の神経症状）	病変が脳幹を含む脳表付近に存在する場合は外科的切除術	C
外科的治療が困難（脳幹部を含む深部にあり症候性）	再出血予防目的で定位放射線治療（照射線量は低く設定）	C

表17 脳静脈・静脈洞閉塞症の治療（文献3を基に作成）

	治療方針	推奨グレード
急性期治療	未分画ヘパリンによる抗凝固療法が第一選択	B
	出血例でも成人に対してヘパリン使用は妥当	B
	ワルファリンによる抗凝固療法（少なくとも3カ月）	C
実質病変を有し脳ヘルニア徴候あり	開頭減圧術	B
痙攣を生じた場合	抗痙攣薬の投与	B

表18 脳アミロイド血管症による脳出血の治療（文献3を基に作成）

治療法	推奨グレード
脳アミロイド血管症に関連する脳出血に対する血腫吸引術を考慮してもよい	C
脳アミロイド血管症が疑われ，高血圧を有する患者の降圧療法	B
脳葉型出血の既往があり，脳アミロイド血管症が強く示唆される場合，抗血栓療法を行わない	C
合併する虚血性心疾患イベントの発症リスクが著しく高い場合，脳出血のリスクを検討したうえで抗凝固療法，抗血小板療法を考慮	C
亜急性白質脳症像を呈する血管炎・炎症では免疫抑制薬も考慮	B

- くも膜下出血の原因は，脳動脈瘤，AVMなどである。再出血は最初の1カ月で20〜30％にみられ，発症24時間以内に多い。再出血予防のため発症直後は安静を保ち，侵襲的検査や処置は避け，十分な鎮痛・鎮静を行う（**表19**）。
  - ：重症度判定にHunt and Hess分類やHunt and Kosnik分類を用い，治療方針を決める（**表19〜24**）。
- 血圧管理：術中は破裂率を低下させる目的で降圧を考慮するが，過度の降圧は避ける（有効性は確立されていない，**表5**）。
- 脳動脈瘤治療法の選択：破裂脳動脈瘤によるくも膜下出血は再発予防が重要である。再出血の予防処置として，開頭による外科的治療と開頭しない血管内治療がある。
  - ：外科的治療は原則的に発症72時間以内の早期に行う。搬入時すでに出血後72時間を過ぎている場合は，遅発性脳血管攣縮が過ぎた時期の処置も検討する。血管内治療も出血後早期の治療が考慮され，虚血性合併症に注意する。
  - ：外科的治療や血管内治療の適応がない場合は，保存的治療で可及的に再出血を予防する（**表20〜24**）。
- 遅発性脳血管攣縮の治療：遅発性脳血管攣縮は発症4〜14病日に発生する主幹動脈の可逆的狭窄である。MRAや脳血管造影で診断され，2週間目をピークに約2〜3週間持続して神経症状が悪化する。Triple H療法やhyperdynamic療法では電解質異常や心不全に注意する（**表25**）。
- 水頭症：急性水頭症の治療では脳室ドレナージが行われる。

表19 くも膜下出血の保存的治療：再出血に関わる要因
（文献3を基に作成）

- 高い重症度（Hunt & Hess grade Ⅲ or Ⅳ）
- 大型動脈瘤（10mm以上）
- 来院時高血圧（収縮期血圧160mmHg以上）
- 脳室内出血
- 脳内出血合併
- 動脈瘤の部位（椎骨脳底動脈系）

表20 破裂脳動脈瘤の重症度判定基準（Hunt and Hessの分類，1968）

	内容
grade Ⅰ	無症状か，最小限の頭痛および軽度の項部硬直をみる
grade Ⅱ	中等度から強度の頭痛，項部硬直をみるが，脳神経麻痺以外の神経学的失調はみられない
grade Ⅲ	傾眠状態，錯乱状態，または軽度の巣症状
grade Ⅳ	昏迷状態で，中等度から重篤な片麻痺があり，早期除脳硬直および自律神経障害を伴うことがある
grade Ⅴ	深昏迷状態で除脳硬直を示し，瀕死の様相を呈するもの

表21 破裂脳動脈瘤の重症度判定基準（Hunt and Kosnikの分類，1974）

	内容
grade 0	未破裂脳動脈瘤
grade 1	意識清明で，無症状あるいは軽微な頭痛，軽度の項部硬直程度の症状のある例
grade 1a	急性症状はないが，固定した神経脱落症状のある例
grade 2	意識清明で中等度から強度の頭痛と項部硬直を認め，局所的な脳神経麻痺（動眼神経麻痺など）以外の神経症候を欠く例
grade 3	軽度の意識障害（傾眠ないし錯乱状態程度）のある例，または軽度の局所神経障害のある例
grade 4	中等度から重度の意識障害（昏迷ないし半昏睡程度），中等度ないし重度の片麻痺，または初期の除脳硬直および自律神経障害のある例
grade 5	昏睡，除脳硬直，瀕死の状態の例

注）高血圧，糖尿病，高度の動脈硬化，慢性疾患などの全身疾患があるか，脳血管撮影で高度の脳血管攣縮が認められればgradeがひとつ重症に上がる。

表22 動脈瘤の治療法の選択（文献3を基に作成）

重症度	内容	推奨グレード
	再出血の予防処置として，開頭による外科的治療あるいは血管内治療を行う	A
	開頭外科術と血管内治療の各立場と患者と脳動脈瘤の所見から総合的に判断する	B
	外科的治療が困難，全身麻酔のリスクが高い場合は血管内治療を考慮する	
grade Ⅰ～Ⅲ	年齢，全身合併症，治療難度などの制約がない限り，早期（発症72時間以内）に再出血予防処置を行う	B
grade Ⅳ	年齢や動脈瘤の部位を考慮して再出血予防処置の適否を検討	C
grade Ⅴ	原則として急性期の再出血予防処置の適応は乏しいが，状態の改善があれば処置を考慮	C

表23 脳動脈瘤の外科的治療の種類と方法（文献3を基に作成）

	治療方針	推奨グレード
脳動脈瘤直達手術	専用クリップを用いた脳動脈瘤頸部クリッピング術	A
クリッピングが困難な場合	動脈瘤トラッピングや親動脈近位部閉塞術，必要に応じてバイパス術を併用	C
上記がいずれも困難な場合	動脈瘤壁を補強する動脈瘤被包術（コーティング術，ラッピング術）も考慮	B

表24 脳動脈瘤の血管内治療（文献3を基に作成）

治療法	推奨グレード
血管内治療も外科的治療同様，出血後早期に施行する	B
動脈瘤の部位・形状・大きさから，可能と判断される場合は瘤内塞栓術を施行	B
術後に虚血性合併症が疑われる場合は速やかに原因を検索して対応する	C
慢性期にはコイル塊の緻密化，動脈瘤や閉塞血管の再開通，動脈瘤の再増大などに注意して長期間追跡する	C

表25 遅発性脳血管攣縮の治療（文献3を基に作成）

治療法	推奨グレード
急性期手術では脳槽ドレナージを留置して脳槽内血腫の早期除去	B
急性期血管内治療例では腰椎ドレナージもしくは脳室ドレナージ	C
クラゾセンタンや，ファスジル，オザグレルナトリウムを静脈内投与	B
血管内治療として血管拡張薬の選択的動注法や経皮的血管形成術	C
循環血液量増加（hypervolemia），血液希釈（hemodilution），人為的高血圧（hypertension）を組み合わせた triple H 療法	B
循環血液量を正常に保ち心機能を増強させる hyperdynamic 療法	C

脳卒中・合併症のリスク管理

急性期脳卒中・合併症のリスク管理

● 急性期は各病型に共通して，意識障害，精神症状，呼吸，循環動態，栄養状態の評価と適切な管理が重要である。急性期は血圧，脈，心電図の持続的モニターが推奨される。

意識障害，精神症状（痙攣発作を含む）

● 意識障害：迅速に意識障害の原因を究明して治療を進める（表26）。
● 痙攣発作：脳卒中後には痙攣を約10％に認める。出血性脳卒中，皮質を含む病巣，高齢，錯乱，身体合併症ではリスクが高い。電解質異常などの代謝異常や薬剤の影響との鑑別を要する。
　　　　　：発症後期の遅発性痙攣のほうが症候性てんかんになることが多いが，抗てんかん薬の定型的な予防的投与は推奨されない。

表26　脳卒中における意識障害の変化の鑑別診断

症状		意識障害の原因
局所神経症状あり		▶脳梗塞，脳出血再発 ▶てんかん発作（部分発作）
	術後	▶硬膜外出血（術後急性期） ▶硬膜下出血（術後急性期および慢性期）
	外傷後	▶硬膜外・硬膜下出血（主に転倒後の外傷）
局所神経症状なし	代謝性	▶電解質異常 ▶高血糖あるいは低血糖 ▶尿毒症 ▶肝性脳症
	ショック	▶急性心不全（心筋梗塞ほか） ▶肺梗塞
	低酸素	▶肺炎などの感染症
	てんかん	▶全般発作
	水頭症	▶術後急性期 ▶慢性水頭症
	薬物中毒	▶鎮静薬，抗てんかん薬など
髄膜刺激症状あり	術後症例	▶髄膜炎の併発 ▶くも膜下出血再発
	そのほか	▶脳塞栓症で出血性脳梗塞をきたしたとき ▶脳ヘルニア徴候の臨床症状 　ⅰ）一側または両側瞳孔散瞳および対光反射消失 　ⅱ）一側または両側除皮質または除脳硬直

▍▍ 呼吸管理

- 急性期では呼吸状態，経皮的動脈血酸素飽和度（SpO_2）に応じて，酸素投与，気道確保，人工呼吸管理を行う．くも膜下出血の急性期は肺水腫に注意する．
- 中枢性低換気や慢性呼吸不全などで$PaCO_2$上昇を伴う低酸素血症では，呼吸抑制を回避するため低濃度から酸素を投与する．
- 意識障害，偽性球麻痺，呼吸筋麻痺や薬剤の影響で呼吸抑制や喀痰の喀出困難をきたす場合は，誤嚥性肺炎と無気肺の予防が重要である．気道の加湿，体位ドレナージ，タッピング，吸引，口腔内保清を行う．

▍▍ 血圧管理

- 脳卒中急性期の降圧の目的は，脳心血管系の保護と脳浮腫の悪化予防である．血圧管理は病型診断の確定後に方針を決め，過度の降圧や急激な降圧は避け，著しい低血圧は是正する．急性期の病型別の血圧管理は「脳卒中急性期の病型別の治療管理」（4ページ）に既述した（表5）．

▍▍ 栄養・水分・電解質管理

- 栄養状態と血糖値を評価し，低血糖（60mg/dL以下）は直ちに補正する．急性期は高血糖を是正し，随時血糖値を140〜180mg/dL以下に保つ．脳出血では脳浮腫や脳圧亢進予防のため過量の補液は避ける．くも膜下出血の術後は脳浮腫や脳血管攣縮に配慮し，循環血液量，血清ナトリウム値，血清タンパク濃度を基準範囲に保つ．

慢性期脳卒中・合併症のリスク管理

▌▌ 慢性期脳梗塞の薬物療法

- 非心原性脳梗塞の再発予防には抗血小板薬投与が推奨される。心原性脳梗塞では，腎機能，年齢，体重，併用薬を考慮して，直接阻害型経口抗凝固薬（DOAC）やワルファリンによる抗凝固療法を行う。
- 非弁膜症性心房細動による心原性脳塞栓症では，CHADS$_2$スコア1点以上はDOACを第1選択とする。リウマチ性心疾患，機械弁置換術後ではワルファリンが推奨される。潜因性脳梗塞，塞栓源不明の脳塞栓症（ESUS）ではアスピリンが考慮される。いずれも出血合併症に注意する（表27〜31）。

ESUS：embolic stroke of unknown determined source

表27 慢性期脳梗塞の再発予防のための薬物療法 （文献3を基に作成）

	治療方針		推奨グレード
非心原性脳梗塞（アテローム血栓性脳梗塞，ラクナ梗塞など）	再発予防には抗血小板薬の投与が推奨される。再発予防上有効な抗血小板療法（わが国で使用可能なもの）は，		A
	アスピリン75〜150mg/日		A
	クロピドグレル75mg		A
	シロスタゾール200mg/日		A
	チクロピジン200mg/日		B
	頸部・頭蓋内動脈狭窄・閉塞や血管危険因子を複数有する非心原性脳梗塞には，シロスタゾールを含む抗血小板薬2剤併用		B
	長期（1年以上）の抗血小板薬2剤併用は推奨されない		D
	アスピリンとジピリダモールの併用は推奨されない		D
心原性脳塞栓症	非弁膜症性心房細動（NVAF）を伴う脳梗塞または一過性脳虚血発作（TIA），心房細動を伴う心筋症や心不全の再発予防には抗凝固薬が第1選択薬		A
	DOAC使用可能な心房細動ではワルファリンよりDOAC[*3]を選択する		A
	NVAFのある脳梗塞やTIAの再発予防では，INR 2.0〜3.0		A
	器質的心疾患（リウマチ性心臓病，拡張型心筋症など）ではワルファリンを用い，INR 2.0〜3.0		A
	機械弁置換術ではワルファリンを用い，INR 2.0〜3.0		A
	70歳以上のNVAFのある脳梗塞またはTIAでは，PT-INR[*4] 1.6〜2.6		B
	出血性合併症はINR 2.6を超えると増加		
	機械人工弁をもつ患者では，INR 2.0〜3.0以下にならないよう管理		A
手術・検査時の対応	出血時の対処が容易な処置・小手術（抜歯，白内障手術など）	アスピリンの内服を続行	A
		その他の抗血小板薬の内服を続行	B
	消化管内視鏡治療（出血危険度が高い）	血栓塞栓症発症リスクが高い場合はアスピリンまたはシロスタゾールへの置換を考慮	C

＊3：ダビガトラン，リバロキサバン，アピキサバン，エドキサバンがある。

＊4：PT-INRはINR＝RC で算出される（Rはプロトロンビン時間比：PT比＝患者PT/正常PT，Cは使用する試薬の比較傾斜角）。
　：ワルファリンの作用発現時間は18〜36時間，効果消失時間4〜7日で，初回投与量10〜20mg，維持量1〜5mg/日。
　：維持量はおおむねプロトロンビン時間が正常の1.5〜2.5倍，器質的心疾患ではINR 2.0〜3.0，70歳以上のNVAFのある脳梗塞またはTIA患者ではINR 1.6〜2.6が目安となる。

NVAF：non-valvular atrial fibrillation

表28　CHADS^{2}スコアの評価 （文献3より引用）

		病態	点数
C	Congestive heart failure	心不全	1
H	Hypertension	高血圧	1
A	Age ≧ 75 years	年齢75歳以上	1
D	Diabetes mellitus	糖尿病	1
S	Stroke or TIA	脳卒中・TIA	2
		合計	6

表29　塞栓源不明の脳塞栓症（ESUS, cryptogenic stroke） （文献3を基に作成）

	治療方針	推奨グレード
潜因性脳梗塞，塞栓源不明の脳塞栓症	アスピリンの選択は妥当である	B
	ダビガトラン，リバロキサバンは推奨されない	D
	潜因性脳梗塞で，高血圧治療歴がない例，脳幹を含まない後方循環系脳梗塞にワルファリンを考慮	C

表30

慢性期脳梗塞における病型別の訓練時のリスク管理

NSAID：nonsteroidal antiinflammatory agent drug

病型	注意事項
心原性脳塞栓症	▶転倒，打撲時の出血に注意 ▶消炎鎮痛薬（NSAID）による出血傾向の悪化に注意 ▶運動負荷量を増す場合に心機能の再評価を行い，至適負荷量を検討
アテローム血栓性脳梗塞	▶抗血小板療法では出血傾向に注意 ▶主幹動脈高度狭窄では，慢性期にも訓練前後の血圧変動に注意 ▶頸部血管に狭窄や血栓がある場合，強い頸部伸展や回旋は避ける
ラクナ梗塞	▶抗血小板療法による出血傾向に注意 ▶随時訓練時の血圧変動をチェック
その他の原因による脳梗塞	▶血管炎ではステロイドの長期投与例でステロイドミオパチー合併あり ▶もやもや病では抗血小板療法中で血圧管理不良例は脳出血に注意 ▶解離性動脈瘤では解離部の進展や血栓増大の危険がある場合運動を制限

血圧管理

- 脳梗塞：再発予防には降圧療法が推奨される（**表27・31**）。両側内頸動脈狭窄や主幹動脈閉塞例では140/90mmHg未満を目指し，主幹動脈の狭窄がない場合やラクナ梗塞，抗血栓薬内服中ではより低めの130/80mmHgを降圧目標とする。
- 高血圧性脳出血：血圧管理不良例に再発が多く，慢性期は130/80mmHg未満の管理が望ましい。MRI画像のmicrobleeds（微小脳出血）の合併や抗血栓薬の使用例は脳出血再発リスクが高く，120/80mmHg未満のより厳格な血圧管理を行う。
- くも膜下出血：一般的降圧目標として130/80mmHg未満を保つ。

痙攣

- 脳出血発症2週以降に生じる遅発性痙攣は痙攣の再発率が高く，抗てんかん薬の投与が勧められる。発作頻度，誘発条件，発作型，患者の年齢，合併症から抗てんかん薬の種類を選択する。脳波でてんかん性異常を認めても臨床的に発作がない場合は経過を観察する。

水頭症

- 正常圧水頭症や術後水頭症は脳出血やくも膜下出血の発症数週以降に発生し，認知障害，歩行障害，失禁などをきたす。くも膜下出血の慢性期には10～37％に水頭症を認める[3]。
- 確定診断後に脳室腹腔短絡術や腰椎くも膜下腔腹腔短絡術を行う。腹腔内に疾患がある場合は脳室心房短絡術も選択される。
- 術後は頭痛や嘔気などの低頭蓋内圧症状，腹腔チューブの屈曲や閉塞によるシャント機能不全，腹部の圧迫や体幹回旋運動によるチューブの損傷や自然抜去，転倒による慢性硬膜下血腫に注意する。定期的にCT検査を行い，シャント設定圧を調節するバルブがある場合は圧設定を調整する。

表31　脳梗塞慢性期の危険因子の管理と脳梗塞の再発予防（文献3を基に作成）

重症度	内容		推奨グレード
高血圧	再発予防に降圧療法が推奨される		A
	両側内頸動脈高度狭窄や主幹動脈閉塞，または血管未評価例では，目標として140/90mmHg未満		B
	両側内頸動脈高度狭窄がない，主幹動脈閉塞がない，ラクナ梗塞，抗血栓薬内服中では，目標として130/80mmHg未満		B
糖尿病	血糖管理による再発予防効果の根拠は不十分		C
	脳梗塞再発予防を目的としたインスリン抵抗性改善薬のピオグリタゾンによる治療		B
脂質異常症	非心原性脳梗塞・TIAの再発予防に	HMG-CoA還元酵素阻害薬（スタチン）の積極的投与	A
		LDL-コレステロール＜100mgを目標とした管理	B
	冠動脈疾患合併例では脳梗塞・TIAの再発予防にLDL-コレステロール＜70mgを目標とした管理		C
	スタチンとエイコサペンタエン酸（EPA）製剤の併用		B
喫煙	禁煙が推奨される		A
飲酒	大量の飲酒は避ける		B
肥満	肥満，メタボリックシンドロームの管理		C
心房細動	非弁膜症性心房細動（NVAF）を伴う脳梗塞の再発予防に抗凝固療法が有効		A
	NVAFではDOAC，リウマチ性僧帽弁狭窄ではワルファリンを推奨		A
	70歳未満ではPT-INR 2.0〜3.0		
	70歳以上のNVAFのある脳梗塞またはTIAのワルファリンによる抗凝固療法は，PT-INR 1.6〜2.6		B
	発症早期からのリズムコントロール		B
奇異性脳塞栓症（卵円孔開存を合併した塞栓源不明の脳塞栓症含む）	奇異性脳塞栓症は脳卒中専門医による病型診断が確定したうえで再発予防治療を検討		A
	卵円孔開存の関与が疑われる塞栓源不明の脳塞栓症の再発予防	抗血小板療法または抗凝固療法のいずれか	B
		静脈血栓塞栓症では抗凝固療法	A
	経皮的卵円孔開存閉鎖術	再発リスクの高い卵円孔開存（シャント量が多い，心房中隔瘤合併など）	A
		60歳未満の卵円孔開存が疑われる潜因性脳梗塞（奇異性脳塞栓症確実例を含む）に対して	B
		60歳以上の卵円孔開存が疑われる潜因性脳梗塞	C
		術後も抗血栓療法を継続	B
無症候性脳梗塞	一律での抗血小板療法は勧められない		D
	通常より積極的な降圧療法を考慮してもよい		C
無症候性脳出血および微小脳出血（microbleeds）	症候性脳出血予防のため降圧療法		B
	虚血性脳卒中では出血と脳梗塞再発のリスクを検討したうえで抗血小板療法ないし抗凝固療法を控えることを考慮してもよい		C
脳動脈解離	虚血症状，動脈瘤形成，出血の危険あり，治療は症例ごとに検討		C
	虚血症状では急性期に抗血栓療法（抗凝固療法または抗血小板療法）		
真性多血症	脳梗塞予防にヘマトクリット（Ht）値45％未満を目標に瀉血，低用量アスピリン		C
本態性血小板血症	血栓症ハイリスク例（60歳以上，JAK2V617遺伝子変異陽性）では低用量アスピリン，細胞減少療法併用		C

EPA：eicosapentaenoic acid

I

脳卒中リハビリテーションの概要　▼　疾患の特徴とリハビリテーションでの注意点

NASCET：North American Symptomatic Carotid Endarterectomy Trial

CEA：carotid endarterectomy

CAS：carotid artery stenting

EC-IC：extracranial-intracranial

慢性期脳卒中の脳外科的治療[1, 2, 5]

- 症候性頸動脈高度狭窄（70〜99%狭窄，NASCET法）では，内科的な抗血小板療法に加えて頸動脈内膜剥離術（CEA）や頸動脈ステント留置術（CAS）の適応も検討される。
- 症候性内頸動脈・中大脳動脈閉塞／狭窄症による一過性脳虚血発作や軽症脳卒中では，年齢や脳循環動態にも配慮してEC-IC bypass術も検討される。

リハビリテーションの阻害因子となる主要な併存疾患や合併症

- リハビリテーションを進めるうえで脳卒中の併存疾患や合併症の対策はきわめて重要である（表30〜40）。

心血管系

- 病態に応じた運動負荷量と頻度がポイントである。循環器科と連携して，臨床症状，心電図，心エコー，可能なら運動負荷心電図や心筋シンチグラフィー，冠動脈造影，血液生化学検査値から運動負荷量を調整する。実際の訓練では心疾患分類のclass Cが問題となる（表32）。
- 片麻痺患者では運動量が少ないが健常者よりエネルギー消費が大きい。訓練開始時は心電図をモニターし，自覚的疲労感，動悸，息切れなどの自覚症状と心拍数，血圧，SpO_2の変化を負荷の目安とする。ウォーミングアップとクールダウンを十分行い，低強度で間欠的訓練を行う。また等尺性運動，Valsalva型（バルサルバ）のいきむ運動は避ける。
- 心不全：重症度評価にはKillip（キリップ）の分類やニューヨーク心臓協会（NYHA）の心機能分類が用いられ，class I〜IIまでが運動負荷の適応となる（表34・35）。
- 虚血性心疾患：臨床症状，心電図，心エコーの心機能評価などを参考に運動負荷量を設定する。不安定狭心症，急性期の心筋梗塞では積極的な運動の適応はないが，亜急性期から慢性期では血圧，心電図モニター下に段階的に安静度を拡大する。
- 不整脈：塞栓源不明の脳塞栓症では，発作性心房細動などの検出目的で反復してホルター心電図検査を行うこともある。頻脈性・徐脈性不整脈に起因するめまいや失神は転倒リスクにもなる。上室性期外収縮は心房細動や心房粗動への移行例があり，心室性期外収縮も基礎疾患によっては心室頻拍や心停止などの重篤な状況を生じうる。循環器科との連携で訓練の適応や治療方針を検討する（表33・36）。
- 低血圧症：長期臥床では起立性低血圧が必発で，食事性低血圧を伴うこともあり，離床の阻害要因となる。原因対策と並行して段階的に離床・立位訓練を進める（表37）。
- 末梢動脈塞栓症：心原性塞栓症や大動脈の壁在血栓による四肢の動脈塞栓症を併発し，突然チアノーゼを伴う四肢の疼痛が出現する。脱水症も危険因子である。
- DVT：deep vein thrombosis 深部静脈血栓症（DVT）：歩行困難な急性期脳卒中の14.5%にDVTを認め，約80%が片側，3/4は麻痺側に生じる[3]。下肢深部静脈の遊離血栓は肺塞栓症の原因となり，下肢静脈血栓症が疑われたら常に肺塞栓の危険性を念頭に置く。早期離床や早期からの下肢挙上，理学療法，間欠的空気圧迫法が推奨される。従来使用された段階的弾性ストッキングの予防効果は否定的である[3]（表38〜40）。

表32 脳卒中合併症のリスク管理

●急性期リハビリテーションで注意すべき合併症

▶高血糖	▶低栄養	▶痙攣発作	▶中枢性高体温	▶深部静脈血栓症
▶不整脈	▶心不全	▶誤嚥	▶無菌性関節炎	▶褥瘡
▶消化管出血	▶尿路感染症			

●疾患別の合併症

疾患		合併症
心血管系	虚血性心疾患	心筋梗塞，狭心症
	不整脈	心房細動，上室性期外収縮，心室性期外収縮
		心室頻拍，QT延長，P波の棘波化，U波増高
	低血圧症	起立性低血圧，食事性低血圧
消化器系	上部消化管出血	胃十二指腸ストレス潰瘍
		逆流性食道炎
	下部消化管出血	虚血性大腸炎
		憩室，ポリープ出血
	排便障害	便秘，便失禁
		腸閉塞（麻痺性，便貯留による）
呼吸器系	肺塞栓症	下肢や腹部の深部静脈血栓に起因
	誤嚥性肺炎	嚥下障害，意識障害，鎮静，薬剤の副作用
	肺水腫	重症くも膜下出血急性期に神経原性肺水腫，医原性
	睡眠時無呼吸症候群	
腎・尿路系	排尿障害	神経因性膀胱（尿閉，尿失禁，頻尿）
	尿路感染症	尿道カテーテル留置で高頻度，膀胱結石
	腎梗塞	腎動脈塞栓症，尿細管壊死による急性腎不全
体液バランス	電解質異常	低／高ナトリウム血症，低／高カリウム血症
		医原性（不適切な補液，利尿薬など）
		中枢性抗利尿ホルモン分泌異常症候群（SIADH）
		脳梗塞やくも膜下出血術後のSIADH
	高血糖	急性期の糖尿病のコントロール悪化
		高浸透圧性非ケトン性昏睡
	低血糖	過剰な薬剤投与，飢餓
血液系	出血傾向	過度の抗凝固療法，抗血小板療法
		血液疾患の合併
		医原性（薬剤）
	過粘稠性症候群	脱水，二次性多血症，真性多血症
四肢末梢血管系	末梢動脈塞栓症	四肢の動脈塞栓症併発
	深部静脈血栓症	肺塞栓症の原因：下肢の手術既往，肥満，重度麻痺。女性に多い
その他	廃用症候群や誤用症候群	
	肩関節亜脱臼や肩手症候群	
	反射性交感神経性ジストロフィー	

SIADH：syndrome of inappropriate secretion of antidiuretic hormone

表33　リスク管理上からみた心疾患の分類

class A：正常で訓練の制限を必要としないもの

class B：軽度の異常で医師の定期的チェックを必要とするもの

訓練はほぼ普通に行ってよい。
▶左室肥大
▶心電図上ST-Tの異常があるが，狭心症症状も心不全症状もないもの
▶第1度房室ブロック
▶右脚ブロック
▶散発的な期外収縮
▶単純な心房細動（lone atrial fibrillation）

class C：中等度の異常で疾患管理と訓練を並行して行うべきもの

▶労作性狭心症
▶陳旧性心筋梗塞
▶房室ブロック（第2度，第3度）
▶洞房ブロック，洞機能不全症候群
▶期外収縮多発（単源性のもの）
▶左脚ブロック
▶心房細動にST・T異常を伴っているもの
▶心不全の疑いのあるもの
▶動揺性高血圧または薬物に抵抗する高血圧

class D：高度の異常で疾患管理を第一にすべきもの

▶新鮮な心筋梗塞
▶多源性心室性期外収縮，R on T型心室性期外収縮
▶心房頻拍，心室頻拍
▶うっ血性心不全
▶悪性高血圧

表34　Killipの分類

class	内容
Ⅰ	心不全なし
Ⅱ	軽度～中等度心不全（ラ音聴取領域が全肺野の50％未満）
Ⅲ	肺水腫（ラ音聴取領域が全肺野の50％以上）
Ⅳ	心原性ショック（血圧90mmHg未満，尿量減少，冷たく湿った皮膚，チアノーゼ，意識障害を伴う）

表35　NYHAの心機能分類

class	内容
Ⅰ	身体的活動を制限する必要のない心疾患患者，日常の身体活動
Ⅱ	身体的活動を軽度ないし中等度に制限する必要のある心疾患患者。日常の身体活動で，疲労，動悸，息切れ，狭心症症状が起こる
Ⅲ	身体的活動を中等度ないし高度に制限する必要のある心疾患患者。安静時には快適であるが日常の軽い身体活動でも，疲労，動悸，息切れ，狭心症症状が起こる
Ⅳ	身体的活動を制限せざるを得ない心疾患患者。安静にしても，心不全症状や狭心症症状が起こり，少しでも身体活動を始めようとすると不快感が増強する

NYHA：New York Heart Association

表36　脳卒中に合併する心室性期外収縮-Lownの分類と治療方針

度	心室性期外収縮の頻度
0	心室性期外収縮なし
1	心室性期外収縮＜1個/分，または30個/時
2	心室性期外収縮＞1個/分，または30個/時
3	多形性心室性期外収縮
4a	2連発心室性期外収縮
4b	3連発以上の心室性期外収縮
5	R on T型

Lown分類	症状	治療方針
Lown 1度（運動で消失する）	無症状	治療不要
	症状あり	治療の相対的適応
Lown 2度（器質的心疾患の合併）	心不全なし	治療の相対的適応
	心筋梗塞以外の心疾患の合併あり	治療の相対的適応
Lown 3度以上	急性心筋梗塞あり	治療の絶対的適応
	陳旧性心筋梗塞あり	治療の絶対的適応

表37 脳卒中後の低血圧症

自覚症状	立ちくらみ，非回転性めまい，失神，易疲労
原因	長期臥床による廃用，脱水，心機能低下，内分泌疾患，薬物の影響など
対策	▶規則的な生活習慣を回復 ▶長時間の臥床を避け，弾性靴下，弾性包帯も使用する ▶心機能に問題がなければ，脱水の補正，塩分制限の緩和 ▶食事性低血圧では糖質中心の食事を避けてゆっくり食事を摂取する ▶症状が強いときには薬物療法

●起立性低血圧の座位・立位訓練時のポイント

▶座位で血圧の低下が開始前の30mmHg以上
▶脈拍の増加が開始前の30%以上，あるいは120/分以上
▶臥位から座位，立位で自覚的症状が出現する場合，段階的に頭部挙上による座位訓練やティルトテーブルでの立位訓練を行う

表38 深部静脈血栓症，肺塞栓症の危険因子

病態	危険因子
静脈のうっ滞をきたす病態	▶意識障害 ▶下肢運動制限（疼痛，麻痺，ギプス固定など） ▶臥床 ▶長時間の下肢下垂位 ▶心不全や心房細動などの心疾患 ▶腫瘍による静脈圧迫 ▶枕などによる機械的圧迫 ▶脱水 ▶外傷（長時間の手術なども） ▶下肢の関節置換術などの既往 ▶肥満

病態	危険因子
静脈系異常	▶静脈瘤 ▶静脈壁損傷（カテーテル検査後，静脈内カテーテル留置） ▶血栓性静脈炎の既往
血液性状や凝固能の変化	▶過粘稠症候群（多血症，タンパク異常など） ▶女性ホルモン使用（経口避妊薬など） ▶悪性腫瘍 ▶先天性凝固異常

表39 深部静脈血栓症の臨床症状

▶下肢の腫脹	▶疼痛	▶腓腹筋圧痛	▶熱感
▶発赤，紅斑	▶発熱	▶頻脈	

▶CRP上昇，D-ダイマー上昇，アンチトロンビンⅢ複合体（TAT）上昇
▶Homans（ホーマンズ）徴候（足関節の強い背屈で腓腹筋の疼痛）
▶Lowenberg（ローエンベルグ）徴候（腓腹筋の圧痛）
▶患側下肢の蒼白（有痛性白股腫：動脈血行まで障害された場合）
※無症状のこともあるため要注意（腹部静脈血栓，側副血行が良い場合など）

TAT：thrombin-antithrombin Ⅲ complex

表40 深部静脈血栓症の対策 （文献3を基に作成）

対策	推奨グレード
早期離床が推奨される。早期離床が困難な場合は理学療法（下肢の挙上，マッサージ，自動・他動的足関節運動）を推奨	A
深部静脈血栓症（DVT）および肺塞栓症の予防にヘパリン，または低分子ヘパリンの皮下注療法が推奨される（頭蓋内外の出血などの可能性もあり，ルーチンな投与は根拠がない）	B
急性期脳卒中で間欠的空気圧迫法は予防に有効	A
デキストランの予防的投与は勧められない	D
段階的弾性ストッキングの予防効果はない	E
急性期から予防のために， ▶長時間の臥床やギャッチアップ座位，車椅子座位を避ける ▶股関節や膝関節の長時間の屈曲を避ける ▶下肢からの静脈ルート確保は避ける ▶下肢の周径，Dダイマーを定期的にチェックする	
DVTの急性期治療は抗凝固療法と安静臥床（動脈血行に影響するほどの重症例は外科的治療の適応） ▶血栓の器質化に1週間程度を要するため急性期はマッサージは行わず，下肢挙上で安静 ▶概ね10日以降は波動マッサージ器なども使用 ▶表在性の血栓症では対症的治療が中心	

▌▌呼吸器系

- 呼吸機能は酸素飽和度，動脈血液ガスやスパイロメトリーを参考にする。酸素飽和度90％以下，動脈血O_2分圧が70Torr以下の場合は運動を制限して酸素吸入を行う。慢性呼吸不全や肺炎に対して，体位ドレナージ，排痰介助法，呼吸介助法，呼吸筋を含む全身的な筋力強化を行う。
- 肺塞栓症は臥床-離床期の重篤な合併症で，脳卒中発症1カ月以内が多く，主に下肢や腹部の深部静脈血栓に起因する（**表41**）。
- 誤嚥性肺炎は意識障害や嚥下障害で多く，食形態の変更（きざみ，とろみ）で対応する。ACE阻害薬やアマンタジン，シロスタゾールの投与や，臥床時の15°～30°の頭位挙上も行う。

▌▌糖尿病

- 糖尿病の病型や網膜症，腎機能障害，末梢神経障害，自律神経症状の有無を確認する。インスリン治療では，運動はインスリンの吸収速度に影響するため，運動訓練を食後1～3時間までに行い低血糖を回避する。網膜症ではバルサルバ型運動は避ける。起立性低血圧の場合は段階的に運動負荷を行う。

表41
肺塞栓症の診断と治療

LDH：lactate dehydrogenase

	内容
症状	▶肺動脈主幹部の閉塞：呼吸困難，胸痛，発汗，頻脈，頻呼吸，ショック ▶右心不全徴候肺動脈末梢部の閉塞：塞栓部位の増加による慢性的な肺高血圧や低酸素血症で易疲労，頻脈，頻呼吸あり。無症状のこともある
検査	▶動脈血ガスでPaO_2の低下（酸素吸入でも改善に乏しい） ▶LDH増加を認めることが多い ▶D-ダイマーやトロンビン・TAT上昇 ▶胸部写真では肺門部肺動脈の拡大や肺うっ血 ▶心電図では右軸偏位，ST-T変化やP波の増高 ▶確定診断は肺血流シンチグラフィーによる肺血流欠損部位の確認 ▶肺換気シンチグラフィーは正常
治療	▶抗凝固療法（ヘパリン，ワルファリン，DOAC） ▶抗凝固療法は最低3カ月行い，再発の危険性が高い症例では継続 ※深部静脈血栓症に起因し抗凝固療法や血栓溶解療法が行えない場合や，抗凝固療法でも肺塞栓を繰り返す場合，生命予後に関わる肺塞栓症が予想される場合は，下大静脈フィルターの留置も検討される

◆文献

1) Special report from the National Institute of Neurological Disorders and Stroke. Classification of cerebrovascular diseases III. Stroke 21：637-676, 1990.
2) Adams Jr HP, et al.：Classification of subtype of acute ischemic stroke. Definitions for use in a multicenter clinical trial. TOAST. Trial of Org 10172 in Acute Stroke Treatment. Stroke 24：35-41, 1993.
3) 日本脳卒中学会 脳卒中ガイドライン委員会 編：脳卒中治療ガイドライン2021（改訂2023），協和企画，2023.
4) 日本脳卒中学会 脳卒中医療向上・社会保険委員会静注血栓溶解療法指針改訂部会：静注血栓溶解（rt-PA）療法 適正治療指針，第三版．脳卒中 41：205-246, 2019.
5) 日本脳卒中学会 脳卒中医療向上・社会保険委員会：静注血栓溶解（rt-PA）療法適正治療指針 第三版 2023年9月追補，pp4-8，2023.
6) 桑島淳氏ほか：脳卒中急性期血管内治療の進歩とリハビリテーションの実践．総合リハ 50：225-233，2022.
7) 小川太郎：脳卒中治療ガイドライン2021にみる再発予防・合併症管理．総合リハ 50：235-241，2022.

各時期のリハビリテーション

● 実際の訓練では発症からの時間経過に加え，医学的に許容される安静度に配慮して，臥床→離床→歩行と段階的に訓練を行う（**図1，表1**）。

図1
脳卒中運動療法の
基本的プログラム

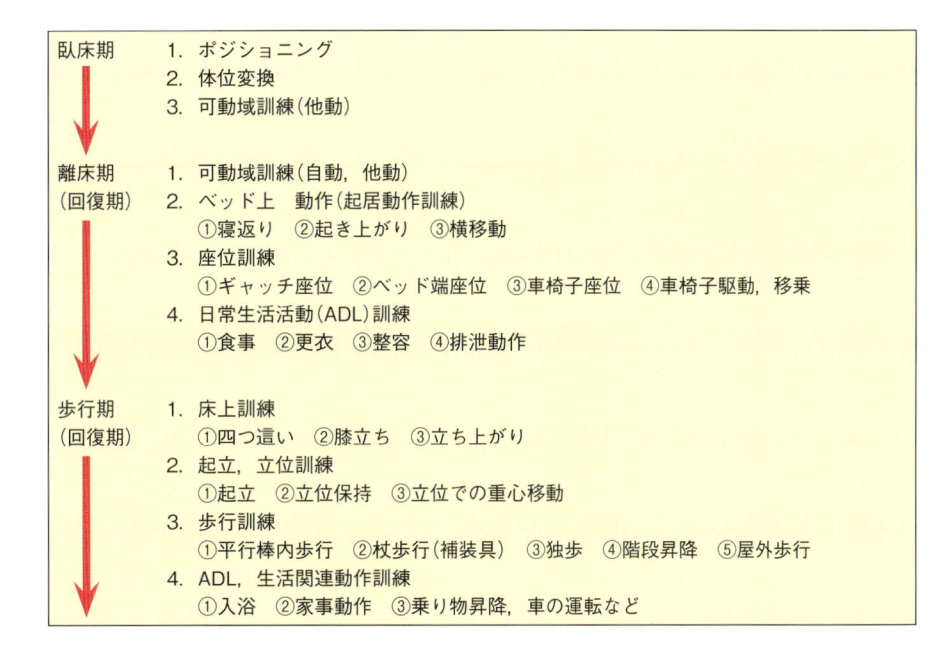

臥床期	1. ポジショニング 2. 体位変換 3. 可動域訓練（他動）
離床期 （回復期）	1. 可動域訓練（自動，他動） 2. ベッド上　動作（起居動作訓練） 　①寝返り　②起き上がり　③横移動 3. 座位訓練 　①ギャッチ座位　②ベッド端座位　③車椅子座位　④車椅子駆動，移乗 4. 日常生活活動（ADL）訓練 　①食事　②更衣　③整容　④排泄動作
歩行期 （回復期）	1. 床上訓練 　①四つ這い　②膝立ち　③立ち上がり 2. 起立，立位訓練 　①起立　②立位保持　③立位での重心移動 3. 歩行訓練 　①平行棒内歩行　②杖歩行（補装具）　③独歩　④階段昇降　⑤屋外歩行 4. ADL，生活関連動作訓練 　①入浴　②家事動作　③乗り物昇降，車の運転など

表1
リハビリテーションの
流れ

	時期	目標
急性期	発症直後からベッドサイドで開始	▶廃用症候群合併症の予防 ▶早期からの運動学習による機能向上 ▶セルフケアの早期自立
回復期	座位耐久性が向上し，訓練室での訓練が可能	▶最大限の能力回復 ▶早期の社会復帰
生活期	施設，在宅など	▶獲得した機能をできるだけ長期に維持する

ガイドラインでは急性期，回復期，生活期の定義は明記されていない。

急性期

ADL : activities of daily living

● 脳卒中では原疾患や既存疾患の治療と並行して，廃用症候群の予防，早期の日常生活活動（**ADL**）向上と社会復帰を図るために，急性期から積極的なリハビリテーションを行う（**表2**）。訓練開始や離床時期は，脳卒中の病型と治療方針を踏まえ，評価に基づき個別に検討する[1~4]（**表3**）。

● 臥床安静期の主要な訓練は，ポジショニング，体位変換，自動・他動的可動域訓練である。初めはベッドサイドで血圧や脈拍の監視下に，主治医自ら行うか訓練に立ち合うことが望ましい。症状が安定すれば，訓練中止基準を明確にして訓練室で訓練を行う（**表4~6**）。

● 離床期の訓練（表5・6）は頭部挙上座位から開始し，段階的に座位，寝返り，起き上がり，車椅子駆動，上肢運動訓練も開始する。座位バランスが向上したら平行棒や下肢装具も利用して起立，立位，歩行へ訓練を進める[4,5]。

表2 急性期リハビリテーションの内容

	内容
目的	▶不動・廃用症候群の予防 ▶早期のADL向上 ▶早期の社会復帰 ▶セルフケアの早期自立
座位が開始できない患者	▶関節可動域訓練 ▶ポジショニング ▶体位変換 ▶摂食・嚥下訓練
座位可能な患者ではさらに	▶早期座位 ▶早期立位 ▶装具を用いた早期歩行訓練 ▶セルフケア訓練

表3 リハビリテーション開始時の主なチェックポイント（文献1を基に作成）

▶臨床症状(一般内科的症状と神経症状)
▶症状の経過
▶脳卒中の病型
▶病巣の範囲
▶推察される脳循環動態(画像所見などから判断)
▶合併症
▶本人，家族の疾病や障害に関する理解

※急性期のリハビリテーションでは，意識，血圧，脈拍，心電図，呼吸状態(経皮的動脈血酸素飽和度)，体温，神経症状をモニターしながら医師の監視下で慎重に行う(推奨度A)。

表4

座位離床訓練の実際
（文献1を基に作成）

		内容
急性期早期離床で注意すべき病態 右記の場合は，急性期に神経症候の増悪リスクが高く，個別に離床時期の検討を要する	脳出血	▶入院後の血腫増大 ▶急性水頭症の出現
	脳梗塞	▶出血性脳梗塞 ▶脳梗塞再発 ▶小脳梗塞による水頭症
	くも膜下出血	▶原因不明で未治療のくも膜下出血 ▶症候性血管攣縮
	その他	▶神経徴候の進行 ▶血圧管理不良 ▶原因不明の脳卒中 ▶重篤な併存疾患(急性心筋梗塞，重度の起立性低血圧など)
座位訓練開始・中止基準		▶別項参照

急性期のリハビリテーションは，機能回復を促進するために24〜48時間以内に病態に合わせて計画を立てる(推奨度A)。

表5

脳梗塞の病型別の
離床訓練の適応と注意点

病型	注意事項
心原性脳塞栓症	▶心エコーで心内血栓やもやもやエコーは再発の危険性が高い ▶器質的心疾患 ▶抗凝固療法では出血合併症に配慮する ▶重度の出血性梗塞や脳浮腫では運動負荷を避ける
アテローム血栓性脳梗塞	▶主幹動脈の狭窄や閉塞は血圧-脳灌流圧変動に影響 ▶神経症状が軽度でも慎重に訓練を進める ▶主幹動脈高度狭窄による症状変動では訓練を控える ▶一過性脳虚血発作では運動負荷を避ける
ラクナ梗塞(穿通枝域)	▶初期症状が軽度でも増悪する場合あり ▶MRIの病巣範囲のみでは病型鑑別が困難な場合もある ▶MRA，脳血管造影で主幹動脈病変の有無を確認して開始
その他の原因による脳梗塞	原因診断と原疾患の治療方針により個別に対応

回復期

- 急性期リハビリテーションに続き，より専門的・集中的訓練が進められる。包括的なチームアプローチによる，合併症や併存疾患の医学的管理，短期・長期目標の設定，適切なリハビリテーション計画の立案，必要な入院期間の設定を行う[3~5]（表6）。

生活期

- 従来の「維持期」「慢性期」に替わり，「生活期」という言葉が用いられている。「生活期リハビリテーション」は，入院以外の自宅や施設などにおける「生活の場でのリハビリテーション」である。
- 回復期終了後の生活期でも，認知機能や筋力，体力，歩行能力，ADLの維持・向上は重要である。地域における訪問や通所リハビリテーションの継続が推奨され，インターネットによる遠隔リハビリテーション診療も考慮される。
- 生活期でも身体・認知機能やADLの改善を認めることがあり，患者や家族，介護者を対象に多職種チームによる情報提供を行い，疾患や福祉の知識の啓発や介護福祉サービス利用の支援を進める。

表6 離床期から回復期の運動訓練プログラム（文献2，3を基に作成）

	内容		内容
座位不能	他動的頭部挙上座位（ベッド上で30分以上の保持が目標）	動的座位バランス獲得	① 静的立位バランス（立位保持）訓練：平行棒などを利用。下肢装具も利用して ② 下肢装具自己装着訓練 ③ 椅子起立訓練（手すり保持）
他動的座位可能	① 体幹，下肢基本訓練 ② 座位耐性訓練 ③ 自己関節可動域訓練 ④ 起居動作訓練（寝返り，起き上がり，移乗） ⑤ 静的座位バランス（端座位保持）訓練：手すりや背もたれなしが目標 ⑥ 食事動作訓練 ⑦ 整容動作訓練	椅子起立可能	① 移乗動作訓練（ベッドと車椅子間） ② 排泄動作訓練（ポータブルトイレ，病棟内トイレ） ③ 床上起立訓練（テーブルなどの台を利用して，または台を用いないで） ④ 動的立位バランス訓練（平行棒などで支持しながら，下肢装具を装着して）
端座位30分保持可能	① 起き上がり動作訓練 ② 車椅子駆動訓練 ③ 動的座位バランス訓練 ④ 上肢訓練，書字訓練など	動的立位バランス獲得	① 歩行訓練（平行棒内，杖歩行） ② 入浴動作訓練
		移動能力獲得期の訓練	連続杖歩行可能（下肢装具） ① 応用歩行訓練（階段，屋外歩行） ② 外泊訓練

◆文献

1) 日本脳卒中学会脳卒中ガイドライン委員会 編：脳卒中治療ガイドライン2021〔改訂2023〕，協和企画，2023.
2) Carr JHほか：脳卒中の運動療法（潮見泰蔵ほか訳），医学書院，2004.
3) 桑島淳氏，奥村浩隆：脳卒中急性期血管内治療の進歩とリハビリテーションの実践．総合リハ 50（3）：225-233，2022.
4) 中谷知生：運動障害・歩行障害に対するリハビリテーション治療の進歩と実践．総合リハ 50（3）：243-249，2022.
5) 補永 薫：リハビリテーション治療の阻害因子に対する治療の進歩と実践．総合リハ 50（3）：265-269，2022.

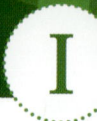
脳卒中リハビリテーションでの
チームアプローチ

リハビリテーション過程

情報収集と評価

● リハビリテーションチームにおける情報収集は，医師の情報収集（表1）がその入口となる。医師は，チームアプローチに必要な情報を収集し，リハビリテーション指示箋を通してチームの他専門職種に情報を提供する。

表1

医師の情報収集

情報源	形式	情報内容
紹介元情報	診療情報提供書	患者基本情報(氏名・年齢と性別，現住所，職業などの確認)，既往歴と現病歴，診断(脳卒中病型・重症度，合併症，背景疾患)，治療概要と経過，各種検査成績，投与薬剤，など
	看護師申し継ぎ	患者基本情報と生活背景(家族構成・家族歴・職歴と生活歴など)，入院後経過と看護過程(摂食を含む栄養管理，基本動作・病棟ADLでの介助[*1]とケア[*2]の概要)，患者家族への説明・援助の内容，看護目標とその達成度，介護保険・身体障害者手帳取得の有無とその内容，など
	セラピスト申し継ぎ	訓練開始時リハビリテーション病名と評価，訓練内容，転院時点での到達度と訓練経過中の問題点，今後の訓練目標に対する見解，など
患者・家族	病歴聴取	紹介元情報の確認と不足情報の補填(病前の生活機能，生活習慣など急性期治療以後の機能障害に対する認識と患者・家族の希望，紹介元以外での治療・服薬歴・サプリ使用，など)
診察	全身所見	栄養状態(肥満・るいそうの有無)，胸腹部異常所見の有無，体幹・頸部・四肢血管雑音の有無，可動域制限と疼痛の有無，健側筋力低下，筋萎縮の有無，など
	神経学的所見	意識・見当識・行動覚醒障害，脳神経障害・運動・感覚障害・筋緊張異常(痙縮・拘縮・固縮，など)と病的反射(足底反射など)の有無・高次脳機能と前頭葉機能(注意機能・自己制御・遂行機能)障害，などの有無・種類・程度，など
	基本動作所見	寝返り・起き上がり・座位保持・立位保持・起立・移乗・移動の状況と介助の必要性，補装具などの必要性，など
他診療科による診察・評価	循環器科・外科・耳鼻咽喉科・泌尿器科・歯科など	心エコー(心機能)，頸動脈エコー(動脈硬化度・プラーク有無)，喉頭内視鏡とVF(嚥下評価)，尿動態検査(排尿機能)，義歯適合，など
検査	臨床生化学検査	血液電解質・蛋白・アルブミン，肝・腎機能，炎症反応，血算，凝固線溶，尿・便所見など
	臨床生理学検査	心電図・呼吸機能・視力・聴力・脳波所見，など
	放射線検査	胸部X線像(心拡大と動脈硬化)・腹部X線像(消化管ガス分布，脊柱変形・変性)，頭部CTまたはMRI(病巣および脳血管の状況)・脳血流SPECT(脳機能)，胸部CT(肺合併症)の情報

VF：videofluoroscopic examination of swallowing

医師は，紹介元からの診療情報提供書，可能であれば看護師申し継ぎ，セラピスト申し継ぎ書などにも目を通して必要な追加的情報収集を計画する。患者・家族からの病歴聴取，診察，臨床生理検査や画像検査，他科依頼の必要性なども検討する。

＊1　ここではADL自立を促すADLの部分的介助・支援をさす。

＊2　ここでは生活援助と合併症予防を考慮した食卓準備，清拭，排泄物始末などをさす。

- 34ページ**表9**に示す専門職種は紹介元申し継ぎ書に加えてリハビリテーション指示箋，リハビリテーション実施計画書に基づいて必要情報を整理し（**図1**），疑問点や不明点などの情報を収集する。さらに専門的領域に関わる情報収集を測定・評価を通じて行う（**表2・3**）。
- 医師・リハビリテーション専門職の情報は，紹介元情報，患者・家族からの聞き取り・各専門職種による診察，検査などに区別され，これらの情報はケースカンファランスやスタッフミーティングを通じて統合と共有が行われる（**図2**）。

図1 リハビリテーション・チームの初期情報

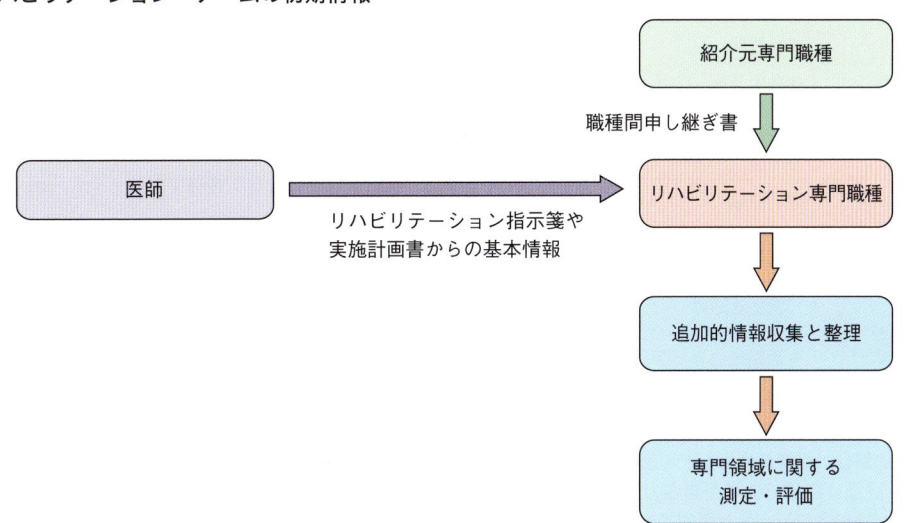

紹介元専門職種

職種間申し継ぎ書

医師 →（リハビリテーション指示箋や実施計画書からの基本情報）→ リハビリテーション専門職種

追加的情報収集と整理

専門領域に関する測定・評価

表2

看護師の情報収集

RPR：rapid plasma reagin test

TPLA：treponema pallidum latex agglutination

MRSA：Methicillin-resistant Staphylococcus aureus

情報源	情報収集項目	要点
▶リハビリテーション指示箋 ▶紹介元情報 ▶患者と家族からの聴取	疾患・障害像	既往疾患・背景疾患・病型・合併症・併存症・入院後経過と問題点
	感染症とアレルギー	肝炎マーカー・梅毒血清検査（RPR，TPLA）・MRSAほか耐性菌・食物と薬剤アレルギーの有無と既往，各種ワクチン接種歴
	投与薬剤と管理法	サプリを含む常用薬の有無，入院中使用薬の投与量と投与方法・間隔とその管理方法（自己管理，看護師管理）
	家族環境など	家族構成・連絡先・キーパーソン，家族介護力と経済力，介護保険・身体障害者手帳の有無と担当ケア・マネジャー
	生活歴	▶生育歴・学歴・職歴・家庭内役割・生活習慣（趣味・運動習慣）▶一日生活パターン
	栄養と食事	栄養手段と食事内容（食種・摂取カロリー）・準備と介助の必要性・自助具と補助食器の有無
看護診断・評価	生命徴候	血圧と脈拍（安静時左右血圧，姿勢変換時）・体温
	基本動作とADL	▶寝返り・座位と座位姿勢・起き上がり・起立・立位保持・移乗・移動，各動作見守りと介助の必要性 ▶バーセルスコアやFIM評価・日常生活活動評価票チェック ▶看護度・救護区分（リスクマネジメントの立場から）

MSW：medical social worker

リハビリテーション指示箋，紹介元看護師申し継ぎ，患者と家族からの病歴聴取，および他専門職種からの情報を収集する。家族介護力と経済力の情報収集については医療ソーシャルワーカー（MSW）との共同作業となる。初期評価時に評価が長時間になると，患者が疲れる，過度の負担から症状増悪を起こす，なども考慮する必要がある。入院当初の基本動作・ADL評価は他専門職種と共同してできるだけ短時間で終える配慮が大切である。

表3 セラピストの情報収集

情報源	情報項目	要点
リハビリテーション指示箋	疾患概要	既往・病型・病期・経過，感染症・合併症
	障害概要	神経所見・機能障害・能力低下・活動制限・参加制約上の問題点
	依頼内容	セラピストへの要望事項，セラピストの評価・訓練の方向性
	適応と禁忌	評価・訓練手法上の留意点，監視必要性と中止基準
紹介元情報（セラピスト申し継ぎ）	初期評価結果	障害の内容と重症度
	訓練手段と目標・経過	アプローチ方法の目的・目標，訓練経過と問題点
	最終評価結果	基本動作・ADL検査での到達度
	予後説明	担当医・担当セラピストの機能予後説明の有無とその内容
患者・家族情報	病前生活歴	リハビリテーション指示箋にない情報補填，職歴・運動習慣・病前の機能的状態
診断・評価	全般症候	意識・覚醒水準・見当識と記憶記銘・判断力・注意力（方向性注意・注意と動作の持続・集中・注意分散，など）・思考（発散的・収束的）の柔軟性
	局在症候	運動障害（運動麻痺・運動失調・筋緊張・痙性・反射など）・関節可動域・筋萎縮・感覚・高次脳機能，など
	機能障害	基本動作，上肢機能，認知・言語機能
	日常生活活動	病棟ADL（食事・保清・更衣・整容・排泄動作・入浴・移動・車椅子駆動・階段昇降）・屋外歩行，など
	生活関連動作・手段的ADL	家事・調理・自動車運転・パソコン操作，など

リハビリテーション指示箋，紹介元スタッフからの申し継ぎ，患者と家族からの病歴聴取，および他専門職種からの情報を収集する。初期評価の際は，患者の疲労などの患者負担や転倒などのリスクを考慮する必要がある。

基本動作・ADL評価は病棟で他専門職との共同作業により開始し，セラピスト独自の評価は患者の疲労に配慮しながら評価用具・環境の整った訓練室で行うのが原則である。

評価項目により，訓練進行に伴って評価を加える項目（手段的ADLなど）もある。

図2 リハビリテーション・チームの情報収集と統合

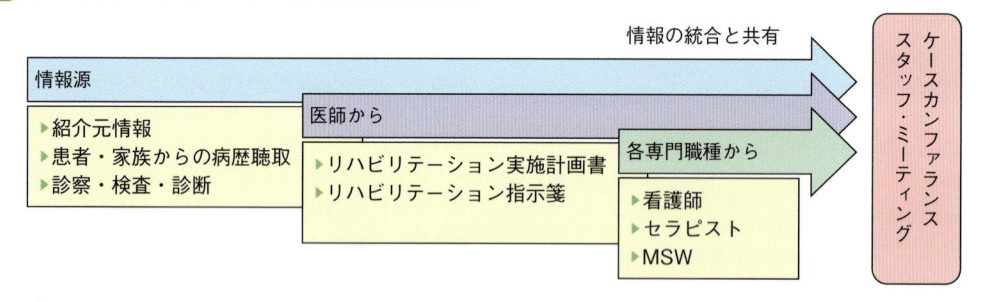

評価の考え方

BMI：body mass index

● 測定は患者の障害と生活機能を知り，リハビリテーション過程における必要な問題点抽出・目標設定・予後予測のため，関連する事象を測定尺度に当てはめ，カテゴリー化する過程である。評価はその測定結果を意味づけする過程をさす（表4）（例：BMI＞25で肥満，BMI＜18.5でるいそう，と判断）。

● 観察やその他の情報収集により，適切な測定手段が決まる。測定をいつ・だれが・どこで・どのように行うかを決める。検査を実際に行って記録し，最後にデータを統合し，解釈してチームの総合評価とする。

● 脳卒中発症からの時期や患者と関わる場所により評価の視点は異なる。脳卒中発症から急性期・回復期・生活期が区別される。評価場所は急性期・回復期の病院・病棟，施設，在宅などとなる。そして経過に沿った評価の視点は，初期状態像の問題点抽出から，その後の状態像変化の比較検討に比重が移っていく。

表4 脳卒中リハビリテーションにおける評価の要点と事例

		要点	事例
評価の目的		▶患者の障害状況を客観化する ▶リハビリテーション過程に必要な問題点の抽出，予後予測と目標設定に役立てる ▶障害発生後の障害レベルや能力・生活機能レベルを継続的に比較検討する ▶職種間の情報交換に用いる	▶診察・診断・測定結果を医学的に記述する ▶生活機能を包括的に捉えるICFで記述する
評価手段の選択		▶対象患者の観察・診断により適切な検査・測定手段が決定される ▶検査・測定をいつ・誰が・どこで・どのように行うかを決定する	筋力低下に対する徒手筋力テスト（MMT），嚥下障害疑い例での反復唾液飲みテスト（RSST）など
評価結果の解釈		▶特定の検査による一回評価で，臨床・病態・機能診断は下されない ▶特定の検査による一回評価は，評価時期・評価場所に影響される ▶各種の検査を統合し，その継時的変化をみて結果は解釈される	HDS-R，MMSEの低得点だけで認知症と診断できない（認知症診断に至るには他の生活情報や検査情報の統合が必要）
発症時期による評価	急性期	症候や障害の重症度などを主に評価する。評価の時間帯や治療内容に直接評価結果が影響されやすい	評価は覚醒水準の影響を受ける
	回復期	"できるADL"など，日常生活活動の再獲得を念頭に置いた側面が主体的に評価される	バーセルインデックス・FIM，体幹・下肢運動年齢，脳卒中上肢機能検査
	生活期	日常生活活動低下の生じやすい下位項目や栄養管理上の問題，記憶・判断・思考などの認知力，介助量などが評価される	排泄動作・歩行能力・食事摂取量と体重など
病型・病態・治療による評価の留意点		開頭手術例，特にくも膜下出血（術後）では，手術やくも膜下出血の病態により軽症意識障害が遷延しやすく，評価に影響する	運動麻痺の程度とは関係なく，機能レベルが低下する
		くも膜下出血，皮質域損傷を含む病型では症候性てんかんの併発がある	脳波検査
		脳幹・視床病変を伴う病型などでは，慢性疼痛併発がある	疼痛程度の評価と薬物・物理療法対応

ICF：International Classification of Functioning, Disability and Health

MMT：manual muscle test

RSST：repetitive saliva swallowing test

HDS-R：Revised Hasegawa's Dementia Scale

MMSE：Mini-Mental State Examination

FIM：Functional Independence Measure

- 急性期は，原疾患治療を優先する立場から，症候や障害の重症度が主に評価される。急性期評価はしばしば，注意覚醒を含む意識レベルの障害により影響を受ける。覚醒が比較的よい場合も，時間帯によりせん妄などの精神機能面での変調を認めることがある。
- 病型や治療により，注意覚醒を含む意識レベル低下が遷延する場合がある。一見覚醒していても行動覚醒の低下により著しく記憶・記銘・学習能力が低下している場合がある。脳卒中では，開頭術後，特にくも膜下出血手術後の患者に認められる。
- 回復期は，患者の生活機能，すなわち日常生活活動を再獲得する道筋を念頭においた評価が主体となる。
- 生活期は，生活環境に応じた基本動作や日常生活活動，活動性，記憶・記銘・判断などの認知力が維持されているか，全体的活動性や介護必要度に変化がないかを評価する。また背景疾患管理や栄養管理（食事量や摂食嚥下能力）に問題がないかなども評価・確認する。

障害評価の視点

⫼ 概念モデルに沿った評価

- 従来の国際障害分類に基づく"障害"という負の面を強調した評価から，対象者の生活機能というプラス面も考慮した国際生活機能分類（ICF[*3]）がリハビリテーション評価にも導入された（表5）。生活機能を3つのレベルでみる立場，個人因子と環境因子などの背景因子を考慮する立場で評価する。

ICIDH：International Classification of Impairments, Disabilities, and Handicaps

---

*3　国際障害分類（ICIDH）と国際生活機能分類（ICF）

表5

ICFの概念と概念モデル
に沿った評価
（文献1より引用）

構成要素	第1部:生活機能と障害		第2部:背景因子	
構成要素	心身機能・身体構造	活動・参加	環境因子	個人因子
領域	心身機能・身体構造	生活・人生領域（課題・行為）	生活機能と障害への外的影響	生活機能と障害への外的影響
構成概念	心身機能変化（生理的）身体構造変化（解剖学的）	能力：標準的環境における課題の遂行 実行状況：現在の環境における課題の遂行	物的環境や社会的環境，人々の社会的態度による環境の特徴がもつ促進的あるいは阻害的影響力	個人的な特徴の影響力
肯定的側面	機能的・構造的統合性	活動・参加	促進因子	非該当
肯定的側面	生活機能		促進因子	非該当
否定的側面	機能障害（構造障害を含む）	活動制限・参加制約	阻害因子	非該当
否定的側面	障害		阻害因子	非該当
評価の視点	▸現状の健康状態と生活機能を評価する ▸心身・身体機能を肯定的側面と否定的側面から評価し目標設定を行う ▸特化した評価尺度はない		▸心身・身体機能を活動と参加制約から，肯定的側面と否定的側面で評価し目標設定を行う ▸環境因子・個人因子の肯定・否定両側面を評価する ▸特化した評価尺度はない	

問題点の整理

- 問題点は健康状態，生活機能，背景因子の順で検討する。リハビリテーション医療では個体要因，環境要因に分けて整理する（図3）。
- 個体要因は生物学的側面での問題と障害上の問題を含み，患者の健康状況，疾病上の問題，すなわち背景疾患や脳卒中重症度，二次障害や生活機能障害などが問題となる。
- 環境要因では，患者の家族・家庭環境，経済状況，さらに現職者では職場環境なども検討する。
- 問題をリストアップし個体要因と環境要因の相互関係や問題に対処する時間的優先順位を検討し，個人の生活機能回復を支援する立場から問題点を整理・決定する。
- 国際障害分類（ICIDH）は疾病や障害の個人に及ぼす諸帰結を構造化，疾病または変調・加齢→機能障害→能力低下→社会的不利に階層化される。
- 国際生活機能分類（ICF）は健康状態と健康関連状況を記述するための統一的標準的用語と概念的枠組みを提供し，さまざまな領域における個人の生活機能障害や健康についての記録を可能とする。
- 心身機能・身体構造，活動と参加の否定的側面として機能障害，活動制限，参加制約を区別する。機能障害（impairment）とは，著しい変異や喪失などといった心身機能または身体構造上の問題である。活動制限（activity limitation）とは，活動の遂行において個人がもつ困難のことである。参加制約（participation restriction）とは，生活（人生）状況への関与の仕方または程度において，個人がもつ問題である。

図3

問題点の整理・決定から
計画立案へ

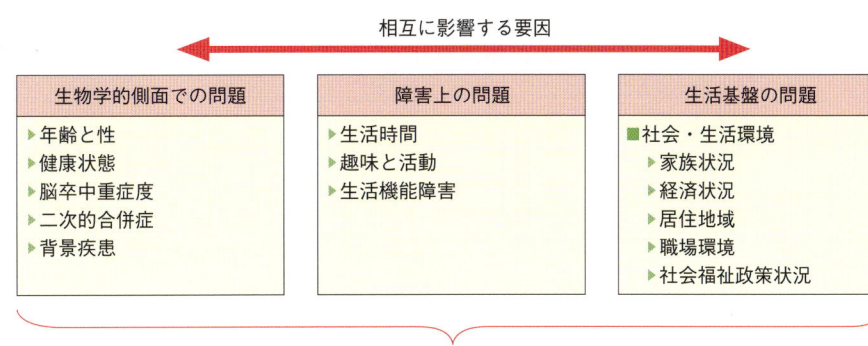

相互に影響する要因

生物学的側面での問題	障害上の問題	生活基盤の問題
▶年齢と性 ▶健康状態 ▶脳卒中重症度 ▶二次的合併症 ▶背景疾患	▶生活時間 ▶趣味と活動 ▶生活機能障害	■社会・生活環境 　▶家族状況 　▶経済状況 　▶居住地域 　▶職場環境 　▶社会福祉政策状況

問題点の整理・決定から計画立案

問題リスト	計画立案
▶要因ごと ▶要因を構成する要素ごと ▶時間軸上の位置づけ	■疾病治療 　▶検査(種類と測定間隔) 　▶介入手段(薬剤・ブロック療法・手術など) ■リハビリテーション治療・訓練 　▶主たるスタッフ 　▶発達的・認知的・リハビリテーション的 　▶時間軸上の位置づけ

> **目標設定からリハビリテーション計画**

‖目標設定

- 情報収集・評価・問題点の整理のうえに，生活機能回復を具体化する目標がその回復段階に応じて設定される。目標には，日・週・月単位での計画と，その結果としての退院時達成目標，退院後生活目標などの計画と目標が設定される。
- 短期での計画具体化には獲得すべきスキルとその実際的応用について，訓練室訓練と病棟訓練での課題を考慮して設定する必要がある（**図4**）。

図4

目標設定からリハビリテーション計画，リハビリテーションゴールへ

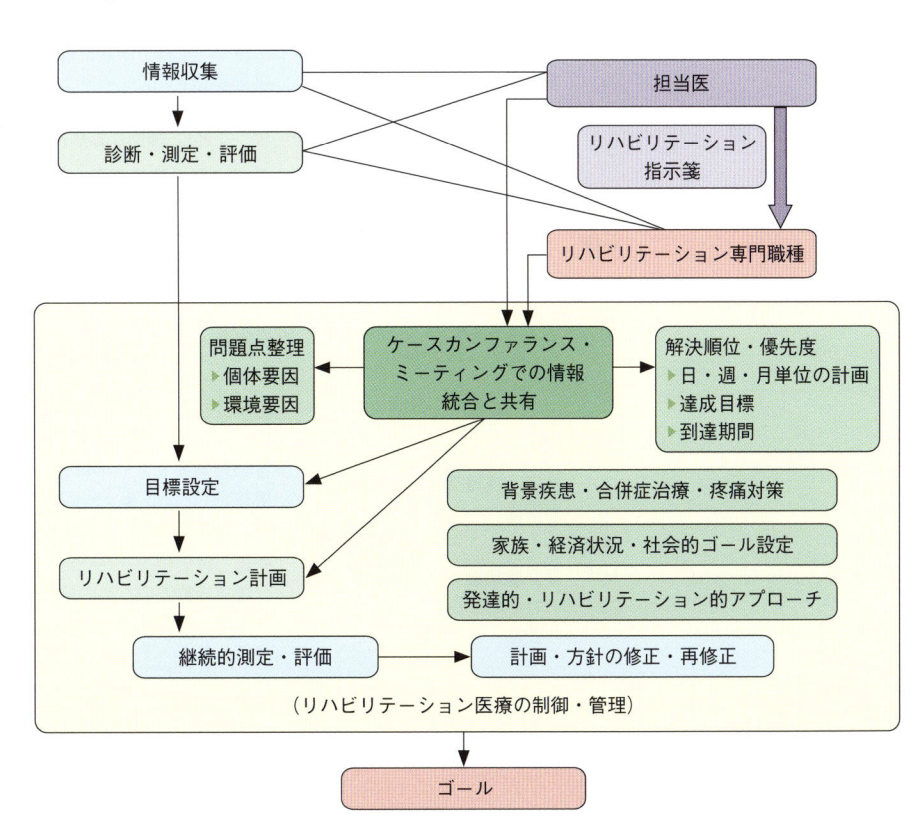

目標設定の具体化

- 障害程度に合わせて，生活機能の拡大を図る目標を設定する。目標は障害のレベルや種類によって，チーム全体としての共通目標，各セラピストによる個別目標を立てる。
- 基本的動作能力に関する目標は理学療法士（**PT**）が，日常生活活動の目標は作業療法士（**OT**）・看護師が主体となって作成する。上肢能力や応用動作の目標はOTが中心となって作成する（**表6**）。
- 主婦としての復帰（家事の実施）や職場復帰が目標となる場合は家庭や職場との調整が必要であり，医師・OT・医療ソーシャルワーカー（MSW）が積極的に関与する。
- 環境整備，介護負担軽減が目標となるのは，機能的自立が困難で，退院先を含め検討が必要な場合であり，MSWの協力を得ながらチーム全体が関わる。
- 退院先が自宅の場合は，あらかじめ患者本人とともに担当スタッフが自宅訪問を行い，障害レベルに合わせた在宅環境整備を行う（371ページ参照）。

PT：physical therapist
OT：occupational therapist

計画

- 解決すべき目標の優先順位（背景疾患のコントロールも含まれる）を考慮してリハビリテーション計画を立案する。
- 背景疾患の治療や情報不十分（退院先未定など）で不確定要因が存在する場合，その時点での短期達成目標を設定し，その到達期間とその後の最終目標をチームで確認する。

表6
目標の具体化

	目標	主たる担当スタッフ	具体的内容
個別目標	基本動作	PT	寝返り（褥瘡予防）・起き上がり・座位保持（静的座位），動的座位，支持での立位保持，支持での起立，移乗，車椅子駆動操作（ブレーキ・フットレスト操作を含む），介助歩行，補助具使用歩行（下肢装具・歩行器・4点支持・T字杖，など），補助なし歩行，など
	上肢機能	OT	麻痺上肢の随意運動・巧緻運動向上，目標動作（スプーン・箸使用，書字など）獲得，座位リーチ範囲拡大（動的座位），利き手交換，など
	日常生活活動	看護師・OT	食事・更衣・保清・排泄コントロール・排泄動作・入浴動作，など
	コミュニケーション	ST	意志表示手段・方法の確認と訓練
	嚥下・栄養	医師・看護師・栄養士・ST	食事摂取量・状況から適切な栄養確保手段を決定。経口摂取の場合は，食品形態の決定と家族指導
共通目標	自宅・職場復帰準備	全スタッフ	自動車運転を含む手段的ADL獲得，補助具導入，在宅環境整備（家屋評価で水回り・寝具など）を考慮した目標立案，家族・職場との連絡・調整，など
	要介護状態での社会的ゴール設定		介護力評価（キーパーソンとその援助者）・退院先の選択，介護負担軽減のための処置や準備品の確認，およびその家族指導，環境整備，患者のQOLを考慮した補助具の導入，など。ケア・マネジャーやかかりつけ医との連絡と調整

ST：speech therapist

治療	● 脳卒中のリハビリテーションにおける治療は，『脳卒中治療ガイドライン2021〔改訂2023〕』が基本となる[2]。治療は急性期で特に問題となる脳卒中自体の疾病治療とその合併症治療，および障害レベルに合わせたリハビリテーション治療に区分され，リハビリテーション治療には生体力学的アプローチ，発達的アプローチ，リハビリテーション的アプローチが含まれる（**表7**）。

● リハビリテーション治療にも医学モデルに基づく治療が応用される場合がある（痙縮や疼痛のコントロールなど）。

● 高次脳機能職害では，認知的アプローチも検討する。半側空間無視やその結果生じている体軸のゆがみ，失語，失行，失認，記憶・記銘障害，遂行機能障害を対象とする。しかしその要素的訓効果については有効なエビデンスは少ない。代償手段の導入や家族指導を含むアプローチ，また新ガイドラインでは有酸紫運動や身体活動を増やすことが妥当とされている。

● 治療の進め方は，リハビリテーション介入後の継時的測定・評価（再評価）を行い，到達点を確認して次の段階に進む。

● 再評価での到達点と目標のずれを確認し，その原因を検討して次の短期目標を設定する。このリハビリテーション過程の制御には，定量化可能な測定尺度での評価を参考にすることが重要である。

V-P：ventriculo-peritoneal

L-P：lumbo-peritoneal

表7 脳卒中リハビリテーションでのアプローチ

アプローチ		時期	項目（病態）	治療手段
医学的管理	脳卒中の治療	急性期～回復期	病型と関連した続発症治療	
			▶再発・増悪	リハビリテーション中止による集中管理
			▶水頭症	短絡術（**VP**シャント・**LP**シャント）
			▶症候性てんかん	抗てんかん剤の投与・変更
	合併症の治療 ▶神経系 ▶筋骨格系 ▶呼吸・循環系 ▶消化管系 ▶泌尿器系 ▶電解質と代謝系	急性期～生活期	通過症候群とうつ	睡眠・覚醒リズム調整と向精神薬治療
			肩手症候群・変形性関節症・筋肉痛・ROM制限・痙縮などの出現・増悪	物理療法・薬剤（副腎皮質ホルモン）・肩峰下滑液包内ステロイド注射およびトリガーポイントブロック，ボツリヌス毒素療法（回復期～生活期）
			中枢性疼痛	物理療法・薬剤（プレガバリン，など）
			深部静脈血栓症と肺塞栓症	リハビリテーション中止による集中管理・一時的下大静脈フィルター挿入・抗凝血療法
			消化管出血・痔核出血	抗潰瘍薬投与・座薬使用
			反復性誤嚥性肺炎	嚥下評価と内視鏡的胃瘻造設（PEG）
			無石性胆嚢炎	安静と抗菌薬投与，消化器外科的治療優先
			神経因性膀胱と尿路感染	残尿測定と薬剤投与，尿道留置カテーテル挿入
			低Na，Cl血症・糖尿病増悪	内科的治療
障害へのアプローチ	生体力学的アプローチ	急性期～生活期	▶機能障害レベル ▶活動制限レベル	可動域・筋力・運動協調性訓練
	発達的アプローチ	急性期～回復期	▶機能障害レベル ▶活動制限レベル	発達原理に基づく評価・基本動作能力拡大訓練
	リハビリテーション的アプローチ	回復期～生活期	自助具・補助具使用	自助具（箸・杖）と短下肢装具・車椅子など
			環境整備	在宅環境評価のうえ，手すり・スロープ取り付け，など

予後予測

予後予測とは

- 医学モデル*⁴では，疾病予後を重視し，疾病の重症度と経過を問題とする。障害モデル*⁵を基本とするリハビリテーションでは機能予後を扱い，リハビリテーション的介入による機能的変化（＝利得）とその結果を問題とする。
- リハビリテーション医療での予後予測は多職種間で妥当性の高い共通ゴールを持つために不可欠である。ある時点で測定・評価した患者の特性から，治療介入によって一定期間後に機能的状態がどうなっているかを予測する。脳卒中機能回復に一定共通のパターンのあることが前提である（図5）。

図5 予後予測

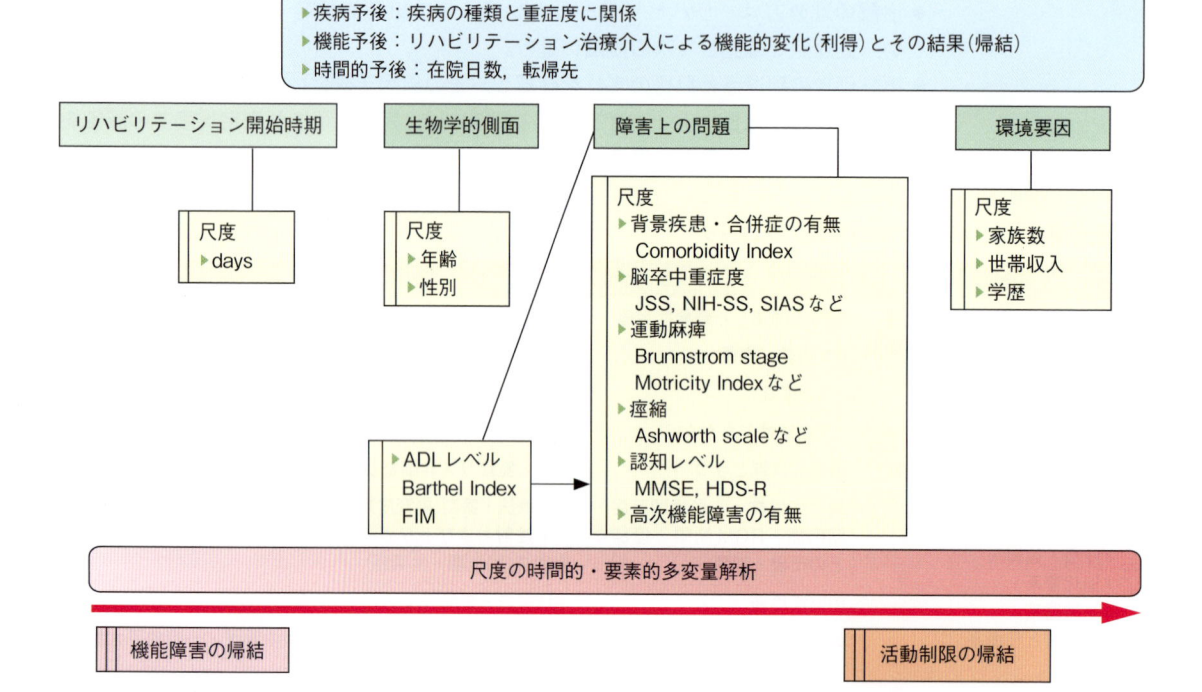

＊4 医学モデルは疾患を病因−病理−発現の連鎖で把握するもので，従来の臨床医学の多くはこれに基づいている。症候や検査結果などの発現から，病理・病因を明らかにするのが診断である。診断に基づき，病因から病理学的異常が出現するのを抑えたり，病理学的異常から発現へ進むのを抑えるのが治療である[3]。

＊5 障害モデルは疾患の結果生じる個人生活や社会生活を送るうえでの制約を機能障害−活動制限−参加制約の図式で理解しようとするものである。リハビリテーション医療はこの図式を意識して進められる。これに基づき疾患治療後も後遺する生活機能障害へ対処することが可能となる（本文・図表内でのグレード表記はいずれも『脳卒中治療ガイドライン2021〔改訂2023〕』による）。

予後予測の方法

- 予測には既に検証された予測手段（**表8**など）を用いて，その予測精度，適用時の限界を理解して使用する（グレードB）。
- 対象患者の個人因子（病前機能レベル・性・年齢・学歴・社会適応状態など），環境因子（家族構成・経済状況・アクセスなど）の情報を収集する。
- 対象患者の疾病上の問題（脳卒中病型・重症度・背景疾患と併存疾患），その時点での障害程度や機能レベルを定性的尺度や定量的尺度を用いて測定する。
- これらの測定は，入院時から継時的に行い，データベースに蓄積する。
- データを基に統計的予測式を作り，入院時データから一定期間後の機能レベルを予測する。

予後予測の活用

- 予測に用いる手段のうち，その機能レベルに関わる測定は発症からの時間経過が短いほど，疾病状況に影響される。予測結果はその限界を知ったうえで患者・家族に対する説明と同意，それ以降の治療方針決定の参考とする。
- 地域連携医療に関わる転院先への情報提供については，予測結果より時間経過で変化する機能レベルの情報が有用であることを念頭に置いて引き継ぎする。

表8

評価法の内容要約
（文献2を基に作成）

BRS : Brunnstrom Recovery stage

SIAS : Stroke impairment assessment set

JSS : Japan Stroke Scale

NIHISS : National Institutes of Heallh Stroke Scale

BI : Barthel Index
mRS : modified Rankin Scale
GOS : Glasgow Outcome Scale

BRS	中枢神経麻痺の運動パターンによる評価法。上肢・手指・下肢各々を stage 1：完全麻痺から stage 6：分離運動可能までの6段階で許価する
（modified）Ashworth scale	筋緊張の亢遺を他動運動での抵抗感で評価する。筋緊張が亢進していない0から屈曲伸展の不可能な4までの5段階。modifiedでは，1と2の間（1＋）がある
Fugl-Meyer assessment	上肢運動機能66点，下肢運動機能34点，バランス14点，感覚24点，関節可動域・疼痛88点からなる脳卒中の総合評価
SIAS	麻痺側運動機能，筋緊張，感覚，関節可動域，疼痛，体幹機能，高次脳機能，非麻痺側機能からなる機能障害の総合評価
脳卒中重症度スケール（JSS）	意識，言語，無視，視野，眼球運動，瞳孔反射，顔面麻痺，足底反射，感覚，運動の得点を統計的に算出された重み付けにより合計する評価法
NIHISS	意識，瞳孔反射，注視，視野，顔面神経，上肢運動，下肢運動，足底反射，失調，感覚，無視，構音，失語症を0点から2～4点で評価する
FIM	世界的に普及しているADL評価法。18項目各々を1点（全介助）から7点（自立）に採点し，合計点も算出する。13個の運動項目と5個の認知項目を分けて扱うこともある
BI	ADLの10項目を2～4段階で採点し，100点が完全自立となる（英国では20点満点）。各項目の自立の点数が異なることで項目の経験的な重み付けになっている
mRS	機能予後を「0：症状なし」から「6：死亡」までの7段階で評価する
GOS	「1：発症前の活動を行える」から「5：死亡」までの5段階で評価する

表9　リハビリテーション関連職種の役割

職種	役割・業務
医師	▶リハビリテーション実施を決定し，病歴聴取と神経学的診察，機能障害・活動制限・参加制約の概要を評価する ▶リハビリテーション過程の包括的計画の責任者であり，開始時の全体プラン・方向性を決定する ▶チームリーダーとして，各職種に対する指示と職種間の調整を実施する ▶病棟生活や訓練内容に関する指示を行う（起居・移動手段，モニターの必要性など） ▶栄養管理上の指示，食事・間食に関する指示を行う ▶リスク管理，疼痛や痙縮への対処，手術的処置など医学的治療を計画し，必要に応じて他科に診療依頼を行う（歯科，泌尿器科，整形外科，循環器科，耳鼻咽喉科，脳神経外科など） ▶リハビリテーションを制約する問題を呈示し，治療の優先順位を決定する。回復段階や治療効果を判断し，問題点と方針修正をカンファランスで確認する
看護師	▶病棟生活の基本的動作・日常生活活動を他専門職種とともに評価し，危険回避と動作能力の低下に注意し，能力の再獲得を計画する ▶訓練室での訓練内容から，"できるADL"を"しているADL"に変えるように援助・指導する ▶"うつ"発生予防や回復意欲を高める精神的・心理的支持に努める ▶家族と情報交換を行い，ゴールの実現のために家族の協力を得たり，患者と家族の架け橋となる ▶摂食や嚥下の問題を食事の介助や観察を通じて把握し，必要に応じて治療・訓練を行う ▶病棟生活での観察を通じて認知障害による生活機能障害を把握し，その回復や援助手段を他専門職種とともに検討する
理学療法士 （PT）	▶障害に対する理学療法（運動療法・物理療法）を計画し，基本的動作能力の回復を図る ▶運動障害の特徴とその原因・制約条件（運動麻痺・筋力低下・筋緊張異常・可動域制限・疼痛・認知障害の影響など）を分析し治療プランを立て実践する ▶家屋評価（home evaluation）を他専門職種とともに行う
作業療法士 （OT）	▶応用的動作能力（上肢能力や日常生活活動能力），社会適応能力（自動車運転や職業復帰に必要な技能など）を再獲得するために作業療法を計画・実践し，家庭・職場復帰に必要な動作能力の回復を図る ▶高次脳機能障害のうち，失行や失認に対して評価を行い，評価に基づいて認知訓練や代償手段の検討を行う
言語聴覚士 （ST）	▶音声・言語機能障害の程度とその種類を評価する ▶医師による嚥下評価結果に基づいて，嚥下基礎訓練や摂食訓練を行う ▶音声・言語機能障害に対する訓練を行う
臨床心理士 （CP）	▶神経心理学的検査や臨床心理検査を行い，脳卒中のリハビリテーションを進めるうえで考慮すべき認知機能低下や精神・心理的問題に関する情報を他専門職種に提供する ▶障害による精神・心理的問題が重大であり，機能訓練の遂行に影響している場合にカウンセリングを行う
医療ソーシャルワーカー （MSW）	▶患者とその家族に対して社会復帰に必要な情報を提供する ▶患者の心理的，社会的問題，経済的問題を調査分析し，問題解決のため社会資源の利用などを通じて復帰や自立を援助する ▶介護保険申請適応と準備，介護認定済み患者ではケア・マネジャーとの連絡・調整を行う

リハビリテーション専門職種の役割

CP：clinical psychologist

● リハビリテーション医療を担う専門職種（医師，看護師，PT，OT，ST，**CP**，MSW）の役割・業務を**表9**にまとめた。

実際の流れ

脳卒中治療とリハビリテーションでのアプローチ

● 脳卒中治療とそのリハビリテーションは，一医療機関で完結しないのが普通である。通常，それは二次医療圏の複数医療機関と福祉施設が関わる地域完結型医療福祉モデルのなかで実現する。

● わが国独自の制度である回復期リハビリテーション病棟が発足・普及して，脳卒中治療病期を急性期，回復期，生活期に区分するのが一般的となった。回復期リハビリテーション病棟はその施設要件などからリハビリテーション科を標榜する病院病棟の一部として，あるいは独立したリハビリテーション医療機関として設置されている。

＊6　2014年の診療報酬改定で，地域包括ケア病棟が亜急性期病棟に代わって登場した。

- したがって脳卒中リハビリテーションの実際の流れは急性期治療病院から回復期病院，生活期の病院＊6や施設へと連携クリティカルパスを使用した地域連携医療のなかで展開されることとなる。
- リハビリテーションを含む脳卒中治療は現在，よりエビデンスを重視した『脳卒中治療ガイドライン2021〔改訂2023〕』（以下，「ガイドライン」）に沿って行われる。治療は急性期で特に問題となる病型に沿った疾病自体とその続発症，併存症，合併症の治療，およびリハビリテーションに区分される。
- リハビリテーションは，脳卒中に限らず一般的おおまかに区分すると，生体力学的アプローチ，発達的アプローチ，リハビリテーション的アプローチに分かれる。
- 脳卒中リハビリテーションでのアプローチは，担当医・リハビリテーション医による医学的管理とリハビリテーションに伴うリスクも考慮しながら慎重に進める必要がある（表10）。

DOAC：direct oral anticoagulant

表10 脳卒中の治療・リスク管理とリハビリテーションのアプローチ

アプローチ		項目（病態）	手段
治療管理	原疾患・続発症・併存症治療	病型による原疾患治療と続発病態治療	リハビリテーションの一時的中止による集中管理
		再発と増悪（脳浮腫・血管攣縮・血腫増大など）	▶血圧持続管理 ▶抗浮腫薬投与
		水頭症（くも膜下出血や視床出血・小脳梗塞など）	▶髄液ドレナージ ▶短絡術
		症候性てんかん（くも膜下出血・皮質域を含む脳梗塞など）	▶抗てんかん薬投与 ▶抗てんかん薬変更
	合併症治療 ▶神経系 ▶筋骨格系 ▶呼吸循環器系 ▶消化器系 ▶泌尿器系 ▶電解質と代謝系	通過症候群とうつ，認知症	睡眠と覚醒リズム調整と向精神薬治療
		肩手症候群，変形性関節症，筋肉痛，痙縮などの出現と増悪	物理療法，薬剤（副腎皮質ホルモン），局所ブロック療法，A型ボツリヌス毒素注射
		中枢性疼痛	物理療法，薬剤（プレガバリン・ミロガバリンベシル酸塩・アミトリプチリンなど）
		深部静脈血栓症，肺塞栓症	訓練中止による集中治療，DOAC投与
		消化管出血，痔核出血	抗潰瘍薬投与・座薬使用
		無石性胆嚢炎	安静と抗菌薬使用，消化器外科的治療優先
		神経因性膀胱と尿路感染	残尿測定と一時的尿道置カテーテル使用，抗菌薬投与
		電解質異常，糖尿病増悪	内科的治療
障害	生体力学的	▶機能障害レベル ▶活動制限レベル	運動器障害を対象とした可動域・筋力・協調性改善訓練
	発達的・機能回復的	▶機能障害レベル ▶活動制限レベル	発達原理に基づく評価・基本動作能力拡大訓練
		▶機能障害レベル ▶活動制限レベル	上肢に対するCI療法・反復促通療法，など
	認知的	▶機能障害レベル ▶活動制限レベル	認知過程解析によるプロセス指向モデル，記憶訓練での「誤りなし」学習，など
	代償的	自助具・補助具使用	自助具（箸・杖）と下肢装具・車椅子など
		環境整備	在宅環境評価のうえ，手すり・スロープ取り付け，ベッド整備など
		活動性維持	グループトレーニング，レクリエーション（アソビリテーション）

脳卒中治療とリハビリテーションのアプローチはそのリスクを考えながら慎重に行う必要がある。治療管理に関わるアプローチでは特に発症後経過が早いほど，治療管理の比重は大きい。障害に対するリハビリテーションは大きく，生体力学的・発達的・リハビリテーション的アプローチに区分される。

- 脳卒中に伴う認知障害や高次脳機能障害では，認知的アプローチと家族指導・教育を含む代償的アプローチが行われる。認知的アプローチ[4]とは，認知過程を分解してそのプロセスを段階的に再学習させる（「プロセス指向モデル」），行為達成手がかりを段階的に減らして機能を強化する（「段階的手がかり減衰法」）など，損なわれた機能そのものの回復を意図したアプローチである。半側空間無視やその結果生じている体軸の歪み，記憶・記銘障害，遂行機能障害などに対して試みられる。
- 代償的アプローチの例として，軽度な記憶障害に対してメモやスケジュール表，電子機器などの，障害を補う補助手段の活用がある。しかしその有効性のエビデンスレベルは低く，新ガイドラインでは，このような場合でも有酸素運動や身体活動を増やすことがむしろ有効とされた。
- 治療・訓練の進め方は，治療・訓練介入前後での継時的測定・評価を反復して行い，到達点を確認して次の段階に進む。再評価での到達点と予測した目標点とのズレがあれば，その原因を確認し目標を修正のうえ，次の短期目標を設定して実行する。このリハビリテーションの過程には信頼性の高い定量的測定尺度での評価を参考にすることが重要である。

ラインとスタッフ関係

- リハビリテーションに関わる組織（チーム）のあり方には，ライン組織とスタッフ組織が区別される[3]。リハビリテーションを進める組織は，医師を中心としたライン組織であると同時にスタッフ間で適宜カンファランス・ミーティングを行い意見交換と情報集約を行うスタッフ組織でもある。
- ライン組織としての側面からみると，評価を含む脳卒中リハビリテーションは医師発行の指示箋に基づいてチームアプローチが開始される。ライン組織として治療方針や訓練方針，退院時決定などの最終決定を医師が行う。これは治療・訓練プログラム進行の単純化と迅速な対応，責任所在を明確化する点で必要である（図6）。

図6　脳卒中リハビリテーションの実際的流れ

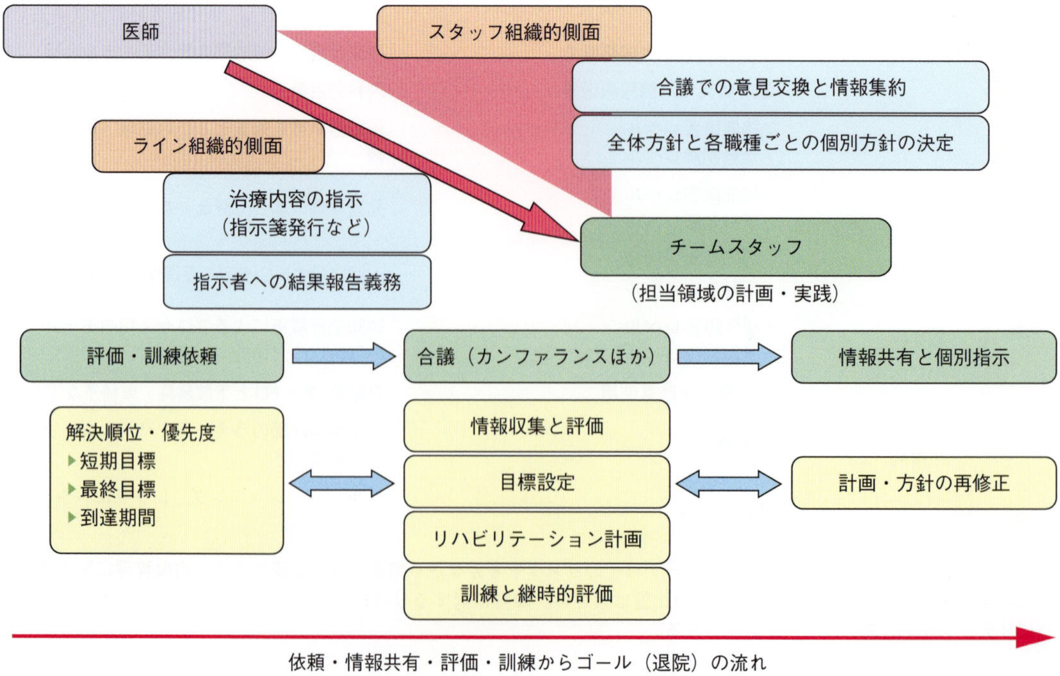

依頼・情報共有・評価・訓練からゴール（退院）の流れ

指示箋

- ケースカンファランスを重視する立場で，医師から出される指示箋はカンファランスを行うまでの評価やおおまかな訓練を指示する「評価・訓練開始指示箋」である。また現在ではリハビリテーション診療報酬請求からの要請で，評価を含む開始指示箋は「リハビリテーション実施計画書」の形が要求されている（表11）。
- 初期評価後，ケースカンファランスで統一した方針が確認されれば，より具体的な内容の個別指示箋が出される。

図11 医師のリハビリテーション指示箋

	評価・訓練開始指示箋	リハビリテーション実施計画書	個別指示箋
指示箋の形式	共通基本情報と類型的評価・訓練指示	診療報酬請求上の規定様式[5]	共通基本情報と到達目標・期間，個別具体的指示
共通する記載内容	基本情報（demographic data）：名前・年齢・性別・現住所・学歴・職業歴・家族構成		
	疾患情報：既往・背景疾患・脳卒中病型・病歴・併存症・感染情報		
	所見と障害状況：機能・形態障害，活動制限，参加制約		
記載内容の要点	▶ 説明と同意内容 ▶ 評価と訓練の場所（病棟か？ 訓練室か？） ▶ 禁忌と注意点（リスク） ▶ おおまかな方向性，到達目標とその期間 ▶ 特記事項（治療予定など）	▶ 説明と同意（本人・家族サイン） ▶ 説明者（担当医またはリハ医）サイン ▶ 関係スタッフ名 ▶ 心身機能・構造：神経所見・障害と基本動作能力 ▶ 活動：ADL・コミュニケーション・活動度 ▶ 参加：職業・家庭内役割・社会参加状況 ▶ 本人と家族の希望 ▶ 目標と方針，期間	▶ カンファランスでの統一方針と実行プラン ▶ 個別課題に対する具体的指示 ▶ 測定・評価とそのフォローに関する指示 ▶ 装具療法・物理療法併用に関する指示 ▶ 訓練・指導場所（病棟か？ 訓練室か？）に関する指示 ▶ 神経ブロック，痙縮治療，薬物併用・手術的治療前後における評価や集中訓練に関する一時的指示

医師のリハビリテーション指示箋は評価・訓練開始時とケースカンファランスで全体方針確認後に出される個別指示箋に分けられる。またリハビリテーション診療報酬上の要請から評価・訓練開始前に「リハビリテーション実施計画書」を記載・提示する必要がある。指示箋とは異なるが回復期リハビリテーションの期間中，月単位で各スタッフ共同で「総合リハビリテーション実施計画書」が作製される。

チームアプローチ

- チームアプローチには対象患者に関するチームでの集団的検討の場が必要である。
- 集団的検討の場として，ケースカンファランス，スタッフミーティング，SCUなどでは治療担当医・リハビリテーション医を含むチーム合同回診（ラウンド）がある。

ケースカンファランス（症例検討会）

- 各リハビリテーション専門職種が評価結果を含む情報を持ち寄り，それらの統合によって全体目標の設定，目標に到達するのに必要な専門職種の役割分担・諸サービスの決定と確認を行う。
- 評価結果は全体で確認のうえ，データベースに入力され，その初期値から到達目標やそれまでの期間が予測され，全体に報告される。
- プログラムの進行に従って，各スタッフによる再評価がなされ，目標の到達段階，到達時期の確認と修正を行う。

スタッフミーティング

- 個々の問題（例：ベッドから患者本人の自力移乗を許可してよいか？ など）や課題達成（例：ショートゴールとして，病棟での車椅子トイレ使用の介助量軽減に各

スタッフがどう関わるか？　など）のために，関係するスタッフが行う打ち合わせをさす。

||| 合同回診（ラウンド）

- 急性期に，治療担当医による診察と所見・病態・問題点の説明，初期情報から許容されるベッドサイド訓練，モニタリングの必要性を検討する。座位から起立・移乗など，離床訓練の可否と時期についても検討する。栄養管理や経口摂取再開時期を，簡易機能テスト結果などを踏まえて検討する。

治療の流れとリハビリテーションの流れ

- 便宜的に脳卒中治療とリハビリテーションは，急性期・回復期・生活期に区分され，この区分は実際上，治療を展開する時期と空間（SCUのベットサイドか，一般病棟か，訓練室か，在宅か，など）を意味することとなる。
- 表10に示されるように，脳卒中の治療とリスク管理に並行する形で各障害レベルと時期に対応したリハビリテーション・アプローチが計画される。
- 各ステージ（時期）でのリハビリテーションは，発症からの時期や行われる場所によりその内容や評価ポイント，留意点，チーム・アプローチに関わるスタッスとその内容は異なる（表12・13）。
- 急性期病院のSCUや脳卒中治療病棟では，病型とその病態により安静を強いられることが多い。急性期リハビリテーションは原疾患の治療を優先しながら開始される。その開始は主に患者の意識・覚醒レベルで判断され，関節可動域保持など，安静臥床長期化による廃用症候群予防がポイントになる（「ガイドライン」グレードA）。重症度や原因・背景疾患により医師の立ち会いや血圧・心電図をモニターしながら行うことも多い。
- 急性期でも意識障害を当初から認めないラクナ梗塞や視床出血などでは障害内容を踏まえた運動学習によるセルフケア早期自立や離床，患者・家族への説明，教育が推奨される（「ガイドライン」グレードB）。
- 回復期病棟でのリハビリテーションは，発症1カ月前後に急性期病院や地域包括ケア病棟から転院・転棟して開始される。脳卒中病態は安定に向かっているが，病型によっては遅発性に水頭症やてんかん発作が認められたりする場合もある。回復期病棟のリハビリテーション・スタッフは最も充実しており，急性期で不足した評価や測定，個別障害に対するリハビリテーションがチームアプローチによって積極的に展開される。
- 脳卒中の入院治療とリハビリテーションは，その病型や重症度によっていくつかにコース分けされた"クリティカルパス"で進められることが多い。クリティカルパスは発症や入院を起点として，各経過週単位の治療・検査予定，訓練の内容とその獲得目標，時期的ゴールなどが示される。患者・家族に説明し，時期的ゴールに合わせて退院先やその環境整備を行っていく。初期評価による予後予測とクリティカルパスでの一般的回復過程は異なるが，そのずれは"バリアンス"として検討・解決していく。
- 生活期リハビリテーションは，患者が回復期病院（病棟）を退院後，在宅や施設で生活するようになって計画される。地域リハビリテーション，通院・通所リハビリテーション，訪問リハビリテーションの形がある。
- 生活期リハビリテーションの第一の目標はそれまで再獲得された機能を維持し廃用を予防することにある。運動過少による肥満・関節症の悪化や，痙縮進行による動作能力の低下などにも注意する。特に痙縮はボツリヌス毒素療法の適応となることが多い。また生活環境に合わせた生活の質（QOL）の維持と拡大，現職者では，

表12　各ステージでのリハビリテーションとその留意点

ステージ(時期)		場所	内容	評価	留意点	
					一般的留意点	病型による留意点
急性期リハビリテーション	急性期	▶Stroke Unit ▶Stroke Care Unit ▶Stroke Rehabilitation Unit(以上，グレードA) ▶集中治療室 ▶脳卒中急性期病棟	▶廃用症候群予防(グレードA) ▶障害内容を踏まえた，新たな運動学習によるセルフケア早期自立 ▶早期離床 ▶患者・家族教育(グレードB)	▶脳卒中病態と再発リスク ▶短時間評価を原則 機能障害，能力低下(活動制限)，社会的不利(参加制約)評価 ▶評価場所と時間による変動を考慮する ▶環境要因評価(家族背景・経済状況・居住地域など)	急性期合併症(血糖値や血圧変動，低栄養，痙攣発作，深部静脈血栓，不整脈，心不全，誤嚥，褥瘡，消化管出血，尿路感染など)に注意する(グレードB)	▶病型とその重症度・病態により開始時期を考慮する(グレードC1) ▶脳出血：血腫増大と再出血・水頭症発生・血圧上昇など ▶脳梗塞：主幹動脈閉塞・血栓移動・出血性梗塞など ▶くも膜下出血：脳血管攣縮・水頭症など(グレードC1)
回復期リハビリテーション	亜急性期～	地域包括ケア病棟 回復期リハビリテーション病棟(病院)(グレードB)	▶急性期に引き続く集中的・包括的リハビリテーション ▶測定と評価に基づく具体的目標設定と予後予測 ▶積極的リハビリテーションチームアプローチ ▶個別障害に対する多職種・学際的アプローチ(薬物療法，物理療法，痙縮治療，手術療法，PT・OT・STなど)(グレードB)	▶信頼性と妥当性のある測定と評価 ▶予後予測：日常生活活動，機能障害，患者属性，併存疾患，社会背景などをもとに機能予後，必要在院日数，転帰先を予測する(グレードB)	▶病態リスク・合併症・併存疾患管理 ▶療養環境整備と対応法による転倒などに対する危険回避	
生活期リハビリテーション	慢性期	家庭(在宅)・施設	▶訪問・外来・地域リハビリテーション(グレードB) ▶それまで再獲得された能力と生活の質(QOL)を維持・向上(グレードA) ▶認知力・体力・筋力，日常生活活動能力維持(廃用症候群予防) ▶運動過少による肥満・動作能力低下予防 ▶介護負担維持・軽減 ▶復職での就業能力評価と職業リハビリテーション適応判断	▶認知・判断・思考・意欲 ▶就業能力・役割負担能力 ▶日常生活活動能力(留守居ができるか?) ▶内服薬管理，麻痺手管理 ▶介護負担度	▶療養環境整備による危険回避 ▶疾病・併存疾患・合併疾患治療に必要な薬剤管理(本人か同居者か?) ▶運動過少による肥満，変形性膝力関節症・腰痛増悪 ▶うつ・認知力低下予防のケア・プラン(デイ・ケア利用，仲間作り) ▶保清と栄養管理(ヘルパー利用)	▶遅発性てんかん(皮質域含む脳梗塞，くも膜下出血) ▶水頭症(くも膜下出血) ▶消化管出血(脳梗塞再発予防目的の抗血小板療法) ▶ワルファリン療法中断時の心原性脳塞栓症再発

治療・訓練場所の異なる脳卒中各ステージでは，その位置づけや評価・留意点が異なる。表内のグレード表記は，『脳卒中治療ガイドライン2021〔改訂2023〕』による。

復職の準備も計画される。要介護者ではケア・マネジャーによるケアや介護リハビリテーションプランが重要である。

● 脳卒中後機能障害は障害自体の回復，リハビリテーションによる回復促進が適切な訓練継続，さまざまな工夫・促通療法によりその後も続くことが知られている[6]。機能回復については，発症後時間経過による予断をもつことなく，患者本人の意志や意欲を尊重した対応をする必要がある。

SCU : stroke care unit
ICU : intensive care unit

表13　各ステージでのリハビリテーションに関わるチーム・アプローチ

ステージ	場所	項目	ポイント
急性期	SCU/ICU，脳卒中治療病棟など	疾病診断・治療・処置	治療方針決定と処置，説明と同意，他科依頼，訓練指示箋
		ベッドサイド中心の評価と訓練	機能評価，廃用予防のROM，モニター下の床上基本動作訓練，離床訓練
		一次障害への対応と指導	失語症でのコミュニケーション手段確保，呼吸・喀痰喀出，嚥下と栄養管理方法，排尿管理への対応
		二次障害への対応，病棟基本動作・ADL訓練	リハビリテーションリスク管理，継続評価，二次障害と廃用症候群予防，ADL拡大，ゴールに向けた情報収集と説明
		回復期への引き継ぎ	診断・治療・リハビリテーション情報提供
回復期	病棟・訓練室	機能診断・治療，リハビリテーション計画，説明と同意	リスク管理・他科コンサルトを含む治療管理，リハビリテーション実施計画書
		療養環境整備	病室とベッド位置
		危険回避	ナース呼出手段，移動手段，排泄手段と場所など確認
		評価	機能障害・活動制限・参加制約
		訓練とセルフケア指導	基本動作・ADL・失語・高次機能訓練・嚥下訓練，麻痺手管理
		情報収集	キーパーソンと家庭環境因子，社会資源活用
		生活期への引き継ぎ	診断・治療・リハビリテーション情報，ケアマネジャー・かかりつけ医との連絡調整
生活期	在宅・施設	障害・能力レベル維持	筋力・体力・歩行能力維持・向上の訪問・外来・地域リハビリテーション提供検討，食事摂取と栄養管理
		QOL維持・向上	環境調整・趣味的活動開発
		疾病・障害悪化・能力低下時の対応	カンファランスでの情報共有，急性期・回復期病院へのコンサルト

脳卒中各ステージで対応しなければならない課題はさまざまである。しかもその比重を置くべきポイントは場所と時間経過によってもさまざまに変化する。担当医がイニシアチブを取りながらチームで検討し，主に関わるスタッフ構成や，課題の優先度を決めていく必要がある。

◆文献

1）厚生労働省社会・援護局：「国際生活機能分類－国際障害分類改訂版－」（日本語版）の厚生労働省ホームページ掲載について，2002.（https://www.mhlw.go.jp/houdou/2002/08/h0805-1.html）2024年10月閲覧
2）日本脳卒中学会脳卒中ガイドライン委員会 編：脳卒中治療ガイドライン2021〔改訂2023〕，協和企画，2023.
3）中村隆一 編：入門リハビリテーション医学，第3版，医歯薬出版，2007.
4）ハリガン・キシュカ・マーシャル：臨床神経心理学ハンドブック（田川皓一 監訳），西村書店，2011.
5）改訂診療報酬点数表参考資料（平成24年度4月1日実施），日本医師会，2012.
6）原　寛美：リハビリテーションの流れ・評価・予測．総合リハ 37：1104-1108，2009.

診察と運動・動作評価

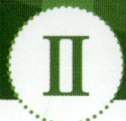

リハビリテーションで行う問診と診察

診断

診断の定義

● 診断とは問診，診察，検査などによって得られた情報に基づいて，病名を含めた疾病に関する種々の事項について医学的結論を下すことである[1]（**図1**）。片麻痺患者をみて脳出血か脳梗塞かを判断するのは，診断のひとつである。

図1 診断過程

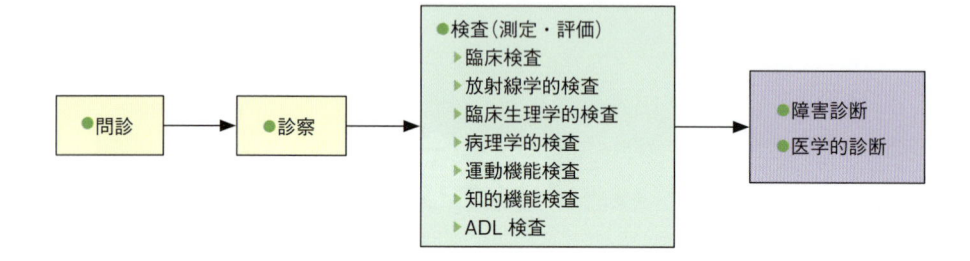

診断の種類

● 診断は判断する対象によって病理診断，医学的診断，障害診断などとよばれる。リハビリテーション医療では，病変の特徴や原因を決定する医学的診断とともに障害診断が重要となる。

● 障害診断は障害の状態に関する医学的結論である。障害診断では機能的状態（functional state）が重大な関心事となる。機能的状態とは，個人が外界へ働きかける状態であり，学習活動，コミュニケーション活動，起居移動，ADL，家事などが含まれる（**表1・2**）。

表1
医学的診断と障害診断

	医学的診断	障害診断
対象領域	▶病因：疾病の原因 ▶病理：病因によって引き起こされた細胞・臓器の形態学的異常（病変） ▶発現：病理学的異常によって生じる症候・検査所見	▶機能障害：心身機能あるいは身体構造上の問題（運動麻痺，知能障害など） ▶活動制限：個人が活動を行うときの難しさ ▶参加制約：個人が何らかの生活場面に関わるときに経験する難しさ
目的	症候・検査所見から病理学的異常（病変の性質と部位・広がり）と病因を解明し，疾病治療に資する	機能障害，活動制限，参加制約などの特徴を確定させ，障害軽減の介入に役立てる
診断内容	▶病名 ▶疾病の原因 ▶疾病重症度 ▶疾病予後の決定など	▶障害名 ▶障害の原因 ▶障害の重症度 ▶障害予後の決定

表2 診断の例

	医学的診断		障害診断
病名診断	CTスキャンで右被殻に出血巣の所見あり，右被殻出血と診断	障害名診断	左片麻痺，ADL障害
病因診断	10年来の高血圧症の既往があり，治療中断中。高血圧を病因と判断	原因診断	意識障害と左片麻痺によってADL障害が生じたと判断
重症度診断	CTスキャンでは出血が限局的で，脳浮腫も少ないため，比較的軽症の脳出血と判断	重症度診断	意識障害，左片麻痺とも軽度であり，また右上下肢は機能的に問題がないため障害は軽度と判断
予後診断	今後1〜2週間のうちに凝血塊が吸収されると予測	予後診断	早い時期にADL自立可能と予測

問診・診察・検査

問診

- 病歴を中心とした医学的情報を患者・家族あるいは関係者から聴取して収集する過程である。

問診の内容

- 物学的側面：身体臓器の機能や構造の疾病による変化を含み，個人の身体内部状況を捉える（運動麻痺，感覚障害など）。
- 個人的側面：機能的状態や心理的状態（病気に対する思いなど）を含み，個人の外部への働き方を全体として捉える（トイレ動作，更衣など）。
- 環境的側面：社会・物理的環境の状況を含み，個人を環境との関係で捉える（買い物，勤務など）。
- 以上の3側面と，現時点（現在），近時点（1年前位の時点），背景（長期にわたって保有される特性）の3時点についての情報を聴取しなければならない（**表3**）。

表3
問診の諸側面
（文献2より引用）

	現時点	近時点	背景
生物学的側面	▸症状・徴候 ▸臨床検査所見 ▸治療状況	▸症状・徴候の経過 ▸治療状況の経過	▸既往歴
個人的側面	▸主訴 ▸精神状態 ▸行動 ▸期待する治療	▸精神状態の経過 ▸行動の経過 ▸習慣の変化 ▸疾病行動	▸パーソナリティ ▸危機対処スタイル ▸精神状態に関する情報
環境的側面	▸同居者 ▸職業 ▸ストレス ▸物理的環境	▸生活環境の変化 ▸職業の変化 ▸物理的環境の変化	▸家族の職業 ▸社会経済状況 ▸教育歴 ▸職業歴 ▸結婚歴

▸ 現時点に近い程介入の必要性，緊急性が増し，背景は治療の対象というよりは治療の際の制約因子となる。たとえば脳卒中で片麻痺が生じた場合，現時点の片麻痺だけなら床からの起立も可能なまで改善可能であるが，背景の大腿骨骨折（既往歴，背景）のため起立には手すりが必要になると推測する。

▸ 個人的側面のうち，精神状態にはうつ状態，不眠，せん妄，精神障害の既往，向精神薬の服用経験などが含まれる。行動には，ADLの状態や飲酒・スポーツなどの嗜好や趣味などが含まれる。疾病行動とは，疾病に際して援助を求める行動である。たとえば，医療機関に駆けつけることや，会社を休むことなどである。

▸ 環境的側面のうち，社会的環境とは家族の支援や人間の相互交流をさし，物理的環境とは家屋・地域などの構造上の状況をさす。

診察

- 診察とは，視診，触診，打診，聴診などにより，直接患者を検査して，疾病の結果生じる身体所見を収集する過程である[*1]。
- リハビリテーション医療における診察では，機能的状態[*2]と直接的に関わる項目を重視して進められる（図2，表4）。脳卒中では随意運動に関わる神経機能の観察が特に重要となる（図3）。

[*1] 診察：医師が診断の目的で行う行為の総称を意味するときと，身体的検査（physical examination）のみをさす場合がある[3]。前者では病歴聴取，身体的検査，臨床検査，画像検査が含まれる。ここでは，身体的検査だけをさすものとする[2]。

[*2] 機能的状態：心機能・肝機能なども機能的状態に含まれるが，医学的リハビリテーションでは個人的側面での機能をさす。

図2
診察のためのモデル

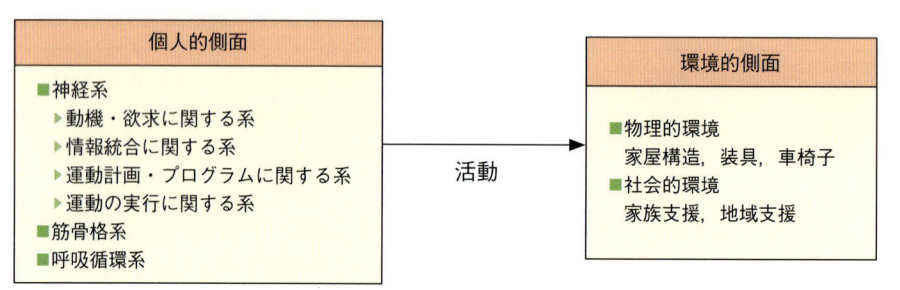

機能的状態に直接関係する身体系は図左のように考えられる。神経系は動機・欲求の発現，周囲状況の把握，運動の計画，運動の実行に関わる。筋骨格系はてことしての骨関節と動力としての筋からなり，運動出力に関係する。呼吸循環系は身体運動に必要なエネルギー産生に関わる。診察では，身体系の状況(図左)，環境(図右)，身体系の外界への働きかけ(活動)の関係を明らかにする。

表4 リハビリテーション医療での診察項目

項目		内容
全身的所見	身体計測	体重，身長，上下肢長，上下肢の周径
	皮膚	褥瘡，外傷，瘢痕，感染
	眼	視力，視野
	耳	時計・音叉での聴力検査
	口腔	軟口蓋反射，咽頭反射，嚥下状態
	頸部	可動域，血管雑音
	腹部	肝臓などの形態，腫瘤，圧痛，血管雑音
	排泄機能	失禁の有無，残尿
	その他	—
呼吸循環系	生命徴候	血圧，脈拍，呼吸状態
	胸部所見	心臓の濁音界，心雑音，呼吸音
	その他	—
筋骨格系	体位・姿勢	—
	変形	骨関節，脊柱
	軟部組織	腫瘤，疼痛，熱感，発赤
	関節運動	可動域
	筋力	徒手筋力検査，握力
	その他	—

項目		内容
運動感覚系	運動麻痺	上位・下位運動ニューロン障害，筋障害の鑑別
	筋緊張	筋緊張低下，筋緊張亢進(痙縮，固縮)
	運動失調	協調運動障害，平衡障害
	感覚障害	表在感覚障害，深部感覚障害
	その他	—
高次脳機能	意識状態	意識混濁，意識変容
	高次脳機能	注意，見当識，記憶，視覚認知，構成，言語
	その他	—
高次脳機能	意識状態	意識混濁，意識変容
	高次脳機能	注意，見当識，記憶，視覚認知，構成，言語
	その他	—

図3

随意運動に関わる
神経機構
(文献4より引用)

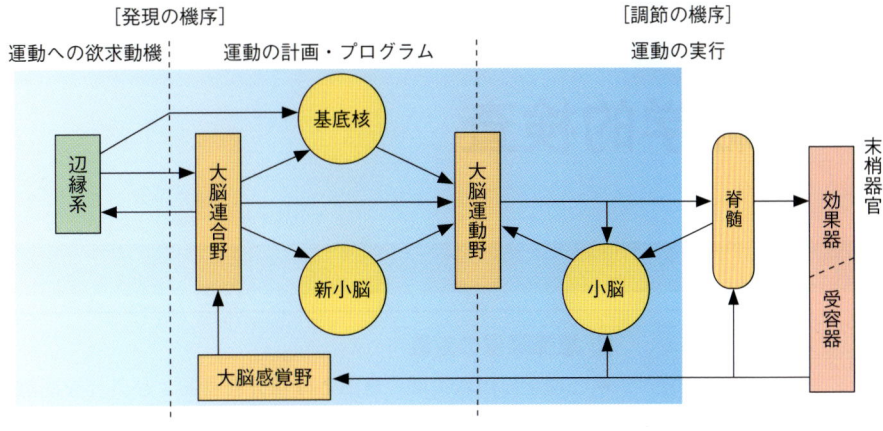

脳卒中ではこの神経機構の障害(図では小脳より左側)によって随意運動が困難となる。

検査

リハビリテーション医療での検査内容

● 血液検査，画像検査，生理学的検査などの検査とともに，運動機能検査，知的機能検査，ADL検査など行動特性に関する測定が行われる。検査は測定と評価で成り立つ。

測定とは

● 一定の基準（物差しなど）に従って，測定の対象に数や名称を割り当てることである。たとえば，ある人の体重に72kgという値を割り振ったり，脳卒中に脳出血，脳梗塞などの名称を割り振ることである。

評価とは

● 測定に基づいて行われ，測定結果に意味付けする過程である。体重72kgのときに，標準体重を基準として肥満やるいそうと判定することである。種々の測定・評価の結果が障害診断の根拠となる。

◆文献

1) 今中俊爾：診断．医学大辞典（伊藤正男ほか編），pp.1277，医学書院，2003.
2) Leigh H, Reiser MF：The patient. Biological, psychological, and social dimensions of medical practice, 2nd ed, pp.273-291, Plenum Medical Book Company, 1985.
3) 野口善令：診察．医学大辞典（伊藤正男ほか編），pp.1254，医学書院，2003.
4) 大島知一：随意運動の生理．理・作・療法 12：931-937, 1976.

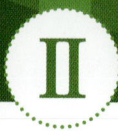

II 診察と運動・動作評価

神経学的検査

意識障害

概念

▌意識障害の定義

- 心理学の領域では，意識とは自分自身および外界を認識することと定義される。この定義によれば，意識はすべての認知機能の総和ともいえ，概念的でもあり，測定困難である。臨床神経学では特に意識障害に注目し，意識障害を患者の行動や刺激に対する反応によって表現し，測定可能な概念として取り扱う[1]。

▌意識障害の種類

- 意識障害は覚醒の程度（清明度）と意識の内容の2つの側面から検討される。意識清明度の障害が意識混濁であり，外界からの刺激に対する反応の程度で判定する。
- 意識内容の障害は意識の変容とよばれ，軽い意識障害の際に出現する。変容にはせん妄[*1]や錯乱[*2]などが含まれる（図1）。脳卒中では，意識障害は発症時に出現して次第に軽減する経過をとることが多い。

▌意識障害での随伴徴候

- 重度意識障害では，血圧，脈拍，呼吸，体温，姿勢などが変化する。血圧は高血圧や低血圧となり，脈拍は徐脈や頻脈となる（図2・3）。

▌意識障害の責任病変

- 意識障害は脳幹網様体賦活系または両側大脳皮質の広汎な損傷によって出現する（図4）。

図1

意識混濁と意識変容
（文献2を参考に作成）

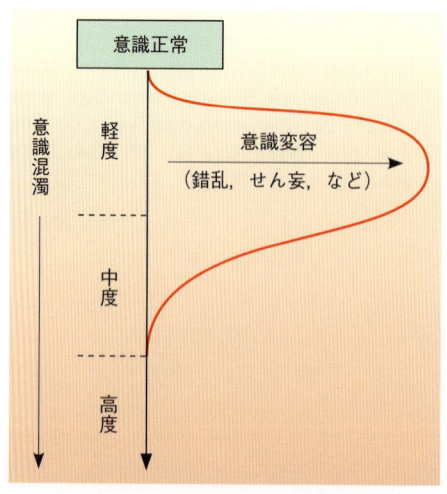

意識混濁の程度は外界からの刺激に対する反応状態から決定する。図では意識混濁が下に向かって重度となる。意識の変容は，意識混濁が軽度から中程度のときにみられる，図右へのふくらみが意識の変容である。

---

*1 せん妄（delirium）：軽度の意識混濁に興奮状態が加わる状態である。幻覚が出現することもあり，患者と意思疎通が困難となる。無理に起き上がろうとしたり，大声を出したりする。

*2 錯乱（confusion）：軽度意識混濁があり，見当識・病識の障害がみられる。ぼーっとして場所や日付についてうまく対応できない状況などがみられる。

図2 異常呼吸パターン (文献3より引用)

a. チェーン・ストークス（Cheyne-Stokes）呼吸
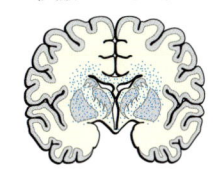 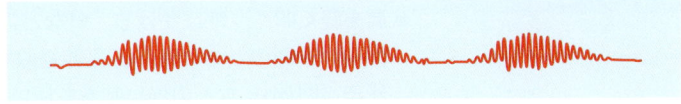

b. 中枢性神経原性過換気
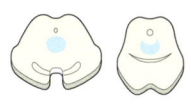 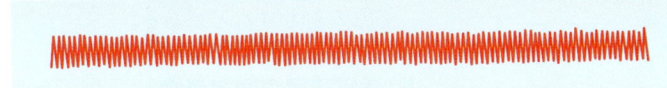

c. 持続性吸息
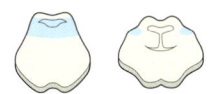 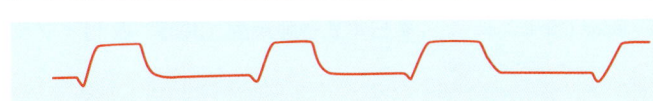

d. 群発呼吸
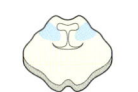 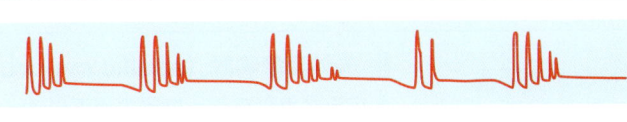

e. 失調性呼吸
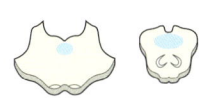 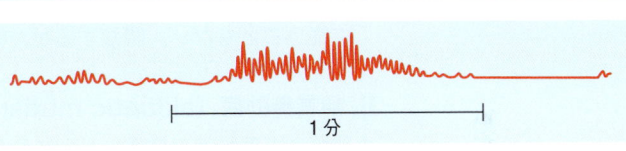

1分

病変により異常呼吸パターンはさまざまである（脳横断面の薄青色部分が病変）。

図3 侵害刺激に対する重度脳損傷患者の運動反応 (文献3より引用)

a：肘・手・指関節屈曲，肩外転・内旋し，下肢伸展となる。除皮質硬直（decorticate rigidity）とよばれ，広汎な大脳半球病変で生じる。

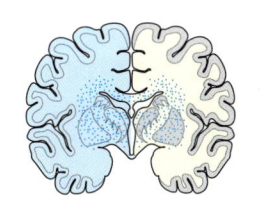 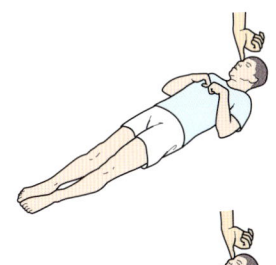

b：歯を食いしばり，上肢・下肢ともに硬く伸展する。除脳硬直（decerebrate rigidity）とよばれ，脳幹部病変や肝性昏睡，無酸素症などの代謝性病変でみられる。

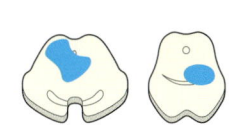 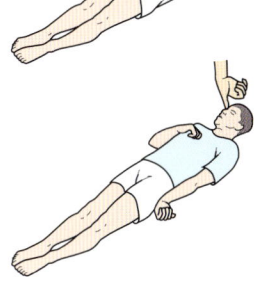

図4 脳幹網様体賦活系 (文献4より引用)

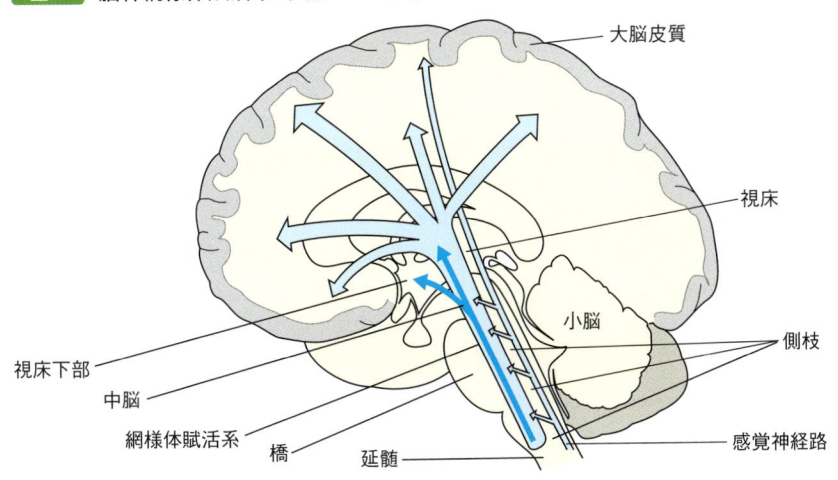

大脳皮質
視床
小脳
側枝
視床下部
中脳
網様体賦活系
橋
延髄
感覚神経路

脳幹網様体は脳幹を上行する感覚神経路から感覚刺激を受け取り，視床下部を経て広汎な大脳皮質へ伝達する。この系が覚醒を司る。脳幹網様体を障害する脳幹部病変や広汎な大脳病変で意識障害が出現する。

	検査方法	

▌ 手技

- 肩を軽く叩く，呼びかける，針などによる痛み刺激を与える，などに対する反応をみる。昏睡のときには，三叉神経眼窩上枝の圧迫（図5a）やこぶしによる胸骨の圧迫（図5b）などの強い刺激も用いられる。
- 刺激によって出現する反応には，呼びかけに応える，開眼する，手を払いのける，四肢を動かすなどがある。

▌ 意識障害の測定尺度

JCS：Japan Coma Scale
GCS：Glasgow Coma Scale

- 日本式昏睡尺度（JCS，表1），グラスゴー昏睡尺度（GCS，表2）がよく使われる。

	特殊な意識障害	

▌ 失外套症候群（apallic syndrome）

- 広汎な大脳皮質・白質の損傷によって生じる。会話もなく，目的運動もなく，命令に従うこともない。開眼するが，物を注視することはない。

▌ 無言無動症（akinetic mutism）

- 間脳，上部脳幹の損傷によって生じる。会話もなく自発運動もない慢性的な無言無動状態である。開眼し自動的な眼球運動がみられることがある。
- 失外套症候群と無言無動症は状態が類似しているため症候上は鑑別困難な場合も多い。慢性的な無言無動が両者に共通の特徴である。

図5 　覚醒度判定の疼痛刺激

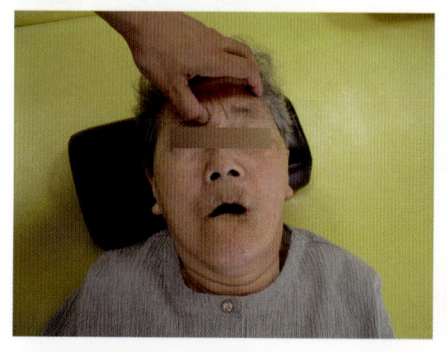
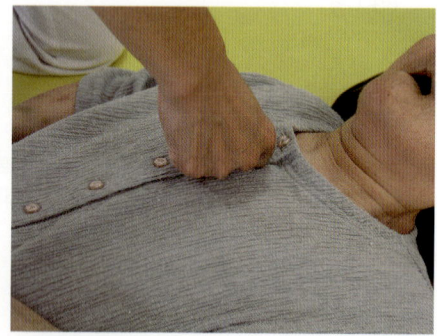

a. 三叉神経眼窩上枝の圧迫　　　　　b. 胸骨の圧迫

表1

日本式昏睡尺度（JCS）
（文献5，6を基に作成）

＊3 傾眠：刺激なしでは眠ってしまい，刺激で覚醒し質問に答える状態。

＊4 昏迷：強い刺激にやっと覚醒し，簡単な指示に反応する状態。

＊5 半昏睡：ほとんど自発運動なく，痛み刺激によりたまに逃避反射がみられる状態。

＊6 昏睡：強い刺激にも自発運動のない状態。

	0	意識清明
Ⅰ．覚醒している	1	大体意識が清明だが今ひとつはっきりしない
	2	見当識障害がある
	3	自分の名前・生年月日が言えない
Ⅱ．刺激すると覚醒する	10	普通の呼びかけで容易に開眼する
	20	大声または揺さぶりで開眼する
	30	痛みを加えつつ呼びかけを繰り返すと辛うじて開眼
Ⅲ．刺激しても覚醒しない	100	痛みを与えると払いのけ動作をする
	200	痛みを与えると少し手足を動かしたり顔をしかめたりする
	300	痛みにまったく反応しない

Ⅱ群は傾眠＊3（somnolence），昏迷＊4（stupor）に相当し，Ⅲ群は半昏睡＊5（semicoma），昏睡＊6（coma）に相当する。
R：不穏，Ⅰ：失禁。例えば3-Ⅰ，30-RⅠなどと記載する。

表2

グラスゴー昏睡尺度
(GCS)

(文献7, 8を基に作成)

観察項目	反応	スコア
開眼(E) (eye opening)	自発的に開眼する	4
	呼びかけにより開眼する	3
	痛み刺激により開眼する	2
	まったく開眼しない	1
最良言語反応(V) (best verbal response)	正しく会話する	5
	混乱した会話, 失見当識	4
	訳のわからない言葉	3
	理解不明の音声	2
	まったくなし	1
最良運動反応(M) (best motor response)	命令に従う	6
	疼痛刺激に検者の手を払う	5
	疼痛刺激に身体を反らせる	4
	疼痛刺激に身体を不適切に屈曲する	3
	疼痛刺激に身体を伸展する	2
	まったくなし	1

3項目のスコアの合計を求め, 重症度の評価尺度とする。最重症…3点, 最軽症…15点

行動覚醒

定義

- 覚醒状態は行動に影響を及ぼす。行動に表現される覚醒現象を行動覚醒（behavioral arousal）とよぶ。睡眠−覚醒レベルや意識障害で行動覚醒は変化する。
- 睡眠−覚醒レベルが行動に影響を及ぼす例は, 夜中に行動覚醒低下のためにトイレで転倒するなどの事態である。

行動覚醒低下

- 行動覚醒が低下した状態では,
  ・行動の効率が落ちる,
  ・正確さに欠ける,
  ・浮動性がある（日によって状態が異なる）,
  などの特徴がみられる。脳卒中の意識障害改善中にこのような症候がしばしばみられる。

逆Uの法則

- 覚醒レベルが低ければ行動の効率は低下するが, 高すぎても低下する（過覚醒）。過覚醒は火事とか, 突発事故などの異常事態で生じやすい。
- 覚醒低下と過覚醒の中間の行動覚醒レベルにあるとき, 最も効率的な行動が起きる（図7）。

行動覚醒と刺激

- 行動覚醒は種々の刺激で上昇する。大きな掛け声は覚醒低下患者の行動改善に貢献するが, 最適行動覚醒患者にとっては過覚醒になり行動が低下する。

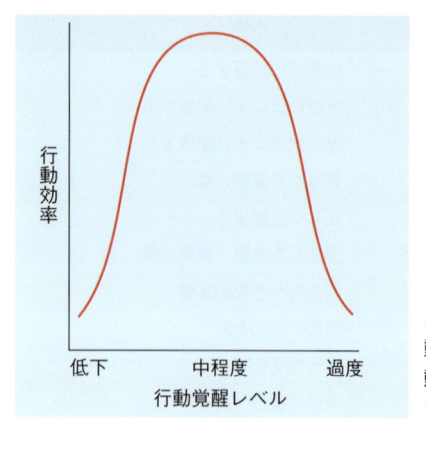

図7

逆Uの法則
（Yerkes-Dodsonの
法則）
（文献9より引用）

あるところまでは行動覚醒レベルが向上すれば，行
動効率は改善する。さらに覚醒レベルが上がれば行
動効率は低下する。その経過を図にすると，Uの字
を逆転させた形に似るため，逆Uの法則とよばれる。

運動麻痺

概念

定義

- 運動麻痺は大脳皮質運動野から筋線維までの神経路遮断で生じる随意運動の消失・
低下である（図8）。遮断される部位は上位運動ニューロン，下位運動ニューロン，
筋であるが，部位に応じて異なった随伴徴候が出現する（表3）。
- 脳卒中は上位運動ニューロン障害の代表的疾患であり，しばしば片麻痺を呈する
（表4）。

筋力と運動麻痺

- 筋力（muscle strength）とは，抵抗や負荷に打ち勝つために筋が発揮しうる最大
努力の張力である。筋力低下は最大努力によって十分な筋力を発揮できない状態で
ある。
- 筋力低下が神経路遮断による場合は運動麻痺であるが，疼痛による筋力低下，長期
臥床や老齢化による筋力低下などはその原因が神経路遮断でないため運動麻痺とは

表3

運動麻痺の障害部位と
随伴徴候

	上位運動ニューロン障害	下位運動ニューロン障害	筋障害
筋緊張[a]	亢進（痙縮）	低下	低下
腱反射[b]	亢進	低下	低下
表在反射[c]	低下	低下	低下
バビンスキー（Babinski）徴候[d]	陽性	陰性	陰性
ホフマン（Hoffmann）徴候[e]	陽性	陰性	陰性
足クローヌス[f]	陽性	陰性	陰性
筋萎縮[g]	なし	あり（四肢遠位部）	あり（四肢近位部）
線維束性収縮[h]	なし	あり	なし
共同運動パターン	あり	なし	なし

▶ 筋緊張[a]～足クローヌス[f]：「筋緊張」（55ページ），「反射」（59ページ）参照
▶ 筋萎縮[g]：筋萎縮は筋の容積が減少することである。筋のふくらみが減り，触診では弾力性がな
くなる。母指球，小指球，第1・2指間の第一背側骨間筋，前腕尺側近位部，肩甲骨棘上・棘下
筋，下腿前外側部（前頸骨筋部）など本来ふくらみをもつ部位が扁平化することで明らかとなる。
▶ 線維束性収縮[h]：筋腹に肉眼でみられる筋の小さな収縮で，筋線維束の一部に限局する速い収縮
である。1個の脊髄前角細胞とそれが支配する筋群（運動単位）の収縮である。下位運動ニューロ
ン病変で出現する。

図8

運動麻痺に関連する神経路
（文献10を参考に作成）

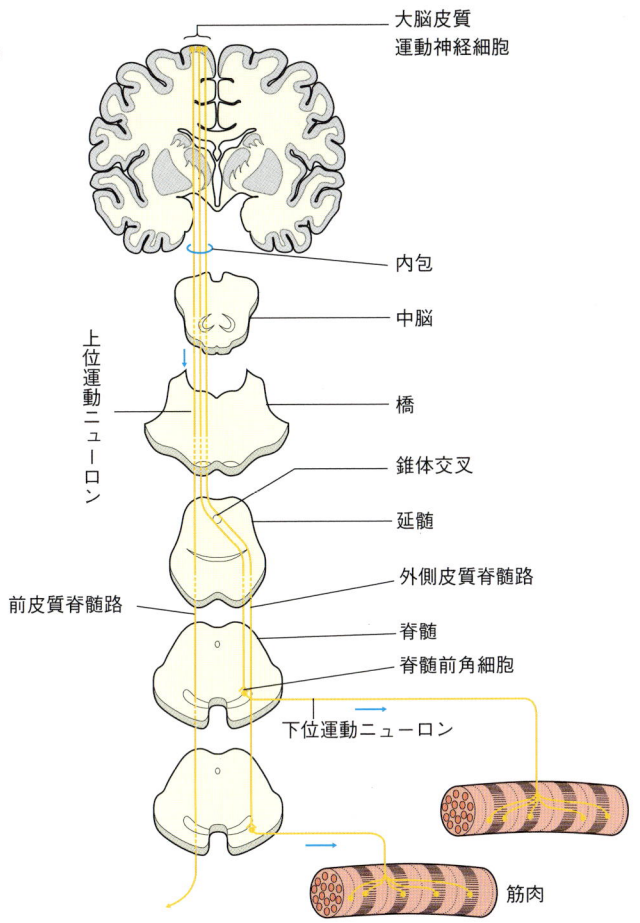

- 大脳皮質運動神経細胞
- 内包
- 中脳
- 橋
- 錐体交叉
- 延髄
- 外側皮質脊髄路
- 脊髄
- 脊髄前角細胞

上位運動ニューロン

前皮質脊髄路

下位運動ニューロン

筋肉

大脳皮質運動野-上位運動ニューロン（内包-錐体交叉-脊髄前角）-下位運度ニューロン-筋のいずれかの損傷で運動麻痺が生じる。

表4

四肢の共同運動パターン
（文献11より引用）

	下肢共同運動	上肢共同運動
屈筋共同運動 （flexor synergy）	▶足趾は背屈する ▶足は背屈・内がえしとなる ▶膝は90°まで屈曲する ▶股は屈曲する ▶股は外転・外旋する	▶肘は屈曲して鋭角になる ▶前腕は完全に回外する ▶肩は90°まで外転する ▶肩は外旋する ▶肩甲帯は後方・上方にいく
伸筋共同運動 （extensor synergy）	▶足趾は底屈する （母趾は背屈することもある） ▶足は底屈・内がえしとなる ▶膝は伸展する ▶股は伸展する ▶股は内転・内旋する	▶肘は完全に伸展する ▶前腕は完全に回内する ▶腕は内転し体幹の前方にいく ▶肩は内旋する ▶肩甲帯はやや前方にいく ▶手首・手指の屈曲は一般に屈筋共同運動にみられ，手首伸展・手指屈曲は伸筋共同運動にみられる

運動パターンとは運動に用いられるいくつかの関節運動の組み合わせの経時的変化を指し，それによって身体運動が決定される。本来，運動に参加する各関節運動はそれぞれ独自の運動が可能であるが（分離運動），脳卒中では，患側のいくつかの関節が同時に動き，ある一定の運動パターンをとる（共同運動パターン）。共同運動パターンは脳卒中患者の連合反応[*7]や随意運動の際にみられる。

＊7　連合反応：片麻痺で健側肢の随意収縮を行ったときに，患側肢の筋緊張が亢進し，ゆっくりとした動きが生じる。この反応が連合反応である。

いえない。つまり，筋力低下と運動麻痺は同義語ではなく，運動麻痺と診断するには筋力低下に**表3**のような神経路遮断の所見が発見されなければならない。

- また，定義によれば，運動麻痺は随意運動の消失・低下であるため，筋力低下だけでなく痙縮によって随意運動が消失する場合も運動麻痺の範疇に入るという考えもある。

▐▐ 運動麻痺に関する用語

- 完全な運動麻痺を完全麻痺（paralysis），不完全な運動麻痺を不完全麻痺（paresis）という。
- 麻痺を表す言葉にplegia，palsyなどがあるが，plegiaはparalysisとほぼ同義に使われている。palsyはより古い用語で，現在はベル麻痺（Bell's palsy），脳性麻痺（cerebral palsy）などの過去に命名された診断名で使われている[12]。

検査方法

▐▐ 目的

- 運動麻痺を検査する目的は，
  ・病変部位の決定と重症度判定，
  ・運動麻痺による運動行動への影響の分析，
  である。病変部位の決定により，手術や薬物療法などの医学的治療の方向が決まり，運動行動への影響を知ることによりリハビリテーション医療の戦略が決まる。
- 筋力測定は徒手筋力検査（後述，105ページ「筋力検査」参照），握力計・筋力測定器などの機器による検査によって行われる。

▐▐ 病変部位の決定

- 運動麻痺の身体分布から単麻痺[*8]（monoplegia），片麻痺[*9]（hemiplegia），対麻痺[*10]（paraplegia），四肢麻痺[*11]（tetraplegia，quadriplegia）などに区分される。上位運動ニューロン障害，下位運動ニューロン障害，筋障害の鑑別と合わせて病変部位が検討される（**表5**）。
- 脳卒中では病変対側の片麻痺になることが多いが，再発による両側病変や脳幹部病変では四肢麻痺になることもある。

＊8　四肢のうち1肢の麻痺
＊9　左半身か右半身の麻痺
＊10　両下肢の麻痺
＊11　四肢の麻痺

表5

運動麻痺の分布と病変部位
（文献13より引用）

UMN：上位運動ニューロン障害

LMN：下位運動ニューロン障害

運動麻痺の分布	病変部位
顔面を含む痙性片麻痺（UMN）	対側大脳半球
痙性片麻痺（UMN）＋対側脳神経麻痺（LMN）	脳幹部
痙性四肢麻痺（UMN）＋構音・嚥下障害，顔面筋反射・下顎反射亢進	両側大脳半球，脳幹部
痙性四肢麻痺（UMN）＋脳神経麻痺（LMN）	脳幹部
痙性四肢麻痺（UMN）	上部〜中部頸髄または脳幹部
四肢麻痺：両上肢麻痺（LMN）＋痙性対麻痺（UMN）	下部頸髄
痙性対麻痺（UMN）	胸腰髄または両側大脳運動野内側
四肢麻痺（LMN：遠位部優位）	多発ニューロパチー
四肢麻痺（LMN：近位部優位）	筋症
1肢の特定筋群麻痺（LMN）	神経根または神経叢または神経

運動行動への影響の分析

- 運動行動への制約については，対象物の上肢による操作（manipulation）や姿勢（posture），移動動作（locomotion）への影響を検討する（図9）。

片麻痺と関連する徴候

- 脳卒中で最も多いのは片麻痺である。軽微な片麻痺はBarré徴候の有無で検査する。
- 上肢では，座位で手掌を上に向けて上肢挙上位をとらせる。麻痺側の上肢がゆっくりと落下すれば上肢Barré徴候陽性である（図10a）。
- 下肢では，腹臥位をとらせ，両膝関節90°を保持させる。麻痺側下肢の膝関節がゆっくり伸展すれば，下肢Barré徴候陽性である（図10b）。
- 片麻痺で生じる筋力低下や筋緊張異常によって，特徴ある徴候が出現する。それは症候学上重要であったり，リハビリテーション医療を進めるうえで大きな障害となることもある（図11〜14）。

図9 運動麻痺の分析過程

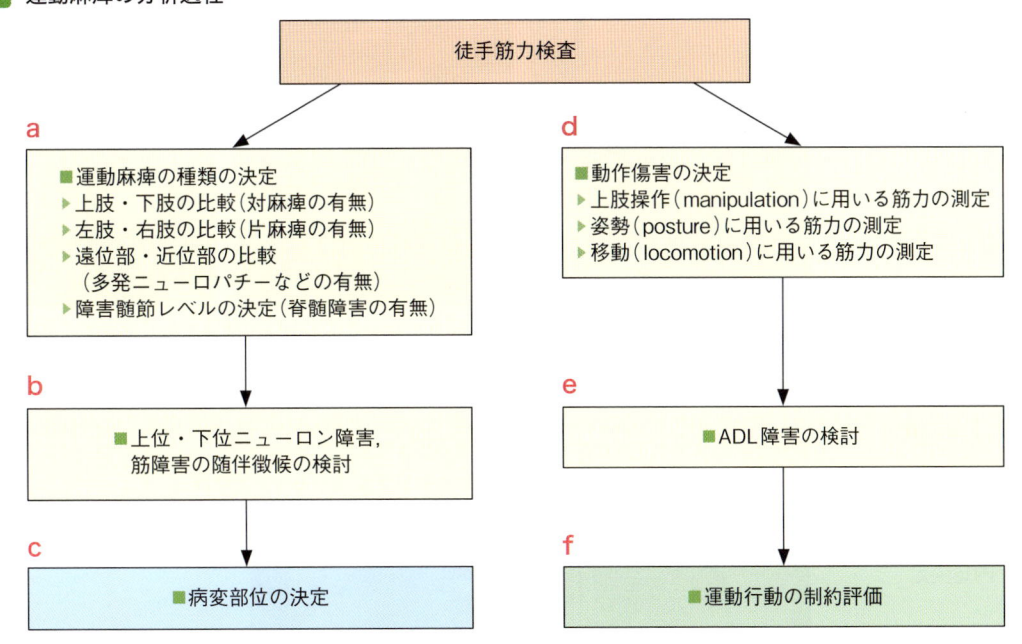

病変の決定では，運動麻痺の種類を決定し（**a**），さらに腱反射異常，筋緊張異常，筋萎縮などの随伴徴候を検討して（**b**），総合的に病変部位を決定する（**c**）。
運動行動の制約を評価する場合は，動作障害の特徴を決定し（**d**），それらのADLへの影響を検討して（**e**），運動行動の制約を評価する（**f**）。病変決定と運動行動の評価では検討のための選択筋が異なる。

図10 Barré徴候

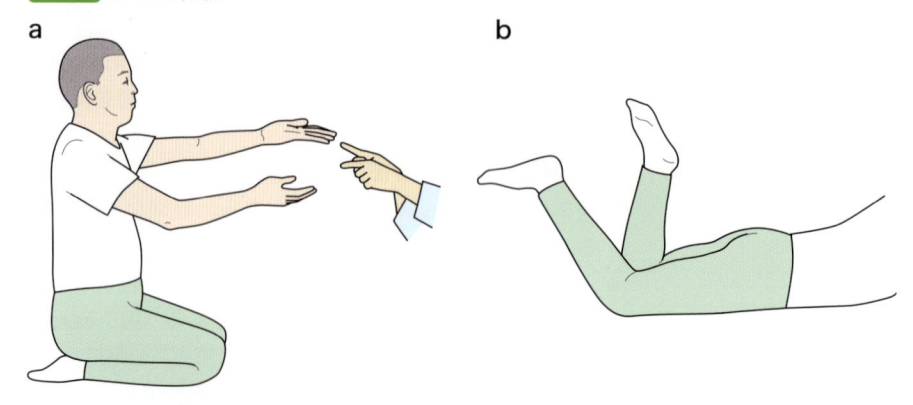

図11
反張膝

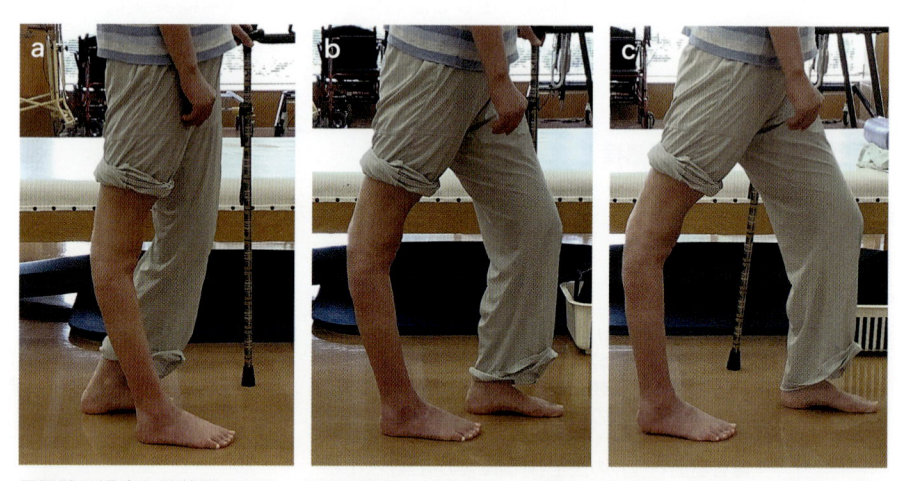

反張膝は過度な膝伸展である。大腿四頭筋の筋力低下，大腿四頭筋痙縮，足底屈曲位拘縮，足底屈筋痙縮，感覚障害などで生じる[14, 15]。

着床初期から過度な膝伸展がみられる場合と，荷重応答期のみ膝の過伸展がみられる場合がある。着床初期からの膝過伸展は大腿四頭筋の筋力が著しい場合，荷重応答期のみの膝過伸展は大腿四頭筋の筋力が比較的保たれている場合にみられることが多い[16]。

図は着床初期から過度な膝伸展がみられる型である（a→b→cで歩行）。

図12 内足尖足

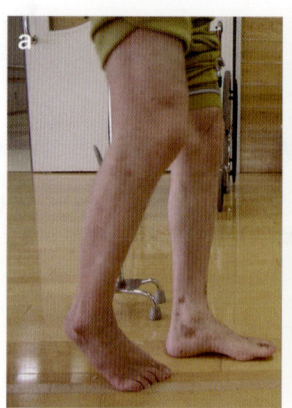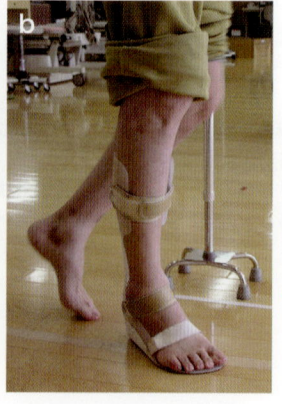

内反尖足は脳卒中でみられる代表的な足の変形である。足関節が底屈・回外・内転する。歩行の際には，つま先着床となるため，不安定かつ前進の障害となる。aは裸足の内反尖足を示し，bは内反尖足に対して踵の高い装具により着床面積を増加させて安定化させた状態である。

図13
趾の変形
（文献17より引用）

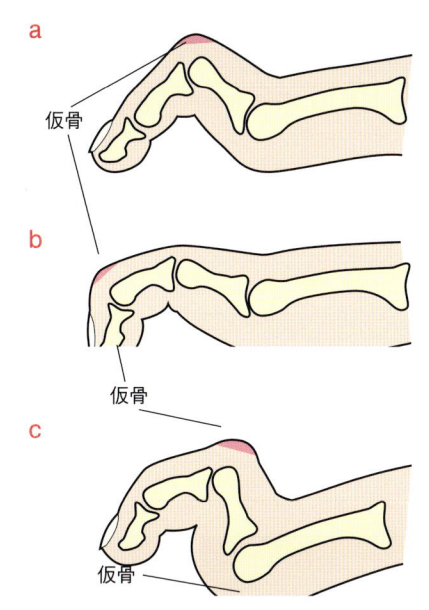

a.ハンマー槌趾（hammer toe）：近位趾節間関節の屈曲変形をいう。
遠位趾節間関節は中間位か多少屈曲している。
b.マレット槌趾（mallet toe）：遠位趾節間関節が屈曲拘縮になり，近位趾節間関節や中足趾節間関節は中間位。
c.かぎ爪趾（claw toe）：近・遠位趾節間関節が過屈曲で，中足趾節間関節は背側に亜脱臼している。
脳卒中では足趾の変形がしばしばみられる。影響される関節によって名称が異なる。

図14
ハンマー槌趾

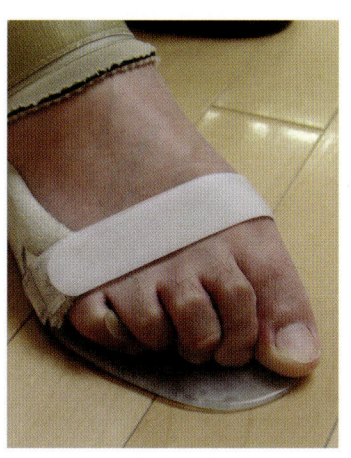 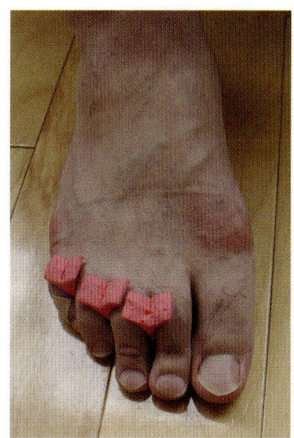

近位趾節間関節の屈曲変形が中心である。
左図は立位でのハンマー槌趾である。
右図はペディキュアを塗るときに用いるスポンジの台を利用してハンマー槌趾を緩和している状態である。

筋緊張

概念

● 筋緊張とは，関節を他動的に動かし筋が伸展されたときの抵抗を指す。筋緊張異常があるとき，種々の運動の際に不随意的な緊張状態が出現し，そのため運動障害が随伴する。例えば，痙性片麻痺性歩行などがこれに相当する。筋緊張異常は基本的には他動的筋伸展で判断されるが，このような筋緊張異常で引き起こされる運動障害からも検討される[18]。

● 筋緊張異常には低下と亢進があり，亢進には痙縮（spasticity）と固縮（強剛 rigidity）がある。脳卒中では痙縮の出現が問題となる。

▌手技
● 身体の力を抜くように指示し，筋の他動的伸展を行って被動性と伸展性を検査する。

▌被動性とは
● 筋の他動的伸展中に検者の手に感じる抵抗の度合いである。以下は最も頻繁に用いられる筋緊張の検査法である。肘関節屈伸（図15），前腕回内・回外（図16），股関節内外転（図17），膝関節屈伸（図18）などを行う。左右肢や屈筋・伸筋の比較，伸展速度の緩急での相違などを観察する。抵抗が強いとき筋緊張亢進という。
● 脳卒中では，まず正常緊張を感知するため非麻痺側を検査し，その後麻痺側でゆっくりあるいは速く伸展する。被動性の特殊な検査で振子性をみる検査がある。ある程度の速さで四肢を揺り動かす（図19・20）。被動性の低下は筋緊張亢進の所見であり，被動性・振子性の亢進は筋緊張低下の所見である。

図15
被動性の検査
（肘関節屈伸）

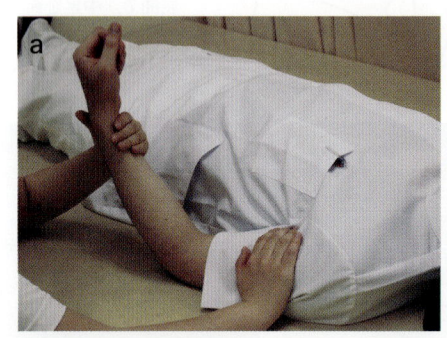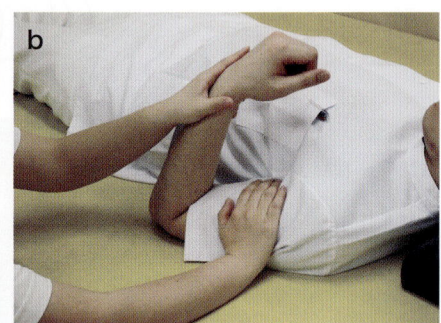

肘関節屈伸を他動的に繰り返す（a⇄b）。痙縮は伸展するとき，すなわち肘屈筋に出やすい（b→a）。

図16
被動性の検査（前腕回内・回外）

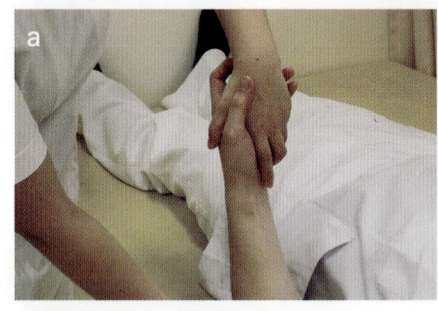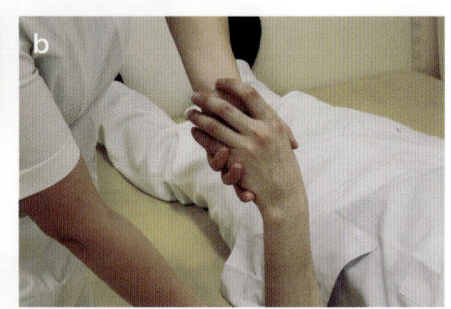

前腕回内・回外を他動的に繰り返す（a⇄b）。痙縮は回外するとき，すなわち前腕回内筋に出やすい（b→a）。

図17
被動性の検査（股関節内外転）

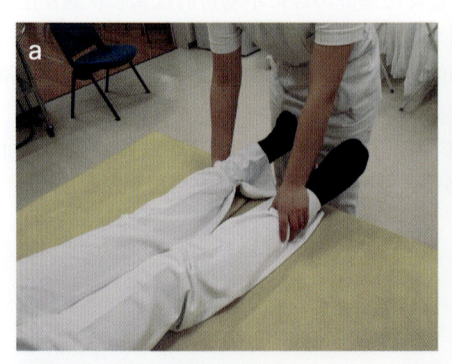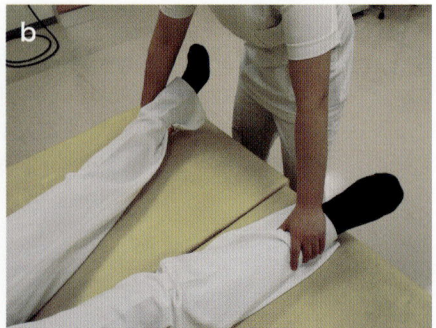

股関節内外転を他動的に繰り返す（a⇄b）。痙縮は外転するとき，すなわち股関節内転筋に出やすい（a→b）。

図18

被動性の検査（膝関節屈伸）

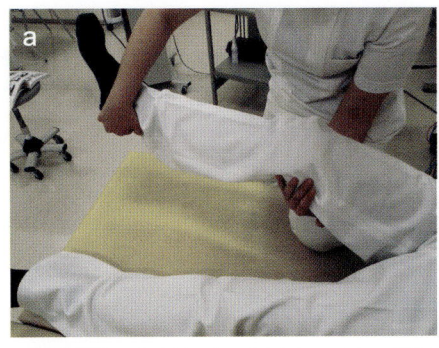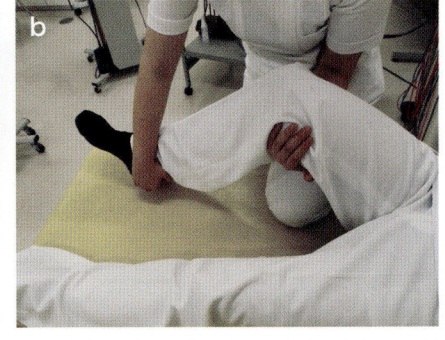

膝関節屈伸を他動的に繰り返す（**a**⇄**b**）。痙縮は膝関節が屈曲するとき，すなわち膝関節伸展筋に出やすい（**a**→**b**）。

図19

振子性の検査（手関節屈伸）

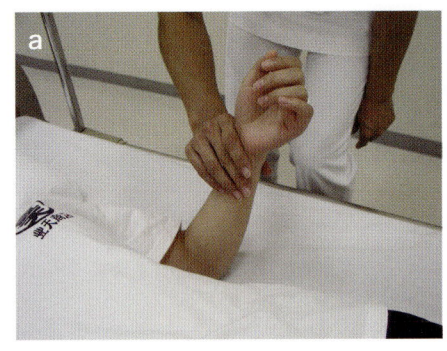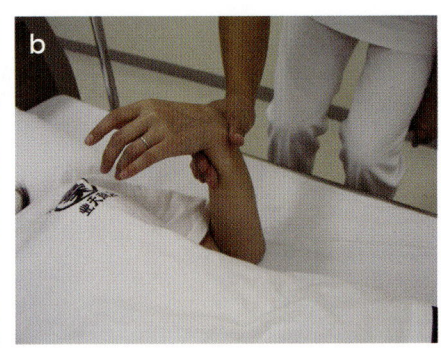

手関節屈伸を他動的に速く繰り返す（**a**⇄**b**）。手関節がどの程度ぶらぶら動くかを観察し，非麻痺側よりもぶらぶらしやすいときには振子性亢進すなわち筋緊張低下ととる。

図20

振子性の検査（股関節内外旋）

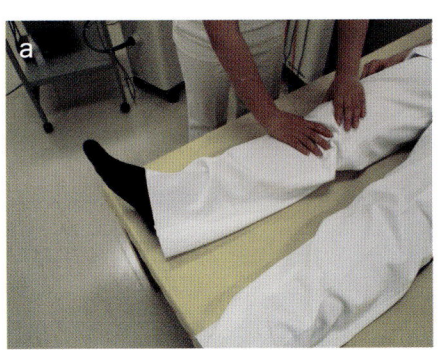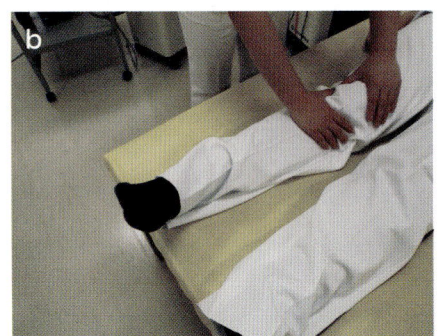

股関節内外旋を他動的に速く繰り返す（**a**⇄**b**）。足先がどの程度ぶらぶら動くかを観察し，非麻痺側よりもぶらぶらしやすいときには振子性亢進，すなわち筋緊張低下ととる。

伸展性とは

- 筋をゆっくりと他動的に伸展し，極度に伸展させたときの筋の伸張の度合いを指す。伸展性の亢進は筋緊張低下の所見である（図21・22）。

図21 伸展性の検査（手関節背屈）

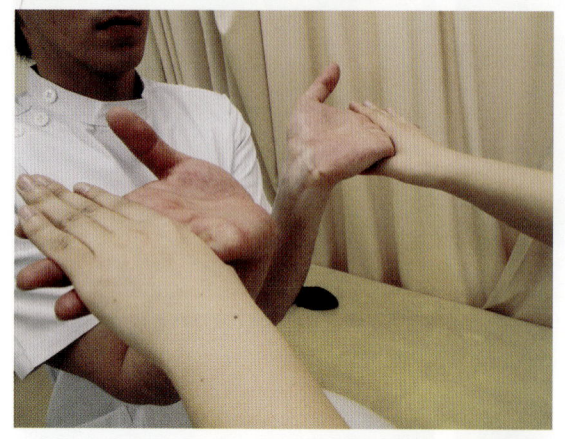

被検者の手関節をゆっくり十分に背屈させたとき，非麻痺側と比較して麻痺側が過度に背屈したら伸展性の亢進すなわち筋緊張低下ととる。

図22 伸展性の検査（足趾背屈）

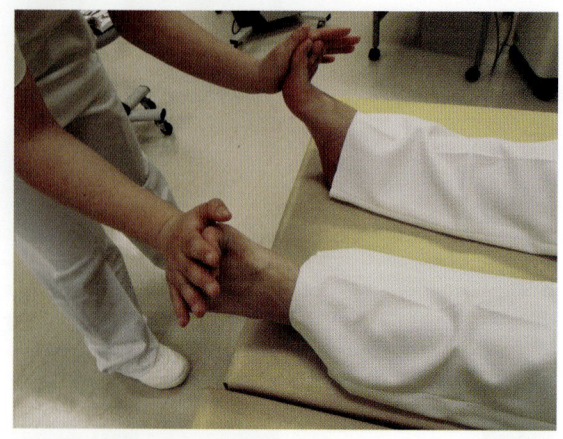

被検者の足趾をゆっくり十分に背屈させたとき，非麻痺側と比較して麻痺側が過度に背屈したら伸展性の亢進すなわち筋緊張低下ととる。

筋緊張異常の種類

筋緊張低下

● 筋緊張低下は伸展性，被動性の亢進で判断する。下位運動ニューロン・筋病変，小脳障害などで出現する（表6）。

筋緊張亢進

痙縮

● 痙縮は被動性の低下した状態であり，錐体路障害で出現する（表6）。急速に筋を他動的に伸展した場合，伸展中に突然抵抗が最大となり，その後急速に減弱する状態である（折りたたみナイフ現象）。この抵抗の特徴は速度依存性である（図23）。

● 痙縮は上肢では屈筋群に，下肢では伸筋群に出現しやすい。痙縮の程度はアシュワース（Ashworth）法で測定される（255ページ「痙縮」の項参照）。

固縮

● 固縮も被動性の低下した状態であり，錐体外路障害で出現する（表6）。固縮は筋の他動的伸展の際に，検者の手に蝋様または歯車様の抵抗として感じる（表6）。ガクガクと感じる歯車様の抵抗を歯車現象（cogwheel phenomenon）とよぶ。

● 固縮では，他動的伸展の始めから終わりまで抵抗は一様である（図23）。痙縮と異なり，抵抗は屈筋群，伸筋群ともに同じ程度である。

表6
筋緊張異常を示す疾患

	病変部位	代表疾患
筋緊張低下	下位運動ニューロン・筋，小脳	多発ニューロパチー，ポリオ，筋ジストロフィー，脳卒中初期
痙縮	錐体路系	脳卒中，脳腫瘍，頭部外傷，脊髄損傷
固縮	錐体外路系	パーキンソン（Parkinson）病，進行性核上性麻痺，オリーブ橋小脳萎縮症，脳性麻痺

▶錐体路系：大脳皮質運動野から脊髄前角細胞に至る線維束で，骨格筋の随意運動を支配する。神経路としては皮質脊髄路とほぼ同義であり，神経線維としては上位運動ニューロンが含まれている[19]（51ページ，図8参照）。

▶錐体外路系：錐体路以外の運動に関係する脊髄下行路や大脳基底核を錐体外路系とよぶ。この部位の損傷では不随意運動や筋緊張異常が生じる。具体的にどの範囲を指し示すかは明確でない[20]。

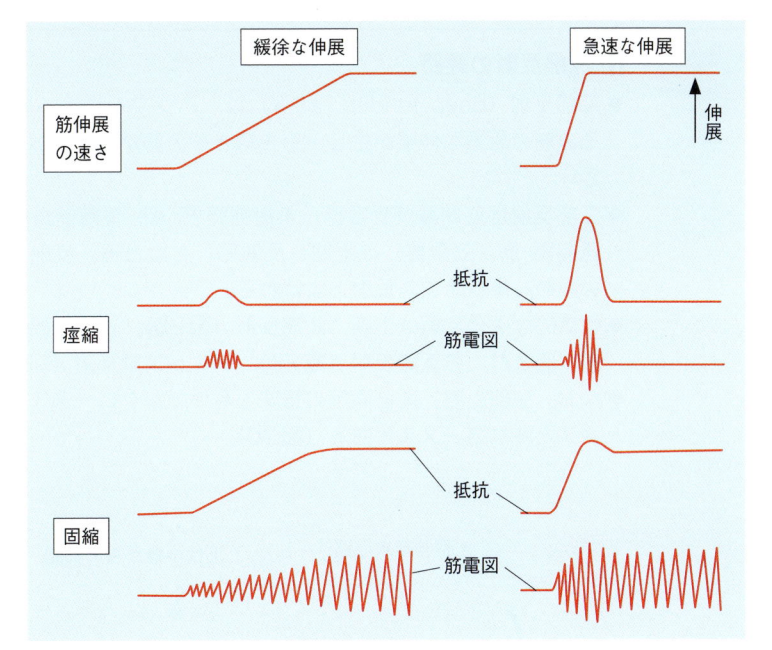

図23
痙縮と固縮の違い
（文献8より引用）

図左はゆっくり，図右は急速に筋伸展を行ったものである。
痙縮は伸展速度が速くなると，抵抗・筋電図とも大きくなる（速度依存性）。固縮
は伸展速度によって抵抗・筋電図は変化しない。
抵抗・筋電図の長さは痙縮では一過性，固縮では持続的である。

ゲーゲンハルテン（抵抗症）

● ゲーゲンハルテン（gegenhalten）は本来の筋緊張亢進ではないが，四肢の他動運
動に際して患者が不随意的に抵抗してしまう現象である。検者がどのように試みて
も，他動運動に対して反対の力が出現する。

● ゲーゲンハルテンは把握反射，認知症などとともに広汎な脳損傷で出現する。

脳卒中での筋緊張異常

● 脳卒中では一般的に痙性片麻痺（spastic hemiplegia）となる。しかし，発症直後
は筋緊張はむしろ低下し（弛緩性片麻痺：flaccid hemiplegia），その後徐々に筋
緊張が亢進して痙性片麻痺に移行する。偽性球麻痺を伴う多発性脳梗塞では固縮が
出現することもある。

反射

概念

反射とは

● 刺激に対する無意識的で，比較的定型的な応答である。反射で生じる運動が反射運
動であり，意思によって生じる随意運動と区別される。

反射の種類

● 深部反射（腱反射あるいは伸張反射），表在反射（皮膚粘膜反射）がある。

深部反射の経路

- 深部反射（deep tendon reflex）は，ハンマーによる腱の叩打が刺激となって，その筋の急激な伸張が生じ，引き続きその筋が応答として収縮する現象である（図24）。
- 深部反射は筋紡錘（受容器）–末梢神経求心路–脊髄前角細胞（反射中枢）–末梢神経遠心路–筋（効果器）の経路（反射弓）をたどる。反射弓に1個のシナプスしかないため，単シナプス反射とよばれる。
- 代表的な深部反射は上腕二頭筋反射（図25），上腕三頭筋反射（図26），指屈曲反射（図27），膝蓋腱反射（図28），アキレス腱反射（図29）などである。
- なお，深部反射亢進と同等の意味をもつのがクローヌス（間代）である。足クローヌスと膝クローヌスがある（図30）。

図24 反射弓

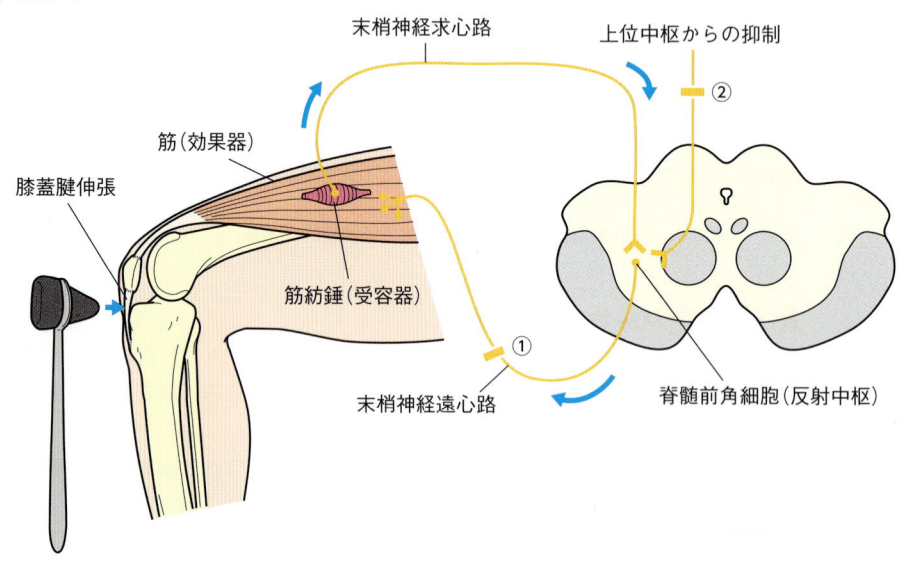

1）反射発現の機序：ハンマーで膝蓋腱を叩打すると膝蓋腱が伸張され，膝蓋腱が移行する大腿四頭筋および同筋紡錘が伸張される。筋紡錘伸張の刺激が末梢神経（グループⅠa線維：求心路）を経て脊髄前角細胞を興奮させる。前角細胞の興奮が末梢神経（アルファ線維：遠心路）を通って大腿四頭筋に戻り，大腿四頭筋の収縮と，それに伴う膝伸展運動（反射運動）を起こす。この経路を反射弓という。
2）反射弓の異常
（1）反射弓の遮断（図中①）：叩打刺激が収縮筋まで伝わらず，反射は消失・低下する。
（2）上位中枢障害（図中②）：正常反射弓は常に上位中枢の抑制を受けている。上位中枢障害では反射弓抑制が解除され，反射運動は亢進する。この反射亢進を解放現象（release phonomenon）という。

深部反射の判定

- 筋収縮の程度から判定するが，反射正常，反射亢進，反射低下の3種類の状態が生じる（図31）。

脳卒中での反射の異常

- 一般に病変対側肢の深部反射亢進が認められる。ある深部反射の異常を観察し，その反射中枢の部位を考慮すると病変部位の推測が可能となる場合もある。橋に反射中枢をもつ下顎反射，顔面筋反射の亢進は橋より上位中枢病変を示す。
- 頸髄病変ではこれらの反射は亢進しないため，脳病変と頸髄病変の鑑別に有用である（図32）。

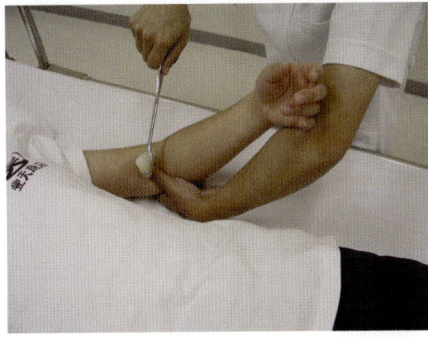

図25 上腕二頭筋反射（反射中枢：C5，6）

肘関節を軽く屈曲させ，上腕二頭筋腱を叩打する。上腕二頭筋の収縮状態，肘関節屈曲運動から判定する。

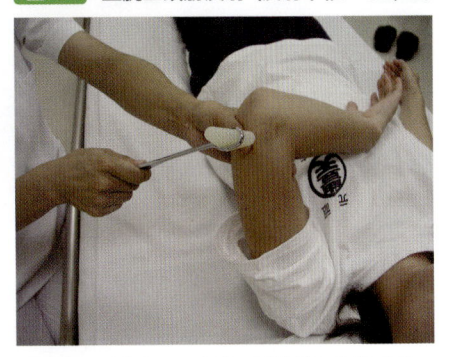

図26 上腕三頭筋反射（反射中枢：C7，8）

肘関節を屈曲させ，上腕三頭筋腱を叩打する。上腕三頭筋の収縮状態，肘関節屈曲運動から判定する。

図27
指屈曲反射*12（反射中枢：C6-8，Th1）

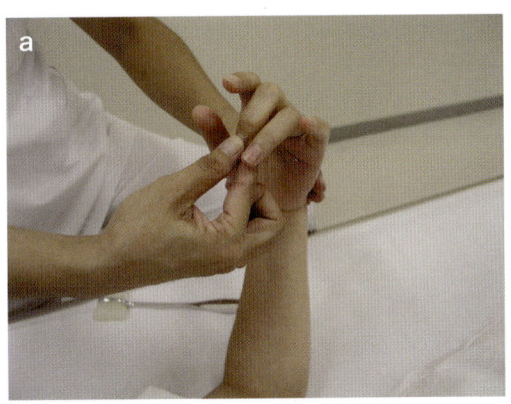

a

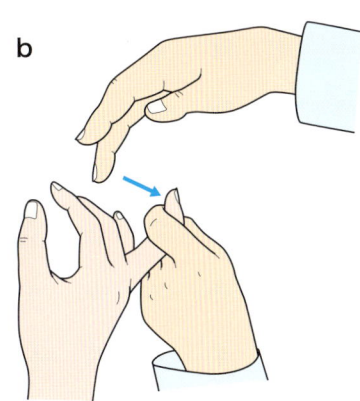

b

a. Hoffman徴候：被検者の中指を検者の示指と中指で軽く挟み，検者の親指で中指の爪を上から押さえ，急に親指を離す。被検者の親指が屈曲すれば陽性である。錐体路障害で陽性となる。
b. Trömner（トレムナー）の指現象：自然な指の位置をとらせ，示指か中指の末端を掌面から検者が指ではじく。陽性は同様に母指屈曲である。

図28
膝蓋腱反射（反射中枢：L2-4）

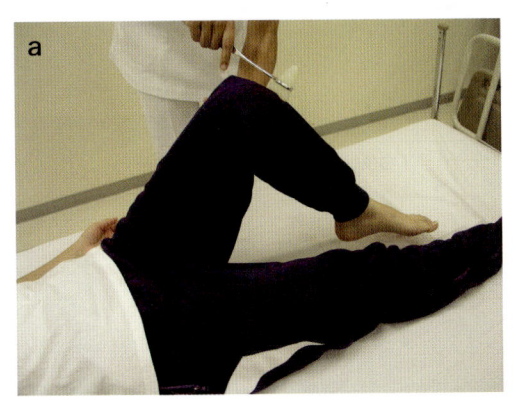

a

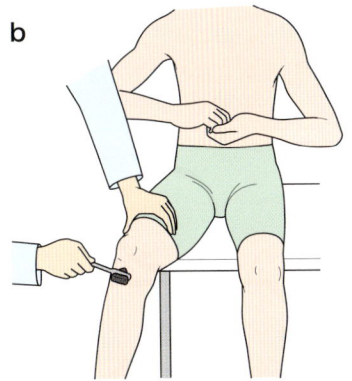

b

a. 膝蓋腱反射：膝窩部に検者の手を入れて被検者の脚を支え，膝蓋骨直下の膝蓋腱を叩打する。大腿四頭筋の収縮状態，膝関節伸展運動から判定する。
b. Jendrassik（イェンドラシック）の増強法：膝蓋腱反射が消失しているときに，被検者に左右手指を組ませ「1，2，3」で強く引っ張らせる。その瞬間に膝蓋腱を叩打すると膝蓋腱反射が誘発される。

─────────────

*12 指屈曲反射には他にWartenberg（ワルテンベルグ）反射などがある。
・Wartenberg反射は手掌を上に向けて開かせ2〜5指の末端に検者の示指と中指を当て，その上からハンマーで叩打する。母指屈曲が出現すれば陽性である。

II

診察と運動・動作評価 ▼ 神経学的検査

図29
アキレス腱反射（反射
中枢：S1，2）

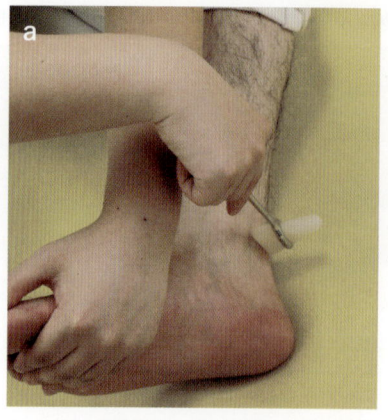
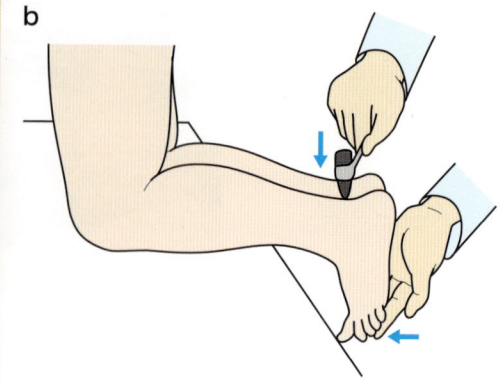

a. アキレス腱反射：足尖を持って足関節を軽く背屈位とし，アキレス腱を叩打する。下腿三頭筋の収縮状態，足関節底屈運動から判定する。
b. アキレス腱反射誘発法：反射が出にくいときには，図のように被検者を膝立ち位にして足首を突き出させ，アキレス腱部を叩打して反射を誘発する。このような手技でも腱反射が出現しないときには消失と判断する。

図30 足クローヌス

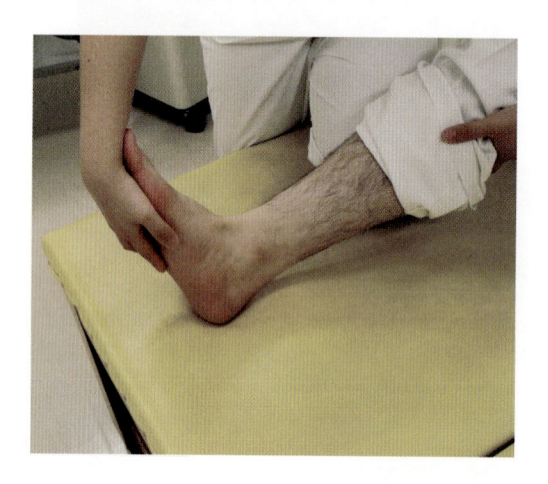

足尖を持って足関節を強く背屈位に保持すると，断続的な下腿三頭筋の収縮が起こる。これが足クローヌスで下腿三頭筋反射の亢進と同等の意味をもつ。

図31 反射判定の記述方法（右片麻痺例）
（文献21より引用）

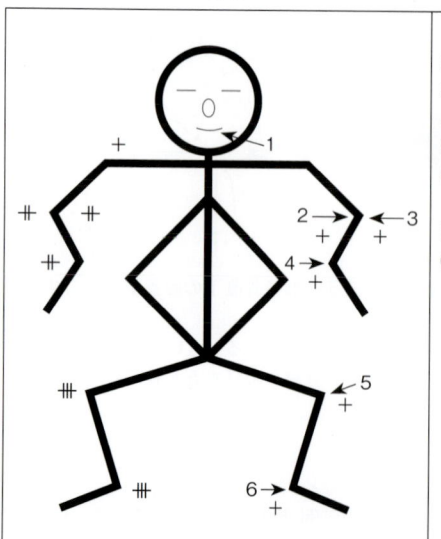

1. 下顎反射
2. 上腕二頭筋反射
3. 上腕三頭筋反射
4. 腕橈骨筋反射
5. 膝蓋腱反射
6. アキレス腱反射

記録法：
0または（－）消失
　　　（±）軽度減弱
　　　（＋）正常
　　　（卌）やや亢進
　　　（卌）亢進
　　　（卌）著明な亢進

図32 下顎反射（橋中部）

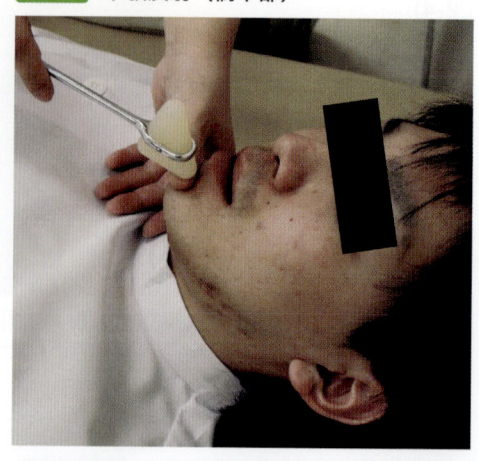

咬筋を弛緩させ，軽く開口状態にして下顎を叩打する。咬筋の収縮状態，下顎の挙上運動から判定する。

| 表在反射 | ### ‖ 表在反射の経路 |

- 表在反射（superficial reflex）は，皮膚・粘膜を刺激することによって筋収縮が起きる反射である。反射弓に数個のシナプスが介在するため多シナプス反射という。反射弓は深部反射と異なり，皮膚粘膜（受容器）–末梢神経求心路–脊髄–脳–錐体路–脊髄前角細胞–末梢神経遠心路–筋（効果器）の経路をもつ。
- 代表的な表在反射は角膜反射（図33），軟口蓋反射（図34），腹壁反射（図35）などである。

‖ 表在反射の判定

- 反射消失，反射正常の2種類があり，反射亢進はない。脳卒中では，一般に病変対側肢での反射低下か消失が生じる。

| バビンスキー徴候 | |

- 表在反射である足底皮膚反射は，足底外側を踵から母趾の付け根まで針先・ハンマーの柄などでこすると，健常者では5趾が底屈する反射である（図36ab）。
- バビンスキー徴候は足底皮膚反射を誘発しようとしたときに，母趾がゆっくりと背屈し，2～5趾が開扇する現象である。バビンスキー徴候は錐体路障害を示す重要な徴候である。

図33 角膜反射（経路：三叉神経–顔面神経）

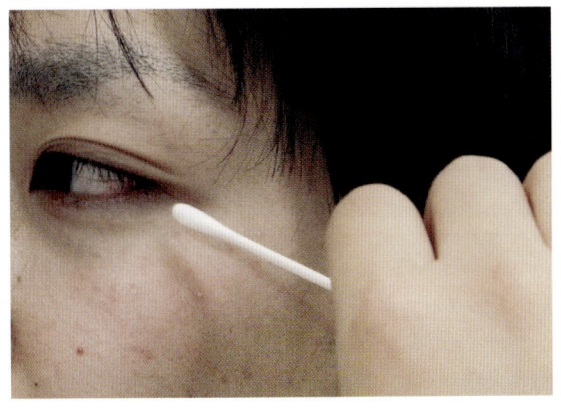

視覚刺激による瞬目を避けるために患者に側方を見るように指示し，反対側からガーゼの先端などで角膜に触れる。健常者では刺激により瞬目を起こす。

図34 軟口蓋反射（経路：三叉神経・舌咽神経–迷走神経）

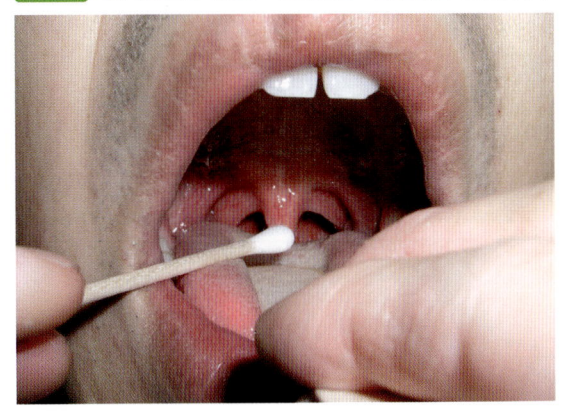

開口させ綿棒で軟口蓋弓に沿ってこすると，健常者では反射的に軟口蓋が挙上する。

図35
腹壁反射（経路：Th7-12神経）

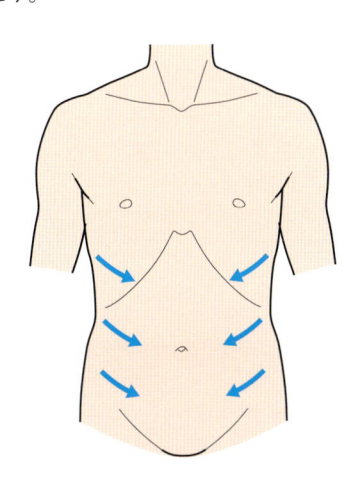

腹皮を針でこすると，刺激部位を中心に腹筋の収縮が起こる。左右上下で比較する。収縮がみにくいときにはへその動きをみる。収縮の結果，へそは刺激側に動く。

図36

バビンスキー徴候

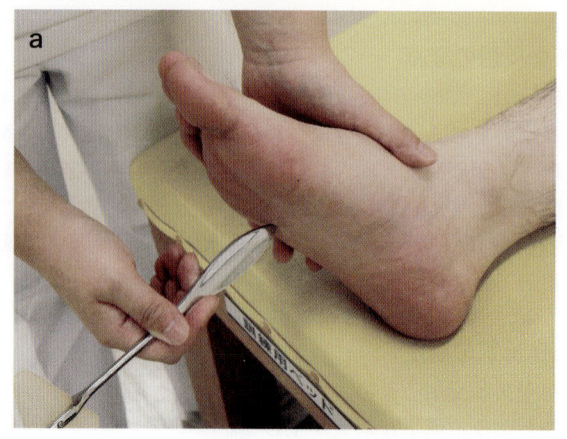

a

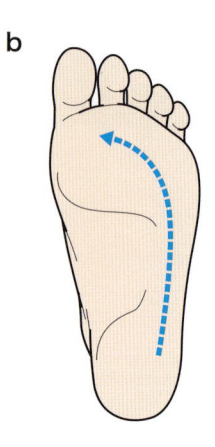

b

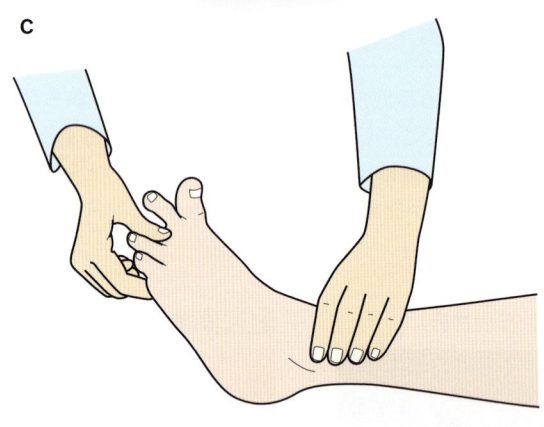

c

バビンスキー検査には Chaddock（チャドック），Oppenheim（オッペンハイム），Gordon（ゴードン）などいくつかの変法がある[*13]。図**c**は Oppenheim 法である。

運動失調

概念

定義

● 運動失調は運動麻痺，筋緊張異常，不随意運動などがないにもかかわらず運動の正確さ・円滑さを欠き，特徴的な運動異常を示す状態の総称である。

● 運動失調でみられる随意運動障害は大きく協調運動障害（incoordination），平衡障害（dysequilibrium）の2つに分けられる。協調運動障害は四肢の運動の拙劣さであり，肢節運動失調（limb ataxia）ともいう。平衡障害は座位，立位，歩行時の前後左右への揺れで，姿勢運動失調（postural ataxia）ともいう。

運動失調の責任病変

● 運動失調は小脳系病変，前庭病変，感覚系病変でしばしば出現し，それぞれ小脳性運動失調，前庭性運動失調，感覚性運動失調とよばれる（表7）。その他，前頭葉や頭頂葉病変でも出現することが知られている[22]。

[*13] ・Chaddock：外踝の後側から外踝下部を回るように針先で刺激すると母趾背屈を生じる。バビンスキー徴候より出現しやすい。

・Oppenheim：脛骨稜を指で上から下へこすると，母趾背屈が出現する。

・Gordon：腓腹筋がアキレス腱へ移行する部分を強く握ると，母趾背屈が出現する。

表7
運動失調の鑑別

運動失調の種類	病変部位	鑑別診断
小脳性運動失調 （cerebellar ataxia）	小脳および小脳求心路・遠心路	Romberg（ロンベルグ）徴候（−） 深部感覚障害（−）
感覚性運動失調 （sensory ataxia）	脊髄後索およびその他感覚路	Romberg徴候（＋） 深部感覚障害（＋）
前庭性運動失調 （vestibular ataxia）	前庭・迷路	Romberg徴候（＋） 深部感覚障害（−） 偏倚（かたむき）が特徴

感覚性運動失調，前庭性運動失調では，体性感覚情報や前庭系情報の伝達が障害され，小脳に到達しない。しかし，小脳が障害されていないため視覚情報によりある程度機能代償される。視覚情報が遮断されると，代償がなくなり機能悪化する。開眼立位は可能だが，閉眼すると動揺・転倒するのは視覚代償がなくなるためである。この状態をRomberg徴候陽性という。
小脳性運動失調では小脳自身の障害であるため視覚代償は少なく，開眼と閉眼の差は目立たない（Romberg徴候陰性）。

協調運動障害

▌▌協調運動障害の分析

- 協調運動は単純運動（simple movement），複合運動（compound movement）の2つに分けて分析する[23]。
- 単純運動は1関節だけで行う運動であり，複合運動は2関節以上で行う運動である。複合運動はさらに一方向性運動と方向変換を伴う運動に分けられる。順に難易度が高くなるとされる。
- 単純運動の観察は運動麻痺など運動失調以外の運動障害の程度を知る参考になる。

▌▌単純運動の異常

- 単純運動での異常は運動開始・停止の遅延，加速・減速の遅れ，運動中の速度の不規則さである。運動停止の遅れにより測定過大（hypermetria）が生じ，その二次的修正が終末時の揺れ（終末時振戦：terminal tremor）となる（表8，図37・38）。

表8 協調運動障害の検査法

	単純運動（図37・38）	複合運動（一回施行：図39・40）	複合運動（反復：図41）
検査方法	▶指鼻試験：肘を机に乗せて固定し肘関節のみの動きとする。離れた位置から人差し指を鼻に向けて動かす	▶指鼻試験：肘を机に固定せず，人差し指を頭上から一直線に鼻に向かう運動を行わせる。肩関節の運動も加わる	▶反復拮抗運動：座位で一側肘を90°屈曲位として，手を開いた状態で回内・回外を交互に行わせる
	▶踵指試験：椅子座位とし膝関節のみの動きとする。検者の人差し指を被検者の前で足の届く範囲に置く。被検者は母趾を検者の指まで動かす	▶踵膝試験：仰臥位で両下肢伸展位から一側踵を対側膝蓋骨の上に下ろし，その後，踵を対側脛骨前縁に沿って滑らせる。股関節の運動も加わる	
徴候の特徴	▶測定異常：手や足が目標物より行きすぎたり（測定過大），到達しなくなる ▶終末時振戦：測定異常に引き続き，目標に向かってずれを修正する運動が起こる。そのとき生じた振戦様の揺れを指す	▶動作の分解：指・鼻試験では肘屈曲が肩伸展より遅れる。踵膝試験でも膝屈曲が股屈曲より遅れる。そのため，指や踵の軌跡が一直線でなく，健常者の軌跡を1辺とする三角形の2辺を作るような運動となる	▶反復拮抗運動不能：方向変換時の行きすぎ，リズムの不規則さ，肘固定が悪く動揺する状態が観察される

図37 単純運動の検査（指鼻試験）

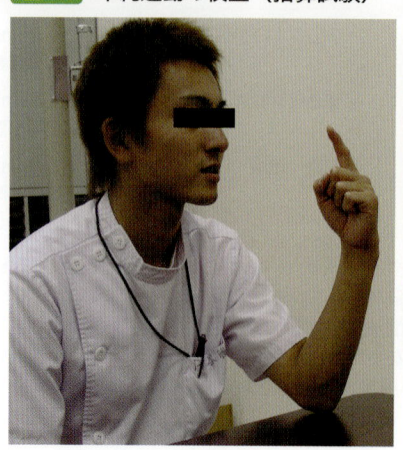

図38 単純運動の検査（踵指試験）

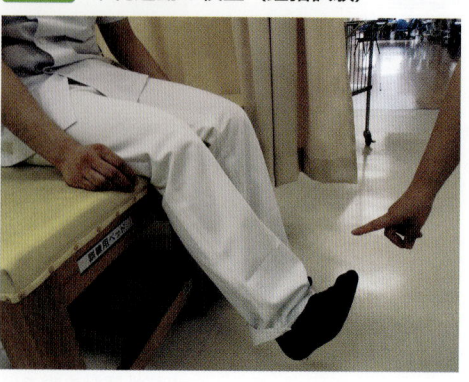

複合運動（一回施行）の異常

- 複合運動では単純運動での異常が増幅される。さらに複数関節が同期して動かず，各関節ごとの運動に分解されてしまう。そのため，健常者が示す軌跡を1辺とする三角形の他の2辺を作るような軌跡となる。この異常が運動の分解（decomposition of movement）である（図39〜41）。

複合運動（反復）の異常

- 反復する複合運動は，前腕の回内・回外などの反復拮抗運動（diadochokinesis）で検査される。方向変換の際の測定過大やずれの修正が著明にみられる。このような異常を反復拮抗運動不能（adiadochokinesis）とよぶ。
- この検査では運動麻痺などとの鑑別のために，単発の回内・回外運動が基本的には問題ないことの確認が必要である（図42）。

図39 複合運動（一施行）の検査（指鼻試験）

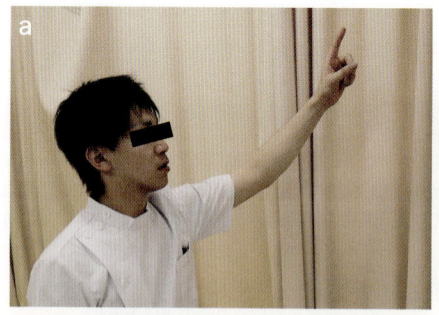

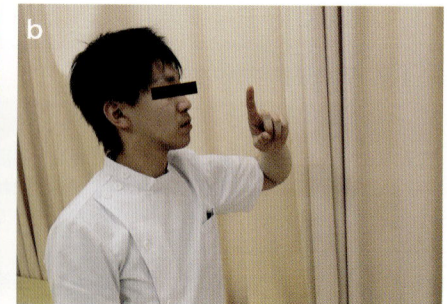

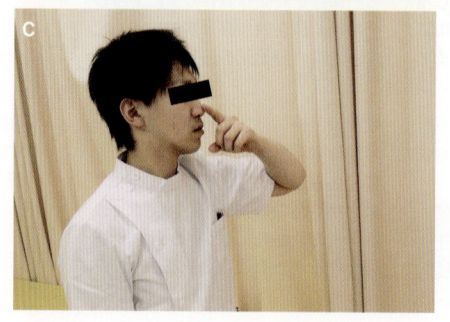

上肢を挙上して，鼻に向けて運動させる（a→b→c）。運動失調患者が指鼻試験を行うと，頭上の位置から肩関節伸展（上腕の下降）が肘屈曲より速く行われ（b），肘関節が遅れて屈曲して鼻に到達する（c）。

図40 複合運動（一施行）の検査（踵膝試験）

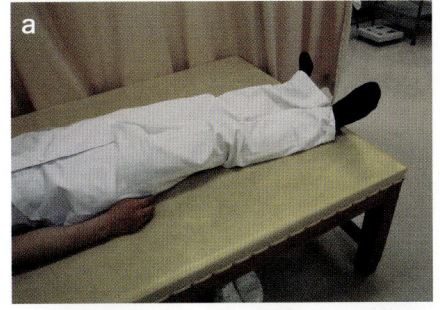

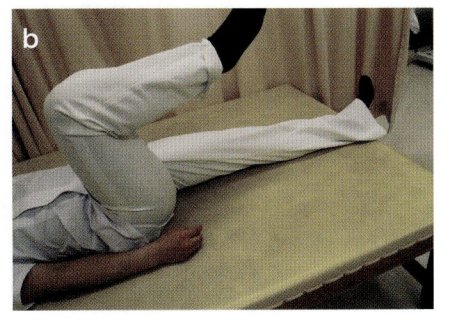

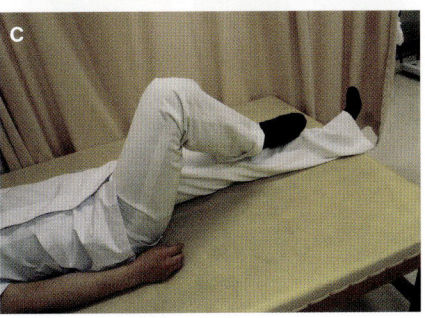

仰臥位から踵を対側膝蓋骨を目指して運動させる（a→b→c）。運動失調患者の踵膝試験では，一側の踵で対側膝蓋骨に触れようとすると，股関節屈曲が膝関節屈曲より速く行われ（b），膝関節が遅れて屈曲する（c）。

図41 踵膝試験の軌跡

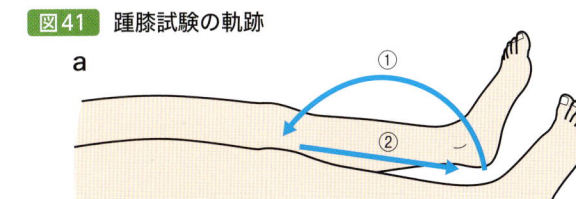

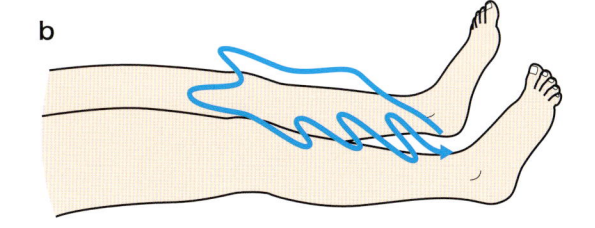

a. 正常　　b. 運動失調による揺れ

図42 反復拮抗運動不能

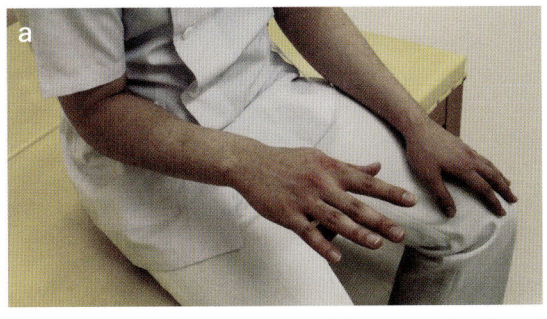

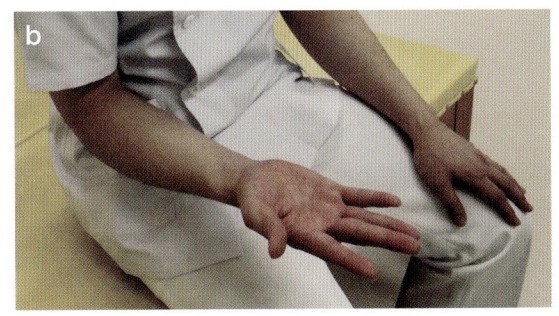

座位で肩関節中間位，肘関節90°屈曲位として，手を開いた状態で前腕の回内・回外運動をさせる（a⇄b）。運動失調患者では，測定過大やずれの修正が著明にみられる。肘関節を体幹に付けて固定しないようにする。
この検査では，手にみられる測定過大やずれの修正とともに，肘関節が揺れることも重要な所見である。

種類

● 平衡障害は，姿勢保持，バランス反応（balance reaction），移動に分けてみる。種々の姿勢や移動方法を観察することによって障害の程度を決めることが可能である（図43，表9）。

図43
姿勢保持，バランス反応

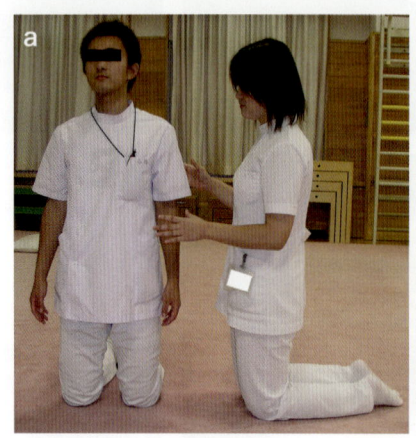
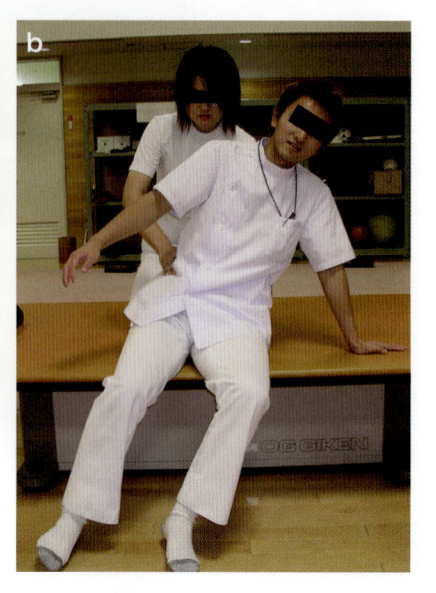
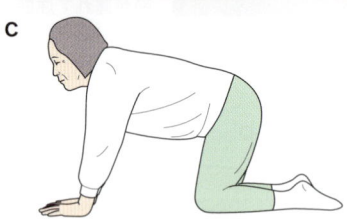
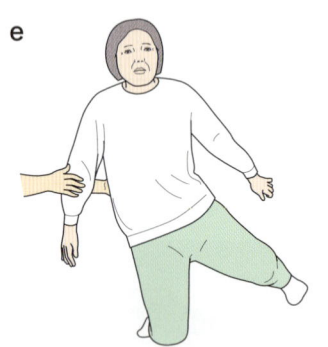
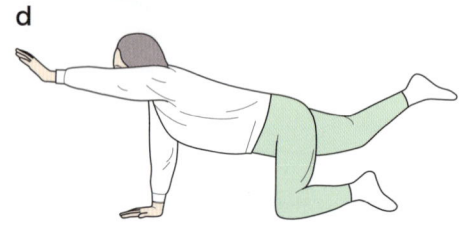

a. 両膝立ち位の姿勢保持状態。
b. 座位での正常なバランス反応。倒れる側の上肢を伸展し，倒れるのを防ぐ。
c. 四つ這い位保持
d. 四つ這い位（上肢・下肢挙上）
e. 片膝立ち位

表9 平衡障害の検査法

		姿勢・移動		バランス反応
検査方法		座位，立位，歩行などでの前後左右への揺れを観察する。		座位や立位とし，側方へ突然押すなど重心の位置を変化させる刺激を加える。体幹・四肢の無意識的な運動を観察する。
徴候の特徴	座位	このときの体幹動揺が体幹運動失調（truncal ataxia）である。	座位	一側から突然押すと，健常者では倒れる側の上肢を伸展させて体重を支え，倒れるのを防ぐが，運動失調では手が行きすぎるなどにより転倒する。
	立位	軽微な場合は足幅を狭くすると前後左右への揺れが出現する。動揺のため，前脛骨筋腱が浮き上がったり消えたりする。Romberg徴候も観察する。	立位	一側から突然押すと，健常者では倒れる側の反対の上下肢が外転したり，足の踏み直しが起こる。運動失調では，外転が過剰だったり，バランスが悪く転倒する。
	歩行	軽微な場合には，継ぎ足歩行（つま先と踵を接続して歩行する）で揺れが出現する。歩行はその状態から酩酊様歩行（drunken gait），開脚歩行（wide-based gait）などとよぶ。		

概念	● 感覚障害には，自覚的感覚障害と他覚的感覚障害がある。

● 外界からの刺激がなくても感じる異常な感覚が自覚的感覚障害である。しびれやしめつけられるような感じなどが含まれ，異常感覚とよばれる。

*14 感覚の種類：感覚は特殊感覚，体性感覚，内臓感覚に分かれる。特殊感覚には味覚，嗅覚，視覚，聴覚，平衡感覚が含まれる。

● 他覚的感覚障害は外界からの刺激に対して感じる異常であり，強さ，部位，種類などを検査することによって感覚障害の特徴が明らかとなる。

● 本項では体性感覚障害を主に取り扱う*14。体性感覚には表在感覚（superficial sensation），深部感覚（deep sensation），皮質性感覚（cortical sensation）がある。

体性感覚の検査方法

▌▌ 表在感覚

表在感覚とは

● 接触刺激で生じ，皮膚・粘膜で感じる感覚で，触覚，痛覚，温度覚がある。

検査方法

● 触覚は筆やガーゼなど，痛覚は針など，温度覚は44℃の湯または氷水を入れた試験管で検査する。これらを皮膚に接触させて程度や感じ方を聴取する。四肢の左右，上下，近位部・遠位部を比較する。健常な部分を10として，いくつ位低下しているかを質問すると，大まかな程度がわかる（図44）。

● 脊髄以下の病変が考えられるときには，脊髄・根性皮膚感覚支配図や末梢神経性皮膚感覚支配図と照合して脊髄・根性か末梢神経性かを判断する（図45）。

▌▌ 深部感覚

深部感覚とは

● 動き・位置などの機械的刺激で生じ，筋・腱・骨膜などの深部組織で感じる感覚で，振動覚や位置覚などがある。

振動覚検査

● 128Hzの音叉を振動させて，骨が突出している身体部位（上肢では橈骨茎状突起，肘関節など，下肢では膝蓋骨，外果，内果など）に当て，振動を感じなくなるまでの時間を測定したり，同じ強度の振動を左右2カ所で比較して検討する（図46）。

図44 表在感覚検査

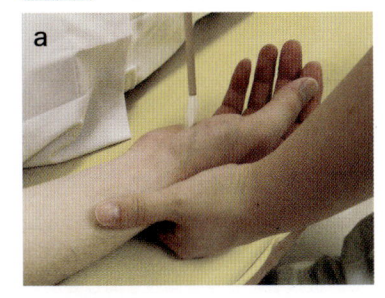 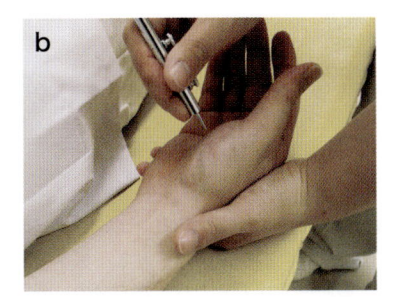 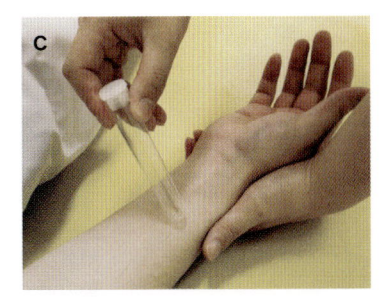

a. 触覚検査　　　　b. 痛覚検査　　　　c. 温度覚検査

感じが鈍いほうからはっきりするほうへと，感じがはっきりしているところから鈍いほうへ検査していき，境界線を確定する。脊髄障害では境界線が明確で，多発ニューロパチーでは徐々に移行する。

位置覚検査

- 位置覚は被検者を閉眼させて検査する。検査の対象である障害側肢を検者が適当な姿勢に保持し，被検者に非障害側肢をそれと同じ姿勢をとらせる（図47）。
- 検者が一側母指を他動的に空中のある位置にもっていき，他側の手でつかませる方法もある（指探し試験）（図48）。

図45 脊髄・根性皮膚感覚支配と末梢神経性皮膚感覚支配 (文献24より引用)

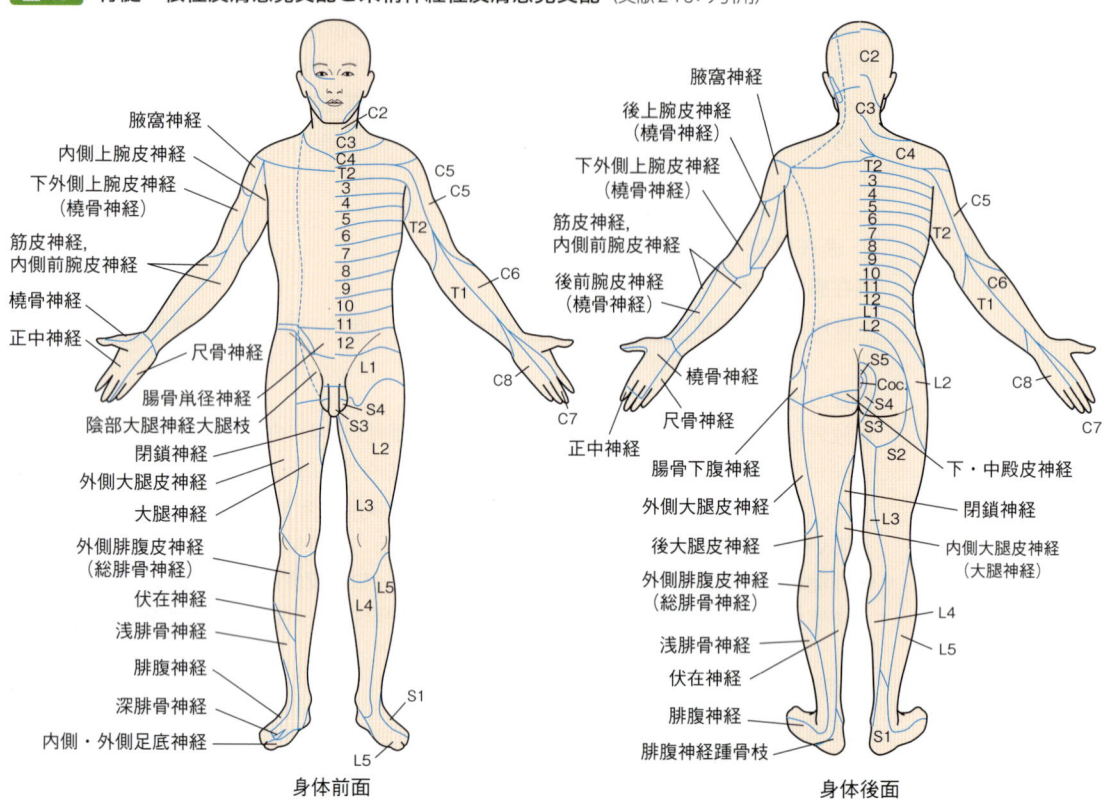

身体前面　　　　　身体後面

各図左側が末梢神経性皮膚感覚支配図，各図右側が脊髄・根性皮膚感覚支配図である。
感覚障害の範囲がいずれの区分で説明できるかを検討して，末梢神経障害か，脊髄・根性かを判断する。

図46 振動覚検査

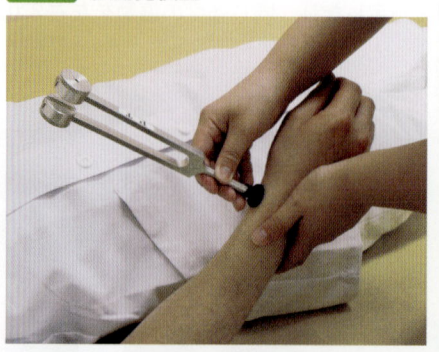

橈骨茎状突起の骨の突出部に音叉を当て，振動の消えるまでの時間を比較したり，左右2カ所にほぼ同じ振動強度を当てて感じ方を質問する。上肢より下肢で振動に消えるまでの時間は速い。

図47 位置覚検査

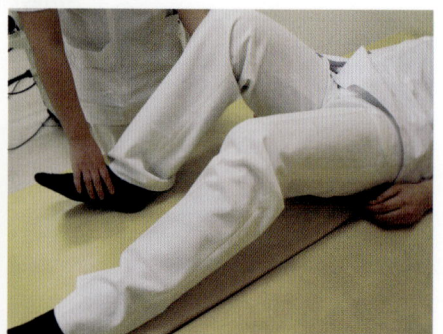

被検者を閉眼させて他動的に障害側肢を適当な姿勢にする。被検者に非障害側肢を同じ姿勢にするように指示する。深部感覚障害では正確に応じることができない（図は右半身感覚障害の場合）。

▌皮質性感覚

皮質性感覚とは

● 大脳感覚野の障害で生じる感覚障害であり，2点識別覚，皮膚書字，立体覚などが含まれる。要素的な表在感覚，深部覚が保たれていて，要素的な感覚障害によるものでないことを判断することが重要である。

検査方法

● 2点識別覚はノギス（またはディバイダー）を用いて測定する。2点間の距離を狭くしていき，2点を識別できる最小の距離を求める（図49）。手掌，口唇で鋭敏である。皮膚書字は閉眼させて手掌に検者が文字を書き，それを判読させる（図50）。立体覚は閉眼させて，鉛筆やはさみなどを手で触れさせて名前を言わせる（図51）。

脳卒中でみられる感覚障害

● 基本的には病変対側半身の感覚障害が起こる。その他に，偽性神経根型感覚障害，手口感覚症候群，交代性半身感覚障害などが起こりうる（図52）。

図48 指探し試験

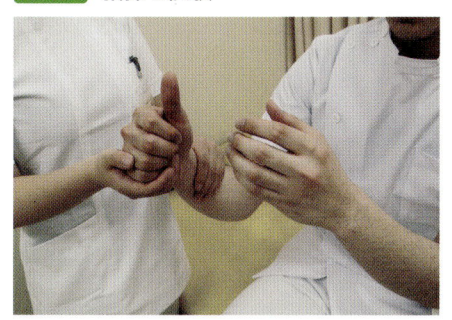

検査する障害側上肢の親指を検者が空中に固定し，被検者を閉眼させて非障害側手でつかませる。深部感覚障害がある場合は，方向がずれてつかめない（図は右半身感覚障害の場合）。

図49 2点識別検査

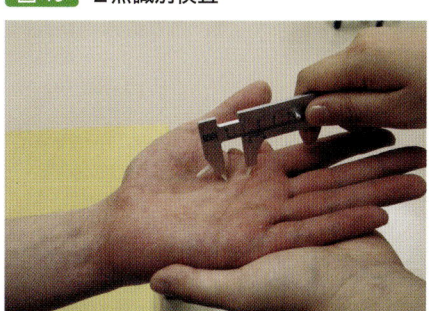

ノギス（またはディバイダー）を用いて2点間の距離を次第に狭めて，2点を識別できる最小の距離を求める。

図50 皮膚書字検査

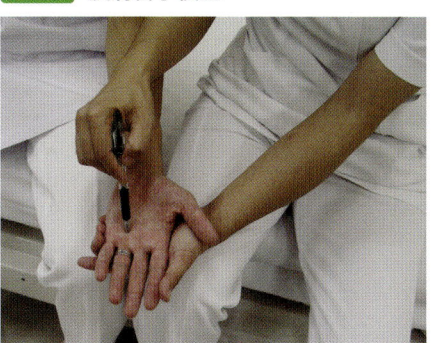

手掌を上に向けて閉眼させる。検者が被検者の手掌に被検者の方から読める文字を書き，その字を当てさせる。

図51 立体覚検査

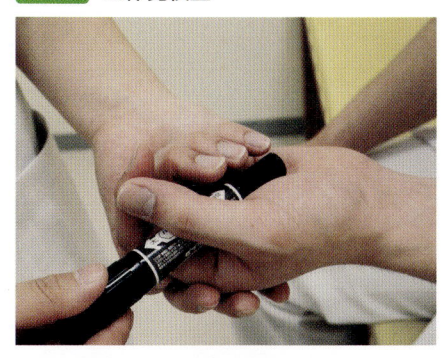

閉眼で消しゴム，鉛筆，時計などを手に触れさせ，その表面の性状や形を問い，握っているものが何であるかを当てさせる。

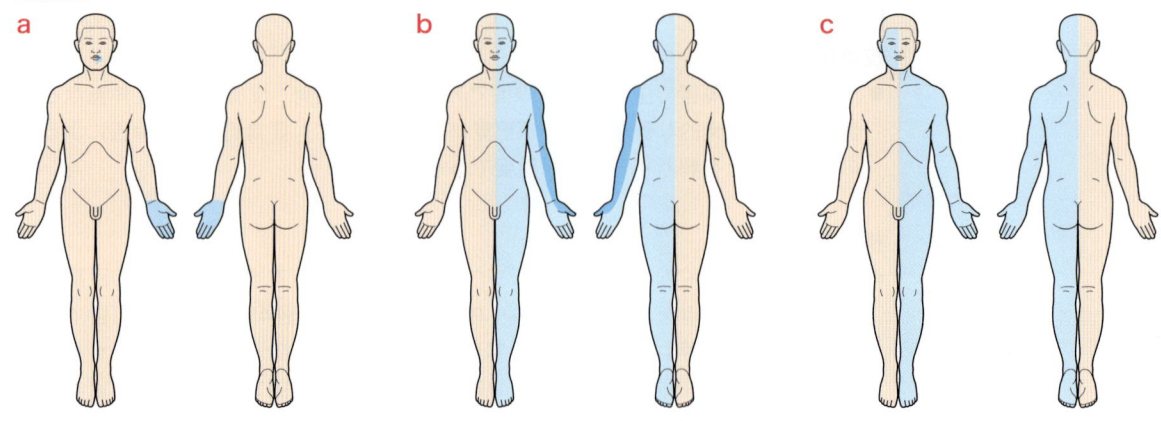

図52 脳卒中でみられる感覚障害

a
b
c

a. 手口感覚症候群：口周囲と手に限局した感覚障害である。
b. 偽性神経根型感覚障害：神経根症と類似の領域の感覚障害が加わる。
c. 交代性半身感覚障害：顔面と半身の感覚障害部位が反対になるもので脳幹部障害でみられる。

◆文献

1) Adams RD, et al.：Principles of neurology. pp194-210, McGraw-Hill, 1977.
2) 平山惠造：神経症候学，pp1-8，文光堂，1971.
3) Plum F, et al.：Diagnosis of stupor and coma, 2nd ed, pp2-61, Davis, 1972.
4) 平井俊策：意識障害の診かた．臨床神経学（平山惠造 編），第4版，pp15-26，南山堂，2000.
5) 太田富雄ほか：急性期意識障害の新しいgradingとその表現法（いわゆる3-3-9度方式）．第3回脳卒中の外科研究会講演集，pp61-69，1975.
6) 水野美邦 編：意識障害．神経内科ハンドブック 鑑別診断と治療，第2版，pp100-118，医学書院，1987.
7) Teasdale G, et al.：Assessment of coma and impaired consciousness. A practical scale. Lancet 2 (7872)：81-84, 1974.
8) 中村隆一ほか：リハビリテーション医学講座 神経生理学・臨床神経学，第2版，pp100-103，医歯薬出版，1997.
9) Schmidt RA：Motor learning and performance: From principles to practice, pp26-28, Human Kinetics Books, 1991.
10) 千田富義：運動麻痺の診かた．臨床神経学（平山惠造 編），第4版，pp114-119，南山堂，2000.
11) 中村隆一 編：中枢神経疾患の理学療法，pp9-28，医歯薬出版，1977.
12) Adams RD, et al.：Principles of neurology, pp25-39, McGraw-Hill, 1977.
13) Hammerstad JP：Strength and reflexes. Textbook of clinical neurology (Goetz CG, et al. eds), pp225-266, WB Saunders, 1999.
14) Lehmann JF, et al.：Lower extremity orthotics. Krusen's handbook of physical medicine and rehabilitation (Kottke FJ, et al. eds)，4th ed, pp608-610, WB Saunders, 1990.
15) O'Young BJ, et al.：リハビリテーションシークレット（道免和久ほか訳），第2版，p147，メディカル・サイエンス・インターナショナル，2005.
16) Perry J：Gait analysis. Normal and pathological function, pp223-243, Slack, 1992.
17) Magee DJ：運動器疾患の評価（岩倉浩光ほか監訳），p321，医歯薬出版，1990.
18) 平山惠造：神経症候学，pp447-494，文光堂，1971.
19) 高田昌彦：錐体路．医学大辞典（伊藤正男ほか編），p1309，医学書院，2003.
20) 岩村吉晃：錐体外路運動系．医学大辞典（伊藤正男ほか編），p1039，医学書院，2003.
21) 田崎義昭ほか：ベッドサイドの神経の診かた，pp63-89，南山堂，1994.
22) 高柳哲也：運動失調の診かた．臨床神経学（平山惠造 編），第4版，pp135-141，南山堂，2000.
23) Holmes G：The cerebellum of man. Brain 62：1-30, 1939.
24) Morgan GM：Proprioception, touch, and vibratory sensation. Textbook of clinical neurology (Godz CG, et al. eds), pp315-331, WB Saunders, 1999.

整形外科的診察

肩関節痛

- 脳卒中患者では，肩関節亜脱臼，関節拘縮などによる疼痛や肩関節周囲炎などが頻発する。

肩関節亜脱臼

- 肩関節関節窩と上腕骨骨頭からなる肩甲上腕関節で，麻痺のために上腕骨骨頭が下垂することによって肩関節亜脱臼となる。亜脱臼は2つの関節面が正常な適合関係ではなくなっているが，まだ関節面の一部が互いに接触している状態である（図1・2）。
- 鎮痛消炎薬，可動域訓練，アームスリングや肩装具（図3）などを使用する。

肩関節周囲炎

- 肩関節の痛みと可動域制限を主徴とする症候群で，腱板炎・肩峰下滑液包炎，石灰沈着性腱板炎，上腕二頭筋長頭腱炎，凍結肩が含まれる[1]。

▓ 腱板炎・肩峰下滑液包炎

- 肩関節痛が主症状で，腱板の炎症，それに引き続き肩峰下滑液包の炎症が生じる。夜間痛が特徴であり，肩峰の外側に圧痛が生じる。自然寛解することが多い。有痛弧徴候（painful arc sign），腕落下試験（drop arm test）が陽性となる（図4〜6）。

図1 肩関節亜脱臼の単純X線像

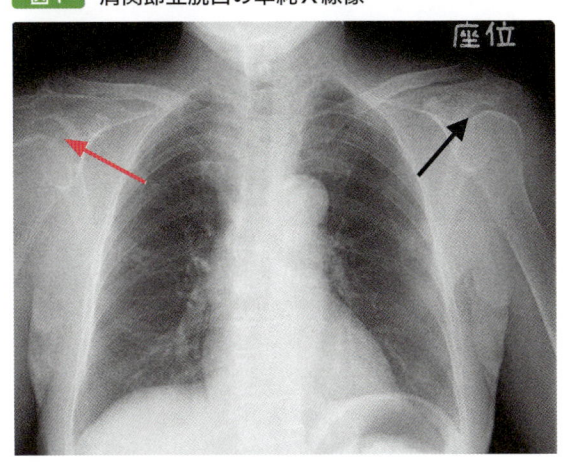

右肩は亜脱臼（→）であり，左肩（→）の正常肩関節より上腕骨が下垂している。

図2 肩関節亜脱臼のみかた

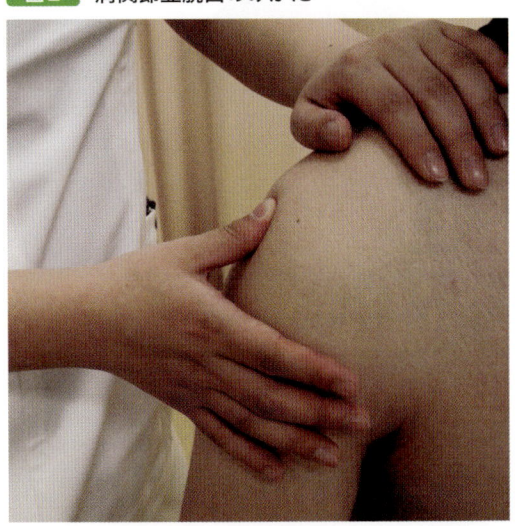

上腕骨下垂時に肩峰と上腕骨骨頭の間にできた間隙が何横指あるかを測る。その際に可動域，疼痛の有無，筋緊張状態と麻痺の程度をみておく。

図3 肩装具

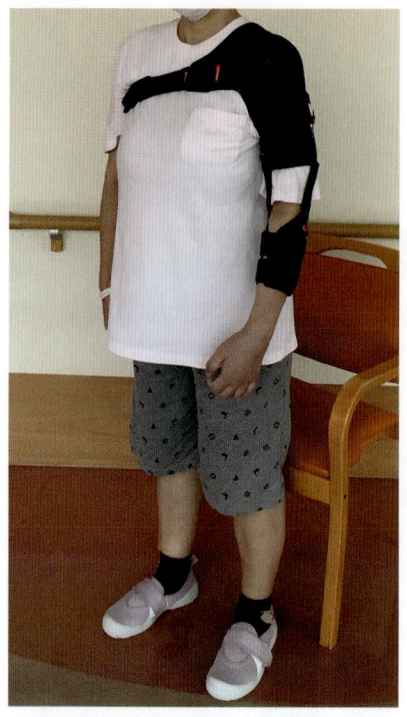

上腕骨頭を求心位に保ち，肩関節への負担を軽減するとともに痛みが緩和される。

図4 腱板（肩回旋腱板）の構造 （文献2より引用）

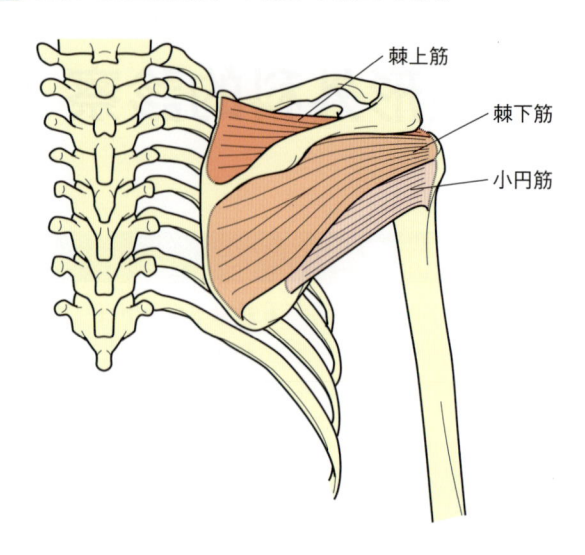

棘上筋
棘下筋
小円筋

腱板は棘上筋・棘下筋・小円筋・肩甲下筋からなる。
前3筋は上腕骨外旋作用をもち，起始が肩甲骨背面で，肩関節包の後面を経て上腕骨大結節に付着する。
肩甲下筋は上腕骨内旋作用をもち，起始は肩甲骨肋骨面で，肩関節包の前面を経て上腕骨小結節に付着する。
腱板は肩関節外転の際に上腕骨を引き付けて下降させ，三角筋の肩関節外転作用を補助する。図では肩甲下筋は見えていない。

図5 有痛弧徴候 （painful arc sign）

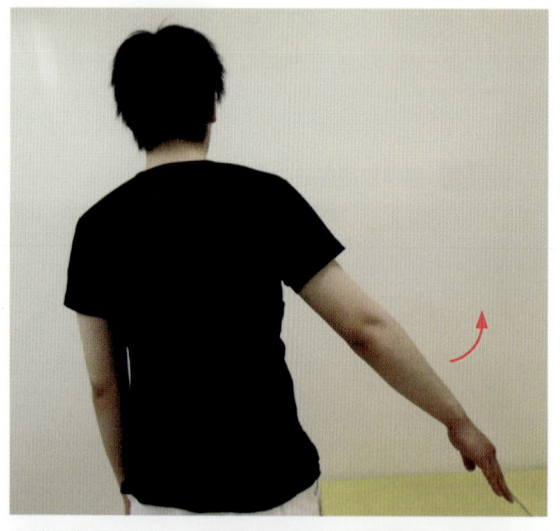

上肢を自動的にゆっくり外転させると，外転70°～120°で肩痛が生じ，その前後で痛みが消失する現象である。腱板は烏口肩峰アーチの下を通るが，外転するに従って腱板の病変部位がアーチに当たり疼痛が出現する。病変部位が通過すると疼痛が消失する。

図6 腕落下試験

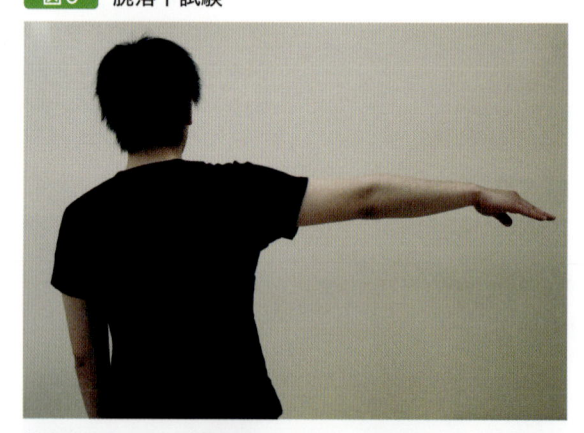

検者が患者の腕を外転90°付近にもっていき，その位置を保持させたり，ゆっくり下ろすよう指示すると腕が下垂してしまう。腱板炎の疼痛や腱板断裂で上腕骨骨頭の引きつけが弱いときに生じる。

▌▌石灰沈着性腱板炎

- 腱板内に石灰が沈着する疾患である。急性に発症し，局所に強い自発痛，圧痛，発赤，熱感が出現する。腱板の退行変性で生じ，関節内に石灰沈着が出現する。石灰沈着は単純Ｘ線像で確認できる。

▌▌上腕二頭筋長頭腱炎

- 肩関節前面の疼痛が多い。夜間痛が強く，ときに上腕から前腕にかけての放散痛が出現する。上腕骨結節間溝の圧痛がみられる。上腕骨外旋や前腕の回外で疼痛が増強する。Yergason 試験で陽性となる（図7・8）。

図7　上腕二頭筋長頭（文献2を基に作成）

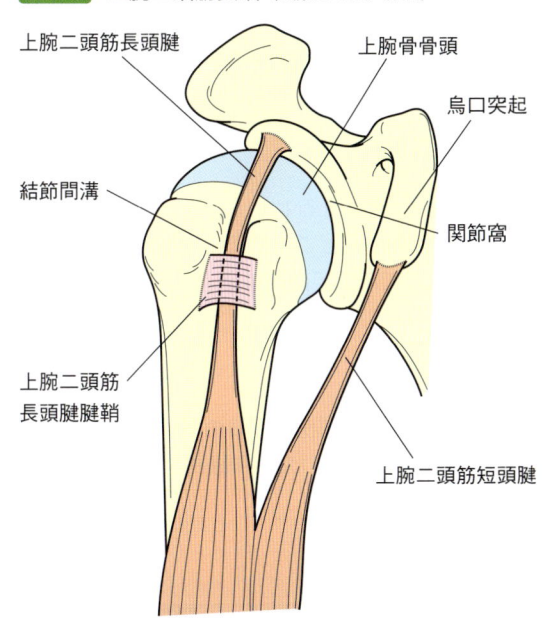

- 上腕二頭筋長頭腱
- 結節間溝
- 上腕二頭筋長頭腱腱鞘
- 上腕骨骨頭
- 烏口突起
- 関節窩
- 上腕二頭筋短頭腱

上腕二頭筋長頭は上腕骨前面の結節間溝の腱鞘を通る。
上腕骨結節間溝に骨増生，機械的刺激で腱炎が起こる。

図8　Yergason 徴候

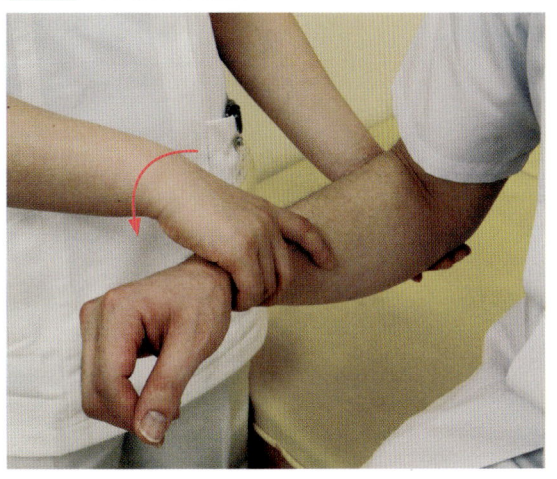

肘関節を90°屈曲，かつ前腕回内位とさせ，検者は一方の手で肘を押さえ，他方の手で手首をつかむ。この状態で，抵抗を加えながら被検者に前腕回外を行わせる。結節間溝に疼痛が出現すれば陽性で，上腕二頭筋長頭腱炎が疑われる。

腰痛

- 脳卒中患者は高齢者が多いため，腰痛の原因としては骨粗鬆症や腰部脊柱管狭窄症などの頻度が高い[3]。

| 骨粗鬆症 | ● 骨粗鬆症で骨量が低下すると骨折が生じやすくなり，そのために腰痛が出現する。通常の骨折と同様の強い腰痛から軽微な腰痛まで起こることがある。骨粗鬆症では，円背や身長が低くなるなどの症状もみられる[4]。骨粗鬆症は特に閉経後の女性に多い。 |

腰部脊椎管狭窄症

- 高齢者では脊柱管が加齢により変形したり，すべりが生じて狭くなる。そのため，馬尾や神経根が圧迫されて神経症状が出現する。その大きな特徴は，慢性的な腰痛，下肢痛，しびれ感などと，神経性間欠跛行である[3]。
- 神経性間欠跛行は歩行によって下肢の疼痛，しびれ，脱力が増悪し，歩行困難になる症状であり，ほんの少し休み，前屈姿勢をとることで症状が軽減する。
- Burger病などの末梢血管閉塞でも間欠性跛行が生じるが，足背動脈の触知ができない，前屈姿勢になっても症状改善につながらないなどの特徴がある[5]。

腰痛の検査法

▎▎ 脊柱の彎曲

- 脊柱の前後左右への彎曲をみる。脊柱が腰背部で後方に突出する円背が高齢女性でみられた場合，骨粗鬆症が疑われる。
- 側方に脊柱が傾いている場合は疼痛を避けるために生じている可能性があり，椎間板ヘルニアなども考える。

▎▎ 脊柱運動

- 脊柱の動きをみるために立位で前後屈，側屈，回旋を行わせる。変形性脊椎症などでは前後屈が十分にできない。特に前屈では指先がどこまで下に届くかは症状の動向をみるのに有用である。指先と床の距離（指床間距離）の経過をみていく[6]（図9・10）。

▎▎ 圧痛，叩打痛

- 脊柱の棘突起をハンマーで叩打したときの疼痛，腰部傍脊柱筋の圧痛は病変部位を知るのに役立つ（図11・12）。また，殿部の外上方の大殿神経終末の圧痛は腰部脊柱管狭窄などで生じる[7]。

図9 脊柱の前屈	図10 脊柱の後屈

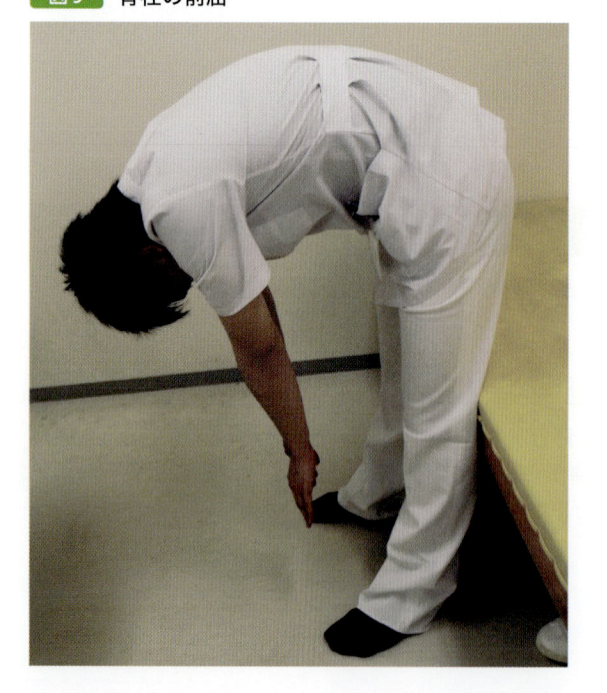

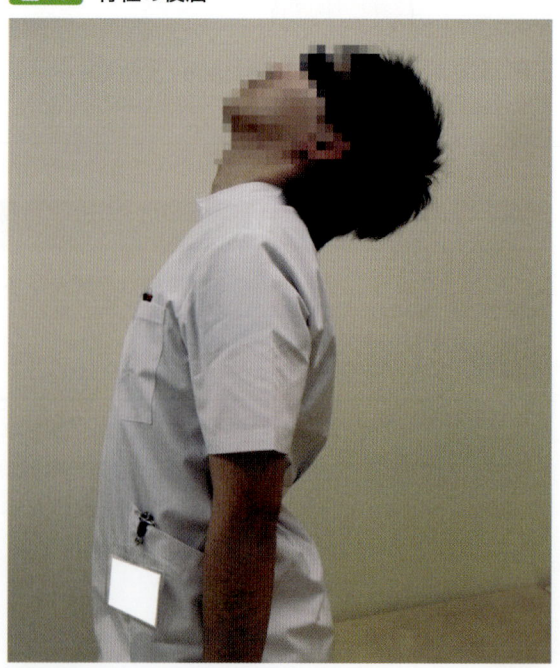

下肢伸展挙上検査

● 下肢伸展挙上検査（SLR）は患者を背臥位にして，検者が患者の下腿を持って膝関節伸展位のまま下肢を挙上する。70°以下で疼痛を訴えれば病的である（図13）。

● 疼痛は腰殿部から大腿後面に放散痛が生じる。神経根の機械的障害による。同様の検査にLasègue徴候がある。はじめに股関節・膝関節90°屈曲としておき，徐々に膝関節を伸展させる手技である（図14）。

神経学的検査

● 腱反射，筋力，感覚などの神経学的検査を行う。腰痛では，膝蓋腱反射（反射中枢：L2-4），アキレス腱反射（反射中枢：S1-2）が低下することが多い。筋力検査では長母趾伸筋（L4-S1）の筋力低下がしばしばみられる（図15）。

図11　棘突起の叩打

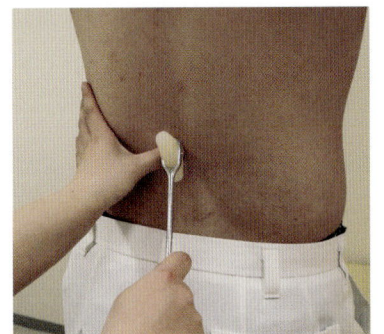

腰背部から棘突起を一つひとつ叩打し，特に痛い部位を探す。

図12　傍脊柱筋の圧縮

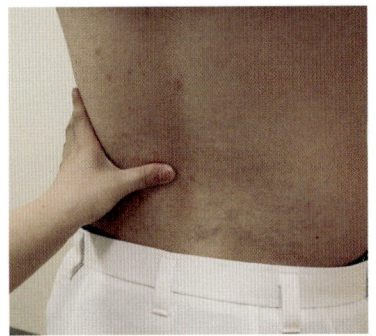

図15　長母趾伸筋筋力検査

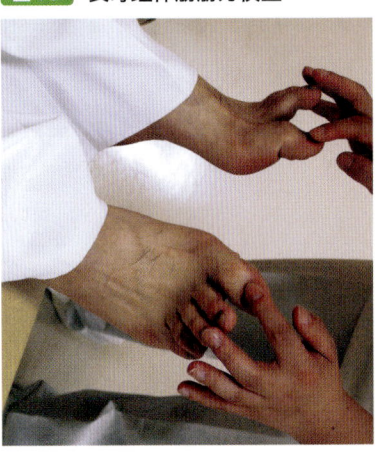

両母趾を背屈させて左右差をみる。

図13　下肢伸展挙上検査（SLR）

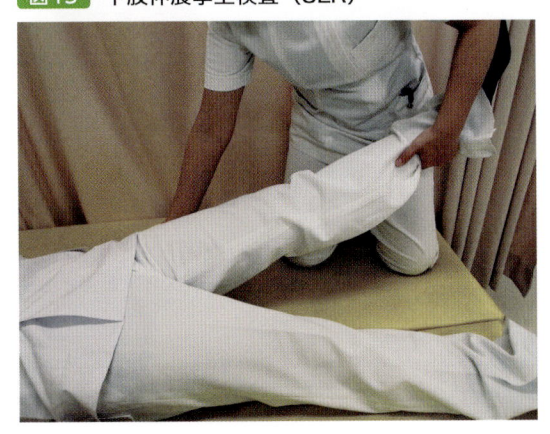

図14　Lasègue徴候

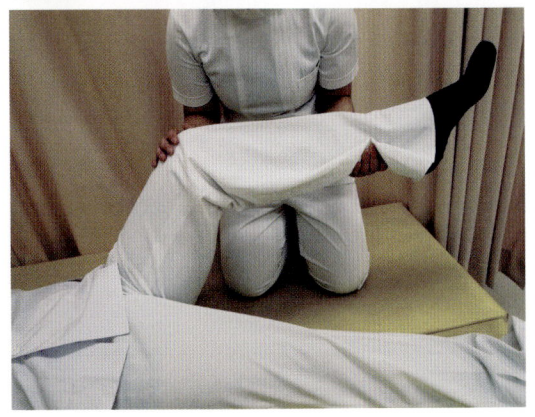

はじめに股関節・膝関節90°屈曲としておき，徐々に膝関節を伸展させる。

変形性膝関節症

病態

- 変形性関節症は加齢によって骨・軟骨の退行性変化と増殖性変化が生じ，関節が変形する状態である。はじめは関節軟骨の変化が次第に表層から深層へ達する。その後，骨の硬化や骨棘形成が起こってくる[6]。

臨床症状

▌▌ 疼痛の特徴

- 歩き始めや正座からの立ち上がりで疼痛が生じ，歩き出すと痛みが軽減・消失する。そのうちに階段歩行や長距離歩行でも疼痛が起こるようになる。疼痛は膝内側部に出現することが多い（図16）。

▌▌ 関節液の貯留

- 病状が進むと関節液が貯留して，膝関節が腫脹，熱感が出てくる。診察で膝蓋跳動がみられる（図17）。

▌▌ 内反・可動域制限

- 内側の関節裂隙の狭小化が進み，内反変形を引き起こす。また膝関節の屈曲・伸展制限が生じてくる。

▌▌ 不安定性

- 骨の形態学的変化のために膝関節の不安定性が生じる。歩行の際に膝関節荷重時には大腿骨に対して脛骨外側顆が内側に亜脱臼する。遊脚期には整復される[9]。

図16 膝関節の内側関節裂隙

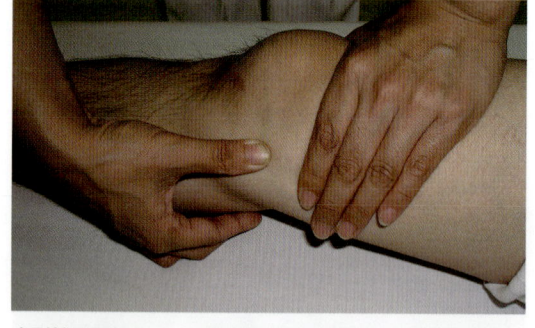

変形性膝関節症では内側関節裂隙に疼痛や圧痛が生じる。

図17 膝蓋跳動

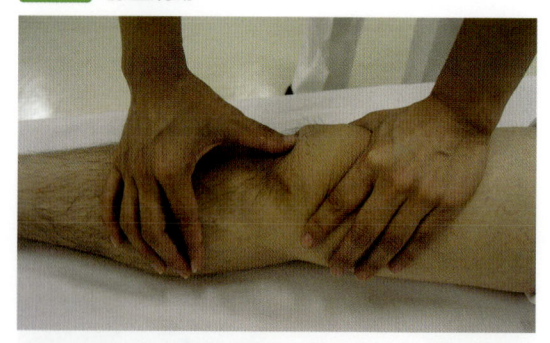

膝蓋上包に溜まった液を遠位へ押しやると，液の貯留により膝蓋骨は浮上し，膝蓋骨を前面から軽く叩くと浮き沈みを感じる。これを膝蓋跳動という。

◆文献

1）牧内大輔ほか：肩関節周囲炎．総合リハ 33（7）：651-653，2005．
3）Hoppenfeld S：Physical Examination of the Spine and Extremities, Prentice Hall, 1976.
4）山本博司：高齢者の変性疾患による腰痛症．日医雑誌 128（12）：1786-1789，2002．
5）中村利孝：骨粗鬆症に伴う腰痛．日医雑誌 128（12）：1795-1799，2002．
6）井上駿一：胸椎，腰椎．標準整形外科学，第4版（広畑和志ほか編），pp.400-446，医学書院，1990．
7）林　泰史：腰痛症の種類・診断・治療法．日医雑誌 128（12）：1761-1765，2002．
8）今井　望：膝関節症，変形性膝関節症．標準整形外科学 第4版（広畑和志ほか編），pp.501-503，医学書院，1990．
9）冨士川恭輔，笹崎義弘：変形性膝関節症．総合リハ 27（12）：1135-1141，1999．

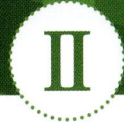
心理検査

脳卒中患者の心理的な問題

- 脳脳卒中患者の心理的な問題として，脳卒中後のうつ，発症後のストレス反応や，脳の器質的障害による認知症，高次機能障害などが挙げられる。以下にそれらの概説と心理検査について述べる。

脳卒中後うつ

PSD : post stroke depression

- 脳卒中発症後に生じるうつ症状は，脳卒中後うつ（**PSD**）とよばれる。PSDの発症頻度は脳卒中患者の約22～72％と幅があり，リハビリテーションを行う2年以内に発症し，高頻度で残存する[1]。
- PSDの症状は，意欲の障害と前頭葉機能障害を含む認知機能障害が多く，服薬やリハビリテーション治療に対して抵抗性があり，ADL，生存率への悪影響が生じるため，早期診断・早期治療が望まれる[1]。

SDS : Self-rating Depression Scale

- Herrmannら[2]は，入院時に436人の患者を評価し，顕著なうつ症状は，3カ月時点で22％（**SDS**：後述），1年時点で21％（SDS）認められたとし，抑うつ症状は3カ月（r＝－31，P＜0.0001）および1年後（r＝－28，P＜0.001）のFIMと相関していたと報告している。
- この他にも，PSDは身体障害以上に長期化する[3]ことがわかっている。したがって入院直後からのPSDの治療や，PSDと相互に関わり合っている運動障害の重症化を避けることが重要である。その一方で，リハは心理的負担を考慮し，無理のないメニューで進める必要がある。

SSRI : selective serotonin reuptake inhibitor

- 選択的セロトニン再取り込み阻害薬（**SSRI**）などによるうつの治療が身体障害に及ぼす影響は，半数近くの研究が改善すると報告している[1]。

脳卒中発症によるストレス反応

- 脳卒中を発症したことで，機能障害やこれに続く能力障害，さらには環境変化により患者の生活は激変しする。患者によってストレス反応はさまざまであるが，多くは悲嘆を伴い，周囲の人間まで影響を受けることになる。患者の悲嘆反応は，脳卒中後うつへと発展することもあり，リハビリテーションの阻害因子となる。
- こうしたストレス反応をフロイドは「対象喪失」による悲嘆反応として著している[4]。対象喪失とは，財産や親しい人，地位や名誉，健康などを失ったときに生じる悲嘆である[4]。人は人生の後半で健康や社会的地位，家族など多くのものを失っていく。しかし，脳卒中発症による急激な喪失体験は自身の存在価値までも覆すような過酷な体験となることもある。

PTSD : posttraumatic stress disorder

- 心的外傷後ストレス障害（**PTSD**）とは，日常的なストレスをはるかに超える外傷的な出来事（トラウマ体験）があり，その後，その出来事がフラッシュバックしたり，関係する事柄を回避したり，否定的な感情が強まったり，過覚醒などを伴う疾患である。脳卒中発症によるストレス反応をPTSDと位置付ける人もいる[5]。不安や不眠が強い場合は医療的介入も必要である。
- 1951年にGraysonが「障害受容」について言及し，その後リハビリテーション分

野でその概念が発展した。

- 上田は，障害の受容とは「あきらめでも居直りでもなく，障害に対する価値観（感）の転換であり，障害をもつことが自己の全体としての人間的価値を低下させるものではないことの認識と体得を通じて，恥の意識や劣等感を克服し，積極的な生活態度に転ずること」とした。そして，そこに至るために①ショック期，②否認期，③混乱（怒り・うらみと悲嘆・抑うつ）期，④解決への努力期，⑤受容期の5つの段階を経るという段階理論を提唱した[6]。
- 現在では，その過程に蓋然性が薄いことや「障害受容」という言葉が独り歩きをして，患者やその家族にプレッシャーを与えるといった理由で，唱える人が少なくなった[7]。
- たしかに上田による「障害受容」とは，価値観の転換も含まれていて，難易度が高く，実際の現場でこのように障害を受容できる患者は多くない。
- 一方で臨床場面では，現実を否定したり，リハビリテーションに多大な期待を寄せたり，落ち込んだりする患者は普通に存在する。ここに寄り添うスタッフのストレスも大変なものである。段階モデルは，スタッフの患者に「乗り越えてほしい」という切実な思いが具現化した理想像ともいえる。スタッフへのストレスコーピングなどの心理教育が必要である。

意欲・アパシー

AES : apathy evaluation scale

- アパシー（無感情：apathy）は，「感情や情動の欠如もしくは意欲や興味の欠如」と定義されている。
- Starksteinら[8]は，14項目からなる**AES**（後に岡田らによってやる気スコアに発展）を用いて，急性脳卒中患者80例を検討し，うつ病が23％，アパシーが11％，両者の併発が11％出現したと述べた。また，アパシー併発例は，高齢で認知機能や身体機能がより障害されていることを示し，内包後脚と淡蒼球周辺を含む前脈絡叢動脈領域の病変でアパシーの頻度が高いとしている[8]。
- リハビリテーションを実施する際に意欲低下は大きな支障となる。「やる気がない患者」として，患者に原因を帰属させやすいため注意が必要である。
- 山下ら[9]によると，アパシーとうつ病は独立して発生するにもかかわらず関係し合い，うつよりもアパシーのほうが機能的に改善しにくくしていることから，急に現実に直面させて障害受容を促すよりは，適度に固執を許容しながら希望を失わせずにリハビリテーションを進めるほうがよいとしている[9]。

高次脳機能障害

- 認知症は，脳卒中生存者の約3分の1が罹患している脳卒中後の主な合併症の1つであり，高次脳機能障害に分類される。
- Pohjasvaara[10]らは，急性期の脳卒中患者の61.7％に認知機能の低下が認められ，DSM-IVの基準では18.4％が認知症と報告した。また，脳血管性の認知症が全体の57％であり，アルツハイマー型認知症との混合型認知症が38％としている[11]。
- 脳血管性の認知症は，アルツハイマー型の認知症と比較し，人格変化が少なく，認知機能の変動が大きい（まだら症状）。したがって比較的病識があるため，苦悩が強く出る。アパシーや脳卒中後うつ，自殺念慮との関連も報告されている[1]。
- 注意障害や遂行障害，失行失認，失語症といった他の高次脳機能障害については別章に譲る。
- 前頭葉障害は高次脳機能障害に含まれるが，単独で難病に指定されている。注意障害や遂行障害，社会的行動障害が生じる。具体的には常同行動や脱抑制が生じた

り，注意の転導性や被影響性が亢進，さらには自発性や共感性が低下したりするなど社会適応が困難な人格変化が生じる。

- 比較的若年の患者にみられることから，就業を含めたリハビリテーションを考えるうえで大きな問題となる[3]。

心理検査の実際

- 心理検査には大きく分けて，質問紙法，投影法，作業検査法などがある。検査と解析に時間と技術を要するものもあるなかで，脳卒中患者に使われそうなものを以下に掲載する。
- 心理検査の多くは「できないこと」を評価するものであり，長時間に及ぶため患者の忍耐力や集中力を必要とする。脳卒中の患者には負担が強いため，検査者は患者としっかりラポールを取り，その旨を丁寧に説明し，同意を得ておく必要がある。
- また，上肢や構音機能に障害があっても聞き取りで実施できるものもある。その際には，その旨を記録しておく必要がある。

うつ評価

SDS

- SDSはZung WWK（1965年）により考案された自己記入式抑うつ尺度である。18歳以上が適用年齢で，所要時間は15分程度である。SDSは検査者を選ばず，簡便で使いやすいため[12]，PSDのスクリーニングとして多用されている。そのため，重症度評価については行動観察や他の心理検査を加味する必要がある。
- SDSの抑うつ因子は**表1**のように20項目から編成され，「感情」「生理的随伴症状」「心理的随伴症状」について問うている[13]。
- 日本版SDSでは，正常は23〜47点，神経症は39〜59点，うつ病は53〜67点を目安としている[14]が，PSDはうつ症状よりも意欲低下が強く出るため，こちらの確認も必要である[15]。
- SDSは，検者が直接面接して聞き取ることが可能であり，その際はその旨を結果に記載する。SDS 50点以上は，ADLの改善率が低い。

表1 SDSの抑うつ状態因子 （文献13を基に作成）

	因子	質問内容		因子	質問内容
1.	憂うつ，抑うつ，悲哀	感情	11.	混乱	心理的随伴症状
2.	日内変動	生理的随伴症状	12.	精神運動性減退	心理的随伴症状
3.	啼泣	感情	13.	精神運動性興奮	心理的随伴症状
4.	睡眠	生理的随伴症状	14.	希望のなさ	心理的随伴症状
5.	食欲	生理的随伴症状	15.	焦燥	心理的随伴症状
6.	性欲	生理的随伴症状	16.	不決断	心理的随伴症状
7.	体重減少	生理的随伴症状	17.	自己過小評価	心理的随伴症状
8.	便秘	生理的随伴症状	18.	空虚	心理的随伴症状
9.	心悸亢進	生理的随伴症状	19.	自殺念慮	心理的随伴症状
10.	疲労	生理的随伴症状	20.	不満足	心理的随伴症状

HAM-D

HAM-D: Hamilton
Depression Rating Scale

- **HAM-D**は，1960年に英国のMax Hamiltonによって開発された。うつ病にみられる不安の身体症状，一般的な身体症状，消化系の身体症状など多彩な自律神経症状や心気症，不安の精神症状などが含まれていて（**表2**），医師などの専門家が項目ごとに面接して評価をする心理検査である。

- 検査に10〜20分を要するが，構造化された検査になるので，客観的にうつ病の程度を判断することができる。

- 原著は21項目であるが，重症度評価は最初の17項目で行い，残りの4項目はうつ病の性質を示す症状項目と位置づけられている[16, 17]。質問は，うつ症状が出る前，もしくは現在治療中ならばその治療開始から最近一週間の症状を思い出して，質問に答えていく[16, 17]。

SIGHD: Structured
Interview Guide for HAMD

- HAM-Dには，さまざま構造化面接（**SIGHD**）が開発されている。日本版SIGHD（稲田ら，2011）についても，その信頼性と妥当性は十分に検証されている[17]。

- HAM-Dのうつの重症度を判断するための基準は明確にはなっていないが，17項目において目安としては**表3**の点数のようになる。臨床研究や治験では，うつ病と判断するラインは18〜20点くらいである。

- SDSの項でも述べたが，PSDにはうつの中核となる抑うつよりも意欲低下が顕著であるが，HAM-Dには意欲に関する項目は1つ（「7. 仕事と活動」）しか設けられていない。日本脳卒中学会で作成されたHAM-Dとの相関の高いJSS-D・E（脳卒中感情障害スケール）や日本版やる気スコアなども加えるとよい[15]。

表2　HAM-D（SIGHD）

質問事項	配点	質問事項	配点
1. 抑うつ気分（depressed mood）	0〜4	12. 消化器系身体症状（gastrointestinal）	0〜2
2. 罪責感（feelings of guilt）	0〜4	13. 一般的な身体症状（somatic symptoms general）	0〜2
3. 自殺傾向（suicide）	0〜4	14. 生殖器症状（genital symptoms）（性欲の低下，生理不順など）	0〜2
4. 入眠障害（insomnia early）	0〜2	15. 心気症（hypochondriasis）	0〜4
5. 熟眠障害（insomnia middle）	0〜2	16. 体重減少（loss of weight）	0〜2
6. 早朝睡眠障害（insomnia late）	0〜2	17. 病識（Insight）	0〜2
7. 仕事と活動（work and activities）	0〜4	18. 日内変動（diurnal variation）	0〜2
8. 精神運動抑制（retardation: psychomotor）（思考や会話が遅くなる，集中力が落ちる，自発的運動の現象）	0〜4	19. 現実感喪失・離人症（depersonarization and derealization）	0〜4
9. 精神運動激越（agitation）	0〜4	20. 妄想症状（paranoid symptoms）	0〜3
10. 精神的不安（anxiety psychological）	0〜4	21. 強迫症状（obsessional and compulsove symptoms）	0〜2
11. 身体的不安（anxiety somatic）（胃腸症状や動悸，頭痛，過呼吸など不安に伴う身体症状）	0〜4		

表3
HAM-Dのうつの重症度を判断基準

0〜7点	正常（normal）
8〜13点	軽症（mild depression）
14〜18点	中等症（moderate depression）
19〜22点	重症（severe depression）
23点以上	最重症（very severe depression）

障害適応・受容に
関する検査

NAS：The Nottingham
Adjustment Scale

NAS-J：Nottingham
Adjustment Scale
Japanese Version

NAS-J

● Doddsらは NAS を開発し，障害や疾患への心理的適応の程度を示した。鈴鴨ら[18]がこれを視覚障害者用のNASの日本語版（NAS-J）として開発した。2007年に外里ら[19]によってさらに脳卒中後遺症者用に改変され，信頼性と内的整合性が確認された。

● NAS-Jは，下位尺度が「1．不安，うつ」「2．自尊感情」「3．態度」「4．ローカス・オブ・コントロール」「5．受容」「6．自己効力感」「7．帰属スタイル」の7つの心理的変数から構成され，障害の受容と心理的変数がわかるようになっている。

バイタリティーインデックス（VI）

● VIは鳥羽ら[20]によって開発された指標で，日常生活での行動を起床・意志疎通・食事・排泄・活動の5項目で評価し，高齢者のリハビリテーションや介護場面での意欲を客観的に測定するものである（表4）。

● 各項目はそれぞれ0〜2点まで配点された3つの選択肢からなり，満点は10点となる。すべての項目の合計点数で評価し，合計点数が高いほど，意欲が高いことを示す。

表4

バイタリティーインデックス
（文献20を基に作成）

起床	2点	いつも定時に起床している
	1点	起こさないと起床しないことがある
	0点	自分から起床することがない
	判定上の注意：薬剤の影響（睡眠薬など）を除外。起座できない場合，開眼し覚醒していれば2点	
意思疎通	2点	自分から挨拶する，話しかける
	1点	挨拶，呼びかけに対し返答や笑顔がみられる
	0点	反応がない
	判定上の注意：失語の合併がある場合，言語以外の表現でよい	
食事	2点	自分で進んで食べようとする
	1点	促されると食べようとする
	0点	食事に関心がない，まったく食べようとしない
	判定上の注意：器質的消化器疾患を除外。麻痺で食事の介護が必要な場合，介助により摂取意欲があれば2点（口まで運んでやった場合も積極的に食べようとすれば2点）	
排せつ	2点	いつも自ら便意尿意を伝える，あるいは自分で排便，排尿を行う
	1点	ときどき尿意，便意を伝える
	0点	排泄にまったく関心がない
	判定上の注意：失禁の有無は問わない。尿意不明の場合，失禁後にいつも不快を伝えれば2点	
リハビリ，活動	2点	自らリハビリに向かう，活動を求める
	1点	促されて向かう
	0点	拒否，無関心
	判定上の注意：リハビリでなくとも散歩やレクリエーション，テレビでもいい。寝たきりの場合，受動的理学運動に対する反応で判定する	

やる気スコア

- やる気スコアは，StarksteinによるApathy Scale[8]を，岡田ら[21]が日本語訳したものである。14項目の質問に対し0〜3の4段階の回答のなかから1つを選択する（表5）。日本人に対しては，16点以上を意欲低下とする判定が提案されている。
- この検査は，適切な回答ができる知的レベルと言語能力を必要とするため，高度の意欲低下，中等度の認知症，自分で適切に回答できない患者の場合は用いるべきではない。

表5

やる気スコア
（文献21より引用）

	まったくない	少し	かなり	大いに
1）新しいことを学びたいと思いますか？	3	2	1	0
2）何か興味を持っていることがありますか？	3	2	1	0
3）健康状態に関心がありますか？	3	2	1	0
4）物事に打ち込めますか？	3	2	1	0
5）いつも何かしたいと思っていますか？	3	2	1	0
6）将来のことについての計画や目標を持っていますか？	3	2	1	0
7）何かをやろうとする意欲はありますか？	3	2	1	0
8）毎日張り切って過ごしていますか？	3	2	1	0
9）毎日何をしたらいいか誰かに言ってもらわなければなりませんか？	0	1	2	3
10）何事にも無関心ですか？	0	1	2	3
11）関心を惹かれるものなど何もないですか？	0	1	2	3
12）誰かに言われないと何にもしませんか？	0	1	2	3
13）楽しくもなく，悲しくもなくその中間位の気持ちですか？	0	1	2	3
14）自分自身にやる気がないと思いますか？	0	1	2	3
合計 ＿＿＿＿＿				

Apathy Scale島根医科大学第3内科版：16点以上をapathyありと評価

- 認知症のスクリーニング検査は，改訂版長谷川式認知症スケール（HDS-R），MMSEなどに代表される質問式テストがある。
- 一方で認知症の重症度を判定する検査としてADAS，臨床認知症評価尺度（CDR），MSQ，N式精神機能検査などに代表されるテストがある。これらは，比較的簡便であり，多くの職種で実施可能である。
- ここでは時間をかけて精査する検査をいくつか紹介する。

ADAS-cog

- ADASは，1983年にMohsらによって開発された。アルツハイマー型に特化した認知機能評価であり，治験によく用いられる。
- 認知機能下位尺度（ADAS-cog）と，精神状態などを評価する非認知機能下位尺度（ADAS-noncog）の2つの下位尺度から構成されていたが，ADAS-cogが独立した認知機能検査として用いられることが多い。

- ADAS-cogでは「単語再生」「口頭言語能力」「言語の聴覚的理解」「自発話における喚語困難」「口頭命令に従う」「手指および物品呼称」「構成行為」「観念運動」「見当識」「単語再認」「テスト教示の再生能力」の11項目によって認知機能を評価する[22]。
- 得点の範囲は0〜70点であり，得点が高いほど認知機能は不良なことを意味する。検査には約40分前後を要する。

WAIS-Ⅳ：Wechsler Adult Intelligence Scale-Fourth Edition

VCI：Verbal Comprehension Index

PRI：Perceptual Reasoning Index

WMI：Working Memory Index

PSI：Processing Speed Index

WAIS-Ⅳ

- WAIS-Ⅳは成人用（16〜90歳）の知能検査であり，60〜90分を要する本格的な知能検査である。
- 全体的な認知能力を表す全検査IQ（FSIQ）と，4つの指標得点「言語理解指標（VCI）」「知覚推理指標（PRI）」「ワーキングメモリー指標（WMI）」「処理速度指標（PSI）」を算出する。
- ディスクレパンシー比較，強みと弱みの判定，また，任意の手続きのプロセス分析により，検査結果について詳細な分析を行うことが可能である[23]。

WMS（ウェクスラー記憶検査）

WMS-R：Wechsler Memory Scale-Revised

- WMS-Rは，16歳〜74歳までの青年および成人の記憶を評価するための心理検査であり，所要時間は45分〜60分である。
- 短期記憶と長期記憶，言語性記憶と非言語性記憶，即時記憶と遅延記憶など，記憶が持つさまざまな側面を総合的に測定するため，認知症をはじめとする種々の疾患の記憶障害の評価に有効である。
- 言語を使った問題と図形を使った問題で構成され，13の下位検査がある。2つの主要な指標（一般的記憶，注意／集中力）および，一般的記憶を細分化した，言語性記憶と視覚性記憶の指標が得られる。また，遅延再生指標も求めることができる[24]。
- 時間が限られている場合や遅延再生指標を必要としない場合は，短縮版を行うことができる。短縮版に要する時間は約30分である。

三宅式記銘力検査三宅式記銘力検査

- 三宅式記銘力検査三宅式記銘力検査は，簡便に行える聴覚性言語性記憶検査として広く使用されている。
- 意味的関連の深い名詞（有関係対語）10対と意味的関連の希薄な名詞（無関係対語）10対から構成されていて，10対の語を読み上げ記銘させた後，対語の一方を提示しもう一方の語を想起させる。正答数，誤答数，回答時間などから記銘力を評価する[25]。

高次脳機能障害

- 高次脳機能障害を評価するテストバッテリーは非常に多くある（図1）。詳細は別章に譲るが，それぞれの検査の特性をしっかり理解したうえで，臨床症状や画像所見に規定される高次脳機能障害を検出できる検査を使用するべきである[26]。

人格検査

- 人格検査には大きく分けて，質問紙法，投影法，作業検査法などがあり，代表的なものを表6に記載した。一般の精神科診療から自己啓発に及ぶまでさまざまあるが，脳卒中患者に実施することは多くはない。

図1 使用頻度の高い神経心理学的検査（文献32を基に作成）

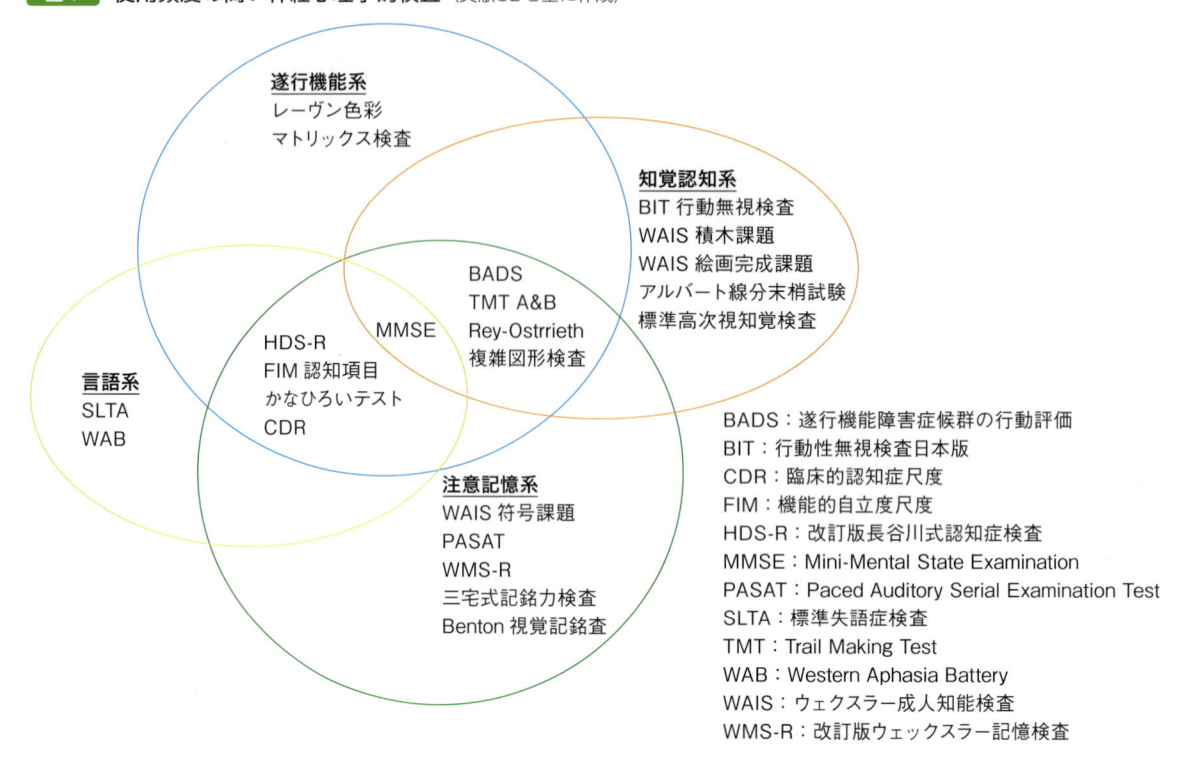

遂行機能系
レーヴン色彩
マトリックス検査

知覚認知系
BIT 行動無視検査
WAIS 積木課題
WAIS 絵画完成課題
アルバート線分末梢試験
標準高次視知覚検査

BADS
TMT A&B
Rey-Ostrrieth
複雑図形検査

MMSE

HDS-R
FIM 認知項目
かなひろいテスト
CDR

言語系
SLTA
WAB

注意記憶系
WAIS 符号課題
PASAT
WMS-R
三宅式記銘力検査
Benton 視覚記銘査

BADS：遂行機能障害症候群の行動評価
BIT：行動性無視検査日本版
CDR：臨床的認知症尺度
FIM：機能的自立度尺度
HDS-R：改訂版長谷川式認知症検査
MMSE：Mini-Mental State Examination
PASAT：Paced Auditory Serial Examination Test
SLTA：標準失語症検査
TMT：Trail Making Test
WAB：Western Aphasia Battery
WAIS：ウェクスラー成人知能検査
WMS-R：改訂版ウェックスラー記憶検査

表6
代表的な人格検査

質問紙法	▶ミネソタ多面的人格検査（MMPI） ▶コーネルメディカルインデックス（CMI） ▶矢田部・ギルフォード検査（Y-G検査） ▶東大式エゴグラム（TEG）
投影法	▶ロールシャッハテスト ▶絵画統覚検査（TAT） ▶P-Fスタディ（絵画・欲求不満テスト） ▶HTP（House-Tree-Person Test） ▶文章完成テスト（SCT） ▶バウムテスト
作業検査	▶内田・クレペリン精神テスト

MNPI：Minnesota Multiphasic Personality Inventory

CMI：Cornell Medical Index

TEG：Tokyo University Egogram

TAT：thematic apperception test

SCT：Sentence completion test

おわりに

● PSDを放置した場合のリスクが明らかとなってから，PSDに対する検査や治療がなされるようになった。しかしいまだに，高次脳機能障害に関する心理検査はST，OTによることが多い。また，患者の心理面へのケアも実際はNs，PT，OT，STが治療時間の長さに比例して対応している。

● 患者に対するケアはもとよりスタッフへの心理教育によって，患者の悲嘆が減じ，スタッフも共感疲労や燃え尽きることがない方策が望まれる。

◆文献

1) Robinson RG：脳卒中における臨床神経精神医学 脳血管障害後の認知・行動・情動の障害（木村真人 監訳），星和書店，2013.
2) Hartmann BR, et al.：Effects of serial percutaneous application of carbon dioxide in intermittent claudication：results of a controlled trial. Angiology 48：957-963, 1997.
3) Matsuzaki S, et al.：The relationship between post-stroke depression and physical recovery. J Affect Disord 176：56-60, 2015.
4) 小此木　啓：対象喪失：悲しむということ，中央公論新社，2003.
5) 飛鳥井　望：トラウマと喪失から回復する力，病院・地域精神医学 56：253-262, 2014.
6) 上田　敏：リハビリテーション：新しい生き方を創る医学，講談社，2006.
7) 田島　明：障害受容について考える−支援の場面からの一考察−, Jpn J Rehabil Med 57：913-919, 2020.
8) Starkstein SE, et al.：Apathy following cerebrovascular lesions. Stroke 24：1625-1630, 1993.
9) 山下　英ほか：血管障害とうつ病・アパシー．老年精医誌 26：19-25, 2015.
10) Pohjasvaara T, et al.：Dementia three months after stroke. Baseline frequency and effect of different definitions of dementia in the Helsinki Stroke Aging Memory Study (SAM) cohort. Stroke 28：785-792, 1997.
11) Droś J, et al.：Current view on post-stroke dementia. Psychogeriatrics 21：407-417, 2021.
12) 福田和彦，小林重雄：SDSうつ症自己評価尺度日本版．
13) Zung WWK：日本版SDS自己評価式抑うつ性尺度使用手引（福田　一ほか日本版作成），三京房，2011.
14) 山内　俊ほか：精神・心理機能評価ハンドブック，中山書店，2015.
15) 木村　真：脳卒中後のうつ病とアパシー．日本神経救急学会雑誌 24：71-77, 2012.
16) Hamilton M：A rating scale for depression. J Neurol Neurosurg Psychiatry 23：56-62, 1960.
17) 稲田　俊ほか：HAMDを使いこなす：ハミルトンうつ病評価尺度（HAMD）の解説と利用の手引き，星和書店，2014.
18) 鈴鴨よしみ ほか：視覚障害への心理的適応を測定する尺度：The Nottingham Adjustment Scale日本語版の開発．心身医学 41：609-618, 2001.
19) 外里　冨ほか：脳卒中後遺症者におけるThe Nottingham Adjustment Scale Japanese Version (NAS-J) の信頼性の検討．北関東医学 57：29-35, 2007.
20) 鳥羽研二：従来のQOLスケールで判定不能な高齢者に対する新しい客観的機能評価の開発と応用．平成12-14年度厚生労働省長寿科学総合研究事業報告書，pp5-7, 2002.
21) 岡田　和ほか：やる気スコアを用いた脳卒中後の意欲低下の評価．脳卒中 20：318-323, 1998.
22) Rosen WG, et al.：A new rating scale for Alzheimer's disease. Am J Psychiatry 141：1356-1364, 1984.
23) 松田　修：知能 ウェクスラー成人知能検査（WAIS-IV）．老年精医誌 31：570-588, 2020.
24) 本多　留ほか：リハにおけるアウトカム評価尺度．日本版ウェクスラー記憶検査（WMS-R），日本版リバーミード行動記憶検査（RBMT）．臨床リハ 15：672-676, 2006.
25) 滝浦　孝：三宅式記銘力検査とベンダー・ゲシュタルト・テストの日本人健常者の成績に関する文献的検討．いわき明星大学研究紀要（人文学・社会科学・情報学篇）3：121-135, 2018.
26) 渡邉　修：高次脳機能評価．臨床リハ 26：33-40, 2017.

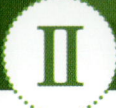
運動・動作障害の評価

運動・動作評価，姿勢バランスのみかた

- 姿勢バランスは，静止姿勢のバランス，平衡速動反応，予期的姿勢調節などの観察によって判断する[1]。

静止姿勢バランスのみかた

- 前額面，矢状面，水平面の観察を行う（図1〜4）。
- 前額面では支持基底面と体幹の傾き，動揺の有無などをみる（図1）。体幹の傾きは頭部−脊柱，両側肩峰，骨盤帯のラインをみて判断する（図2）。
- 水平面では患側肩甲帯，骨盤帯のねじれ（図3），矢状面では骨盤の前後への傾きや重心位置などをみる（図4）。
- はじめは目で観察し，次に触診を行ってアライメント，重心位置を推測する。両側肩甲帯，骨盤帯などに触れるが，外的刺激にならないよう留意する（図5）。
- 姿勢保持の安定度を検討する。姿勢が崩れるときの情報が有効な場合が多い。瞬時か，ゆっくり倒れるか，どの方向，どの関節から崩れるのかなどをみておく。

図1　前額面後面モデル（後方からみる）

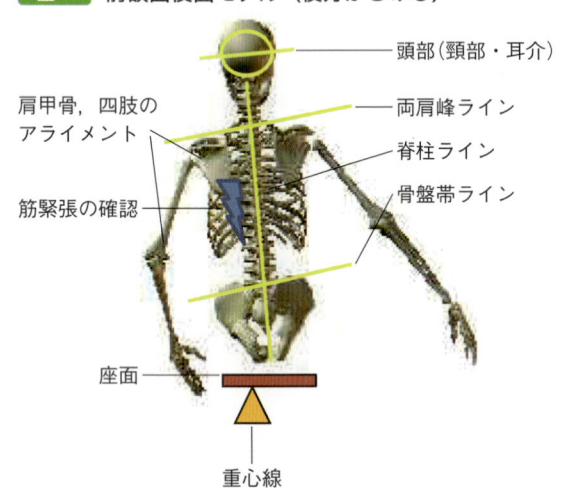

頭部（頸部・耳介）
両肩峰ライン
脊柱ライン
骨盤帯ライン
肩甲骨，四肢のアライメント
筋緊張の確認
座面
重心線

頭部−脊柱ラインと両肩峰ライン，骨盤帯ラインを確認する。重心の偏りや筋緊張も観察する。

図2　前額面での姿勢観察（左片麻痺例：後方からみる）

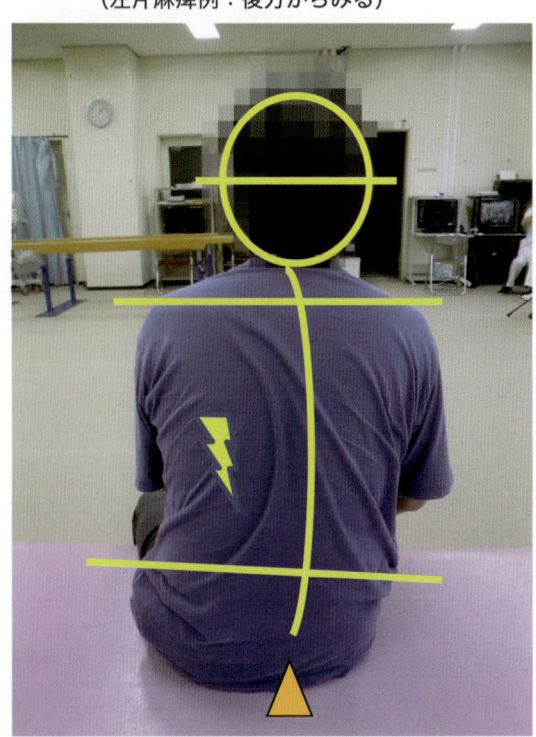

頭部−脊柱ラインと両肩峰ライン，骨盤帯ラインを確認する（重心の右への偏りや骨盤右傾斜がある。しかし，肩峰や頸部がほぼ水平なので右凸代償側弯を推定できる）。

図3　水平面での姿勢観察
（左片麻痺例：頭上からみる）

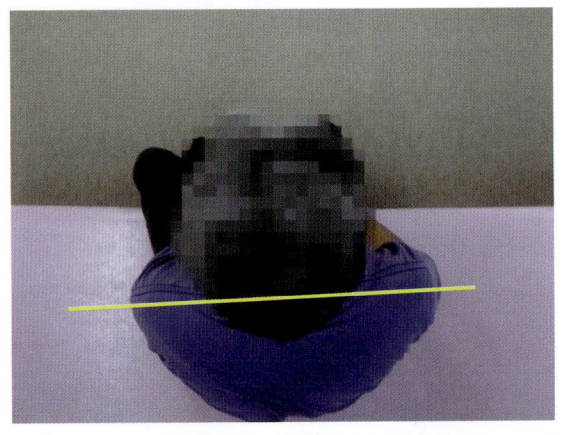

両肩峰ライン，骨盤帯ラインを確認し，ねじれなどないか確認する（頚部と両肩峰ラインに比べ，左回旋を伴った，体幹のねじれ，左肩甲帯の後退が観察できる）。

図4　矢状面での姿勢観察（右から観察）

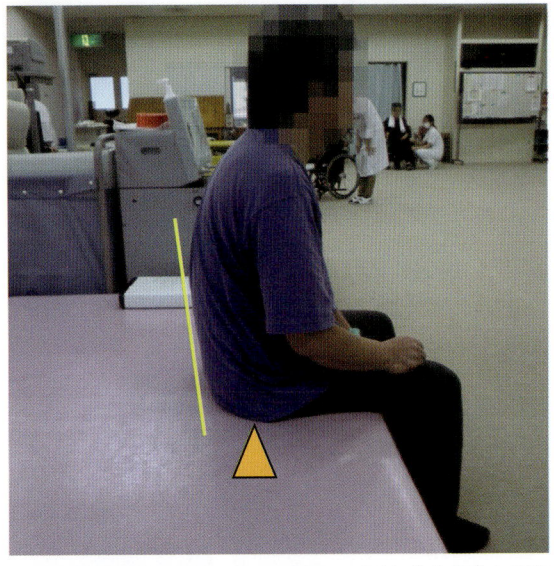

重心位置や骨盤の傾きなどを観察する（重心後方偏位と骨盤後傾が確認できる）。

図5　実際に触れて姿勢の特徴を確認する（左右から観察）

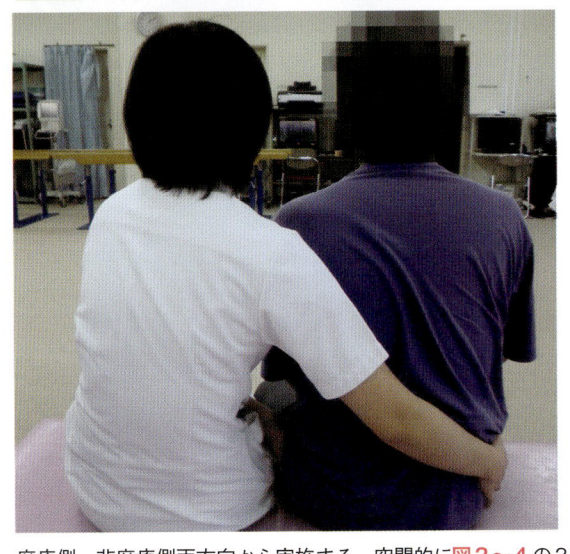
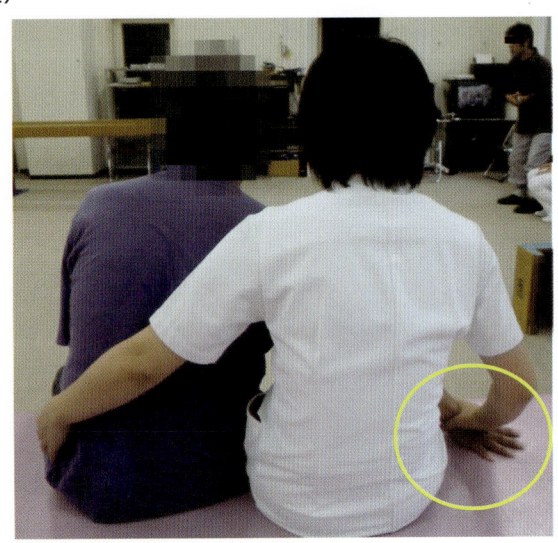

麻痺側，非麻痺側両方向から実施する。空間的に図2〜4の3次元の面から考え，把握する。手で直接触れて脊柱アライメントや筋緊張を確認する。姿勢保持不能の場合，どのように崩れるか確認する。また，上肢の支持を介助し，どの位置で姿勢保持できるか重心の移動も含め確認する（右図）。

**平衡速動反応の
みかた**

- 平衡速動反応（外乱負荷応答）とは，ある姿勢を保持しているとき，種々の外力に対して姿勢を保持しようとする自動反応である（図6〜7）。
- 転倒を予期して安全確保のうえ行う。
- 重心変化に伴う四肢や体幹の自動運動をみる。
- セラピストが両側肩峰，骨盤帯に水平方向からの外力を加え反応をみる。
- 前後左右から外力を加える。弱い力から加え，応答をみながら強くしていく（図7）。
- 姿勢の崩れを観察し分析する。

予期的姿勢調節の
みかた

- 予期的姿勢調節とは，体重心の移動を伴うような意図的運動時，意識されている身体部位の運動に先行して生じる姿勢変化である[2]（図8）。先行随伴性の反応ともいえる。
- 患者に触れていないので，即座に転倒防止できる位置にいる。
- 体重心の位置変化，四肢・体幹の支持力を観察する。
- 姿勢の崩れを観察する。

図6 四つ這い位保持（注意：介助は原則患側から行う）

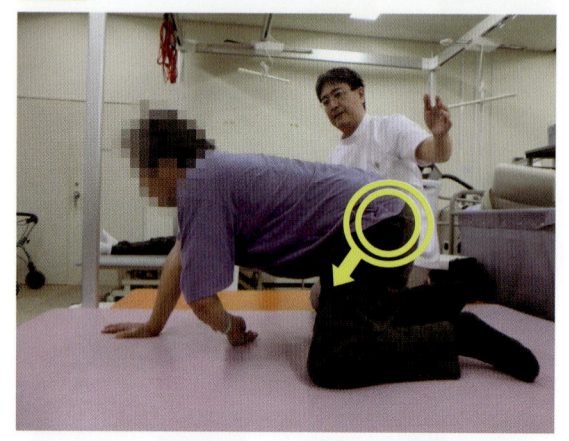

重心や四肢のアライメント，筋緊張の変化や保持時間をみる。姿勢崩壊の際は（◎印），時間的（ゆっくり，瞬時など），空間的（方向，どの関節から）に把握する。

図7 平衡速動反応（左側方からの外力）

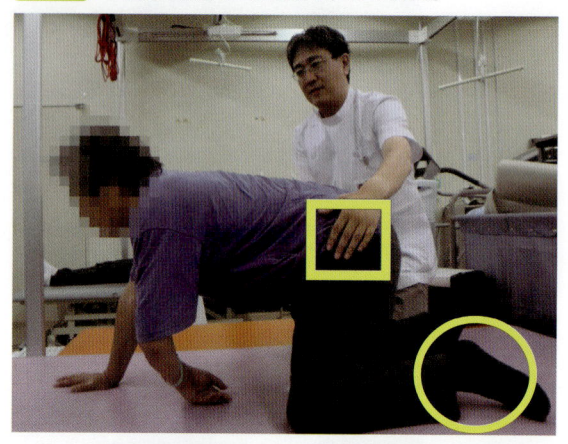

外力を加え（□印），外乱に対する応答を確認する，筋緊張の変化（56ページも参照）や共同運動の異常（○印）や代償運動をみる。姿勢崩壊の際は，時間的（ゆっくり，瞬時など），空間的（方向，どの関節から）に把握する。

図8 予期的姿勢調節（四つ這い位から四肢挙上）

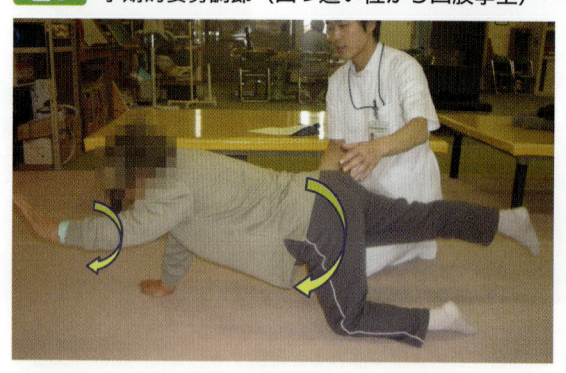

姿勢維持前の重心の移動や代償運動の有無，筋緊張の変化をみる。支持している側の動揺（矢印）や，空間操作時の円滑性も確認する。何度か試し，再現性や不規則性を確認する。動きの速さもみる。

Pusher現象の
みかた

- 座位や立位（背臥位でも）で身体軸が麻痺側へ傾斜（図9）。
- 非麻痺側上下肢が床や座面を押すことで麻痺側への姿勢崩壊を生じる。
- 歩行や片足立ち，非麻痺側リーチ動作など，非麻痺側に荷重しなくてはいけない動作で，十分荷重をかけられない状態。
- 姿勢反射出現のタイミングが麻痺側には遅延，非麻痺側は早期に出現する。

● 評価指標としては，Clinical assessment Scale for Contraversive Pushing（SCP）が妥当性や感度・特異度の面で利用されている。6点満点で，座位と立位の姿勢バランスと上下肢の押し返し状態，修正効果をみる。阿部[3]が日本訳を報告しているので掲載する（表1）。

図9 Pusher現象を呈した症例

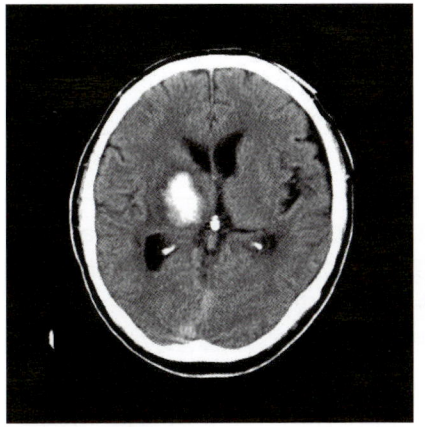
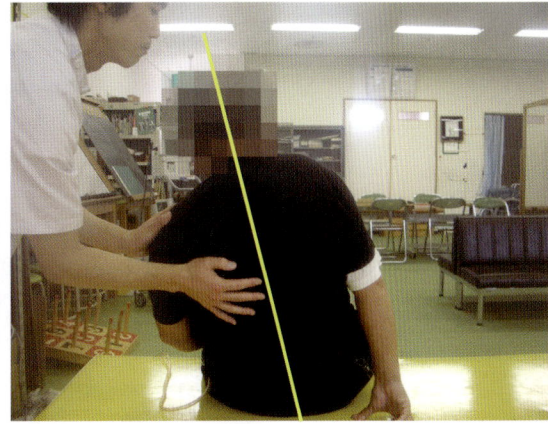

右視床出血（脳室穿破）
発症8日目のCT
左無視（BIT117点）

発症8日：Pusher現象評価（SCP）4.75

表1 Clinical assessment Scale for Contraversive Pushing（SCP）（文献3より引用）

A）姿勢（自然に姿勢を保持した際の左右対称性について）
　1点＝麻痺側にひどく傾斜しており麻痺側に倒れてしまう
　0.75＝倒れるまで至らないが，ひどく麻痺側へ傾いている
　0.25＝軽く麻痺側に傾いているが転倒しない
　　0＝傾いていない。正中あるいは非麻痺側にある
B）伸展と外転（非麻痺側上肢もしくは下肢による押し返しの現象）
　1点＝座位や立位で静止しているときから既に押し返し現象がみられる
　※座位保持で自然に下肢を外転している。あるいは上肢で床を押す
　　立位時下肢が外転している。あるいは，立ち上がったとき，自然に足を広げて外転し，押し返す
　0.5＝姿勢を変えたときだけにみられる現象
　※座位は2つの課題でみる。1つは非麻痺側上肢をプラットフォームにつけ，腰を浮かし非麻痺側に移動する際（座位のまますべるよう非麻痺側へ），押してしまう。2つめは，ベッドから非麻痺側にある車椅子に移ろうとし，殿部がある程度上がったとき押し返しが出現する。2課題どちらか一方でも出現すれば，0.5点とする。立位それ自体では（介助許可），押さないが歩き始めに押す場合0.5点
　　0＝上肢・下肢による伸展・外転はみられない
C）抵抗　身体を他動的に修正したときの抵抗の出現
　1点＝正中位まで修正しようとすると抵抗が起きる
　　0＝抵抗は出現しない
　※胸骨と脊柱に触れ患者に「これから横に体を動かしますので，それを許容（保ってください）してください」と説明しておいてから動かし抵抗するかをみる

年月日	座位	立位	合計	総　点
A）姿勢				/6
B）非麻痺側での伸展外転				
C）修正に対する抵抗				

※A・B・Cの3項目にて各々＞0点以上でPushingを疑う。

起居移動動作のみかた

- 運動課題を遂行する場合，1つの動作パターンだけではなく種々の動作パターンを用いて遂行することが可能である。寝返りや立ち上がり，歩行など具体的な動作の分析では，1つの動作パターンだけではなく，種々の動作パターンも評価する。例えば背臥位から座位の場合，左肘立ち位だけでなく，右肘立ち位を経由する起き上がりも観察する。
- 動作を評価するうえでの基礎知識として，中村ら[1] が提唱しているように，身体運動の理念型（ideal type）やPerryの正常歩行[4] について，事前に理解を深めておくことも大切である。

起居動作（動画1・2）

- 起居動作パターンを理解し，操作方法を練習する（**図10a**）。
- 実際に患者を操作し，観察と触れた感覚から「方向（視線）」，「移動の範囲」，「タイミング」，「加速・スピード」の4項目に注目し動作を把握する[5]（**図10b**）。
- 介助量（抵抗感含む）を把握する。共同運動障害のパターン出現状況などをみて介助量を調節し，反応をみる。
- 起居動作パターンを指導後，患者自身に実行させ，上記4項目と頭部，体幹，四肢の動きも観察し，正確性を評価する（**図10c・d**）。
- 患側肢に限らず，非麻痺側肢や体幹の非麻痺側面の動きを注目する。
- 何度か繰り返し再現性をみる。
- 動作ができない場合も介助して実行し，その反応を観察し問題点を探る（**図11a・b**）。
- 場合によっては介助をゆるめ，再確認する（**図11c**）。
- 操作を加えた後の反応，姿勢修正の能力をみる（**図11d**）。閉眼の効果や道具の使用による反応をみることもある。
- 最終的に耐久性や環境変化に対する適応性をみる。

動画1
寝返り

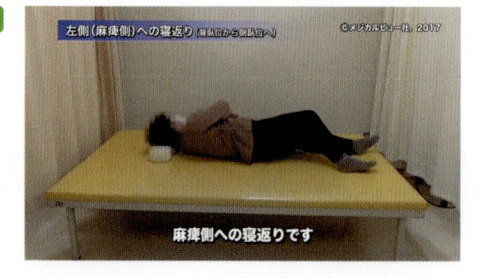

動画2
起立（着座）

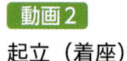

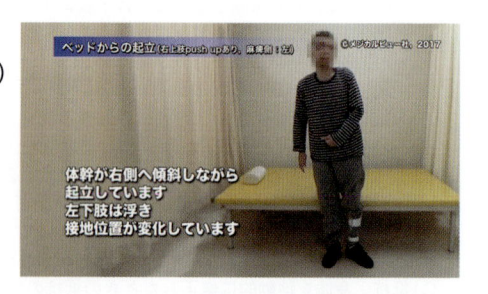

歩行動作

- 歩行動作も基本的に起居動作の分析と変わらないが，歩行周期について多くの報告があり，各相に分けて観察する[4]。
  - ・歩行周期は2つの時期（Periods）と3つの機能的役割（Tasks），8相（Phases）に分類される。各相の頭部・体幹，四肢の正常な姿勢からのずれを把握する。健常者と左片麻痺患者の着床初期（Initial Contact）の例を示す（**図12・13**）。健常者と比べると，左片麻痺患者の四肢・体幹ともにずれがみられる。
  - ・観察による歩行分析で各相に分け異常をチェックする。チェックシート（**表2**）などを利用し，一歩行周期と全体像を把握する。
  - ・三次元動作解析装置やフォースプレートを用いた床反力など運動力学的分析も行う。

図10 寝返り動作の評価（左片麻痺側）

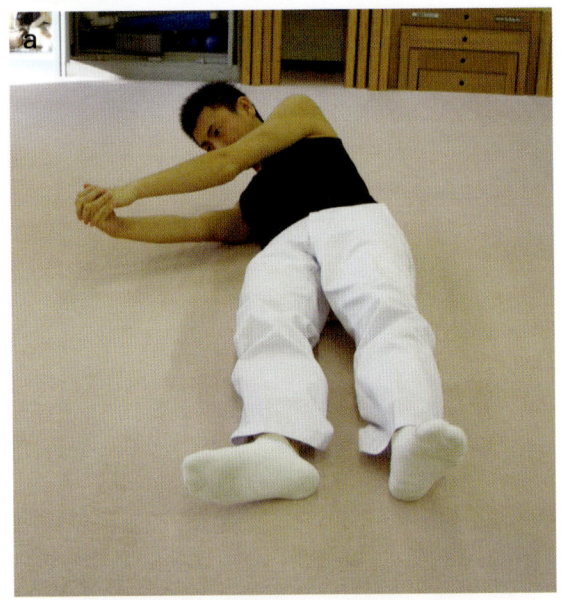
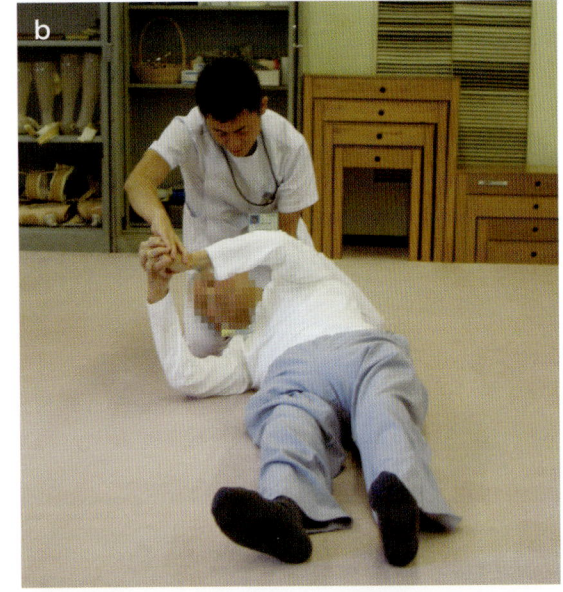
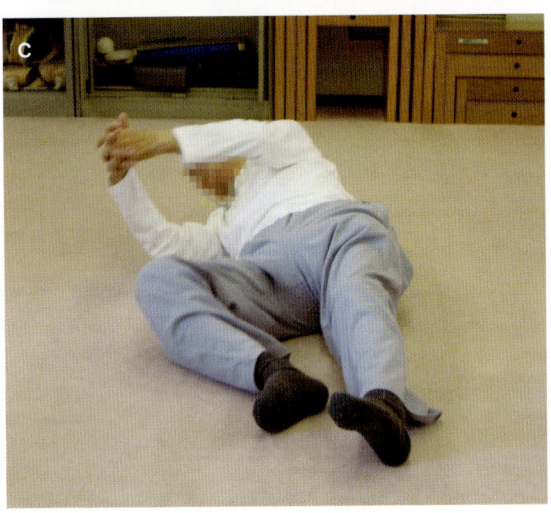
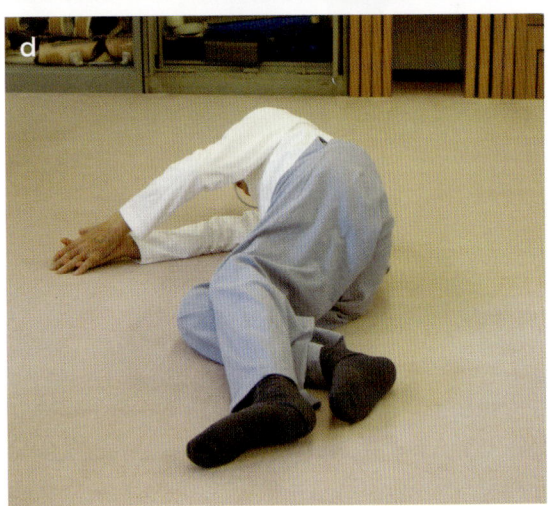

a. 寝返り動作をセラピストが実演し，患者は動きを覚えるよう指導する。

b. 操作で患者自身に寝返り動作を学習させる。同時にセラピストは動作分析を行う。

c・d. 自ら動作を行わせ，観察する。操作時との違いを把握する。この場合，右下肢屈曲が加わっている。

●留意点

▶運動方向を見ているかを観察する。

▶仮に左肩甲帯に注目すれば，動く方向は右下方か右上方かなどを確認する。

▶上部体幹の屈曲回旋から伸展回旋への切り替えのタイミングは早すぎるか，遅すぎるかを観察する。

▶右側方への移動は大きく行えたのか，その場で擦るように回ったのかをみる。

▶反動をつけて，勢いよく回っていないかを確認する。

図11 立ち上がり動作の評価（右片麻痺Pusher現象例）

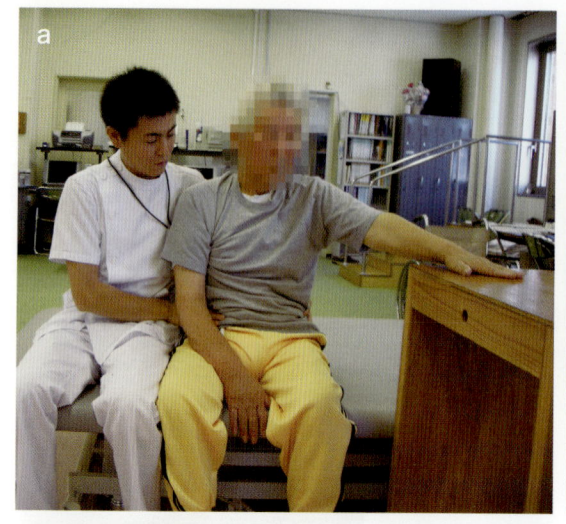
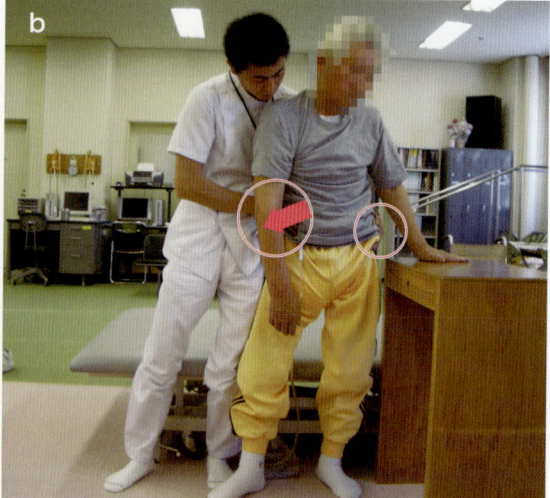
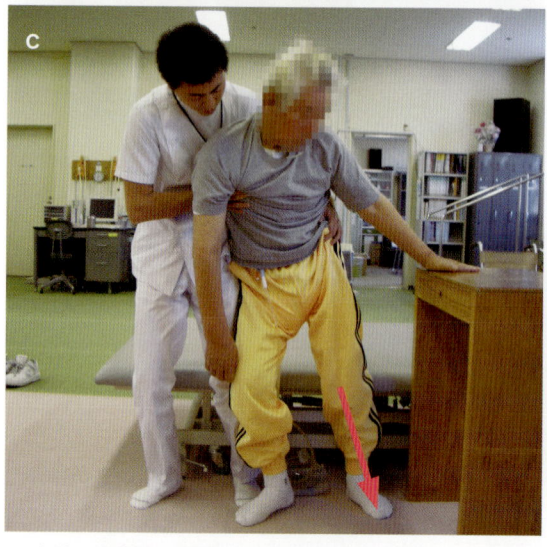
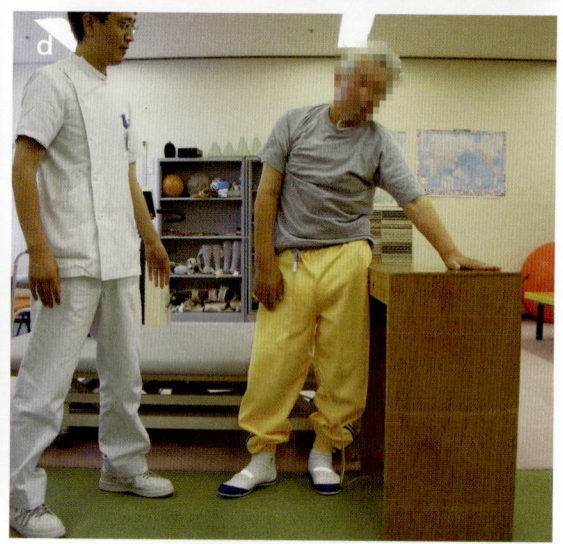

a. 介助：麻痺側から支えて座位を保たせる。

b. 介助：セラピストは自分の両手と身体（○枠）で患者のPusher現象による骨盤帯の崩れる方向（→）を感じ取る。

c. 介助：介助を瞬間的にゆるめ，転倒していく方向，時間を再確認する。この症例の強い左下肢の押し返し（→）による姿勢の崩れを確認できる。

d. 操作を加えて立位をとらせてみる。この症例は左側方向へ体重を移動する修正が一部可能であり，介入効果が期待できる。

● 留意点

▶ 相別に観察する（前方への重心移動相〜上方への移動相）。

▶ 重心の前方移動の際，左右へのずれをみる（非対称性）。

▶ 重心前方移動後の膝伸展活動のタイミングをみる。

▶ 矢状面から考慮された，重心の前方移動の範囲が，狭くなかったか確認する。

▶ 殿部が座面から離れるとき，正常より速いスピード（勢いよく）だったか確認する。

図12 左下肢着床初期（健常者例）

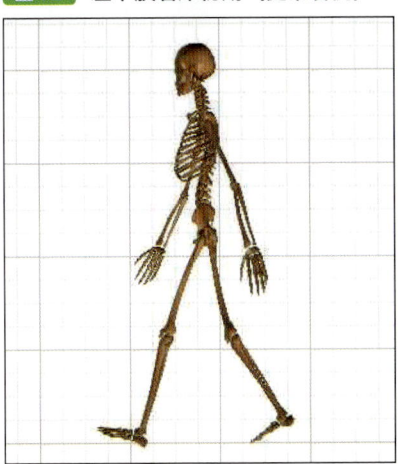

▶ 股関節20°屈曲
▶ 膝関節5°屈曲
▶ 足関節中間位
▶ ヒールロッカーへ移行

動画3 歩行

図13 左下肢着床初期（左片麻痺例）

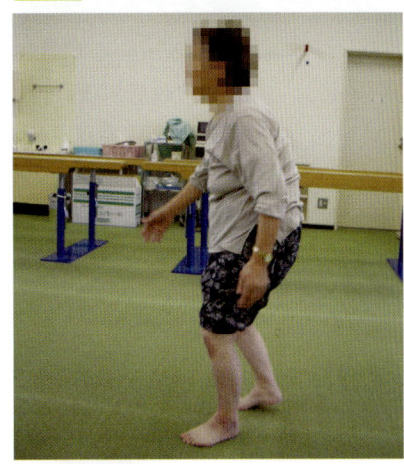

▶ 股関節屈曲不足
▶ 膝関節過屈曲
▶ 足関節底屈位で前足部からの着床
▶ ヒールロッカーは起こらない
▶ 歩幅も狭く，重心が後方に残っていることも推測できる

表2 歩行分析チェック表

1. 一歩行周期の分析

	荷重受け継ぎ		単脚支持期		遊脚期				異常歩容のチェックポイント
歩行周期[率]	0%	0〜12%	12〜31%	31〜50%	50〜62%	62〜75%	75〜87%	87〜100%	
観察肢	着床初期	荷重応答期	立脚中期	立脚終期	前遊脚期	遊脚初期	遊脚中期	遊脚終期	
足関節角度	0°	5°底屈	5°底屈	10°背屈	15°底屈	5°底屈	0°	0°	足関節の異常チェック
足関節		踵接地 □あり ○なし / 適切な底屈 □あり ○なし	適切な背屈 □あり ○なし / 踵離れのタイミング □早すぎ □適切 □遅れ / 骨盤の安定 □あり ○なし				適切な背屈 □あり ○なし		○背屈不足 ○足尖初期接地 ○フットスラップ*1 ○過度の底屈 ○過度の背屈 ○過度の回外(内反) ○過度の回内(外反) ○早いヒールオフ ○ノーヒールオフ ○トゥドラッグ*2 ○反対側の伸び上がり ○初期接地足底全面接地
膝関節角度	5°屈曲	15°屈曲	5°屈曲	5°屈曲	40°屈曲	60°屈曲	25°屈曲	5°屈曲	膝関節の異常チェック
膝関節		適切な股屈曲 □あり ○なし	適切な膝伸展 □あり ○なし				適切な膝伸展 □あり ○なし		○屈曲制限 ○過屈曲 ○動揺(素早い屈伸) ○過伸展 ○急激な伸展 ○外反／内反 ○反対側の過度の屈曲
股関節角度	20°屈曲	20°屈曲	0°	20°見かけ過伸展	10°見かけ過伸展	15°屈曲	25°屈曲	5°屈曲	股関節の異常チェック
股関節			股関節伸展 □あり ○なし			適切な股屈曲 □あり ○なし			○屈曲制限 ○過度の屈曲 ○内旋 ○バーストレトラクト*3 ○外旋 ○内転 ○外転
ロッカー機能*4 および 足クリアランス	ヒールロッカー*4 □不足 □過多 ○正常		アンクルロッカー*4 □不足 □過多 ○正常	フォアフットロッカー*4 □不足 □過多 ○正常		フットクリアランス □あり ○なし			
体幹	直立								体幹の異常チェック ○前傾 ○後傾 ○側屈 ○過度の前方／後方回旋
骨盤	5°前方回旋	5°前方回旋	0°	5°後方回旋	5°後方回旋	5°後方回旋	0°	5°前方回旋	骨盤の異常チェック ○骨盤の持ち上げ ○後傾 ○前傾 ○同側の落ち込み ○反対側の落ち込み ○過度の前方回旋 ○過度の後方回旋 ○前方回旋不足 ○後方回旋不足
足趾(MTB関節)	25°まで伸展	0°	0°	30°伸展	60°伸展	0°	0°	0°	足趾の異常 ○過伸展 ○伸展不足 ○クロウトゥ／ハンマートゥ

*1 フットスラップ：接地後の制御されていない底屈
*2 トゥドラッグ：遊脚相で足尖や踵が着床すること
*3 バーストレトラクト：遊脚相で過剰なスイング直後ターミナルスイングで後戻りする現象
*4 ロッカー機能：下向きの力を推進力に換え，また衝撃を吸収する作用がある。ヒールロッカーは踵が軸，アンクルロッカーは立脚中期の足関節が軸，フォアフィットロッカーはつま先が離れるときMTP関節（中足趾節関節）を軸にして回転する力

2. 全体像の分析

①進行方向
②ばらつき
③左右均等荷重
④疼痛，めまい，息切れ，注意障害
⑤動揺性・協調運動障害
⑥上肢スイング異常
⑦接地位置不定
⑧パーキンソニズム
⑨視線
⑩典型的代償運動
　骨盤持ち上げ，バーストレトラクト，
　分回し，トレンデレンブルグ，
　体幹前傾，反対側の伸び上がり
⑪その他

コメント　（記入例）→推論（解説）
　左下肢着床初期接地時，足関節は底屈5°程度で十分な背屈が出現せず，即荷重応答期へ移行している。足回内も生じ足底外側面での接地を認めている。膝関節も伸展0°と過伸展の傾向が認められた。股関節は問題なく屈曲が確保されているが，足趾は軽度屈曲位で推移している。
→左足関節の随意運動障害（足内反傾向），底屈筋・足趾屈筋群緊張亢進の可能性，膝関節伸展筋力低下，下肢深部感覚の低下，股関節伸展不足が推論される。

脳卒中リハビリテーションでの標準的評価指標の概要

- 日本脳卒中学会 脳卒中ガイドライン委員会が編集した『脳卒中治療ガイドライン2021〔改訂2023〕』[6] のなかで，汎用され信頼性・妥当性が確証されている評価尺度として，**表3**のように推奨している。
- 米国理学療法協会が公開しているStrokEDGE Ⅱ：Outcome Measures Inpatient and Outpatient Rehabilitation（2018年，**表4**）では，強い推奨として，**FMA**（Motor Performance），FIM，Postural Assessment Scale for Stroke Patients，**SIS**，Stroke Rehabilitation Assessment of Movement，の5つを推奨している[7]。

FMA：Fugl-Meyer Assessment

SIS：Stroke Impact Scale

表3 評価（機能障害，活動制限，参加制約の評価）−脳卒中治療ガイドライン2021〔改訂2023〕（文献6より引用）

FMA：Fugl-Meyer Assessment

NIHSS：National Institutes of Health Stroke Scale

SIAS：Stroke Impairment Assessment Set

JSS：Japan Stroke Scale

BRS：Brunnstrom Recovery Stage

MAS：modified Ashworth Scale

FIM：Functional Independence Measure

BI：Barthel Index

mRS：modified Rankin Scale

GOS：Glasgow outcome scale

評価対象		評価尺度
機能障害	総合評価	▶FMA ▶NIHSS ▶SIAS ▶脳卒中重症度スケール（JSS）
	麻痺	ブルンストロームの片麻痺回復段階指標（BRS）
	痙縮	MAS
活動制限参加制約	ADL	▶FIM ▶バーセルインデックス（BI）
	成果指標	▶mRS ▶GOS

〈推奨〉汎用され，信頼性・妥当性が検証されている以下の評価尺度（表）を用いることが勧められる（推奨度A，エビデンスレベル中）

表4 理学療法で用いられる評価指標例（StrokeEDGE Ⅱ）（文献7より引用）

Recommendations for Patients with Stroke in Rehabilitation:
Highly recommended measures:
Fugl-Meyer Assessment
Functional Independence Measure
Postural Assessment Scale for Stroke Patients
Stroke Impact Scale
Stroke Rehabilitation Assessment of Movement
Recommended measures:
9 Hole Peg Test
Action Research Arm Test
Arm Motor Ability Test
Assessment of Life Habits
BESTest
Box and Blocks Test
Chedoke-McMaster Stroke Assessment
Dynamometry
EuroQOL
Fugl-Meyer Assessment of Motor Performance
Modified Rankin Scale
Motricity Index
Rate of Perceived Exertion
Rivermead Motor Assessment
SF-36
Stroke-Adapted SIP-30
Stroke Impact Scale（outpatient only）
Trunk Impairment Scale
Wolf Motor Function Test

CORE MEASURES

6 Minute Walk Test
10 Meter Walk Test
Berg Balance Scale
Functional Gait Assessment
Activities-Specific Balance Confidence Scale
5 Time Sit to Stand Test

＊Gait, Balance, Transfers

BBS : Berg Balance Scale

● 効果判定として頻用される評価指標として，1900年から2019年に掲載された，無作為化比較対照試験を中心とした介入研究論文1,198件の検索結果は，①歩行所要時間が18.4％と頻度が高く，次いで②**BBS** 15.5％，③FMA 14.3％と続いた（表5）。

TUGT : Timed "up and go" test

● 続いて，④6分間歩行距離，⑤**TUGT**，⑥BI，⑦MAS（筋緊張），⑧筋力，⑨FAC，⑩FIMが使用頻度上位10項目であった[8]。

▌ カットオフポイントとMCIDについて

● カットオフポイントは，一見参考になりそうだが，発症からの期間や施設の条件によって大きく変わるので，自施設でデータベース化して境界域を求めたほうがよい。また，一つの評価指標で判断するのではなく，例えば歩行許可をバランスと認知機能と双方でみていくほうが，より精度が高まる[9]。

MCID : minimal clinically important difference

FAC : functional ambulation categories

● **MCID**（臨床的に意味のある最小の変化値）については参考になるものの，基となる「アンカー」が何であるか知っておくとより良い。例えば「歩行速度を**FAC**ランクで求めた」などである。

● また，効果判定指標を用いた段階的keyformアプローチ活用にも必要である。

表5 脳血管障害における代表的介入研究で使用された，アウトカムの使用頻度25（N＝1,198）（文献8より引用）

順	評価指標名	%	件	種類	推奨重症度	推奨病期
1	歩行所要時間（10mなど）	18.4	221	移動	軽・中等度	回復・生活
2	BBS	15.5	186	バランス	全重症度	回復・生活
3	FMA（主にMotor Performance）	14.3	171	総合／運動	全重症度	急性・回復
4	6分間歩行距離	12.4	149	移動	軽・中等度	回復・生活
5	TUGT	10.8	129	移動	軽・中等度	回復・生活
6	BI	10.4	124	ADL	軽・中等度	回復・生活
7	MAS	6.6	79	運動機能	全重症度	全期
8	筋力	5.3	64	運動機能	全重症度	全期
9	Functional Ambulation Category	4.7	56	移動	中等・重度	回復・生活
10	機能的自立度評価法（FIM）	4.5	54	ADL	全重症度	全期
11	最大酸素摂取量	4.1	49	運動機能	軽・中等度	回復・生活
12	筋電図	4.0	48	運動機能	全重症度	全期
13	Stroke Impact Scale	3.3	39	総合健康	軽・中等度	回復・生活
14	Box and Block Test	2.8	33	上肢手指	軽・中等度	回復・生活
15	Action Research Arm Test	2.8	33	上肢手指	軽・中等度	回復・生活
16	関節可動域	2.7	32	運動機能	全重症度	全期
17	Functional Reach Test	2.6	31	バランス	軽・中等度	全期
18	Motor Assessment Scale	2.5	30	総合運動	全重症度	全期
19	Medical Outcomes Study Short Form 36®	2.5	30	QOL	軽・中等度	回復・生活
20	GAITRite® system（歩行解析システム）	2.4	29	移動	軽・中等度	回復・生活
21	3次元動作解析	2.3	28	運動機能	軽・中等度	回復・生活
22	Wolf Motor Functional Test	2.3	28	上肢手指	軽・中等度	回復・生活
23	Motricity Index	2.2	26	運動機能	全重症度	回復・生活
24	Rivermead Mobility Index	2.2	26	移動	軽・中等度	回復・生活
25	Trunk Impairment Scale	2.1	25	バランス	全重症度	回復・生活

運動機能の測定尺度

包括的な脳卒中
機能障害指標

NIHSS：National Institute
of Health Stroke Scale

NIHSS

- 脳卒中の機能障害を包括的に表し，急性期治療の現場で汎用されている指標である（表6）。各項目0〜2，3，4点の配点で0点を正常とみなす。
- Schlegelら[10] は発症初期のNIHSS点数での転帰は，5点以下で80％自宅，6〜13点で約半数がリハ施設，13点より高いと長期療養施設と報告している。
- 短時間で実行可能である。

SIAS

- 慶應義塾大学で開発された脳卒中の機能障害に関する包括的指標である[11, 12]（表7）。標準ADLとの関連性も高く，予後予測にも利用される。
- 運動機能や感覚など下位項目単独でも使用できる。急性期に筋緊張低下状態であれば1点となるが，その後筋緊張が亢進してくると減点されるという場合があることに留意する。また多発性脳梗塞などで，健側，患側の把握が困難なケースは判断が難しい。実行にやや時間がかかる。

SIS

- 脳卒中の総合的な健康状態を評価するもの。特にQOLを念頭に考えられた評価指標である。電話や電子メールでのやり取りが可能[13]。

運動機能障害の
指標

Fugl-Meyer Assessment（FMA）

- 脳卒中患者の上下肢の運動，感覚，関節痛（可動域）ほか協調運動障害などの包括的評価指標[14] である（表8）。上肢手指機能の項目が豊富で，機能改善を表すには適当である。
- 時間がかかるなどの理由で施行している例は少なかったが，後述するブルンストロームステージをベースとしてなじみやすい点や，最近では運動機能を抽出したFMA-Motor Performanceとして下位項目を選択し利用されている。介入前後の効果判定等に頻回に使われるようになっている。

MAS

- 起居移動動作および上肢機能の遂行能力を評価する[15, 16]（表9）。8項目からなり，このうち5項目は基本動作の評価で，動作の自立度だけでなく動作の具体的方法も評価するため，検者の専門的知識が問われる。1988年に修正版が報告され，筋緊張が除外された。15分程度で実行可能である。

Motricity Index

MRC：Medical Research
Council

- 徒手筋力評価法の基準に従い0〜5段階を定めたMRCを用いて考案されている[17]。100点満点の簡便な指標である。感度の検証がなされていない。5分程で実行可能である。

ブルンストロームの回復段階指標（BRS）

- ブルンストロームの回復段階指標は脳血管障害の回復を6段階で表現している[18, 19]。脳卒中の評価に広く用いられていて，種々のパラメータと関連するとの報告も多い。現在は表10のような形式を用いていることが多い。上肢，手指，体幹，下肢の尺度間に一貫性がなく，特にステージVIの基準が曖昧である。5分程で実行可能である。

表6 NIH Stroke Scale（NIHSS）

項目	検査	尺度	
意識レベル		0	覚醒
		1	簡単な刺激で覚醒
		2	反復刺激，強い刺激で覚醒
		3	無反応
意識レベル（質問）	今月の「月名」および「年齢」を尋ねる	0	2問とも正答
		1	1問に正答
		2	2問とも誤答
意識レベル（従命）	「開眼と閉眼」，「離握手」を指示する	0	両方の指示勤作が正確に行える
		1	片方の指示勤作のみ正確に行える
		2	いずれの動作も行えない
注視	左右への眼球運動	0	正常
		1	部分的注視麻痺
		2	完全注視麻痺
視野	片眼ずつ対座法にて，指を数える	0	視野欠損なし
		1	部分的半盲（四分盲含む）
		2	完全半盲（同名半盲含む）
		3	両側性半盲（皮質盲含む全盲）
顔面麻痺	閉眼，笑い顔，眉を上げる	0	正常な対称性運動
		1	軽度の麻痺
		2	部分麻痺
		3	完全麻痺
左腕	10秒間，上肢挙上させる（座位90°／臥位45°）	0	下垂なし（10秒）
		1	10秒以内に下垂
		2	重力に抗するが10秒以内に落下
		3	重力に抗する勤きなし
		4	まったく動かない
右腕	同上		同上
左脚	5秒間下肢を挙上させる（臥位30°）	0	下垂なし（5秒）
		1	5秒以内に下垂
		2	重力に抗するが5秒以内に落下
		3	重力に抗する動きなし
		4	まったく動かない
右脚	同上		同上
運動失調	鼻指鼻-膝踵試験の両方	0	なし
		1	1肢に存在
		2	2肢に存在
感覚	四肢近位部に痛覚刺激を加える（pin-prick）	0	正常
		1	軽度～中等度
		2	重度～脱失
言語	絵カードの呼称と単語の音読，テスト全体での聴覚理解	0	正常
		1	軽度～中等度の失語
		2	高度の失語
		3	無言，全失語
構音障害	上記絵カードなどで明瞭度などを判断	0	正常
		1	軽度～中等度（聴き手の努力で理解可）
		2	重度（理解不能）
消去／無視	触覚，視覚の消去現象検査，絵カードなどで半側不注意観察，自己身体の半側不注意	0	正常
		1	触覚，視覚1つの消去，軽度半側不注意
		2	重度の半側不注意，2つ以上の感覚消去

表7 SIAS（文献12より引用）

○運動機能

1）上肢近位（knee-mouth test）
座位において患肢の手部を対側膝（または大腿）上より挙上し，手部を口まで運ぶ。この際，肩は90°まで外転させる。そして膝上に戻す。これを3回繰り返す。肩，肘関節に拘縮が存在する場合は可動域内の運動をもって課題可能と判断する。
　　0：まったく動かない
　　1：肩のわずかな動きがあるが手部が乳頭に届かない
　　2：肩肘の共同運動があるが手部が口に届かない
　　3：課題可能。中等度のあるいは著明なぎこちなさあり
　　4：課題可能。軽度のぎこちなさあり
　　5：健側と変わらず（正常）

2）上肢遠位（finger-function test）
手指の分離運動を，母指～小指の順に屈曲，小指～母指の順に伸展することにより行う。[注1]
　　0：まったく動かない
　　1：1A：わずかな動きがある。または集団屈曲可能
　　　1B：集団伸展が可能
　　　1C：分離運動が一部可能
　　2：全指の分離運動可能なるも屈曲伸展が不十分である
　　3：課題可能（全指の分離運動が十分な屈曲伸展を伴って可能）。中等度あるいは著明なぎこちなさあり
　　4：課題可能。軽度のぎこちなさあり
　　5：健側と変わらず。正常

3）下肢近位（股）（hip-flexion test）
座位にて股関節を90°より最大屈曲させる。3回行う。必要ならば座位保持のための介助をしてもかまわない。
　　0：まったく動かない
　　1：大腿にわずかな動きがあるが足部は床から離れない
　　2：股関節の屈曲運動あり，足部は床から離れるが十分ではない
　　3～5：knee-mouth testの定義と同一

4）下肢近位（膝）（knee-extension test）
座位にて膝関節を90°屈曲位から十分伸展（−10°程度まで）させる。3回行う。必要なら座位保持のための介助をしてかまわない。
　　0：まったく動かない
　　1：下腿にわずかな動きがあるが足部は床から離れない
　　2：膝関節の伸展運動あり，足部は床から離れるが，十分ではない
　　3～5：knee-mouth testの定義と同一

5）下肢遠位（foot-pat test）
座位または臥位。座位は介助しても可。踵部を床につけたまま，足部の背屈運動を強調しながら背屈−底屈を3回繰り返し，その後なるべく速く背屈を繰り返す。[注2]
　　0：まったく動かない
　　1：わずかな背屈運動があるが前足部は床から離れない
　　2：背屈運動あり，足部は床から離れるが十分ではない
　　3～5：knee-mouth testの定義と同一

○筋緊張

6）上肢筋緊張 U/E muscle tone
肘関節を他動的に伸展屈曲させ，筋緊張の状態を評価する。
　　0：上肢の筋緊張が著明に亢進している
　　1：1A：上肢の筋緊張が中等度（はっきりと）亢進している
　　　1B：他動的筋緊張の低下
　　2：上肢の筋緊張が軽度（わずかに）亢進している
　　3：正常．健側と対称的

7）下肢筋緊張 L/E muscle tone
膝関節の他動的伸展屈曲により評価する。
6の「上肢」を「下肢」に読み替える。

8）上肢腱反射 U/E DTR（biceps 反射 or triceps 反射）
　　0：biceps あるいは triceps 反射が著明に亢進している。あるいは容易に clonus（肘・手関節）が誘発される
　　1：1A：biceps あるいは triceps 反射が中等度（はっきりと）に亢進している。
　　　1B：biceps あるいは triceps 反射がほぼ消失している。
　　2：biceps あるいは triceps 反射が軽度（わずかに）亢進
　　3：biceps あるいは triceps 反射とも正常。健側と対称的

9）下肢腱反射 L/E DTR（PTR or ATR）
　　0，1B，2，3：biceps反射，triceps反射をPTR，ATRと読み替える
　　1：1A：PTRあるいはATRが中等度（はっきりと）に亢進している。unsustained clonus を認める

○感覚

10）上肢触覚 U/E light touch（手掌）
　　0：強い皮膚刺激もわからない
　　1：重度あるいは中等度低下
　　2：軽度低下，あるいは主観的低下。または，異常感覚あり
　　3：正常

11）下肢触覚 L/E light touch（足底）
　　0～3：上肢触覚の定義と同一

12）上肢位置覚 U/E position（母指or示指）
指を他動的に運動させる。
　　0：全可動域の動きもわからない
　　1：全可動域の運動なら方向がわかる
　　2：ROMの1割以上の動きなら方向がわかる
　　3：ROMの1割未満の動きでも方向がわかる

13）下肢位置覚 L/E position（母趾）
趾を他動的に運動させる。
　　0：全可動の動きもわからない
　　1：全可動域の運動なら方向がわかる
　　2：ROMの5割以上の動きなら方向がわかる
　　3：ROMの5割未満の動きでも方向がわかる

（次ページに続く）

表7 （続き）

○関節可動域，疼痛

14）上肢関節可動域U/E ROM
他動的肩関節外転を行う。
- 0：60°以下
- 1：90°以下
- 2：150°以下
- 3：150°以上

15）下肢関節可動域L/E ROM
膝伸展位にて他動的足関節背屈を行う。
- 0：−10°以下
- 1：0°以下
- 2：10°以下
- 3：10°以上

16）疼痛pain
脳卒中に由来する疼痛の評価を行う。既往としての整形外科的（腰痛など），内科的（胆石など）疼痛は含めない。また，過度でない拘縮伸展時のみの痛みも含めない。
- 0：睡眠を妨げるほどの著しい疼痛
- 1：中等度の疼痛
- 2：加療を要しない程度の軽度の疼痛
- 3：疼痛の問題がない

○体幹機能

17）垂直性verticality test
- 0：座位がとれない
- 1：静的座位にて側方性の姿勢異常があり，指摘・指示にても修正されず，介助を要する
- 2：静的座位にて側方性の姿勢異常（傾で15°以上）があるが，指示にてほぼ垂直位に修正・維持可能である
- 3：静的座位は正常

18）腹筋abdominal MMT
車椅子または椅子に座り，殿部を前にずらし，体幹を45°後方へ傾け，背もたれに寄りかかる。大腿部が水平になるように検者が押さえ，体幹を垂直位まで起き上がらせる。検者が抵抗を加える場合には，胸骨上部を押さえること。
- 0：垂直位まで起き上がれない
- 1：抵抗を加えなければ起き上がれる
- 2：軽度の抵抗に抗して起き上がれる
- 3：強い抵抗に抗して起き上がれる

○高次脳機能

19）視空間認知visuo-spatial deficit
50cmのテープを眼前約50cmに提示し，中央を健側指で示させる。2回行い，中央よりのずれが大きい値を採用する。
- 0：15cm以上
- 1：5cm以上
- 2：3cm以上
- 3：3cm未満

20）言語speech
失語症に関して評価する。構音障害はこの項目には含めない。
- 0：全失語症。まったくコミュニケーションがとれない
- 1：1A：重度感覚性失語症（重度混合性失語も含む）
  1B：重度運動性失語症
- 2：軽度失語症
- 3：失語症なし

○健側機能

21）握力grip strength
座位で握力計の握り幅を約5cmにして計測する。健側の具体的kg数を記載しておく。参考として。
- 0：握力0kg
- 1：握力10kg以下
- 2：握力10〜25kg
- 3：握力25kg以上

22）健側大腿四頭筋力quadriceps MMT
座位における健側膝伸展筋力を評価。
- 0：重力に抗しない
- 1：中等度に筋力低下
- 2：わずかな筋力低下
- 3：正常

（得点　　/76）

1）手指が屈曲した位置をとっている場合は，検者が全指を伸展させたあとの随意運動の状態を評価する。
2）足部ごと床から離れるときは，検者が膝を押さえて固定する。可動域制限のため背屈できない場合は，検者が下肢を保持して足部を床から離し検査する。

※上肢・下肢関節可動域，視空間認知，非麻痺側機能（大腿四頭筋筋力，握力）の各項目は今後，基準変更が検討されている。

表8 Fugl-Meyer 評価表（文献14より引用）

●運動機能とバランス

A. 肩／肘／前腕

Ⅰ. 反射		反射なし		反射あり
	肘屈曲筋	0		2
	肘伸展筋	0		2

Ⅱ. 座位（原則）		不可能	不十分	十分（全可動域可）
a. 屈筋共同運動	肩 retraction	0	1	2
	肩挙上	0	1	2
	肩外転	0	1	2
	肩外旋	0	1	2
	肘屈曲	0	1	2
	前腕回外	0	1	2
	足背屈	0	1	2
b. 伸筋共同運動	肩内転・内旋	0	1	2
	肘伸展	0	1	2
	前腕回内	0	1	2
Ⅲ. 屈筋／伸筋混合動作	手を腰に	0	1	2
	肩屈曲90°まで	0	1	2
	肘直角で前腕回内外	0	1	2
Ⅳ. 共同運動から分離運動	肩外転90°まで	0	1	2
	肩屈曲180°まで	0	1	2
	肘伸展で前腕回内外	0	1	2
Ⅴ. 正常反射：肘屈曲筋・手指屈筋群・肘伸展筋（Ⅳが満点でない場合は0点とする）		0：亢進≧2個	1：亢進1個or軽度亢進≧2個	2：軽度亢進1個or正常

B. 手関節動作

	不可能	不十分	十分
肩・肘0° 前腕回内位手関節背屈15° 保持[※1]	0	1	2
上記（※1）肢位で背屈，掌屈を繰り返せるか	0	1	2
肩を多少外転・屈曲，肘伸展，前腕回内位で手関節背屈15° 保持[※2]	0	1	2
上記（※2）肢位で背屈，掌屈を繰り返せるか	0	1	2
手関節の分回しが可能か	0	1	2

C. 手指動作

	不可能	不十分	十分
集団屈曲	0	1	2
集団伸展	0	1	2
MP 伸展 IP 屈曲で把持	0	1	2
母指内転つまみ	0	1	2
鉛筆を母指，示指で先端をつまむ	0	1	2
円筒を母指，示指で掌側つまみ	0	1	2
球（テニスボール大）をつまむ	0	1	2

D. 協調性／スピード：指鼻試験

	著明，拙劣，遅延	軽度	円滑
振戦	0：顕著	1：軽度	2：無
測定障害	0：顕著または非系統的	1：軽度または系統的	2：無
所要時間（非麻痺側に比べ）	0：＞6秒	1：2～5秒遅い	2：＜2秒

E. 股／膝／足

Ⅰ. 反射		反射なし		反射あり
	膝屈筋腱	0		2
	膝蓋腱orアキレス腱	0		2

Ⅱ. 背臥位		不可能	不十分	十分（全可動域可）
a. 屈筋共同運動	股屈曲	0	1	2
※下肢伸展位から開始。膝屈筋腱に触れてもよい	膝屈曲	0	1	2
	足背屈	0	1	2
b. 伸筋共同運動	股伸展	0	1	2
※下肢屈曲位から開始。重力除外のため抵抗を加えながら	股内転	0	1	2
	膝伸展	0	1	2
	足底屈	0	1	2
Ⅲ. 椅子座位（膝屈曲時は踵が浮いてもよい）	膝屈曲	0	1：≦90°	2：＞90°
	足背屈	0	1	2
Ⅳ. 立位股伸展≧0°	膝屈曲	0：股屈曲しないと膝屈曲不可	1：途中で股屈曲or≦90°	2：＞90°
	足背屈	0	1	2
Ⅴ. 正常反射：膝屈筋・膝蓋腱・アキレス腱（Ⅳが満点でない場合は0点とする）		0：亢進≧2個	1：亢進1個or軽度亢進≧2個	2：軽度亢進1個or正常

（次ページに続く）

表8（続き）

F. 協調性/スピード：背臥位で患側踵を健側膝蓋骨につける動作（10cm以上離す）を5回できるだけ速く繰り返す			
振戦	0：著明	1：軽度	2：無
測定異常	0：著明	1：軽度	2：無
所要時間（非麻痺側に比べ）	0：>6秒	1：2〜5秒遅い	2：<2秒

G. バランス		不可能	不十分	十分
座位	介助なし端座位保持	0：背もたれ等サポート要	1	2：5分以上可
	閉眼バランスシュート反応（反対側へ押す） 健側	0	1	2：肩外転、肘伸展
	患側	0	1	2：肩外転、肘伸展
立位	介助立位保持	0	1	2：軽介助で1分以上可能
	介助なし立位保持	0	1	2：動揺なく1分以上可能
	片脚立位保持 健側	0	1：4〜9秒	2：>10秒
	患側	0	1：4〜9秒	2：>10秒

● 感覚

H. 感覚			脱失	鈍麻/異常	正常
a. 触覚 コットン使用	上腕か前腕		0	1	2
	手掌		0	1	2
	大腿か下腿		0	1	2
	足底		0	1	2
b. 位置覚	部位		正解<3/4	正解3/4	僅差or正常
	肩		0	1	2
	肘		0	1	2
	手関節		0	1	2
	手指		0	1	2
	股		0	1	2
	膝		0	1	2
	足		0	1	2
	母趾		0	1	2

● 他動的関節可動域/関節痛

J. 他動的関節可動域/関節痛（非麻痺側と比較）		ROM			疼痛		
		微動	低下	正常	重度	軽度	なし
肩関節	屈曲	0	1	2	0	1	2
	外転	0	1	2	0	1	2
	外旋	0	1	2	0	1	2
	内旋	0	1	2	0	1	2
肘関節	屈曲	0	1	2	0	1	2
	伸展	0	1	2	0	1	2
前腕	回内	0	1	2	0	1	2
	回外	0	1	2	0	1	2
手関節	掌屈	0	1	2	0	1	2
	背屈	0	1	2	0	1	2
手指	屈曲	0	1	2	0	1	2
	伸展	0	1	2	0	1	2
股関節	屈曲	0	1	2	0	1	2
	外転	0	1	2	0	1	2
	外旋	0	1	2	0	1	2
	内旋	0	1	2	0	1	2
膝関節	屈曲	0	1	2	0	1	2
	伸展	0	1	2	0	1	2
足関節	背屈	0	1	2	0	1	2
	底屈	0	1	2	0	1	2
	回内	0	1	2	0	1	2
	回外	0	1	2	0	1	2

表9
MAS
(文献15, 16より引用)

評価項目	課題
1. 寝返り	非麻痺側方向へ背臥位から側臥位へ寝返る
2. 起き上がり	起き上がりベッドの端に座る
3. 座位バランス	40cmの高さの台または椅子に座り, 膝屈曲角度90°にする
4. 立ち上がり	座位から立位になる
5. 歩行	歩行補助具の有無は問わない
6. 上肢機能	背臥位, 座位, 立位における手および手指の運動
7. 高度な手機能	座位でペン・ゼリービーンズをつまむ, 描画, スプーン, くしの使用
8. 全身の筋緊張	具体的な課題なし, 筋緊張の状態(6段階)

修正版では8. が除外された。

表10 ブルンストロームの回復段階指標（BRS）(文献19より引用)

段階：基本概念	上肢(腕)	体幹・下肢	手指
Ⅰ：随意運動がみられない	▶弛緩性麻痺	▶弛緩性麻痺	▶弛緩性麻痺
Ⅱ：共同運動が一部に出現。連合反応が誘発される	▶わずかな屈筋共同運動 ▶わずかな伸筋共同運動	▶(臥)わずかな屈筋共同運動 ▶(臥)わずかな伸筋共同運動 ▶(臥)健側股内外転抵抗運動によるRaimiste現象	▶全指屈曲がわずかに出現
Ⅲ：十分な共同運動が出現	▶明らかな関節運動を伴う屈筋共同運動 ▶明らかな関節運動を伴う伸筋共同運動	▶(座)明らかな関節運動を伴う屈筋共同運動	▶全指屈曲で握ることが可能だが, 離すことはできない
Ⅳ：分離運動が一部出現	▶腰の後に手をもっていく ▶肘伸展位で肩屈曲90° ▶肘屈曲90°での回内外	▶(座)膝を90°以上屈曲して, 足を床の後方へ滑らす ▶(座)踵接地での足背屈	▶不十分な全指伸展 ▶横つまみが可能で母指の動きで離せる
Ⅴ：分離運動が全般的に出現	▶肘伸展回内位での肩外転90° ▶肘伸展位で手を頭上まで前方挙上 ▶肘伸展位肩屈曲90°での前腕回内外	▶(立)股関節伸展位での膝屈曲 ▶(立)踵接地での足背屈	▶対向つまみ ▶随意的指伸展に続く円柱または球握り ▶全可動域の全指伸展
Ⅵ：分離運動が自由にできる。やや巧緻に欠く	▶ステージⅤまでの課題がすべて可能で健側と同程度にスムーズに動かせる	▶(座)下腿内外旋が足の内外がえしを伴って可能 ▶(立)股関節外転	▶ステージⅤまでの課題すべてと個別の手指運動が可能

※上肢はstageⅢ以降座位で施行する。
判定：1つ以上の課題が可能な最も高いstageを採用。

▌上田の回復段階指標

- Brunnstromの評価を基本にして, 12段階化し感度を高め, 欠点を改善するために開発されたものである[20]。スピードテストを用いているところと, 実行困難なテストには予備テストを用意しているところが特徴である。

可動域測定法

- 可動域（ROM）の測定法は, 角度計やメジャーを用いた測定が一般的で広く用いられている。最近はスチール写真や動画を撮影し, 角度を求めるというアプリを用いた手法も多い。
- ADL課題を行うにあたって必要な標準的な可動域を把握しておく[21]（**表11**）。
- 片麻痺患者の場合, 非麻痺側との比較を行う。
- 事前に筋力, 感覚, 協調運動などの情報を考慮しておく。
- 年齢, 性差の標準値も考慮しておく[22]（**表12**）。
- 1人での測定が困難な部位（体幹や頸部など）があれば, 2人で行う工夫も必要。

表11　主なADL課題と可動域（文献21より引用）

ADL項目	可動域
タオルを絞る	手背屈0〜20°，回内外0〜45°，肘屈曲6〜80°，肩屈曲25〜45°
カッターシャツのボタンをはめる	手背屈30〜50°，前腕回内0〜45°，肘屈曲80〜120°，肩屈曲10〜15°，肩外転5〜10°
顔を洗い，そして拭く	手背屈40°，前腕回外70°，肘屈曲40〜135°，肩屈曲15〜25°
丸首シャツの着脱	手背屈40°，肘屈曲120°，肩屈曲70°，肩外転0〜45，肩内外旋45°
グラスの水を飲む	手背屈15〜20°，肘屈曲130°，肩屈曲30〜45°
髪をとく	手背屈0〜20°，掌屈0〜40°，前腕回外30〜50°，肘屈曲110°，肩屈曲70°，肩外旋30°，肩外転110°
かがんで床の物を拾う	股屈曲114°，股外転27°，股外旋24°，膝屈曲117°
椅子への立ち座り	股屈曲112°，股外転20°，股外旋14°，膝屈曲93°

表12　60〜80歳未満，健常人の可動域（文献22より引用）

肩関節	屈曲161°，伸展69°，外転172°，内転0°，外旋91°，内旋68°
肘・前腕・手関節	肘屈曲141°，肘伸展−5°，前腕回内87°，前腕回外89°，手背屈74°，手掌屈72°
股関節	屈曲128°，伸展11°，外転35°，内転22°，外旋52°，内旋26°
膝・足関節	膝屈曲154°，膝伸展−2°，足背屈21°，足底屈52°

筋力検査

- 筋力の程度は，起居移動動作・日常生活活動に影響する。これを客観的に測定することは重要である。脳卒中では片麻痺や，廃用による非麻痺側肢筋力低下などが問題となる。

徒手筋力検査

MMT：Manual Muscle Testing

- 徒手筋力検査法（MMT）は臨床的に最も利用されている方法で，Danielsらの検査法が汎用されている[23]。
- 脳卒中患者に適用する際は，標準化の問題や共同運動障害と代償運動の扱いなど，さまざまな課題がある。しかし，機器を用いず，操作手技が簡便であり，汎用性があるため，日常臨床場面で多用されている。

等尺性筋力測定

- 簡易的な測定として，ハンドヘルドダイナモメーターを使用する方法がある。筋力が大きいと徒手での固定が困難となり，測定は30kg程度が限界といわれている。ただし，ベルトなどで固定を工夫すれば，信頼性が確保できるとの報告もある[24]。

等速性運動測定機器による測定

OKC：open kinetic chain
CKC：closed kinetic chain

- 開放性運動連鎖（OKC）[*1]では，膝関節伸展筋力を測定することが代表的で，歩行関連での報告も多い。閉鎖運動連鎖（CKC）[*2]では，ストレングスエルゴ240を用いた報告があり，脳卒中患者を対象にした歩行自立のカットオフポイントは，患側脚伸展筋力体重比が0.973N/mであると述べられている[25]。

[*1]　多関節からなる系であるが，遠位端の固定がないため他関節の動きが予測されない。歩行時の遊脚期がこれに相当し，足は自由な動きを行う。動筋が主に活動し，個別筋の訓練に用いる。

[*2]　多関節からなる系で1関節が動けば他関節の動きが予測可能な状態を示す。系の遠位端を固定すると生じ，その例として蹲踞運動がある。運動中，足は床を離れない。膝伸展・屈筋の同時収縮を訓練できる。

その他

- 握力計，背筋力計，ピンチ力計，バネばかり，CT，MRIを用いたものなどもある。

バランス測定

重心動揺測定

- 静的立位保持の際の軌跡長，外周，矩形面積などを計測し，ベクトルや周波数分析なども補助的に行う。開眼，閉眼，ロンベルグ肢位，クロステストなどの方法がある。
- サンプリング時間，転倒防止の工夫が必要である。また足圧分布の計測により左右差など荷重偏位を測定できる。安定性限界面積と重心動揺面積の比の対数値から求められる姿勢安定度評価も参考になる。

機能的上肢到達検査

FR：Functional Reach

- 特殊な機器を用いない，非常に簡便なテストである[26]（FR）。両足を肩幅ほどに開いて立ち，一側上肢を90°挙上させ，そこからできるだけ遠方に伸ばした距離を測定する。
- 脳卒中患者の歩行について，院内自立のカットオフポイントは25cmと報告されている[27]。

タイムドアップアンドゴーテスト

TUGT：Timed "up and go" test

- 椅子座位になり，合図で立ち上がり，3m先の目標物を普段歩いている速さで回り，もとの椅子に座るまでの時間を計測する[28]（TUGT）。立ち上がり，着座，ターンなどの定性的分析も行う。椅子は肘掛け付きで座面の高さ44〜47cmを推奨している。
- 脳血管障害者の院内歩行自立のカットオフポイントが20秒，屋外歩行自立が17秒と報告されている[27]。なお，再現性の問題で最大速度を採用する報告も多い。
- また，測定前に自分のタイムを予想させ，実測値との差をみる，自己身体能力認識誤差を求める取り組みもある。

機能的バランス指標（図14）

- 複数課題の評価で予後予測やスクリーニングに使用される，妥当性，信頼性のあるテストである（Functional Balance Scale/Berg Balance Scale）[29]（表13）。ただし，天井効果があり軽度の運動麻痺患者には向かない。高齢者では45点が転倒リスクの基準である[29]。
- このスケールを用いた研究で，発症4週後の脳卒中患者歩行獲得（見守り）のカットオフポイントが31点と報告されている[30]。院内歩行自立は45〜48点程度である。ただし，天井効果があり軽傷例にあまり向かない[31]。10分程度で可能である。

Activities-specific Balance Confidence Scale（ABC Scale）

- 主観的な視点から日常生活動作16項目に関して，転倒することなく動作を遂行可能の程度を0〜100%の10段階で表す質問紙である[32]。

脳卒中姿勢評価スケール（PASS）

PASS：Postural Assessment Scale for Stroke

- 座位，立位，起居動作などの姿勢維持と変換を検査する，基本動作の評価でもある。Benaimら[33]は，発症30日後のPASSの得点は，発症90日後のFIMの合計点（r＝0.75），移乗（r＝0.74），移動（r＝0.71）と高い相関が認められたと報告している。

図14

機能的バランス指標活用のフローチャート例−歩行許可

（文献9より引用）

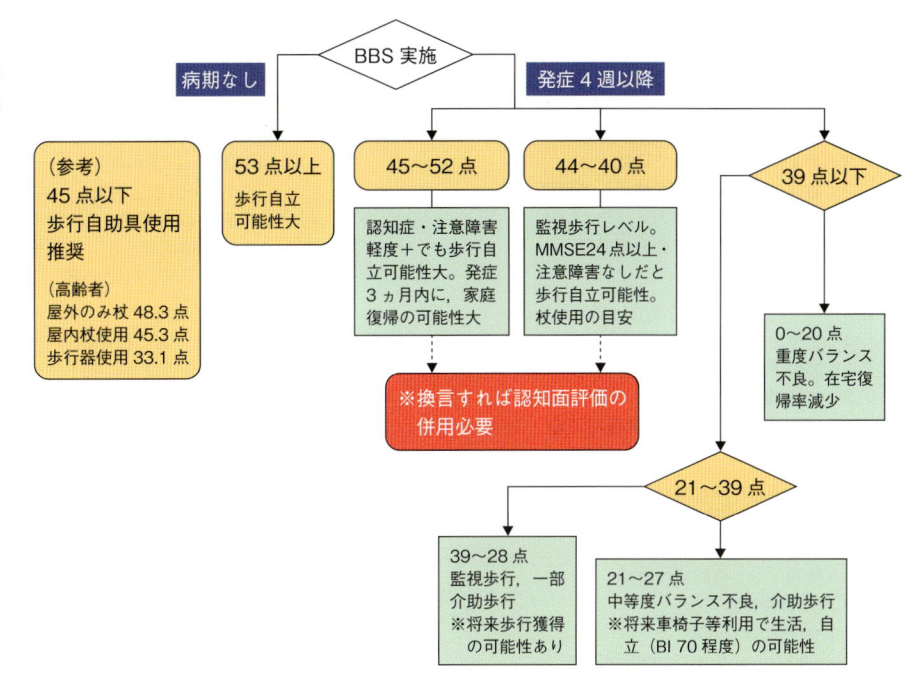

BBS 実施

病期なし — 発症 4 週以降

（参考）
45 点以下
歩行自助具使用推奨

（高齢者）
屋外のみ杖 48.3 点
屋内杖使用 45.3 点
歩行器使用 33.1 点

53 点以上
歩行自立
可能性大

45〜52 点
認知症・注意障害
軽度＋でも歩行自立可能性大。発症3ヵ月内に、家庭復帰の可能性大

44〜40 点
監視歩行レベル。MMSE24 点以上・注意障害なしだと歩行自立可能性。杖使用の目安

39 点以下

0〜20 点
重度バランス不良。在宅復帰率減少

※換言すれば認知面評価の併用必要

21〜39 点

39〜28 点
監視歩行，一部介助歩行
※将来歩行獲得の可能性あり

21〜27 点
中等度バランス不良，介助歩行
※将来車椅子等利用で生活，自立（BI 70 程度）の可能性

Balance Evaluation Systems Test（BESTest）

- システム理論に基づいて考案されたバランス機能評価法である[34]。
- バランス6要素（生体力学的制約，安定限界，姿勢変化-予測的姿勢制御，反応的姿勢制御，感覚機能，歩行安定性）の得点を算出するMini版もある。

体幹機能評価

Trunk Impairment Scale（TIS）

- 座位を中心に体幹機能を評価するもので，静的および動的座位バランス，体幹協調性から判断する。
- 10m歩行，TUGとTIS合計点が関連し，FAC，FIMについては多変量解析でTCTに加えてTIS動的バランスを加えることで決定係数が向上することが述べられた[35]。

TCT：Trunk Control Test

体幹コントロールテスト（TCT）

- 寝返り，起き上がり，座位保持などの簡便な評価項目で構成されている[38]。

移乗・移動能力評価

RMI：Rivermead Mobility Index

- 移乗や移動に関する検査としては（RMI）が代表的である[37]（表14）。15項目の行動観察から評価する簡便な検査である。日本では前島が日本版RMIを紹介している[38]。感度に関する検証がなされていない。5分程で実行可能である。

歩行機能評価

- 歩行速度，距離に代表されるような数値データから読み取る検査を紹介する。表15に主なパラメータをまとめた[39]。種々の方法があり，目的に適合した測定法を選択する。以下に代表例を述べる。

II

診察と運動・動作評価 ▼ 運動・動作障害の評価

表13 機能的バランス指標（文献29より引用）

1)椅子座位からの立ち上がり
　指示：手を使わずに立ってください
　　4：立ち上がり可能
　　3：手を使用して一人で可能
　　2：数回の施行後，手を使用して可能
　　1：最小の介助が必要
　　0：中等度ないし高度の介助必要

2)立位保持
　指示：つかまらずに2分間立ってください
　　4：安全に2分間保持が可能
　　3：監視下で2分間保持可能
　　2：30秒間保持可能
　　1：数回の試行にて30秒間保持可能
　　0：介助なしには30秒間保持不能

3)座位保持(両足を床に着け，もたれずに座る)
　指示：腕を組んで2分間座ってください
　　4：安全に2分間保持が可能
　　3：監視下で2分間保持可能
　　2：30秒間保持可能
　　1：10秒間保持可能
　　0：介助なしには10秒間保持不能

4)着座(椅子使用)
　指示：立った位置から座ってください
　　4：ほとんど手を用いずに安全に座る
　　3：手を用いてしゃがみ込みを制御し行える
　　2：下腿後面を椅子に押しつけ制御し行える
　　1：一人で可能だが,しゃがみ込みを制御できない
　　0：座るのに介助必要

5)移乗
　指示：車椅子からベッドへ移ってください(逆も)
　　4：ほとんど手を使わず安全に可能
　　3：手を使えば安全に可能
　　2：言語指示，あるいは監視下で可能
　　1：介助者1名が必要な程度
　　0：安全確保に2名以上の介助者必要

6)閉眼立位保持
　指示：目を閉じて10秒間立ってください
　　4：安全に10秒間保持が可能
　　3：監視下で10秒間保持可能
　　2：3秒間保持可能
　　1：3秒間保持は不能だが，なんとか安定して立てる
　　0：転倒を防ぐ介助必要

7)閉脚立位保持
　指示：自ら足を閉じてつかまらず立ってください
　　4：安全に1分間保持が可能
　　3：監視下で1分間保持が可能
　　2：自ら保持できるが，30秒間保持は不能
　　1：介助にて保持可能だが，15秒間の保持
　　0：介助にて保持可能だが，15秒間の保持は不能

8)上肢前方到達(到達距離測定)
　指示：上肢を90°屈曲し，指を伸ばして前方へできる限りを
　伸ばしてください
　　4：25cm以上可能
　　3：12.5cm以上可能
　　2：5cm以上可能
　　1：手を伸ばせるが，監視必要
　　0：転倒を防ぐ介助必要

9)床から物を拾う
　指示：足元にある靴を拾ってください
　　4：安全かつ簡単に靴を拾える
　　3：監視下にて靴を拾える
　　2：拾えないが，靴から2.5〜5cmまでのところに，安定
　　　して自ら手を伸ばすことができる
　　1：拾うことができず，監視が必要
　　0：転倒を防ぐ介助必要

10)左右の肩越しに後ろを振り向く
　指示：肩越しに後ろを振り向いてください(左右)
　　4：両側とも可能で，体重移動も良好
　　3：1側のみ可能，他方は体重移動が少ない
　　2：側方までしかできないが，安定している
　　1：振り向くときに監視が必要
　　0：転倒を防ぐための介助必要

11) 360°回転
　指示：完全に1周回転し止まり，反対にも回ってください
　　4：各方向に4秒以内で安全に可能
　　3：1側のみ4秒以内で安全に可能
　　2：回転可能だが，両側とも4秒以上かかる
　　1：近位監視，または言語指示が必要
　　0：回転中，介助必要

12)段差踏み換え(約20cm台)
　指示：台上に交互に4回ずつ(8回)足を乗せてください
　　4：支持なしで20秒以内に可能
　　3：支持なしで可能だが20秒以上かかる
　　2：監視下で補助具なしに4回可能
　　1：最小限の介助で2回以上可能
　　0：転倒を防ぐ介助必要

13)片足を前に出して立位保持
　指示：片足を他方の足の前にまっすぐ出してください
　　4：継ぎ足位をとり30秒間保持が可能
　　3：足を前に出すことができ30秒間保持が可能
　　2：足をわずかにずらし30秒間保持が可能
　　1：足を出すのは介助が必要だが，15秒間保持が可能
　　0：バランスを崩す

14)片脚立ち保持
　指示：つかまらずに，片脚立ちになってください
　　4：10秒以上保持が可能
　　3：5〜10秒保持可能
　　2：3秒以上保持可能
　　1：3秒は保持できないが，自ら保持のみは可能
　　0：転倒を防ぐ介助必要

(得点　　/56)

表14 Rivermead Mobility Index 日本語版 （文献38より引用）

ID ＿＿＿＿＿＿　名前 ＿＿＿＿＿＿　年齢 ＿＿＿＿＿＿　日時 ＿＿＿＿＿＿　検者 ＿＿＿＿＿＿

患者に対して，下記の15項目の質問を行う（項目5は観察する）。
すべての「はい」という答えに対して，1点を与える。
介助なく，自立しているかが大切で，手順はあまり重要ではない。

質問項目

1 ベッド上での寝返り
　自分で寝返り（仰向きから横向き）していますか？　　　　　　　　　　　　　　　　　　　　（はい・いいえ）

2 起き上がり
　ベッドに寝たところから，ご自身で起き上がり，ベッド（端）に，腰かけていますか？　　　（はい・いいえ）

3 座位バランス
　ベッドに支えなく，（10秒以上）腰かけていますか？　　　　　　　　　　　　　　　　　　（はい・いいえ）

4 座位から起立
　どんなにしてもよいから，椅子から立ち上がっていますか？
　（起立，立位いずれも15秒以内。必要に応じて，手を使ったり介助してもよい）　　　　　　（はい・いいえ）

5 支えなしに立つ
　（介助者や支えなしで10秒間立っていることを観察する）　　　　　　　　　　　　　　　　（はい・いいえ）

6 トランスファ（移乗）
　手助けなしで，何とか乗り移りしていますか？（例：ベッドから椅子など）　　　　　　　　（はい・いいえ）

7 屋内歩行
　見守りなしで，10m歩いていますか？（補助具や備品は必要に応じて用いてもよい）　　　　（はい・いいえ）

8 階段
　手助けなしで，どうにか階段を昇っていますか？　　　　　　　　　　　　　　　　　　　　（はい・いいえ）

9 屋外歩行（整地）
　舗装された屋外を手助けなしで，歩き回っていますか？　　　　　　　　　　　　　　　　　（はい・いいえ）

10 屋内歩行（補助具なし）
　屋内を，見守りなしで，補助具を使用せず，10m歩いていますか？　　　　　　　　　　　　（はい・いいえ）

11 床から拾う
　5m先に落とした物を拾っていますか？　　　　　　　　　　　　　　　　　　　　　　　　　（はい・いいえ）

12 屋外歩行（不整地）
　不整地（芝，砂利道，土，雪，氷など）を手助けなしで歩いていますか？　　　　　　　　　（はい・いいえ）

13 入浴
　監視されることなく，風呂やシャワーに入って体を洗っていますか？　　　　　　　　　　　（はい・いいえ）

14 階段の移動（起伏の移動）
　手すりや手助けなしで，なんとか階段を昇り降り（4段）していますか？
　（必要に応じて補装具（杖など）を使用してもよい）　　　　　　　　　　　　　　　　　　　（はい・いいえ）

15 走る
　足を引きずる（跛行）ことなく，10mを4秒以内に走りますか？（早歩きでよい）　　　　　（はい・いいえ）

　　　　　　　　（はい）　1.　2.　3.　4.　5.　6.　　7.　8.　9.　10.　　11.　12.　13.　14.　15.

計　　　点

表15 主な歩行機能評価パラメータ （文献39より引用）

項目	測定内容	解説・備考
1. 最大歩行速度	最速の歩行で設定距離内にかかった時間	10mが汎用，5mもあり
2. 快適歩行速度	普段歩いているような速度で行う	別称：自由歩行
3. 歩数	単位距離内の歩数	10mが汎用
4. 歩幅（重複歩距離）	単位距離内の歩幅（重複歩距離）	10mが汎用
5. 歩行率	1分単位に換算した歩数	10mが汎用
6. 予備歩行能	最大歩行速度−快適歩行速度	10m/TUGT を用いる
7. 歩行効率	安静時と歩行時心拍数の差と歩行速度で算出	3分が汎用：PCI[*3]
8. 歩行距離	単位時間内での歩行距離	6分，12分
9. 歩行率変動係数	設定距離内の歩行時間・歩数を数回測定，歩行率変動係数を求める	10m歩行×10回 PCIと併用（10秒×回数）
10. 歩行比	自由歩行での「歩幅/歩行率」	m/step/min で計測

＊3　PCI［beats/m］＝（歩行時−安静時心拍数［beats/min］）/歩行速度［m/min］

- 1. 最大歩行速度　2. 快適歩行速度　3. 歩数　4. 歩幅（重複補距離）　5. 歩行率に関しては，計測方法，年代別標準値の報告も多数存在するため割愛する。歩行速度を規定するのは原則，歩幅と歩行率（歩数）であり，歩行練習でもこの2点を常に意識して行う。
- 6. 予備歩行能は最大歩行と快適歩行の差をみて，速度変化への対応性をみるものである。脳卒中患者で不安定性を生じる場合には，両者に差がほとんどなく，改善するほど差を生じる。

PCI : Physiological Cost Index

- 7. 歩行効率（PCI）は，普通の速度で3分間歩行をさせ，歩行前後の心拍数の差（エネルギー消費を反映）と3分間歩行速度から求める指標である。同じ歩行速度でもエネルギー消費が大きい場合（心拍数上昇が大きい），PCIは高値となる。正常では諸説あるが快適歩行で0.11〜0.51（beats/m）の範囲に収まるとされる。脳卒中患者で0.57〜1.43だったという報告もある[40]。

6MD : 6 Minute Walking Distance

- 8. 6MDは，6分間連続して歩行したときの距離を測定する[41]。脳卒中患者では歩行耐用能の目安として計測する。身体計測値や年齢で換算した予測値は，脳卒中患者に適用するには無理がある。なお，2分間歩行距離で測定することもある。
- 9. 歩行率変動係数は，歩行率を10m歩行で複数回（10回程度）測定したり，3分間歩行して10秒ごとに測定し（18回），その平均値と標準偏差により変動係数を算出する。係数が少ないとばらつきが少なく安定しているといえる。慢性期脳卒中患者の3分歩行（10秒ごと）では，屋内歩行自立のカットオフポイントが7%以内とされる[42]。
- 10. 歩行比は，歩幅を歩行率で割った指数でエネルギーコストをみることができるとされる[43]。通常，快適歩行は環境や心理状態などで変動し，再現性に欠く点が指摘されている。しかし，歩行比は，多少の速度変化があっても常に0.006m/step/minに近い値を示すため，快適歩行での歩行改善の効果をみるときに使用する。高齢者や脳卒中患者では，0.005m/step/min以下に値が減少する。主に歩幅の減少に起因する[44]。
- 最後に歩行安定性に関して，具備すべき要素を図15に挙げておく。スピード，持久性，一定性（環境変化に対して常に一定の能力を発揮できるいわば適応性）の3要素を常に念頭に置くことが肝要である。

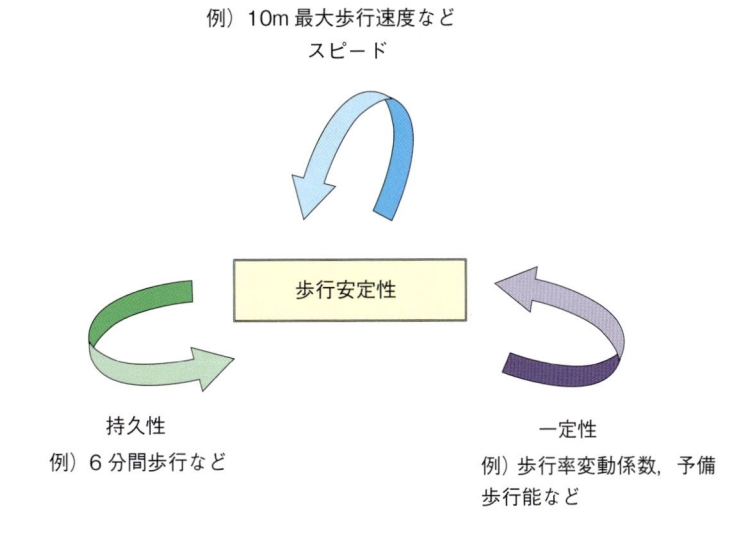

図15

**歩行安定性評価で
具備すべき3要素**

例）10m最大歩行速度など
スピード

歩行安定性

持久性
例）6分間歩行など

一定性
例）歩行率変動係数，予備
歩行能など

定性的検査項目

- ADL評価指標のFIM，Barthel Indexの下位項目も参考にできるが，より移動に特化した定性的評価指標の代表例を紹介する。

DGI：Dynamic Gait Index

▌▌▌ 動的歩行指数（DGI）

- DGIはShumway-Cook Aが開発した，課題要求の変化に対する歩行修正能力を評価して，平衡障害を有するものにおける転倒のしやすさなどを検査・測定するための指標。
- 課題の遂行状況によって3点（Normal），2点（Mild Impairment），1点（Moderate Impairment），0点（Severe Impairment）の選択肢から，最も近いと考えられる段階づけを行う。8項目が設けられ，合計点は24点である。
- 妥当性，信頼性がある評価指標。開発者は転倒リスクを12点未満としている。Shoe boxの高さが規定されておらず注意。田中らが日本語版を紹介している[45]ので参照されたい。

FAC：Functional Ambulation Classfication

▌▌▌ 歩行機能分類（FAC）

- FAC[46]は歩行速度やバランス指標との関連もあり，妥当性・信頼性のあるテスト。0（歩行不能）〜5（歩行自立）までを分類する6段階指標で，非常に簡便なテスト。介助量や監視の程度，不整地歩行などの自立度を観察する。数分で終了できる。

**観察による歩行
分析表**

- 1歩行周期の分析では，Perry[4]によって提案された階層性構造をもつ歩行分析表を用いるのが一般的である。95ページで述べた歩行分析表で歩容評価を行う。

RVGA：Rivermead Visual Gait Assessment

▌▌▌ リバーミード歩行観察評価（RVGA）

- リバーミード歩行観察評価[47]は，上肢位置の観察，立脚期，遊脚期の3項目について，さらに細分化した20項目を分析する。肩甲骨後退や体幹側屈，トレンデレンブルグ，過度の足内反などの項目がある。4段階の定性的尺度で点数化されるが，各項目は歩行の細かい分析の評価に利用できる。
- 0：正常，1：軽度，2：中等度，3：重度で示す。肘屈曲だけは重症の3点がない。よって59点満点である。一致率に若干，難がある。

脳卒中上肢機能検査

- 脳卒中上肢機能検査（MFT）は脳卒中における上肢機能を測定，記録する検査である[48]（表16）。8課題32下位項目からなる。3回施行し，平均値ではなくパフォーマンスの最大値を測定する。事前のストレッチなど治療を許可している。スコア（MFS）は最大32点である。
- 森田ら開発者は26点程度でADL上支障ないレベルと判定している。現在では，脳卒中以外でも用いられてきている。
- ただし，協調運動障害例ではスコアが高めに出るため，ADLの自立度と相関しないことがある。プログラム作成のためのMFS標準回復プロフィールが用意されている（148ページ参照）。なお，ペグなど専用器具が必要である（酒井医療SOT-5000，（図16））。15分程で実行可能である。

表16 脳卒中上肢機能検査（MFT）（文献48より引用）

検査項目	段階(点数)：内容	右	左	検査項目	段階(点数)：内容	右	左
上肢の前方挙上	1：45°未満			つまみ	1：鉛筆をつまみあげる		
	2：45°〜90°未満				2：コインをつまみあげる		
	3：90°〜135°未満				3：針をつまみあげる		
	4：135°以上			立方体運び	1：5秒以内に1〜2個		
上肢の側方挙上	1：45°未満				2：5秒以内に3〜4個		
	2：45°〜90°未満				3：5秒以内に5〜6個		
	3：90°〜135°未満				4：5秒以内に7〜8個		
	4：135°以上			ペグボード*	1：30秒以内に1〜3本		
手掌を後頭部へ	1：少し動く				2：30秒以内に4〜6本		
	2：手が胸部より高く上がる				3：30秒以内に7〜9本		
	3：手が頭部に届く				4：30秒以内に10〜12本		
	4：手掌がぴったりつく				5：30秒以内に13〜15本		
手掌を背部へ	1：少し動く				6：30秒以内に16本以上		
	2：同側殿部に届く			総計（MFS）	（　/32点満点）		
	3：指，手背が脊柱に届く						
	4：手掌がぴったりつく						
つかみ	1：ボールを握っている						
	2：ボールを離す						
	3：ボールをつかみあげる						

▶ 立方体運びは，10cm幅のプレートを用意し，手前から奥に，横一列になるよう運ばせ，5秒間測定する。
▶ ペグボードは専用のボードを用い，30秒間測定する。
▶ ボールは軟式野球ボールなど，立方体は5cm径立方体を用いる。

Action Research Arm Test（ARAT）

- ARATは，道具を用いた上肢機能検査で，効果判定として多く利用されている。4つのサブテスト（grasp 18点，grip 12点，pinch 18点，gross movement 9点）で合計57点・19項目で構成される。それぞれの動作に対する完遂度と時間に基づいて採点し，評価時間が短くなる工夫がされている。
- 信頼性，妥当性があり，急性期から回復期に使用できる。本邦では大場ら[49]が妥当性などを元に紹介しているが，ごく軽症例には使いづらいとされ，その場合後述のSTEFとの併用を勧めている。

図16 脳卒中上肢機能検査器具

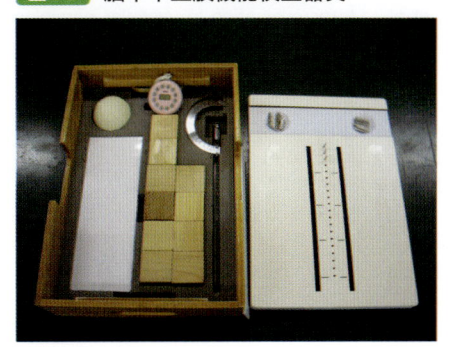

図17 簡易上肢機能検査例

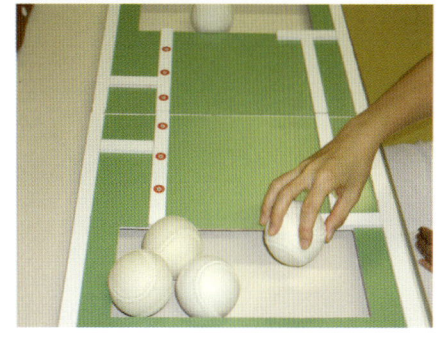

▌簡易上肢機能検査（STEF）

STEF：Simple Test for Evaluating Hand Function

- 簡易上肢機能検査（**STEF**）は，特定物品の運搬速度を測定することにより，上肢の運動能力，動きの速さを客観的に，短時間に把握し評価するものである[50]（**図17**）。スプリントの有効性などの判定にも使える。脳卒中上肢機能検査との併用で効果が上がる。単独では上肢近位部の動きが不良な例に使用が難しい面がある。
- 検査は10項目（10の物品）あり，100点満点である。評点は年齢別に換算表が用意されている。初期検査と再検査の際には「差の指標」で改善度をみる。実測値で速度が向上しても「差なし」判定のときもあるので注意する。専用器具が必要である（酒井医療SOT-3000）。15〜20分程で実行可能である。

▌その他

- 96ページ**表4**に示したように，このほか9 Hole Peg test，Box and Block Test，Arm motor Ability Testなどが汎用されている。特にFMAの上肢機能を活用することが多い。

◆文献

1）髙見彰淑：脳卒中による姿勢異常に対する理学療法．理学療法 24：188-195，2007．
2）中村隆一 監：理学療法テクニック 発達的アプローチ，医歯薬出版，2004．
3）阿部浩明：Contraversive pushingの評価と背景因子を踏まえた介入．理学療法研究 28：10-20，2011．
4）Perry J：GAIT ANALYSIS：Normal and Pathological Function，SLACK，1992．
5）髙見彰淑：脳卒中片麻痺の動作障害に対する理学療法アプローチ．理学療法 27：79-84，2010．
6）日本脳卒中学会 脳卒中ガイドライン委員会編：脳卒中治療ガイドライン2021（改訂2023），協和企画，2023．
7）Academy of neurologic physical therapy：StrokEDGEII．（https://www.neuropt.org/practice-resources/neurology-section-outcome-measures-recommendations/stroke）2023年9月閲覧
8）髙見彰淑：脳血管障害に対する効果判定のためのアウトカム指標．理学療法学 47：377-382，2020．
9）髙見彰淑 編：セラピストのための脳卒中評価指標の解釈と活用，メジカルビュー社，2020．
10）Schlegel D，et al.：Utility of the NIH stroke scale as a predictor of hospital disposition. Stroke 34：134-137，2003．
11）道免和久：脳卒中患者の機能障害評価法 Stroke Impairment Assessment Set（SIAS）の信頼性および妥当性の検討（1）．リハ医学 32：113-121，1995．
12）園田 茂：脳卒中患者の機能障害評価法 Stroke Impairment Assessment Set（SIAS）の信頼性および妥当性の検討（2）-体幹，高次脳機能，感覚項目，帰結予測-．リハ医学 32：123-131，1995．
13）Duncan PW，et al.：The stroke impact scale version2.0: evaluation of reliability, validity and sensitivity to change. Stroke 30：2131-2140，1999．
14）Fugl-Meyer AR，et al.：The post stroke hemiplegic patient.I.A method for evaluation of physical performance. Scand J Rehabil Med 7：13-31，1975．
15）Carr JH，et al.：Investigation of a new motor assessment scale for stroke patients. Phys Ther 65：175-180, 1985．
16）Poole JL，et al.：Motor assessment scale for stroke patients: concurrent validity and

interrater reliability. Arch Phys Med Rehabil 69：195-197, 1988.

17）Demeurisse G, et al.：Motor evaluation in vascular hemiplegia. Euro Neurol 19：382-389, 1980.

18）Brunnstrom S：Movement therapy in hemiplegia: a neurophysiological approach, Harper & Row, 1970.

19）吉尾雅春：中枢神経疾患・障害に対する評価の進め方-脳血管障害．理学療法ハンドブック（細田多穂ほか編），改訂第3版，pp637-699，協同医書，2000.

20）上田　敏ほか：片麻痺テストの標準化：12段階片麻痺グレード法．総合リハ 5：749-766, 1977.

21）今野孝彦ほか：Ⅱc 日常生活動作（ADL）と上肢機能．これでできるリウマチの作業療法，pp27-33，南江堂，1996.

22）渡辺英夫ほか：健康日本人における四肢関節可動域について-年齢による変化．日整会誌 53：275-291, 1979.

23）Helen JH, et al.：新・徒手筋力測定法（津山直一 訳），第7版，協同医書，1996.

24）大友健太ほか：ハンドヘルドナイナモメーターによる等尺性股伸展筋力の再現性．総合リハ 33：767-770, 2005.

25）山田純生ほか：脳卒中に対する体力科学的評価とトレーニング．PTジャーナル 37：654-660, 2003.

26）Duncan PW, et al.：Functional reach: a new clinical measure of balance. J Gerontol 45：M192-197, 1990.

27）須藤真史ほか：脳卒中片麻痺に対する理学療法効果と判定-理学療法効果判定の指標としてのFRT, TUGTの可能性．PTジャーナル 35：879-884, 2001.

28）Podsiadlo D, et al.：The timed "Up and Go": a test of basic Functional mobility for frail eldery persons. J Am Geriatr Soc 39：142-148, 1991.

29）Berg KO, et al.：Measuring balance in the elderly: preliminary development of an instrument. Physiother Can 41：304-311, 1989.

30）丹羽義明ほか：脳卒中片麻痺患者の歩行能力改善の推移．PTジャーナル 37：5-9, 2003.

31）髙見彰淑：脳卒中片麻痺によるバランス障害の評価と理学療法．理学療法 29：389-397, 2012.

32）Powell LE, et al.：The activities-specific balance confidence（ABC）scale. J Gerontol A Biol Sci Med Sci 50A：28-34, 1995.

33）Benaim C, et al.：Validation of a standardized assessment of postural control in stroke patients: the Postural Assessment Scale for Stroke Patients（PASS）. Stroke 30：1862-1868, 1999.

34）Horak FB, et al.：The balance evaluation systems test（BESTest）to differentiate balance deficits. Phys Ther 89：484-498, 2009.

35）Verheyden G, et al.：Trunk performance after stroke and the relationship with balance, gait and functional ability, Clin Rehabil 20：451-458, 2006.

36）Collin C, et al.：Assessing motor impairment after stroke: a pilot reliability study. J Neurol Neurosurg Psychiatry 53：576-579, 1990.

37）Collen FM, et al.：The Rivermead Mobility Index: a further development of the Rivermead motor assessment. Int Disabil Stud 13：50-54, 1991.

38）前島伸一郎ほか：Revermead mobility Index 日本版の作成とその試用について．総合リハ 33：875-879, 2005.

39）髙見彰淑：片麻痺歩行障害の理学療法スタンダード．PTジャーナル 45：869-875, 2011.

40）島田裕之：理学療法評価学（内山　靖 編），第2版，172-178，医学書院，2009.

41）Butland RJ, et al：Tow-six and 12-minute walking test in respiratory disease. BMJ 284：1607-1608, 1982.

42）須藤恵理子ほか：脳卒中患者における歩行率変動の分析．秋田理学療法 14：17-20, 2006.

43）Sekiya N, et al：Reprodecibility of the walking patterns of normal young adults: test-retest reliability of walk ration（steplength/step-rate）. Gait Posture 7：225-227, 1998.

44）髙見彰淑ほか：急性期脳卒中患者の後進歩行の特徴-前後歩行と後進歩行の比較．東北理学療法 21：104-110, 2008.

45）Shumway-Cook A, et al.：モーターコントロール 運動制御の理論と臨床応用（田中　繁ほか監訳），原著第2版，医師薬出版，2004.

46）Holden MK, et al.：Clinical gait assessment in the neulologically impaired: reliability and meaningfulness. Phys Ther 64：35-40, 1984.

47）Lord SE, et al.：Visual gait analysis: the development of a clinical assessment and scale. Clin Rehabil 12：107-119, 1998.

48）中村隆一 監：脳卒中のリハビリテーション，改訂第2版，pp195-212，永井書店，2000.

49）大場秀樹ほか：Action Reseach Arm Test（ARAT）の信頼性，妥当性，反応性の検討．総合リハ 39：265-271, 2011.

50）金子　翼ほか：簡易上肢機能検査の試作．理学療法と作業療法 8：197-204, 1974.

リハビリテーションの実際

リハビリテーション時のリスク管理

- 『脳卒中治療ガイドライン2021〔改訂2023〕』[1]（**表1**）急性期リハビリテーションの進め方の冒頭には，「十分なリスク管理のもとに，早期座位・立位，装具を用いた早期歩行訓練，摂食・嚥下訓練，セルフケア訓練などを含んだ積極的なリハビリテーションを，発症後できるだけ早期から行うことが勧められる（推奨度A エビデンスレベル中）」と述べられており，血圧変動や心機能，呼吸器機能などに対し十分なリスク管理を行うことは重要である。
- 神経症状の進行がないのがトレーニング開始の前提条件である。合併症を予防し，機能回復を促進するために，24〜48時間以内に病態に合わせたリハビリテーション計画を立てることが勧められる。血管評価を早期に行い，設定基準に従って開始する必要がある[2]。

表1

脳卒中ガイドライン2021（改訂2023）-急性期リハビリテーションの進め方
（文献1より引用）

1. 十分なリスク管理のもとに，早期座位・立位，装具を用いた早期歩行訓練，摂食・嚥下訓練，セルフケア訓練などを含んだ積極的なリハビリテーションを，発症後できるだけ早期から行うことが勧められる（推奨度A エビデンスレベル中）
2. 脳卒中急性期リハビリテーションは，血圧，脈拍，呼吸，経皮的動脈血酸素飽和度，意識，体温などのバイタル徴候に配慮して行うよう勧められる（推奨度A エビデンスレベル中）
3. 早期離床を行ううえでは，病型ごとに注意すべき病態を考慮してもよい（推奨度C エビデンスレベル中）

トレーニング開始基準（表2）

- ガイドライン2021〔改訂2023〕では，病型よりも損傷部位，範囲が重要な要素としている。しかし，急性期では脳出血と脳梗塞，くも膜下出血で，手術の有無や再発回避の扱い方が変わるので，結果的に病型別の対応も求められる。

脳梗塞

- 離床に伴う血圧の基準は，収縮期血圧で200mmHg±15mmHg程度（拡張期120mmHg程度）が上限。ラクナ梗塞は発症当日から離床開始。アテローム血栓性脳梗塞は血行力学性や血栓性など発生機序を確認する。主幹動脈の閉塞には72時間程度状況を観察する必要がある。心原性塞栓症では，心機能と血栓の状況把握が必要。経食道心エコー検査などにより，左房内血栓，特に遊離性の有無を確認しておく。

BAD : branch atheromatous disease

- **BAD**は，主幹動脈からの近傍で閉塞することによって生じる穿通枝域の梗塞である。直径15mm以上のアテローム硬化が原因とされる。神経症状の増悪が比較的高い頻度で起こるため留意が必要である。
- ペナンブラは，可逆性の虚血状態で還流異常（10〜18mL/100g/min）を伴っているが，神経細胞自体は機能停止の状態であり，壊死をかろうじて回避している状態。わずかな血圧低下などで壊死を起こす可能性があり注意を要する。

表2 トレーニング開始基準 （文献2より引用）

●各病型に共通する開始基準
- ▶原則的に意識障害は JCS にて 30 以下（実質1桁〜10）
- ▶バイタルサイン（意識，血圧，呼吸など）の増悪がないこと
- ▶神経症状の増悪がないこと（進行性でない）
- ▶心機能はエコー検査で EF 0.5 以上
- ▶下肢深部静脈血栓の予防に努める。手術例は予防的に弾性ストッキングなどを使用
- ※離床できない場合，可能な限り ROM 練習などを施行する。

●脳梗塞
- ▶MRI（拡散強調画像，T1，T2）／ MRA，超音波などの血管評価にて分類
- ▶離床に伴う血圧基準：脳梗塞200mmHg，変動は15mmHg. 基準をはずれる場合，別設定
- ▶ラクナ梗塞は診断初日（第1病日）から離床開始，アテローム血栓性梗塞は，発生機序を確認し，神経症状増悪なければ離床開始（血圧最注意），心原性脳梗塞では心エコー検査により，左房内血栓と心不全徴候がないのを確認後開始
- ▶主幹動脈の閉塞の場合，発症3日間程度，神経症状の変動を観察。増悪なければ離床開始

●脳出血
- ▶脳出血では，発症後24時間血腫増大と水頭症発現がないのを画像で確認後開始
- ▶離床に伴う血圧基準：脳出血の初期（2週間程）160mmHg，術直後は150mmHg．それ以降は180mmHg程度とする
- ▶手術例での本格的練習は，ドレナージ抜去を目処とする。ドレナージ挿入中でも，座位練習などは積極的に行う。術前や術直後でも意識障害が軽度であればできる限り離床

●くも膜下出血
- ▶脳動脈瘤の治療終了，術後24時間超経過
- ▶収縮期血圧160mmHg以下
- ▶HR 40〜130内
- ▶呼吸数40回/分以内
- ▶酸素飽和度94%以上
- ▶体温38.5℃未満
- ▶くも膜下出血の場合，発症2週間は脳血管攣縮の可能性があるため，血圧の下げすぎに注意
- ▶発症2週間以降は術後水頭症に注意

●その他
- ▶早期離床の回避，個別検討する病型，病巣などは別途個別対応する
- ▶内頸動脈閉塞・狭窄，脳底動脈血栓症，橋出血，脳動脈瘤，脳動静脈奇形，低酸素脳症，出血性脳梗塞，肺塞栓症，DIC，バイタル増悪など

JCS : Japan Coma Scale

EF : ejection fraction

DIC : disseminated intravascular coagulation

脳出血

- ● 画像と臨床所見から血腫増大と急性期水頭症の発現に注意する。離床に伴う血圧上限は，初期は収縮期160mmHg程度，術直後は150mmHgとする。それ以降は180mmHg程度とする。術後でも意識障害が軽度であれば，離床をできるだけ開始する。

くも膜下出血

HR : heart rate

- ● くも膜下出血については，廃用症候群等の予防や脳内出血などを伴うような場合，治療介入が必要になる。その場合，脳動脈瘤の治療終了で術後24時間以上経過している，収縮期血圧160mmHg以下，HR 40〜130内，呼吸数40回/分以内，酸素飽和度94%以上，体温38.5℃未満，脳圧亢進症状やてんかんなどがないことが基準になる。
- ● ただし，発症から2週間程度は脳血管攣縮の可能性があるため，必要以上に降圧できないため慎重に進める。発症2週間を過ぎると術後水頭症の発現に注意する。

トレーニング実施基準・中止基準 （表3）

▌▌トレーニング開始前のチェック（実施基準）

- ● 開始前にチェックし，表3a のような症状がある場合練習を避ける。

▌▌トレーニング中の中止基準

- ● 表3b に示す症状が出現するようならば，いったん中止し症状が治まれば再開可能。治まらない場合，その日は中止し，医師，看護師に報告する。

表3 トレーニング実施・中止基準 (文献2より引用)

a. 練習せず, 医師などに相談するほうがよい場合

1) 安静時脈拍数100〜110/分以上
2) 拡張期血圧120mmHg以上
3) 収縮期血圧200mmHg以上(脳出血初期160, 術直後150mmHg)
4) 不安定狭心症(動作で狭心痛をきたすもの)
5) 新鮮な心筋梗塞(約2週間)
6) うっ血性心不全の明らかなもの
7) 心房細動以外の著しい不整脈
8) 安静時, 既に動悸, 息切れのある場合
9) 発熱37.5℃以上
10) 安静時の低酸素血症(酸素飽和度90%未満)
11) 呼吸数30/分以上

b. 次の場合は練習を一時中止し, 症状が治まれば再開し, 治まらなければその日は取り止める

1) 動悸, 狭心痛の出現
2) 脈拍数140/分以上になったとき
3) 脈拍数が運動前の30%以上増加したとき(低負荷)
4) 著しい不整脈が1分間に10回以上出現
5) 収縮期血圧200mmHg以上になったとき
6) 収縮期血圧40mmHg以上増加, もしくは平均血圧20mmHg低下
7) 息切れ, 呼吸困難, 呼吸数30/分以上
8) 酸素飽和度90%未満になったとき
9) 自覚的運動強度(PRE)15強
10) めまい, 吐き気の出現
11) 発汗異常(低血糖発作の可能性)

PRE : Perceived Rate of Exertion

リハビリテーション再開のタイミング (表4)

● シャント術やPETなど特殊検査の実施後は, 安静が必要であり, そのタイミングを決めておくと便利である。

表4 リハビリテーション運動再開のタイミング

当日から	L-Pシャント術, SPD, VD:原因究明後
当日観察, 翌日から	ステント留置術, V-Pシャント術, 頸動脈内膜剥離術, 頭蓋形成術, 下大静脈フィルター留置(DVTに対し)
その他	PET(1日休み), アンギオ(半日休み)

L-P : lumbo-peritoneal   SPD : spinal drainage
VD : ventricular drainage   V-P : ventriculo-peritoneal
DVT : deep venous thrombosis   PET : positron emission tomography

---

トレーニングでの留意点 (表5)

意識障害

● 発動性の変化や外的刺激に対する反応をみて脳圧亢進, 血腫拡大, 再発, 急性水頭症などの発現に注意する。覚醒水準はJCS 1桁以下が目処。また, 睡眠周期異常と区別する必要もあり, 看護部門と情報交換する。

頭蓋内圧・脳灌流圧

● 数値とすれば正常範囲の10〜15mmHgが目処。25mmHgを超えるようであれば中止。頭蓋内圧は後述の脳灌流圧や全身血圧とともに考慮して行う。
● 脳灌流圧は60〜160mmHgが目処。

血圧管理

● 脳梗塞は200mmHg前後が上限。脳出血は術直後150mmHg程度, 1週〜10日は160mmHg程度。それ以降は180mmHg程度にする。
● 変動値としては, 臥位から座位(立位)への体位変換で, 平均血圧20mmHg以上低下で中止。もしくは収縮期40mmHg以上上昇で中止。
● 破裂脳動脈瘤の術後では, 脳血管攣縮予防のためやや高めに設定するので注意。

表5 **トレーニングでの留意点**（文献2より引用）

意識障害	顔色，表情，欠伸や外的刺激に対する反応をみる。脳圧亢進，血腫拡大，再発，急性水頭症などの発現注意。術後，一過性にせん妄などの意識変容が出現することもあり，Dementiaなどとの鑑別必要
頭蓋内圧	数値とすれば正常範囲の10〜15mmHgが目処。気管内吸引で25mmHg以上上昇しても，1分以内に戻れば可能
脳灌流圧	平均動脈血圧 - 頭蓋内圧：60〜160mmHgが目処（術直後は，最低でも70mmHgは保持する）
血圧	開始・実施時の上・下限など血圧変動のチェックを行う（開始基準参照）。破裂脳動脈瘤の術後では，脳血管攣縮予防のためやや高めに設定にする（数値は医師に確認する）
脈拍数	上限・下限を個別設定するが，目安として安静時100，運動時140〜150超でいったん中止しコンサルトする
動脈血酸素分圧／酸素飽和度	PaO_2 は100〜150mmHg以上を確保。$PaCO_2$ は35〜40mmHg/SpO_2 は90％以上目処
頭位	脳室ドレナージなどでは，ベッド上の角度を調節することがあり注意が必要。座位保持の際は，一時閉鎖して行うことも可能。そのほか，めまい，無視（right neck rotation）のチェックを行う
外減圧術	重症な脳浮腫患者への外科的治療で，骨弁を外しているため，側臥位などポジショニング時圧迫を回避，PT時もヘルメットなどで保護必要
睡眠障害	不眠や，興奮などで日中傾眠がちになっている可能性。睡眠パターンや薬物などの情報収集を行う
深部静脈血栓	予防として運動は重要。しかし，形成後急な運動で肺塞栓の可能性あり最注意。術直後は弾性ストッキング装用や脱水に注意する。場合により，下大静脈フィルターを挿入しトレーニング実行する
けいれん発作	薬物準備や脳波所見などの情報収集。顔面・上肢のぴくつき，言語性保続，視野違和感の前兆注意
発熱	37.5℃未満を基準にする。38.5℃未満までは主治医と相談しベッド上でトレーニングを行う。それ以上は中止
心電図異常	心室性期外収縮連発やST下降・上昇，心室細動，発作性頻拍に注意。心房細動，心房粗動なども覚えておく
低血糖発作	耐糖能異常の事前情報収集，食事や服薬時間とPT施行時間の工夫
感染	標準感染予防対策実施：白癬，HBV，ワ氏，MRSA，インフルエンザなど院内感染対策
排痰困難	体位排痰法，呼吸理学療法での対応。頭蓋内圧に注意
精神・心理	うつ状態や仮性うつ，障害受容，性格変化，病識低下などに配慮。看護，家族や臨床心理部門からの情報
ベッド環境	点滴，カテーテル，ドレナージ，各種チューブ，モニターコード，ベッド周囲，服装，家族，面会者などに配慮

ST：systolic time　　**HBV**：hepatitis B virus　　**MRSA**：methicillin-resistant Staphylococcus aureus

脈拍数

- 年齢や心機能検査で上限・下限を設定するが，目安として安静時100〜110/分で中止。運動時は140〜150/分でいったん中止しコンサルする。

呼吸管理

- 呼吸数1分間30以下を基準とする。酸素飽和度（SpO_2）は90％が目安，術直後は95％。動脈血酸素分圧（PaO_2）は最低でも60〜100mmHg程度を確保する。なお，動脈血炭酸ガス分圧（$PaCO_2$）は35〜40mmHgを維持する。

外減圧術の扱い

- 外科的治療で，骨弁を外しているため，起居・移動動作トレーニング時はヘルメットなども考慮する。

睡眠周期異常

- 脳卒中患者の急性期に多く，昼夜逆転現象が存在する。精神症状のため薬物調整がうまくいかず，問題となるケースも。トレーニング遂行上の問題ともなるが，転倒へのリスクも高まるので注意する。

深部静脈血栓，肺塞栓症

PT-INR：prothrombin time-international normalized ratio

- プロトロンビン時間の国際標準化比（**PT-INR** 1.6〜2.6），酸素飽和度に注意し，治療介入を徐々に開始。過剰に運動制限しないように心がける。必要であれば下大静脈フィルターを挿入し運動を行う。
- 診断は血栓が形成されていれば，下肢の痛みや腫脹Homans徴候，Lowenberg徴候が参考になる。予防は脱水回避や適度の運動が大切とされる。しかし，形成後は運動が血栓移動を促進，肺塞栓の誘因になるので注意。手術直後から弾性ストッキングや間欠的空気圧迫機器使用なども重要である。

けいれん発作（全身・焦点発作など）

- けいれんは脳卒中では頻度が高い合併症で，術後に多い。対処として薬物投与，酸素吸入など行うが，トレーニング中は速効性のジアゼパム投与がすぐできるよう，事前に準備しておくとよい。
- 前兆としての上肢・顔面のぴくつき，言語性保続，視野の違和感，気分昂揚感などに注意する。

発熱

- 体温としては37.5℃未満を基準にする。38.5℃未満までは，バイタルなど全身状態をみてベッド上で軽いトレーニングを行えるが無理はしない。それ以上は中止。

心電図所見

PVC：premature ventricular contraction

- 心電図の所見はたえずチェックする必要がある。重篤な心室細動や発作性頻拍などはもちろん，心室性期外収縮（**PVC**）の出現，ST下降などに注意する。
- 合併症について注意点を**表6**にリストアップした。

表6　注意すべき合併症など
（文献2より引用）

> ▶ 呼吸感染症
> ▶ 耐糖能異常
> ▶ 体液管理
> ▶ 栄養管理
> ▶ 脳浮腫・ヘルニア
> ▶ 出血性合併症
> ▶ 抑うつ状態・精神症状
> ▶ 消化管出血
> ▶ 感染
> ▶ 褥瘡
> ▶ めまい・嘔吐　など

環境の調整

- レイアウトとしてベッドと床頭台，ゴミ箱，車椅子の位置，手すりの有無など，ベッド周囲の環境を整えることは，アクシデントを回避するうえでも重要である。急性期では特に注意が必要な，チューブ管理について述べる。

チューブ管理・整理について

- チューブ類についてはその重要度を認識し，生命維持系，治療系，活動観察系に分けて整理する。そこから優先順位を考慮する。これらの操作は看護職と協業して行うべきである。また，滴下スピードの変化に注意する。

- 輸液ポンプはバッテリー式の場合，歩行などで携帯できる。よって，トレーニング実行時は，充電量に気をつけるようにする。

▌▌ 持続脳室ドレナージ

- 脳圧の調性や脳室内髄液・血腫排出目的で挿入，至適部位に設定している。通常，頭部挙上位に置き，外耳孔がベッド水準位置より10〜20cm上になるよう設定する。トレーニングでむやみにベッドをフルフラット（ベッドアップも）にしない。
- どうしても座位練習が必要なときはチューブを一時閉鎖して行う。閉鎖する場所は，頭蓋内からサイフォン部までのルートを閉鎖しなくてはならず，サイフォン以降のチューブを閉塞し，頭部を挙上させると，過剰排出されるので注意が必要である。他のドレナージも同様の扱いとする。

◆文献

1）日本脳卒中学会 脳卒中ガイドライン委員会 編：脳卒中治療ガイドライン2021〔改訂2023〕，協和企画，2023.
2）髙見彰淑：脳血管疾患理学療法のリスク管理．理学療法学 39：135-140，2012.

関節可動域維持・拡大

目的

- 可動範囲の拡大／維持
- 筋緊張の緩和（従来のストレッチ）
- 痛みへの影響（介入）
- 運動促通への準備段階
- ADL獲得との関連性

実施

- 従来の関節可動域運動（ROM ex）
- 従来のストレッチング
- モビライゼーション
- リラクゼーションなど
- 自動と他動との組み合わせを考えて実行する。

準備／注意

- 体位を考える。
- 物理療法を事前に行うことも考慮する（温熱，振動刺激）。
- 緊張緩和（低下）か範囲拡大かねらいを決める。
- 亜脱臼している場合（肩関節など），骨頭を関節窩に適合させて，少ない範囲で行う。
- 通常は中枢から末梢の順番で行う。しかし，痙縮が強いと逆も多くある。
- 拘縮や痙縮が強い場合，例えば肘屈曲拘縮があると末梢からではなく，肩関節を若干屈曲させてから行うと行いやすい。
- 操作中は痛みを確認するため，患者の顔色を確認する。

可動範囲拡大手技の例

頸部屈伸−回旋−側屈（図1）

図1 頸部ROM ex

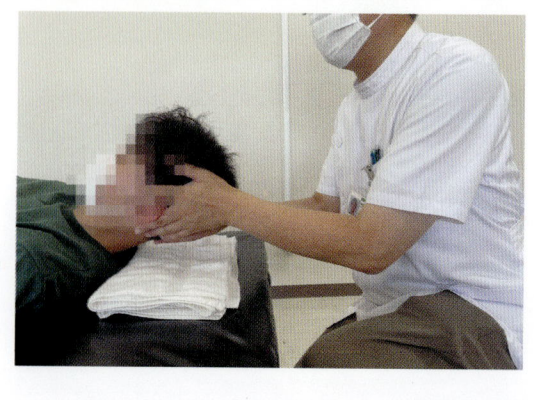

片方の手は後頭隆起を包むように持ち，もう一方は耳を挟むように持っている。制限の片側性のほか，パーキンソニズムの有無も確認するとよい。

体幹回旋（図2）

図2 体幹 ROM ex

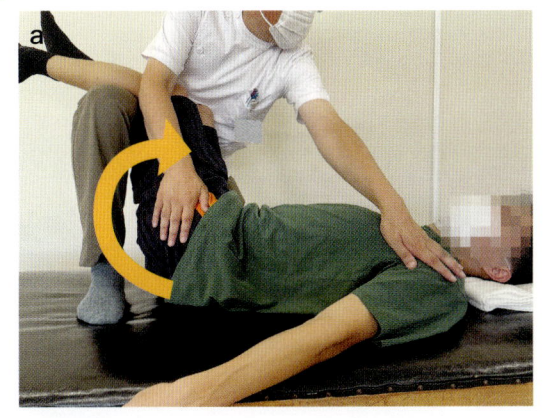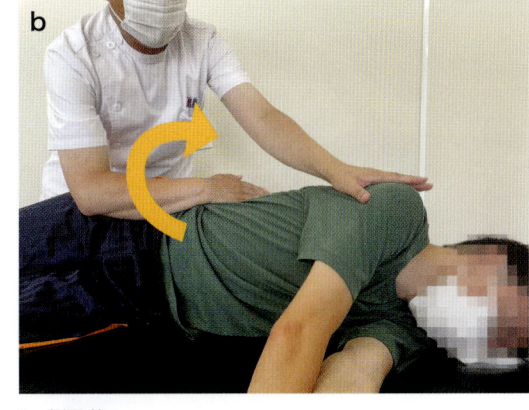

a. 背臥位   b. 側臥位

背臥位（a），側臥位（b）を選択して行う。なるべく操作は，肩甲帯と骨盤帯を操作する。膝は操作しないほうがよい。

骨盤帯-引き上げ（図3）

図3 骨盤引き上げ ROM ex

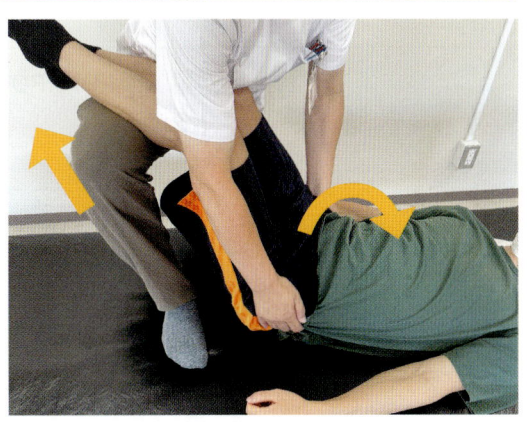

背臥位で，骨盤帯の左挙上を実施している例。
セラピストは自身の上肢操作と同時に下肢も動かしている。左右リズムに合わせて行うとよい。

肩甲骨-挙上，内外転，回旋（図4）

図4 肩甲骨外転，回旋 ROM ex

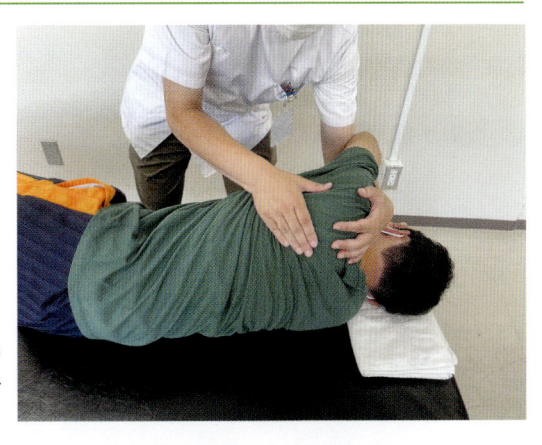

側臥位で上方回旋を実施している例。
セラピストの位置は患者の前でも後ろでもよいが，肩関節水平外転での痛みに気をつけて行う。

肩関節屈曲（図5） ● 肩関節は，まず関連する中枢部から末梢の関節へ行う（骨盤，体幹，肩甲骨）。次に肩関節ではなく，末梢から中枢へ行い，手指から手関節，肘関節，そして肩関節へ行うとよい。

図5 肩関節屈伸 ROM ex

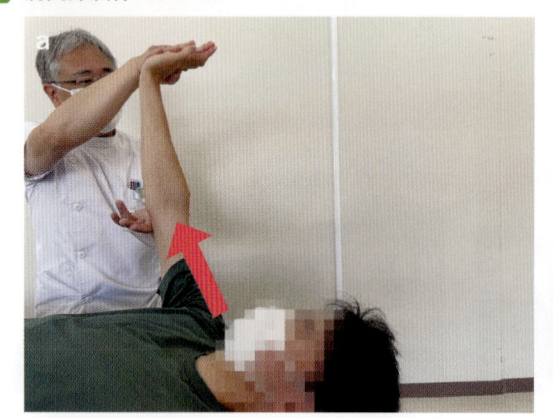 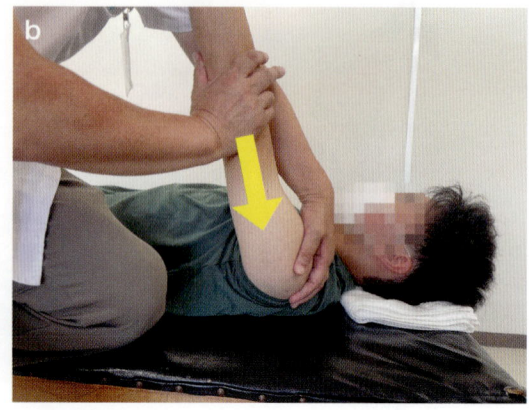

a. 通常　　　　　　　　　　　　　　　　　　　　　**b. 亜脱臼用**

aは通常の屈伸。肘・手関節・手指伸展位，できれば肩甲帯の突出を促すよう行うとよい。
bは亜脱臼を想定している。亜脱臼している場合，骨頭を関節窩に押し入れて，セラピストの左親指で適切に入っているか確認する。そのまま，90°程度を上限に抑えて屈曲させる。

肩関節外転（図6）　**図6** 肩関節外転 ROM ex

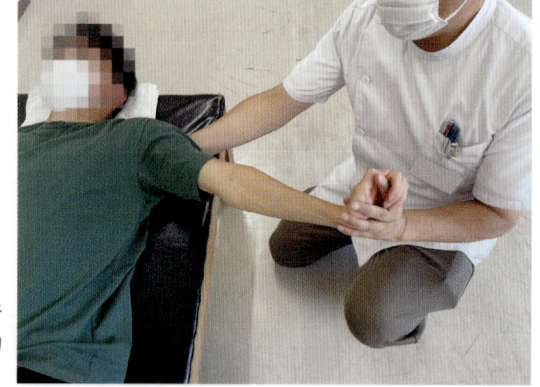

肩関節外転は，肩甲骨の上方回旋を補助し，徐々に外旋要素を入れつつ行う。痛みを伴う人も多いので，愛護的に行う。

手指・手関節−屈伸（図7）

図7 手指・手関節屈伸 ROM ex

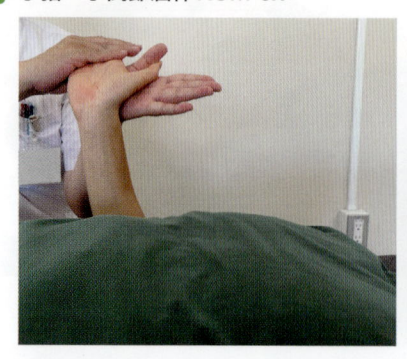 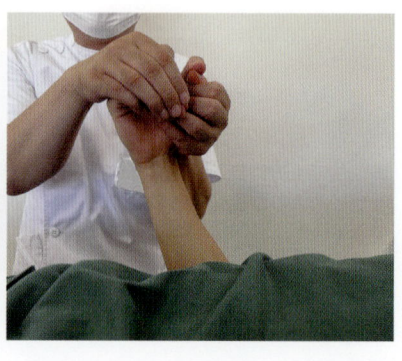

伸展は，手関節・手指同時に行うとよい。屈曲は近位から遠位に包み込むよう行う。

股関節・膝関節-屈曲，股関節伸展（図8）

図8 股・膝関節屈曲，股関節伸展ROM ex

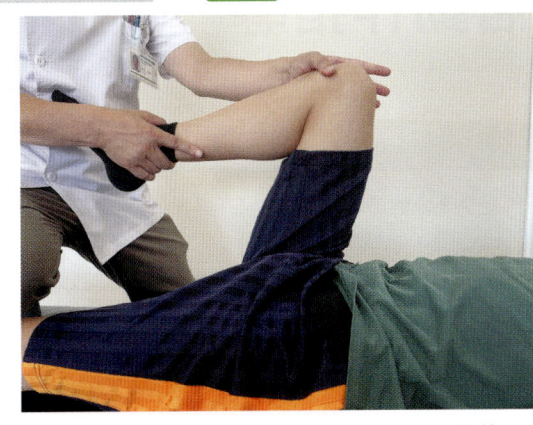
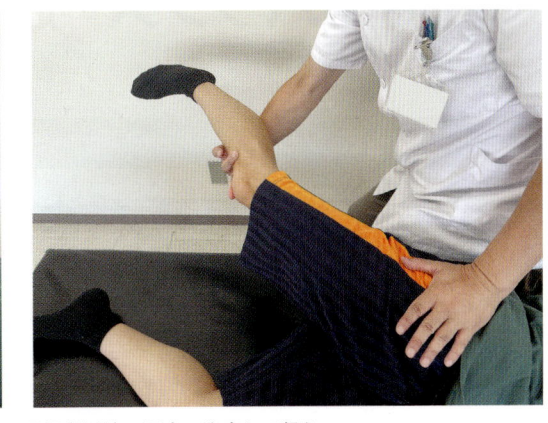

膝関節屈曲拘縮が強い場合は，単独で行う。股関節伸展は，骨盤（体幹）の固定に注意して行う。

足関節-背屈（図9）

図9 足関節背屈ROM ex

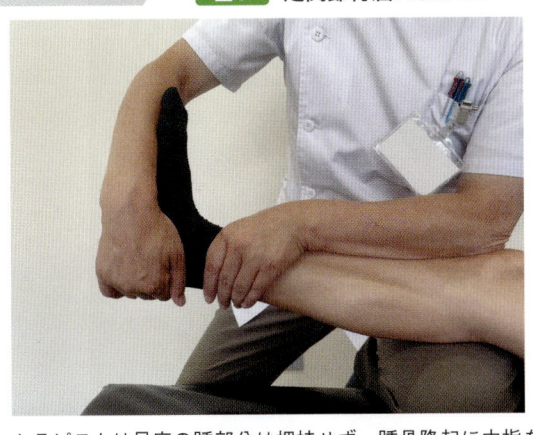
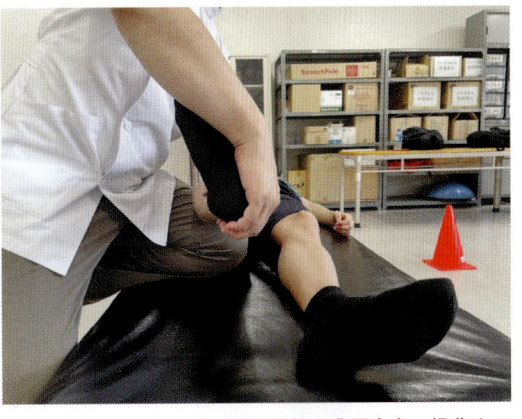

セラピストは足底の踵部分は把持せず，踵骨隆起に中指をフックさせるようにして，距腿関節を背屈方向に操作させる。しっかり把持し，回外させるよう絞り込み，体幹を患者の頭部方向に倒すように実施する。なお，足部遠位を押すと縦の足アーチを潰すだけになるので注意する。

足趾-回転運動（図10）

図10 足趾ROM ex

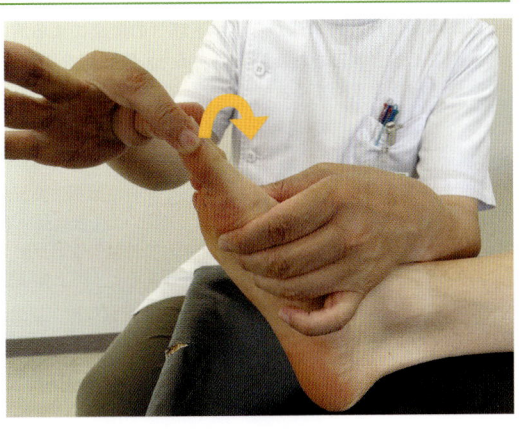

足趾は，種々の方向に牽引を加えつつ，屈曲や回転を1本ずつ加える。アクセサリームーブメントを念頭に行う。

姿勢バランス・起居動作指導

ポジショニング

- ポジショニングとはベッド上やその他の場面で姿勢を他動的に定めることである[1]（図1・2）。
- その目的は，拘縮による不良な肢位の予防と，異常な姿勢反射の抑制にある。
- 脳卒中患者では緊張性頸反射[*1]や緊張性迷路反射[*2]の影響を受けて，筋緊張の異常不均衡が生じることが多い[2]。
- 関節拘縮や痛みなどに留意しながら行う。

図1 背臥位における構え

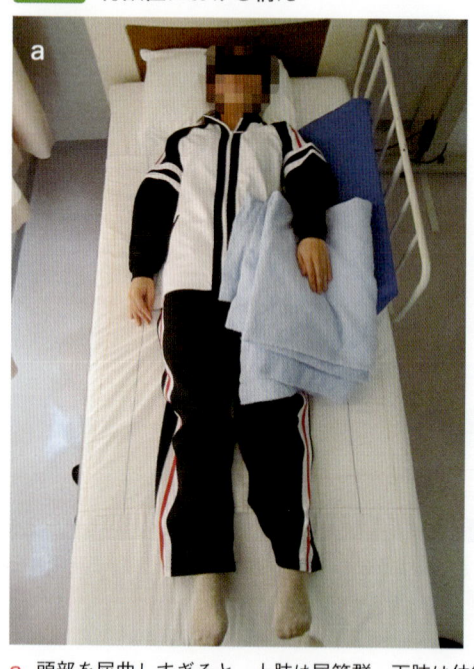
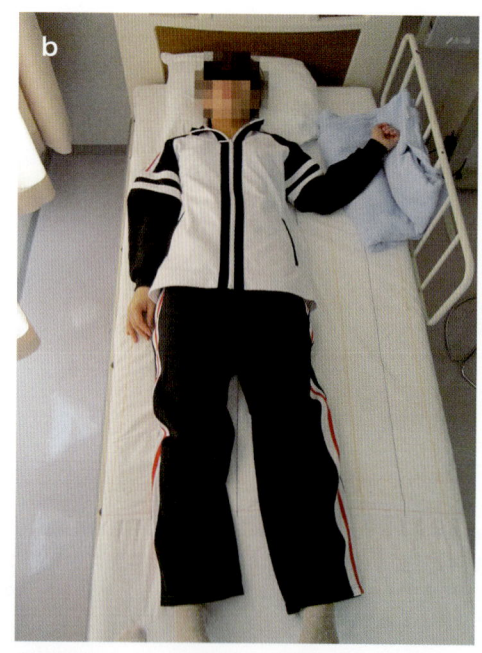

a. 頭部を屈曲しすぎると，上肢は屈筋群，下肢は伸筋群の緊張が高まることが多い。やや低い枕で頭部を支える。麻痺側の肩甲帯を前方に突出させるように肩の下に枕を入れ，肘を伸展位にする。手指は伸展位，手首はやや背屈位にする。

b. 脳卒中後は比較的早期から肩甲下筋[*3]の痙縮による肩内旋位拘縮が生じやすい。図は麻痺側の肩外旋制限を予防するために効果的であると報告された姿勢である[3]。肩関節を45°外転し，肘は90°屈曲して，痛みのない範囲で最大外旋位にする。タオルや枕で前腕を支持する。

---

*1　緊張性頸反射：頸部の回旋または前後屈によって誘発される。
　　▶非対称性緊張性頸反射：背臥位で頭部を一方に回旋すると，顔の向いたほうの上下肢は伸展し，後頭側の上下肢は屈曲する。
　　▶対称性緊張性頸反射：他動的に頸部を後屈すると，両上肢は伸展し，両下肢は屈曲する。頸部を前屈すると，両上肢は屈曲し，両下肢は伸展する。

*2　緊張性迷路反射：空間における頭部の位置が変わることによって，構え（肢位）が変化する。背臥位では四肢が伸展した姿勢，腹臥位では屈曲した姿勢になる。

*3　肩甲下筋：起始は肩甲骨の肩甲下窩で，停止は上腕骨小結節である。回旋筋腱板を構成する筋で肩内旋に作用する。

図2 側臥位における構え

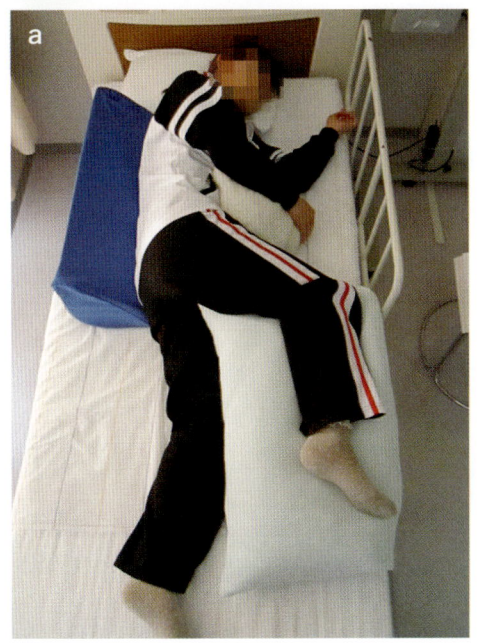

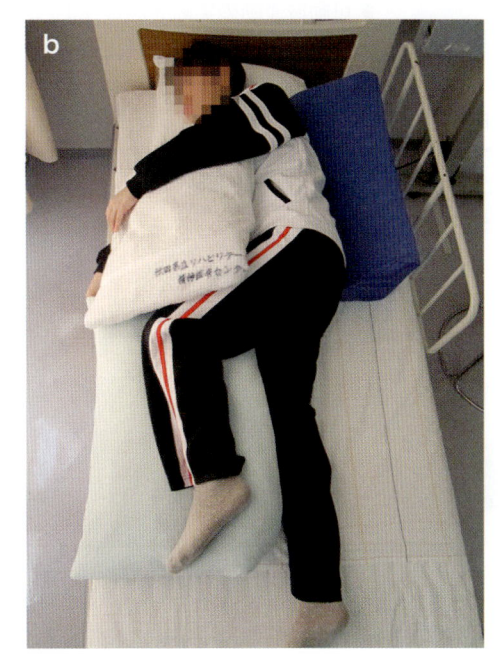

a. 麻痺側下：麻痺側上肢は肩90°屈曲位，肘伸展位にして前腕を回外して十分前方に出す。麻痺側の肩が身体の真下にならないように，背中にクッションをおいて安定させる。麻痺側下肢は股伸展位，膝は軽く屈曲位とする。非麻痺側下肢はクッションの上に乗せ，内転位にならないように保持する。

b. 非麻痺側下：上側になった麻痺側上下肢の下にクッションを入れ，肩甲帯を前方に出す。麻痺側下肢は股・膝90°屈曲位でクッションの上に置き，内転位にしない。

● 重度の片麻痺や意識障害が遷延している患者では，ポジショニングが特に重要となってくる（以下，**図1・2**は左片麻痺症例）。

可動域維持・拡大

ROM：range of motion

● 筋緊張異常などによる異常姿勢を放置すると，関節拘縮や変形，浮腫，運動痛が生じやすい。これらを予防，矯正し，適切な可動域（**ROM**）を維持・拡大するため，発症後できるだけ早期から可動域運動を行う。

可動域運動の留意点

● 意識障害の有無にかかわらず実施する。
● 四肢全関節を動かす。
● 脊柱・骨盤の回旋運動を十分に行う。
● 各関節5〜10回程度の運動を行う。
● 亜脱臼の生じている肩関節の屈曲・外転は関節窩に上腕骨頭を十分適合させたうえで，可動域の2/3程度の運動にとどめる。
● 痙縮が生じている筋に対しては，痛みを生じないようできるだけゆっくり行う。
● 運動麻痺の改善に伴い他動運動から自動介助運動・自動運動へ移行する。
● 疼痛・痙縮が強いときには，物理療法などの前処置を行い軽減を図る。

● 可動域運動の実際を**図3～11**に示す。
● 詳しくは「関節可動域維持・拡大」（122～125ページ）参照のこと。

図3 肩屈曲の可動域運動

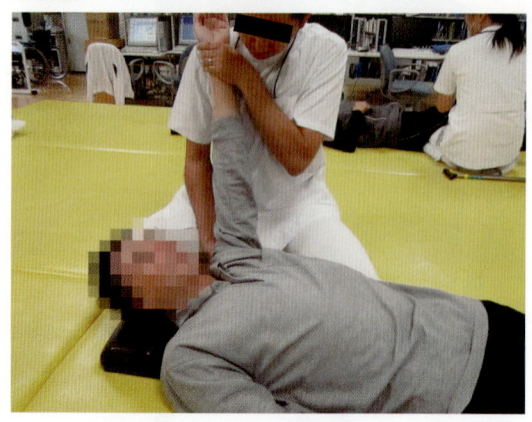

上腕骨頭を関節窩に十分適合させ，肘伸展位，手関節中間位，手指伸展位にして最大位までゆっくりと動かす。肩甲帯を前方に引き出して行う。

図4 肩外転の可動域運動

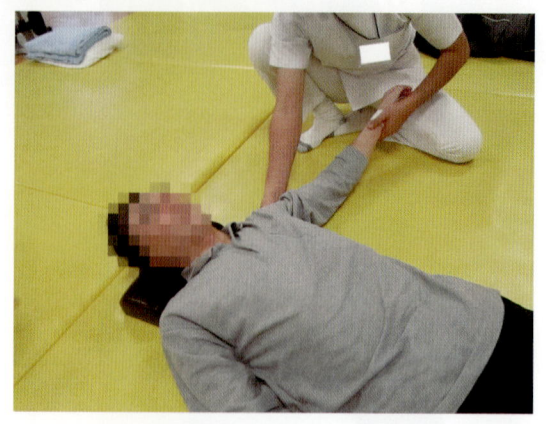

肩外旋を伴った外転運動を痛みのない範囲で行う。肩甲骨の上方回旋を介助しながら行う。

図5 手首・手指の可動域運動

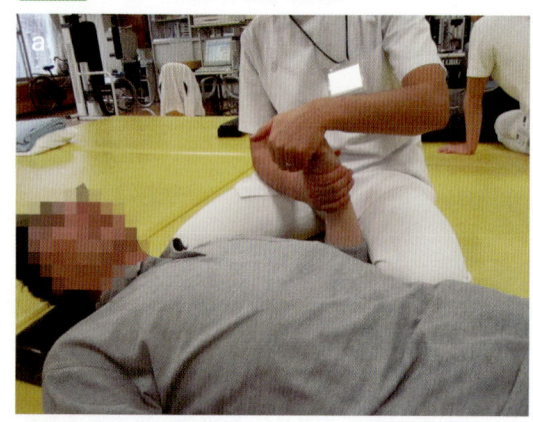

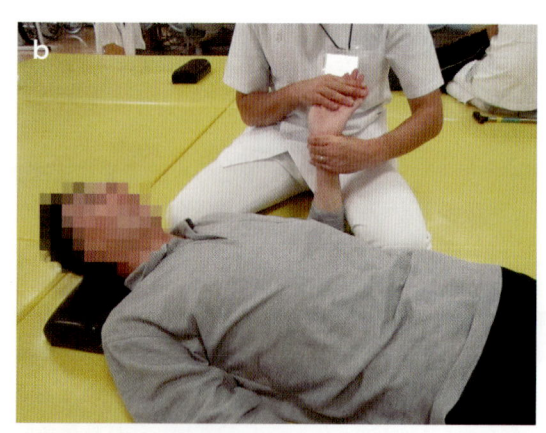

手指伸展位，母指伸展位にしてから，手関節をゆっくり背屈する。浮腫がみられる場合には屈曲制限が生じやすいので，痛みのない範囲で屈曲もしっかり行う（**a⇄b**）。

図6 肩甲帯の可動域運動

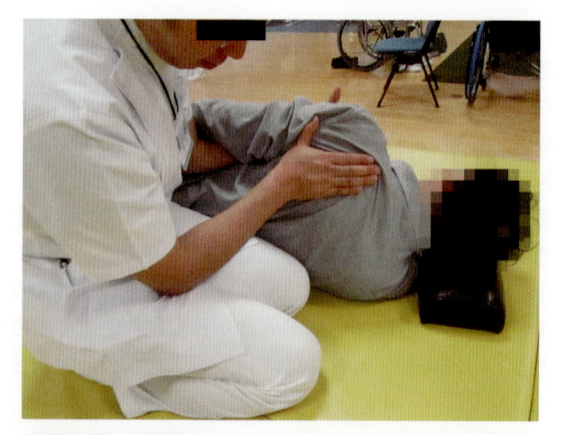

胸郭に対して肩甲骨を上方・下方，内外転，上方回旋，下方回旋させる。

図7 股・膝屈曲の可動域運動

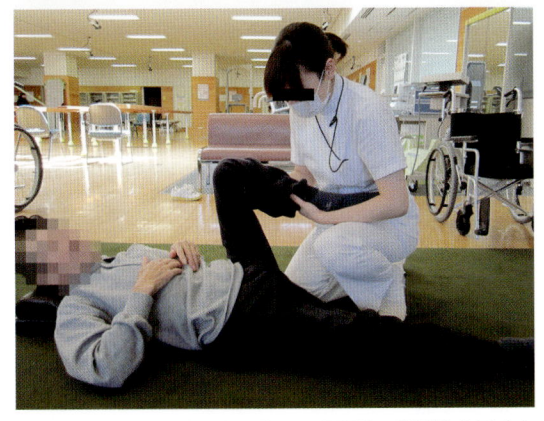

股関節内外転・内外旋中間位で，股関節・膝関節を屈曲させて膝を胸に近づける。

図8 股屈曲の可動域運動（膝伸展位）

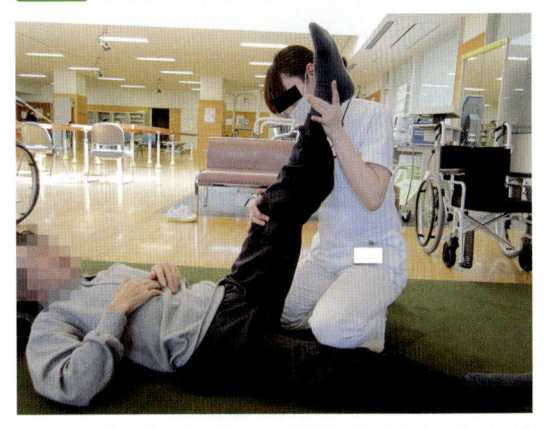

ハムストリングスの短縮による疼痛が生じやすいので，愛護的に行う。

図9 股伸展の可動域運動

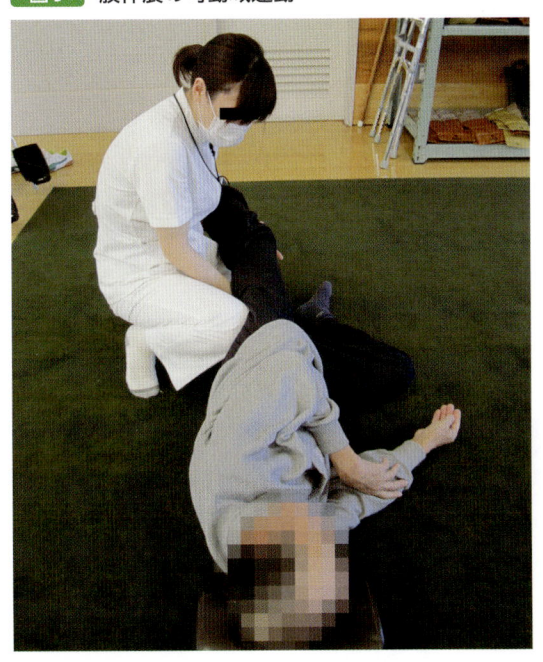

骨盤帯を固定しながらゆっくり伸展運動を行う。

図10 足背屈の可動域運動

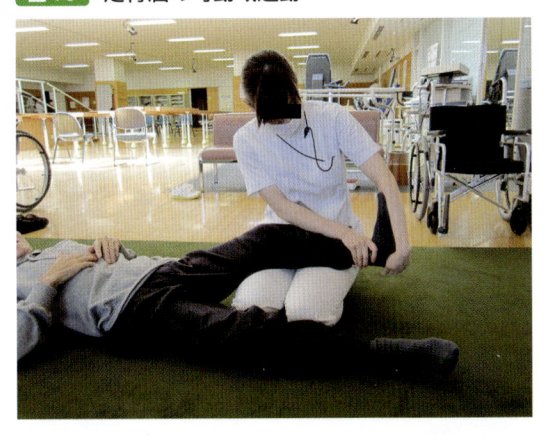

図11 体幹回旋の可動域運動

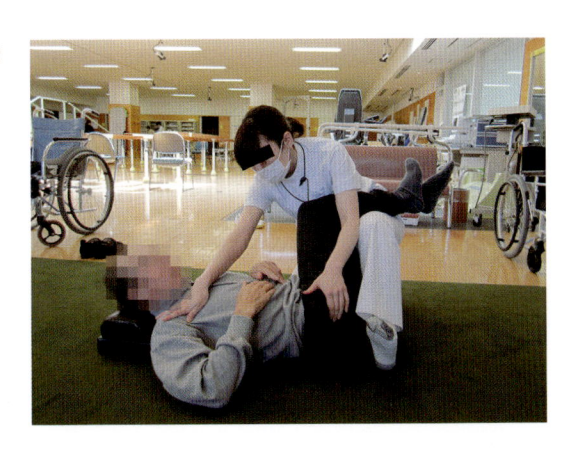

座位保持

発症早期の座位保持

- 発症早期の座位練習は，頭部挙上による起立性低血圧，脳血流の低下を起こす可能性があるため，頭部挙上は低い高さから行い，徐々に座位に近付ける。

座位耐性練習の開始基準

- 意識障害，運動麻痺その他の神経症候の進行が止まっている。
- 意識レベル（**JCS**）は1桁が望ましいが，2桁でも症状の進行がない[4]。
- 全身状態，生命徴候が安定している。
- 運動の禁忌となる心疾患や全身合併症がない。

JCS：Japan Coma Scale

進め方

- 開始前，直後，5分後，15分後，30分後に血圧と脈拍を測定する。
- ギャッチアップ座位30°で5分程度から開始し，徐々に角度の増加と，座位保持時間の延長を図る。
- まず1日2回，食事のときに座位保持させ，安定したら食事ごとに施行する。
- 発症早期に下肢をベッドから下ろして座位保持練習を行う場合には，血圧の変化を伴いやすいため，両足が床に接地できるようにする。
- 早期には体幹の低緊張などのために，正中位を保持できない場合が多い。クッションやタオルを差し込んで，座位姿勢に配慮する（図12）。
- ベッドから下肢を下ろした座位保持で起立性低血圧がみられなければ，車椅子へ移す。座位バランスが十分でなくても，リクライニング車椅子などで座位時間を延長する（図13）。

図12 ベッド上での座位保持

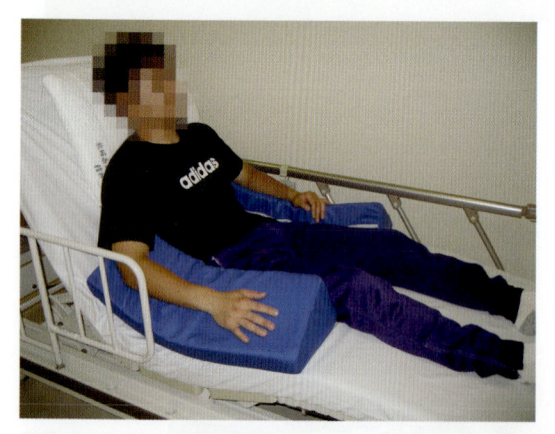

低緊張のために正中位を保持できないときには，クッションなどを差し込んで座位姿勢に配慮する。

図13 ティルト機能付きリクライニング車椅子での座位保持

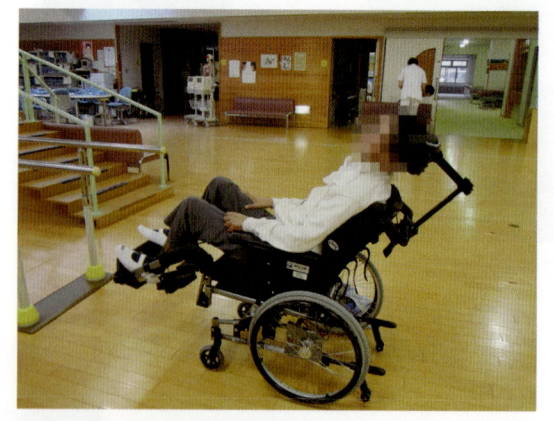

座位バランスが不安定な場合にヘッドレスト付きの車椅子で座位保持時間の延長を図る。背もたれ（back rest）と座（seat）が同時に回転するティルト機能が付いていると骨盤のずり落ちを防ぐことができる。

中止基準

- 収縮期血圧が30mmHg以上低下。
- 脈拍が30％以上増加，あるいは120拍/分以上。
- 酸素飽和度90％未満。
- 起立性低血圧症状（気分不快・欠伸・嘔気・発汗など）の出現。

回復期の座位保持

車椅子座位姿勢

- 歩行機能の獲得までは車椅子でのADLが主体となるため，車椅子座位の姿勢に注意する。
- 片手片足駆動の際には，座クッションを使用して足底全体が床面に接地するように座面の高さを調整する。体幹のそり返りや骨盤のずり落ちを防ぐ。
- 体幹が麻痺側に傾く場合には，車椅子用テーブルなどを用いたり，背もたれの張りの調整や背クッションの使用などで修正する。

座位バランス練習

- 静的座位姿勢が不十分なときには，マットプラットフォームなど座面の安定している場所で，前方にテーブルや台を設置したり，体幹伸展をセラピストが介助してゆっくり前後左右への重心移動を行い，体幹筋の活動を促す（図14）。
- 半側空間無視や重度感覚障害を有している患者には，鏡に向かわせ正中位を意識させる（図15）。
- 静的な座位が安定した後で，前後左右へ手を伸ばす範囲を広げるなどの方法を用いて，動的な座位バランス練習を積極的に行う。

図14 体幹伸展を引き出す座位練習（右片麻痺）

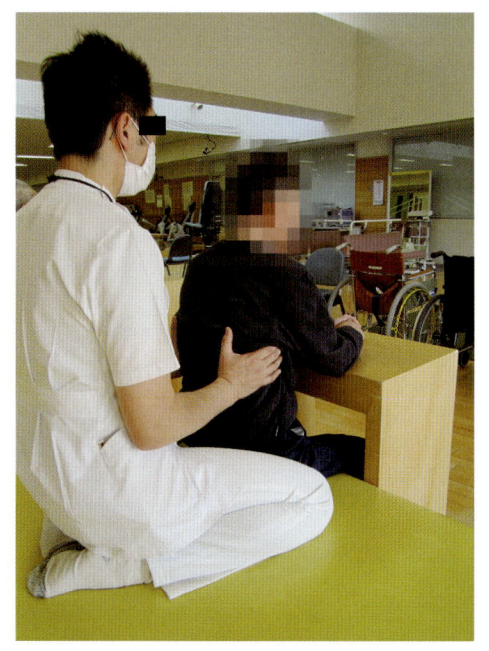

胸郭をサポートして，体幹の伸展運動を促す。

図15 鏡を使った座位練習（右片麻痺）

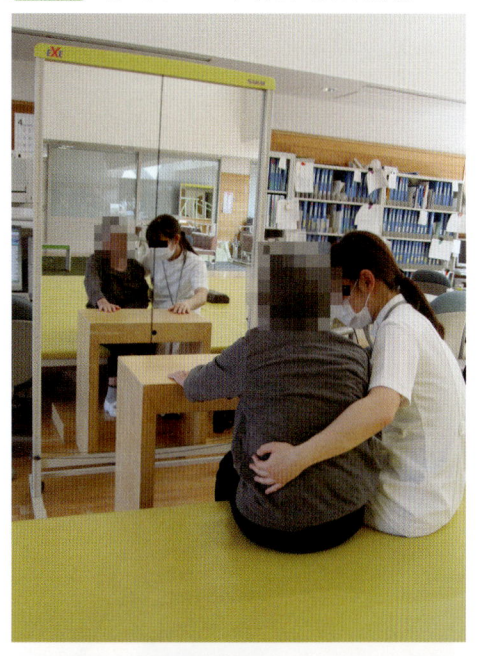

半側空間無視や重度感覚障害を伴った患者の座位練習は，鏡を見て正中位を意識させたうえでバランス練習を行うのが有効な場合もある。

- 更衣動作や靴・装具の着脱などでは，床に手をついても麻痺側に崩れないバランスの確保が必要である（図16）。

図16 座位バランス練習
–床へ手を伸ばす

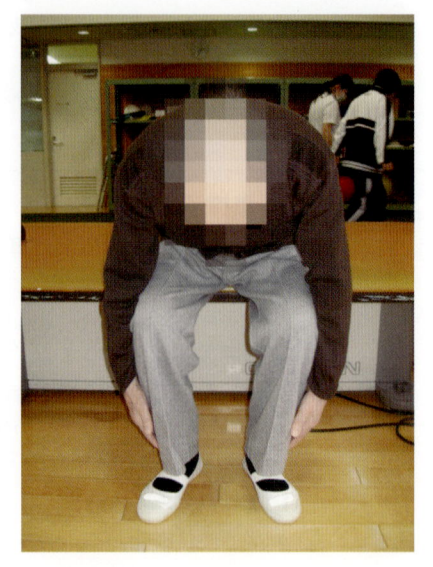

床へ手を伸ばす動作は，靴や下衣の着脱のため重要である。体幹が麻痺側に傾斜しやすいため，セラピストは麻痺側について体幹を支持しながら練習を行う。

起居・移動

起座（動画1）

- 起座の運動パターンは，
  1. 非麻痺側の片肘立ち位から肘を伸展して長座位になるパターン（図17），
  2. 非麻痺側の片肘立ち位から端座位になるパターン（図18），
  3. 腹臥位から四つ這いを経由して座位になるパターン，
  4. 体幹を回旋させず対称的に起き上がってくるパターン，
  がある。脳卒中片麻痺患者では1. と3. のパターンが多く行われる。

マットプラットフォーム上で長座位へ

- 両上肢を組んで肩関節90°程度まで挙上させ（図17a），非麻痺側へ側臥位付近まで体幹を回旋した後に手を離し（図17b），非麻痺側上肢で片肘立ち位になる（図17c）。片肘立ち位から肘を伸展して座位になる（図17d）。
- 片肘立ち臥位まで頭部・体幹を起こしてくる動作が困難な患者が多い。自分の臍や非麻痺側手指を注視するよう指示したり，頭部や麻痺側肩甲帯を前方へ介助して側臥位から片肘立ち位までの部分的な練習を反復する。
- 麻痺側肩甲帯の後方突出がみられない場合は両手を組ませる必要はなく，片肘立ち位までの頭部挙上を反復練習する。

動画1 起き上がり

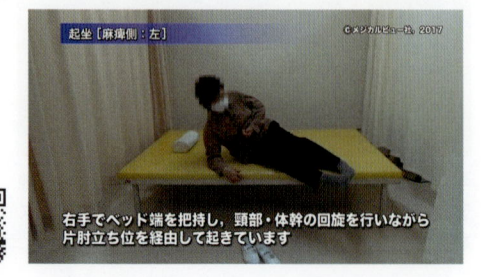

右手でベッド端を把持し，頭部・体幹の回旋を行ないながら片肘立ち位を経由して起きています

■ マットプラットフォーム上で端座位へ

● 半側空間無視や重度の感覚障害を有している患者の場合，麻痺側上下肢を忘れて非麻痺側上肢だけで起き上がろうとして麻痺側肩甲帯が後方に引かれて起き上がれない場合が多い。動作を細分化して順番を付けて，いつも同じ手順を意識させることが有効な場合もある。

■ ベッド上で端座位へ（図18）

● 両上肢を組んで肩関節90°程度まで挙上させると同時に，非麻痺側下肢を麻痺側下肢の下にもぐり込ませて，側臥位付近まで寝返りをする。手を離してベッド端をつかみ，両下肢をベッド端から下ろした後に片肘立ち位を経由して端座位まで起き上がる。

図17 片肘立ち位から長座位への起座（左片麻痺）

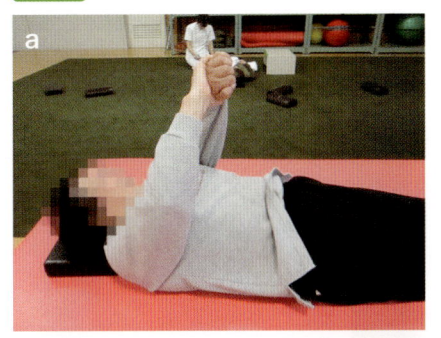
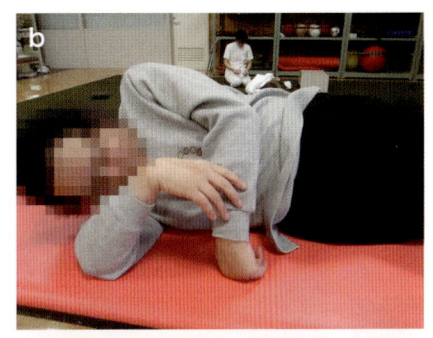
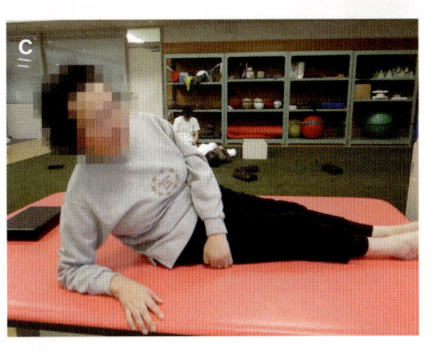
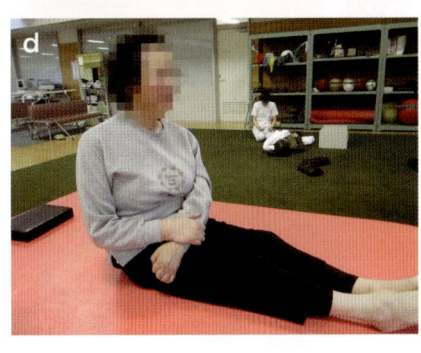

図18 片肘立ち位から端座位への起座（右片麻痺）

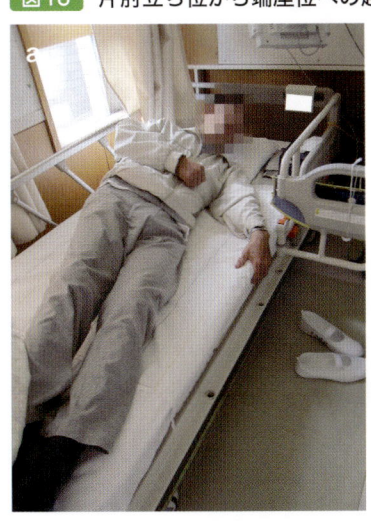
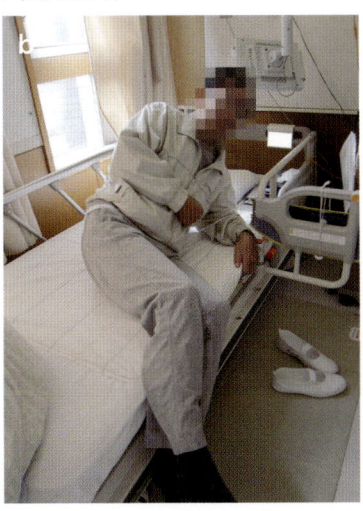
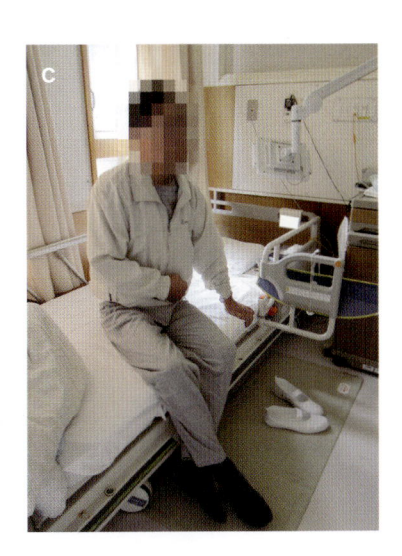

- ベッドはマットレスの横幅，やわらかさがマットプラットフォームと異なる。また手すりやギャッチアップ機能をどのように使用したら自力で起き上がれるか，訓練室とは異なる戦略が必要である。
- 起き上がる前にベッド上で麻痺側に側方移動して，非麻痺側肢を空ける。片肘立ち位の状態まで起き上がってくるときに，手をどこに突いたら一番上肢の力を利用でき，麻痺側の肩甲帯の後方突出を抑えられるか，症例ごとに考え指導し，足を下ろすタイミングを練習する。
- 片肘立ち位から座位に起き上がるとき，肘を伸展させるために効果的な場所に手をつかせる。

起立（動画2）

▌▌ ベッド・椅子からの起立

- 座位から頭部を前方にもってきて重心を前方移動し，骨盤を挙上するまでの屈曲相と，その後に体幹を伸展して立位になる伸展相の2つに分けられる。

動画2　起立

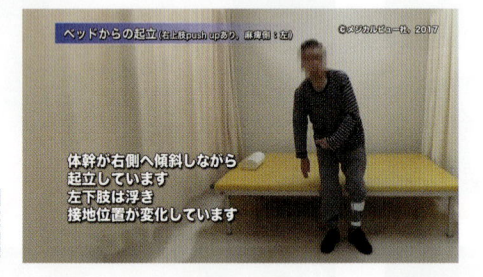

▌▌ 上肢支持を使っての起立練習

- 平行棒や手すりを上肢で引っ張って起立するのは最も容易である（図19）。しかし，麻痺側上下肢の共同運動パターンが出現しやすく，非対称の姿勢になりやすい。

図19　縦手すりを使っての起立（左片麻痺）

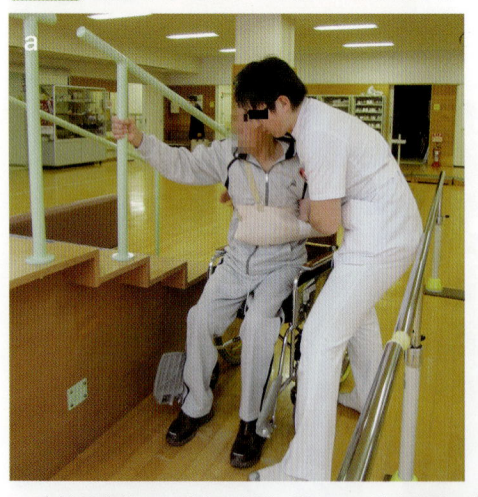
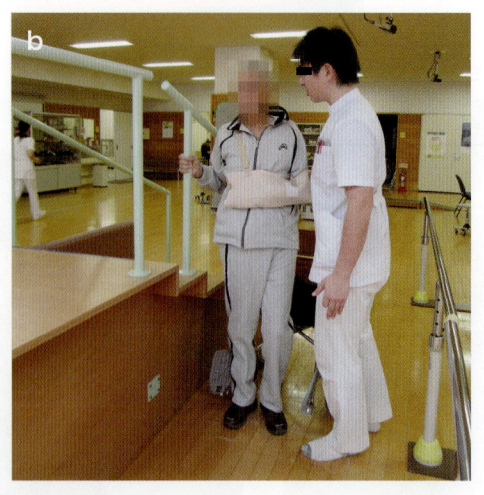

a. 車椅子座位から手すりを引っ張らせ，前方移動の介助を行っている。
b. つかまり立ち位となったが，立位保持のため軽介助を行っている。

- 大転子の高さの台や4点支持杖を使用すると台や杖を押す形での起立練習が可能となる（図20）。
- 下肢筋力不足で立ち上がりが困難な症例には，座面の高さを上げて対処する。
- 重心の前方移動が困難な症例には，ウェッジなどをおいて骨盤傾斜を初めからつけておくと起立させやすい。
- 半側空間無視症例の場合，起立前に麻痺側の足の位置を確認して，適切な位置に置くことを習慣づける。

種々の起立練習

- 両手を組むことで上肢の屈筋痙縮を抑え，肩甲帯の後方突出を防ぐことができる[5]。
- 前方に台や椅子を置き，そこに手を伸ばすことで重心移動を促す（図21）。
- 徐々に座面の高さを下げて，起立練習を通じて両下肢の筋力強化を図る（図22）。
- しゃがみ位が膝痛なしに保持可能か確認する（図23）。

床からの起立

- 床からの起立動作の獲得には，椅子からの起立が可能で，手を離して立位保持できることが前提条件となる。
- 片麻痺患者の床からの起立は，図24に示すパターンで行うことが最も多い[1]。
- 半あぐら座位をとり，非麻痺側上肢を骨盤に近い場所に置く（図24a）。
- 非麻痺側上肢と非麻痺側膝を軸にして，頭部を前方に動かし骨盤を持ち上げる（図24b）。
- 骨盤付近についていた非麻痺側上肢を前方に移動させた後に，非麻痺側足部を背屈させる（図24c）。
- 非麻痺側上肢でバランスをとりながら非麻痺側足部で蹴り上げて立ち上がり，高這い位になる（図24d）。高這い位から体幹を伸展させて立位になる。麻痺側足部が内反尖足を呈し，荷重困難な状況では立位が安定しないので，膝折れが生じない程度に麻痺側への荷重を促す（図24e）。

図20 台を使った起立練習（左片麻痺）	図21 椅子を使った起立練習（左片麻痺）

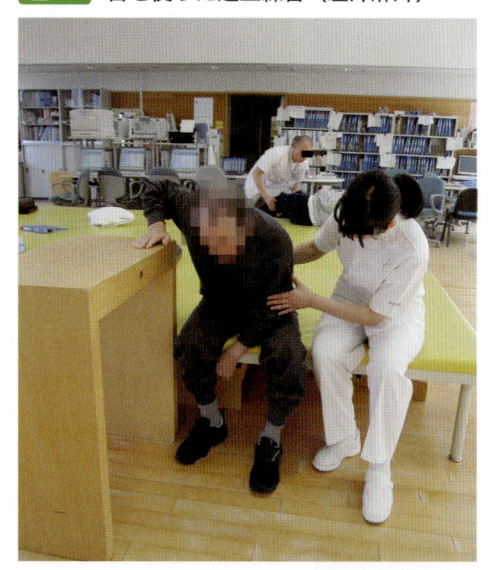

台を押しつけて起立しようとしている。起立のための運動パターンが悪かったり，筋力発生が十分でないとき介助する。

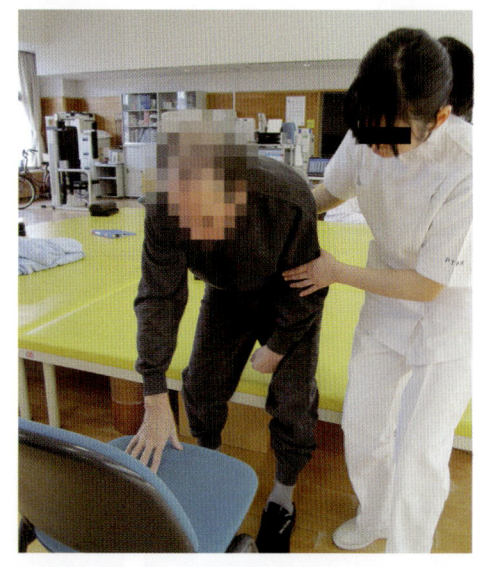

前に置いた椅子に手を伸ばすことで，前方への重心移動範囲を明確にし，恐怖心を減少させる。

図22 低い台からの起立練習（右片麻痺）

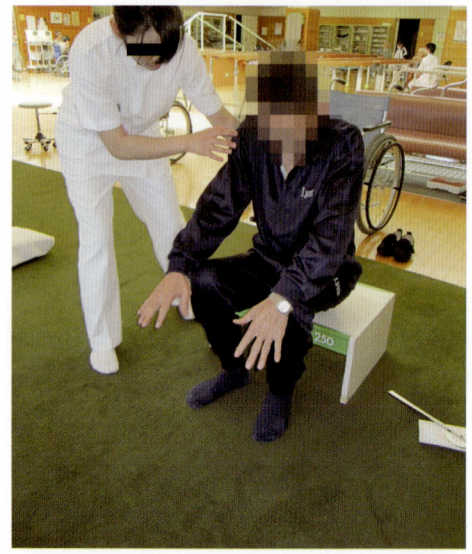

高さが低くなるほど，両下肢筋力と前方への重心移動が必要となる。10回以上は反復できる高さを調べ練習する。

図23 しゃがみ位の練習（右片麻痺）

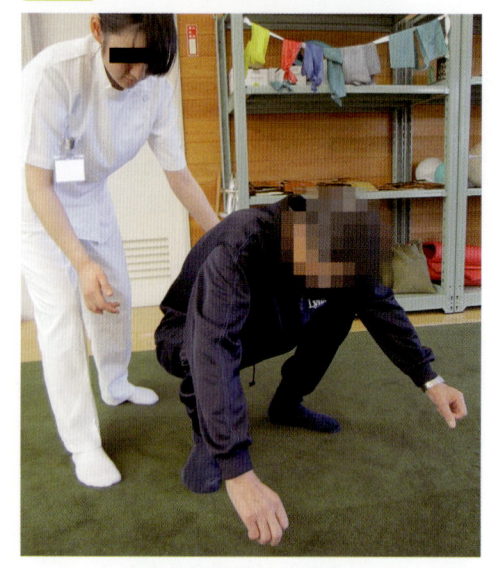

和式トイレ使用の可否にかかわる動作なので，膝痛の発生なしに可能かどうか確認する。

図24 床からの起立（左片麻痺）

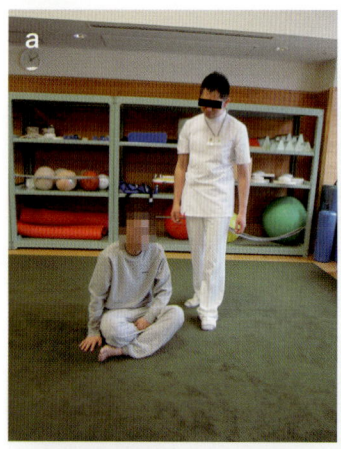
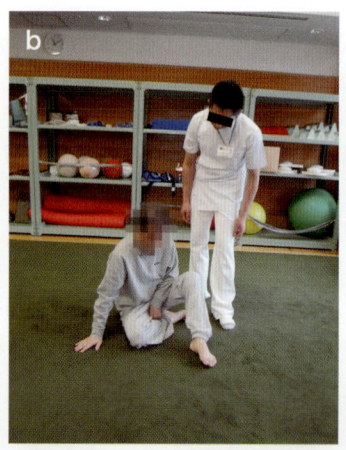
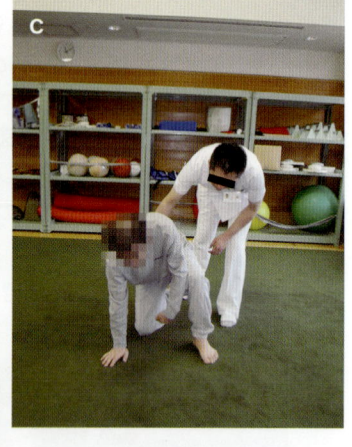
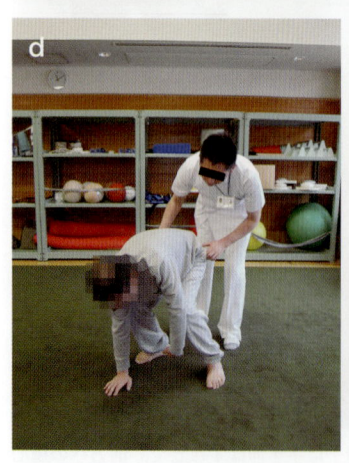
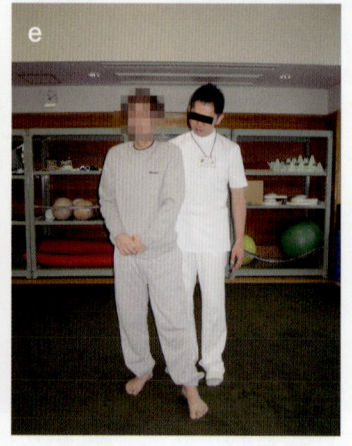

a. 半あぐら座位の姿勢をとる。麻痺側膝は伸展よりは軽度屈曲位のほうがよい。

b. 非麻痺側上肢で床を押して，非麻痺側片膝立ちの状態をめざす。麻痺側下肢の固定が困難な場合は膝を押さえて，骨盤を持ち上げる方向を介助する。

c. 非麻痺側上肢を正面前方へもっていき，非麻痺側足を背屈させて，立ち上がりの準備を行っている。

d. 非麻痺側上肢でバランスをとりながら，非麻痺側足部で蹴り上げて立ち上がり，高這い位になる。この動作が困難な場合は，台を置いて非麻痺側上肢の位置を高くして，上方への重心移動を補助する。

e. 高這い位から体幹を伸展して立位になる。麻痺側へも多少荷重できないとバランスを崩しやすいので，骨盤を保持しながら荷重を調整する。

移乗（動画3）

- 車椅子の移乗動作は，移乗対象物への接近，ブレーキ・フットプレートなどの車椅子操作動作（**図25a**），起立動作（**図25b**），方向変換動作（**図25c**）に細分化される。
- 車椅子からの起立は，上肢支持を利用できる場面が多いため，手をどこに置くと起立しやすく，方向変換時の安定性を確保できるか，環境ごとに考える必要がある。
- 非麻痺肢側の斜め前方への移乗動作のほうが容易であるものの，病棟のベッドやトイレでは麻痺肢側の斜め前方への移乗も必要となるので，両側への移乗動作練習が必要である。
- 半側空間無視や認知症を有する症例の場合，起立・方向変換動作が可能となった後でも，接近角度や車椅子処理に注意を促さなければならないことが多い。
- 病棟では床にテープを貼ることで接近角度を一定にさせ，床頭台にブレーキ・フットプレートの操作を促す紙を貼り，動作手順を一定させることが有効な場合もある。
- 麻痺肢側への押し返し現象がみられる場合，非麻痺肢側への方向変換が困難なことが多く，介助量軽減のために，麻痺肢側へ方向変換させる練習から行うほうが有効な場合もある。
- チェックリスト（**表1**）を用いて，どの箇所に問題が生じやすいのかをチームで共有して対応する。

動画3 移乗

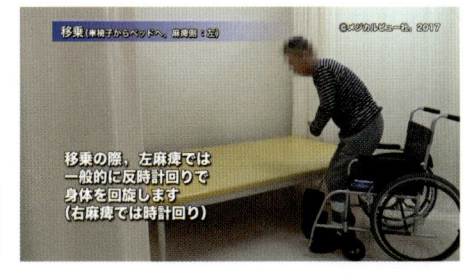

図25 移乗動作（右片麻痺）

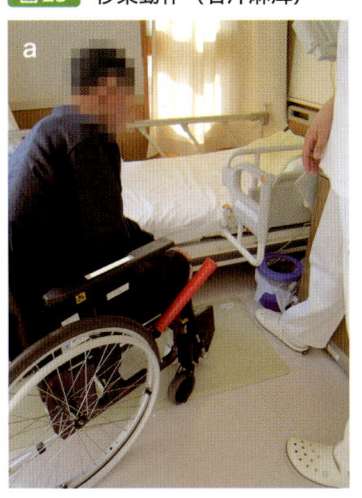

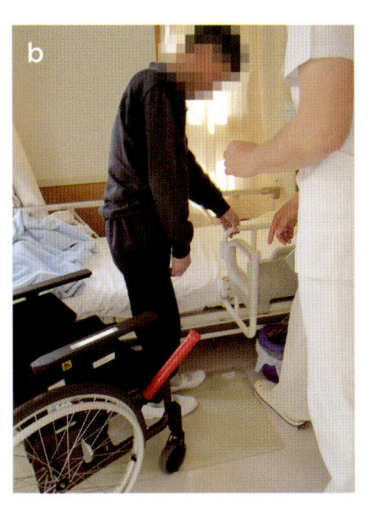

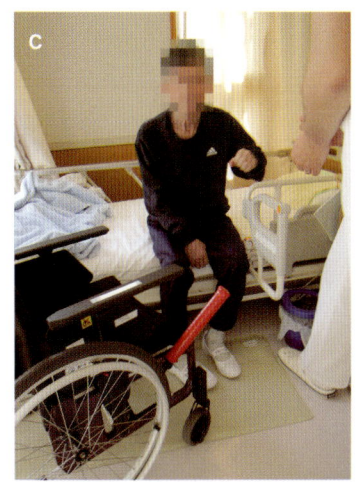

表1 移乗チェックリスト

○：可能　×：不可能		初回確認	
日付			
時間			
ベッド⇕車椅子	起き上がり		
	座位保持		
	装具・靴の着脱		
	足の位置を確認する		
	安全に起立，立位保持		
	安全に方向転換できる		
	ゆっくり座る		
	足をフットプレートに乗せる		
	車椅子の設置位置		
	ブレーキの確認		
	フットプレートを上げる		
	安全にベッドに横になる		
トイレ	ドアの開閉		
	車椅子の設置位置の確認		
	ブレーキ操作		
	フットプレートを上げる		
	足の位置を確認する		
	安全に起立，立位保持		
	安全に方向転換できる		
	ゆっくり座る		
	ズボンを下げる		
	ズボンを上げる		
	後始末		
	足をフットプレートに乗せる		

◆**文献**

1) 中村隆一 監：脳卒中のリハビリテーション，新訂第2版，永井書店，2000.
2) 中村隆一 編：臨床運動学，第3版. 医歯薬出版，2002.
3) Ada L, et al.：Thirty minutes of positioning reduces the development of shoulder external rotation contracture after stroke: A randomized controlled trial. Arch Phys Med Rehabil 86：230-234, 2005.
4) 千野直一ほか編：脳卒中のリハビリテーション リハビリテーションMOOK 2，金原出版，2001.
5) 丸山仁司 編：系統理学療法学 神経障害系理学療法学，医歯薬出版，2005.

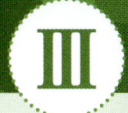
歩行練習

歩行練習の進め方

- 歩行練習はつかまり立ち位が可能となった後で始める場合が多い。
- 基本的には平行棒内歩行→4点杖歩行→T字杖歩行→杖なし歩行の順序で進める。
- Pusher現象など非麻痺側の押し返しを呈する症例の場合は，平行棒や杖を使わず油圧制動式足継手の長下肢装具を装着した後方介助での歩行練習を行ったほうがよい場合もある[1]（図1）。
- 麻痺側下肢で体重支持して，非麻痺側下肢を振り出す練習を十分に行う。その際，麻痺側骨盤が後方回旋しないように指示・誘導する（図2）。

図1
後方介助での歩行練習

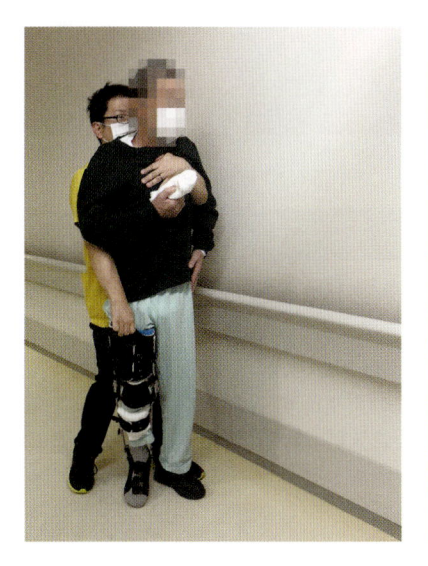
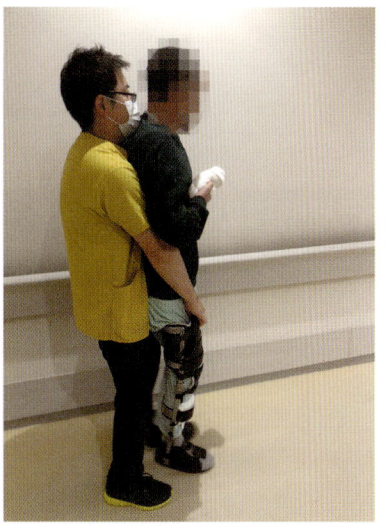

図2
非麻痺側下肢の振り出し練習

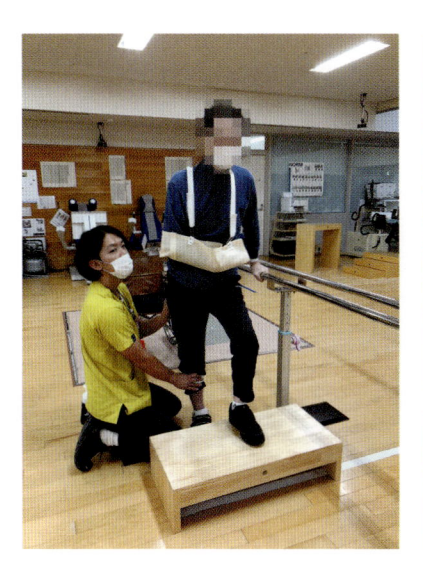
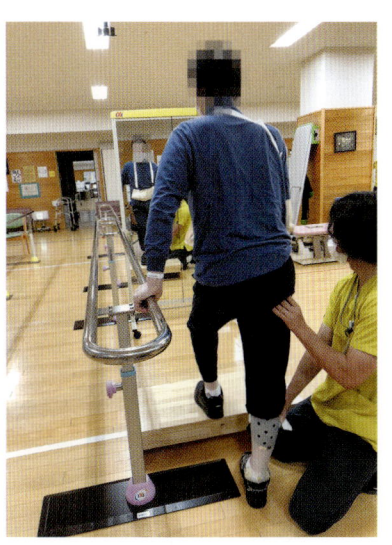

- 麻痺側下肢の振り出し動作が困難な場合には，非麻痺側下肢への体重移動と体幹伸展を介助して振り出し練習を行う[2]（図3）。
- 意識障害の遷延や，座位保持困難な重症例に対して，覚醒度の向上や体幹下肢の筋活動促進を目的に，積極的に立位・歩行練習を行うこともある。その際には長下肢装具の活用，転倒を回避するための人員配置，免荷式歩行器の活用などを検討する。

図3
体幹伸展を介助した麻痺側下肢の振り出し練習

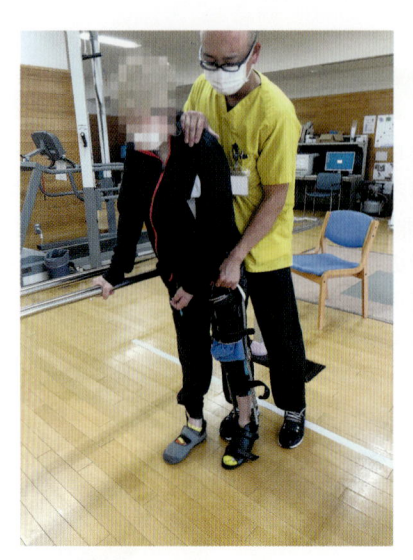
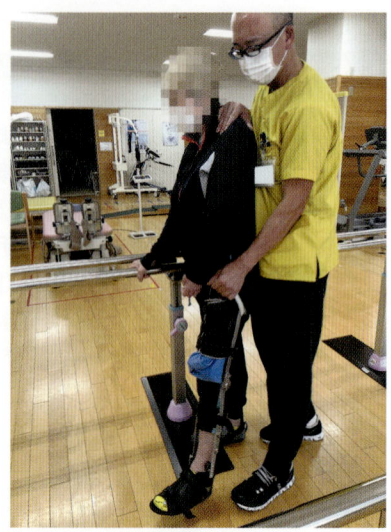

歩行補助具の使用

- 麻痺側下肢の膝折れが頻繁にみられる場合は，膝装具や長下肢装具を利用して立位保持をさせる。
- 反張膝がみられるときには，膝軽度屈曲位での体重支持練習を行うが，修正困難な場合は，短下肢装具の背屈角度の増加，もしくは踵を補高する，などといった対処をする。それでも改善困難な症例では反張膝用の膝装具を検討する。
- 足部の内反や尖足が離床を阻害し，麻痺側肢立脚期を不安定にしているときには各種短下肢装具を装着して，最も有効な装具を選択する。足背屈を促す電気刺激療法を併用することもある[3]（図4）。

図4
電気刺激療法を併用した歩行練習

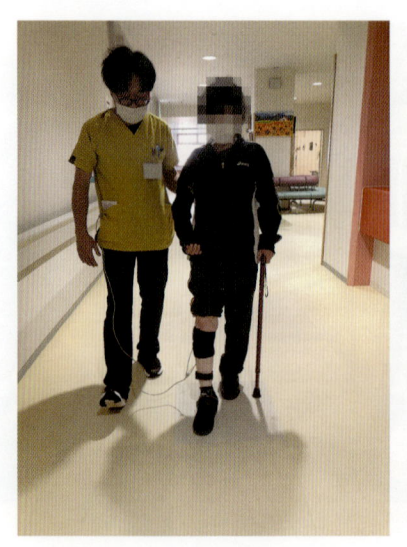
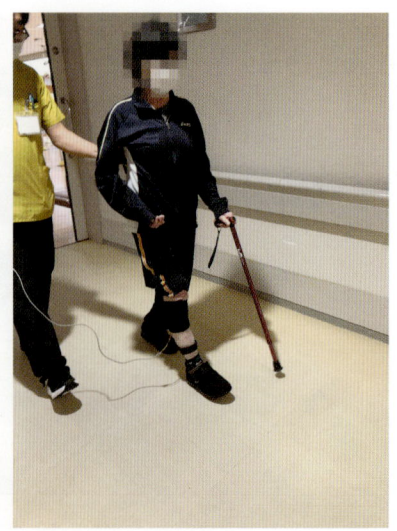

● 転倒の不安や易疲労のために歩行量を増やせない症例には，免荷式歩行器を使用することは有用である（図5）。

図5
免荷式歩行器を用いた歩行練習

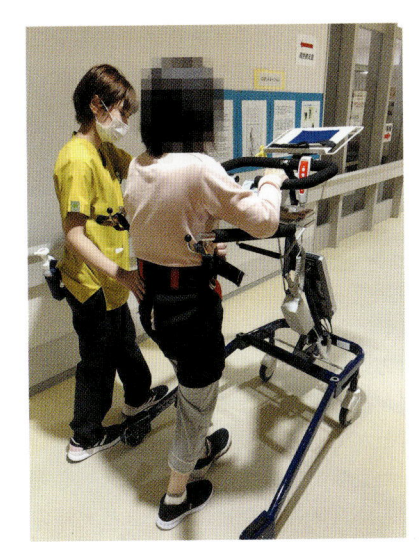
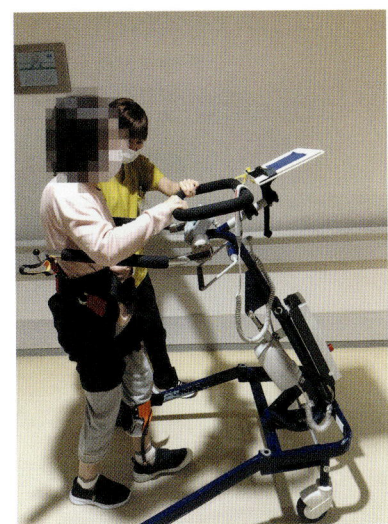

歩行速度の向上

● 杖・装具を使用して10m程度の歩行が監視下で可能となった後は，定期的に10m最大歩行速度を測定して，速度を改善するために歩行率を上げるか，重複歩距離を伸ばすかの戦略を考える。

● 麻痺側下肢の振り出しに時間がかかる，麻痺側下肢への体重負荷に時間がかかるなどの理由で歩行速度が遅い場合には，適切な装具を利用したうえで，一歩を速く踏み出すことを指示し，リズムを教え歩行率を上げる練習を行う。

● 歩行速度低下の理由が重複歩距離の短さにある場合は，前方の歩行パターンに変更し，一歩を大きく踏み出すよう指示する。非麻痺側下肢を前方に十分出せないときには，
1. 前方に白線や目標物を置き，そこまで踏み出すように練習する。
2. 台・階段などで踏み出す練習を行わせる。

図6
部分免荷式トレッドミルを使った歩行練習

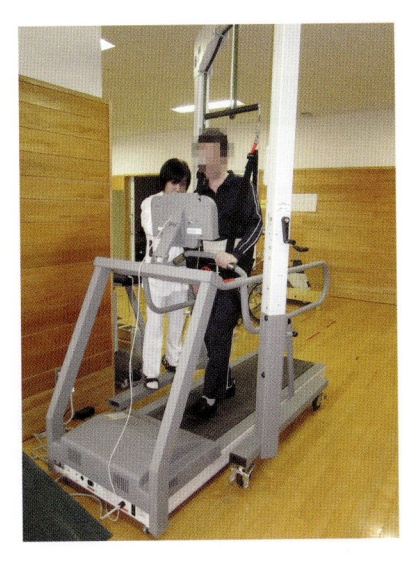
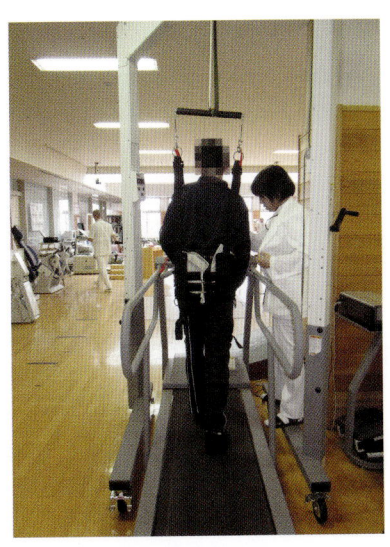

3. 非麻痺側骨盤を十分前方に出せるよう立位での体幹回旋の練習を行う。
これらを組み合わせて対応することが有効である。

- 麻痺側下肢の振り出しは前方へ振り出す練習だけでなく，横歩きや後ろ歩きなどの練習を行って重心移動を学習することも有効である。
- 部分免荷式トレッドミル練習は，転倒することなく歩行量を増大し，歩行速度の改善につながると報告されている[4]（図6）。

歩行自立度の向上

- 歩行速度の向上，心配フィットネスの向上に伴い，歩行距離は増加する。
- 1回の歩行距離が短くても，1日に少量の歩行練習を繰り返し行うことで，疲労を防ぎながら歩行距離の増加を図ることができる。それには病棟生活で歩行機会を増やすことができるかが重要な鍵となる。歩数計や活動量計を活用すると，現状や目標値を数値化することができる。
- 病棟での歩行自立を判定するためのチェックリストを表1に示す。カーテンの開閉や混雑場面などへの対応，床の物が拾えるかなど実際の生活場面で転倒が惹起されやすい項目が安全に行われるかチェックする。

表1
歩行チェックリスト

○：可能　×：不可能

	初回確認	
日付		
時間		
装具と靴の着脱や補助具の管理		
ベッド，椅子，車椅子からの起立・着座		
カーテンの開閉		
ふらつきやつまずき，引きずりなどの対応		
混雑場面・峡路・衝突回避などの対応		
食堂での椅子の出し入れ		
ドアの開閉を含めてトイレ動作が自立		
床の物が拾える（頼める）		
床からの起立が可能		

応用歩行：階段昇降

- 階段昇降動作を練習するには，平行棒内歩行が可能であることが最低条件となる。
- 手すり使用と杖使用では難易度がかなり異なり，杖での段差練習は平地での杖歩行が監視下で可能となった後に行うことになる。

基本的なパターン

- 昇段は杖（手すり）→非麻痺側→麻痺側（図7）
- 降段は杖（手すり）→麻痺側→非麻痺側（図8）
- このパターンは絶対的なものではなく，症例によっては反対のパターンを用いたほうが安定性良好な人もいる。半側空間無視や注意障害がある症例で随意運動が比較的良好な場合は，昇段も麻痺側から行って足の位置を確認させることが有効なときもある。

図7 昇段の基本的なパターン

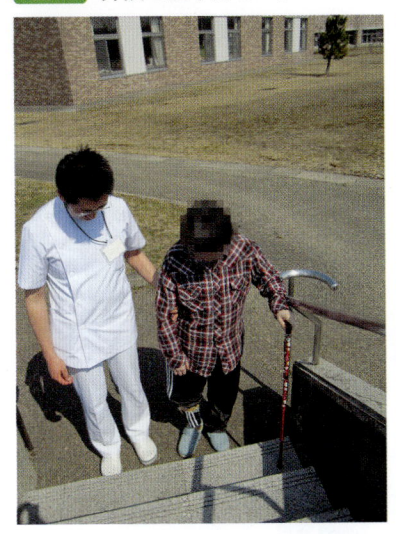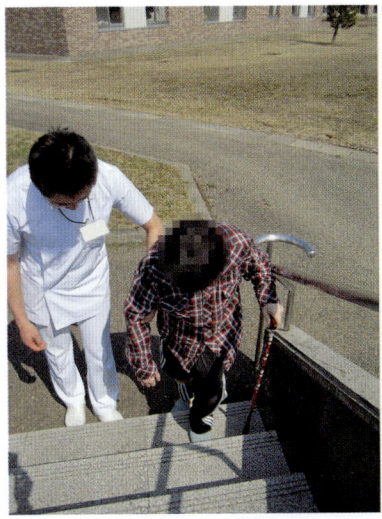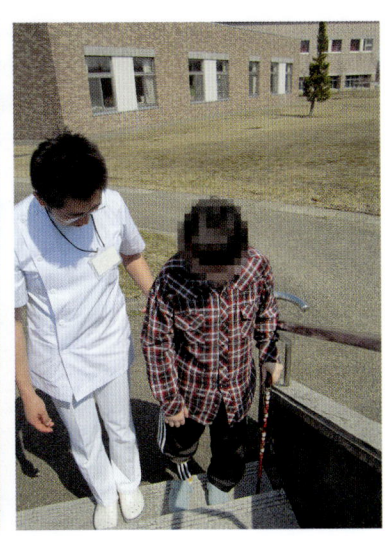

図8 降段の基本的なパターン

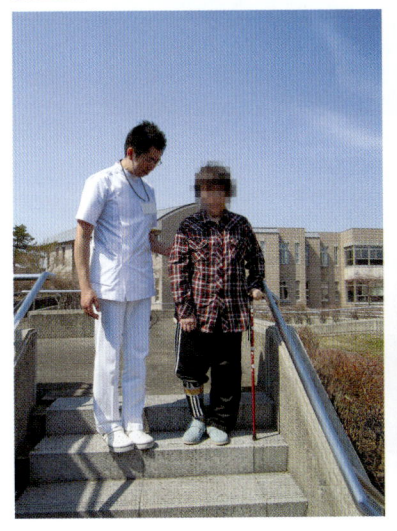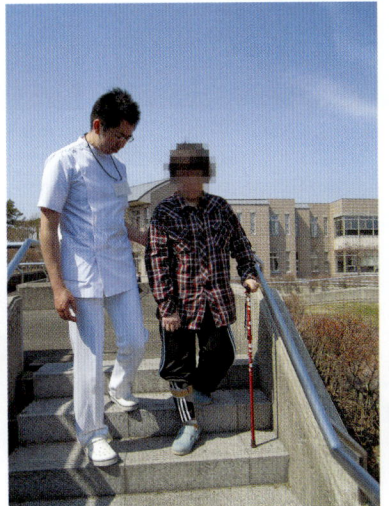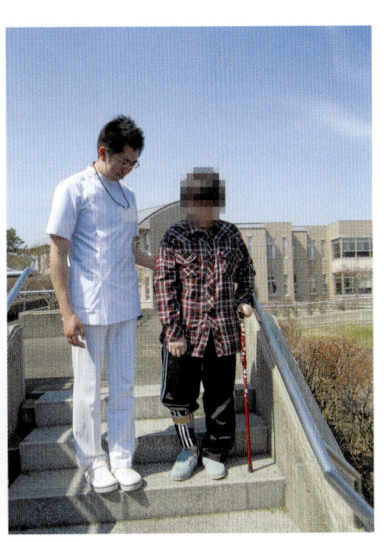

- 麻痺側下肢の痙縮が強く，降段のときに股関節内転筋が強く出現する場合は，非麻痺側下肢から下ろしたほうが安定する場合もある。

生活環境を意識した練習

- 自宅の玄関などの段差に対して一側のみ手すりを設置することがある。一側の手すりを使って側方昇降や後ろ向きでの降段動作などを行い，どのパターンが安定性を得られるかを検討する。

応用歩行：屋外歩行（図9）

- 屋外歩行自立のためには，歩行耐久性だけでなく知的機能が保たれていることが重要である。
- 歩行耐久性がない場合でも自宅周辺の環境を想定し，安全に外出するための練習をして，注意点を家族指導する。

- 室内環境と異なるのはスロープや不整地に遭遇することである。特に固定性のある短下肢装具を使用している場合，下り坂で大きな歩幅で出すと前方へ押されるような圧力が加わり，不安定になりやすい。
- 勾配の異なる状況で練習することによって，どの程度の歩幅が安全なのかを理解してもらう。

図9
屋外歩行（応用歩行）

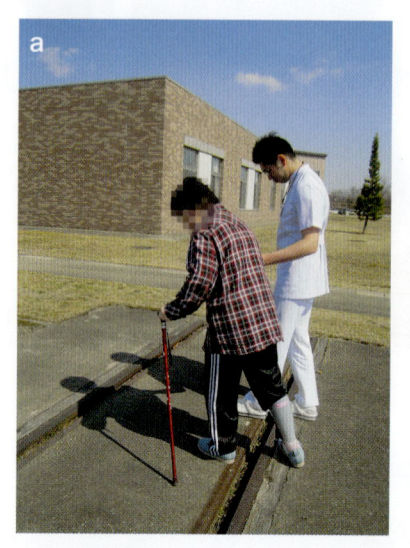

a. またぐ動作

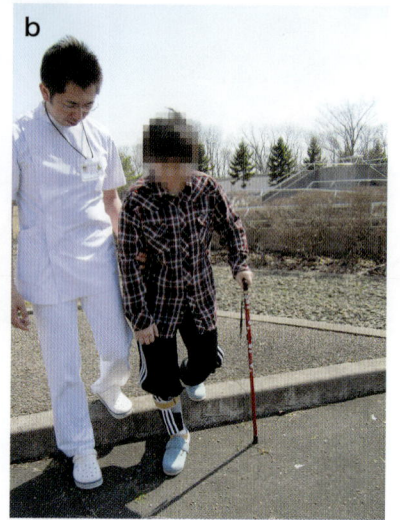

b. 段差昇降

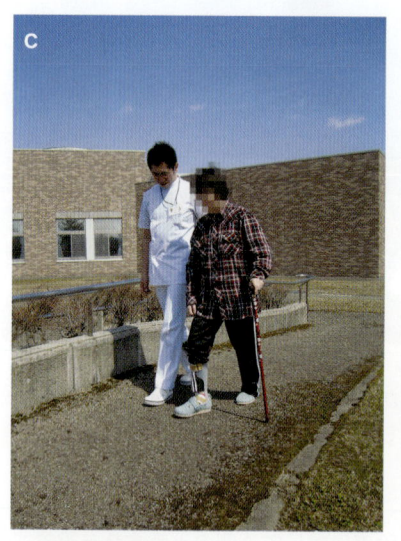

c. 坂道歩行練習

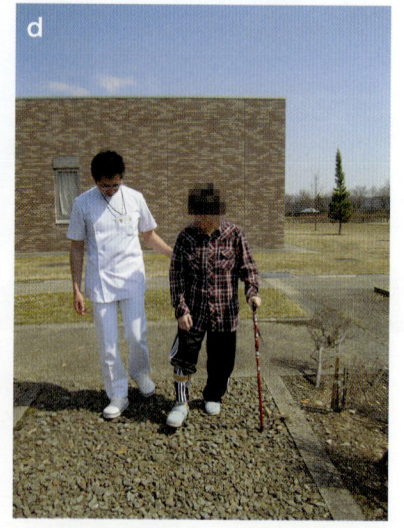

d. 不整地歩行練習

◆文献

1）吉尾雅春：歩行練習の進め方．総合リハ 51：133-143，2023．
2）大畑光司：歩行獲得を目的とした装具療法．PT ジャーナル 51：291-299，2017．
3）越智光宏ほか：装具療法の適応．総合リハ 51：153-160，2023．
4）佐藤瑞騎ほか：回復期脳卒中片麻痺患者に対する部分免荷型トレッドミル歩行練習の即時効果-非免荷型トレッドミル歩行練習との比較-．理学療法学 45：197-202，2018．

上肢・手動作

● 上肢・手動作の治療の主要対象は，可動域，知覚運動技能，認知技能であり，それぞれのレベルを高めるような配慮をする[1]。

可動域訓練

● 麻痺側上肢の自動運動がわずかでも出現している場合は，他動運動ではなく自動介助運動で可動域訓練を行う。

‖ 片麻痺体操

● 座位で両手を組み，床へ，頭上へ，横へ（体幹を回旋しながら）伸展する。肘の曲げ伸ばし，膝の上で手を返す（前腕の回内外），腕組みをして肩上げ，頸回しを行う（図1）。

● 麻痺手を掌側から押す（手関節背屈），手の背側から内側へ押す（手関節掌屈），母指以外の指を非麻痺手で包み込み指を曲げる，母指を曲げ伸ばし・回す，身体の横

図1 片麻痺体操①

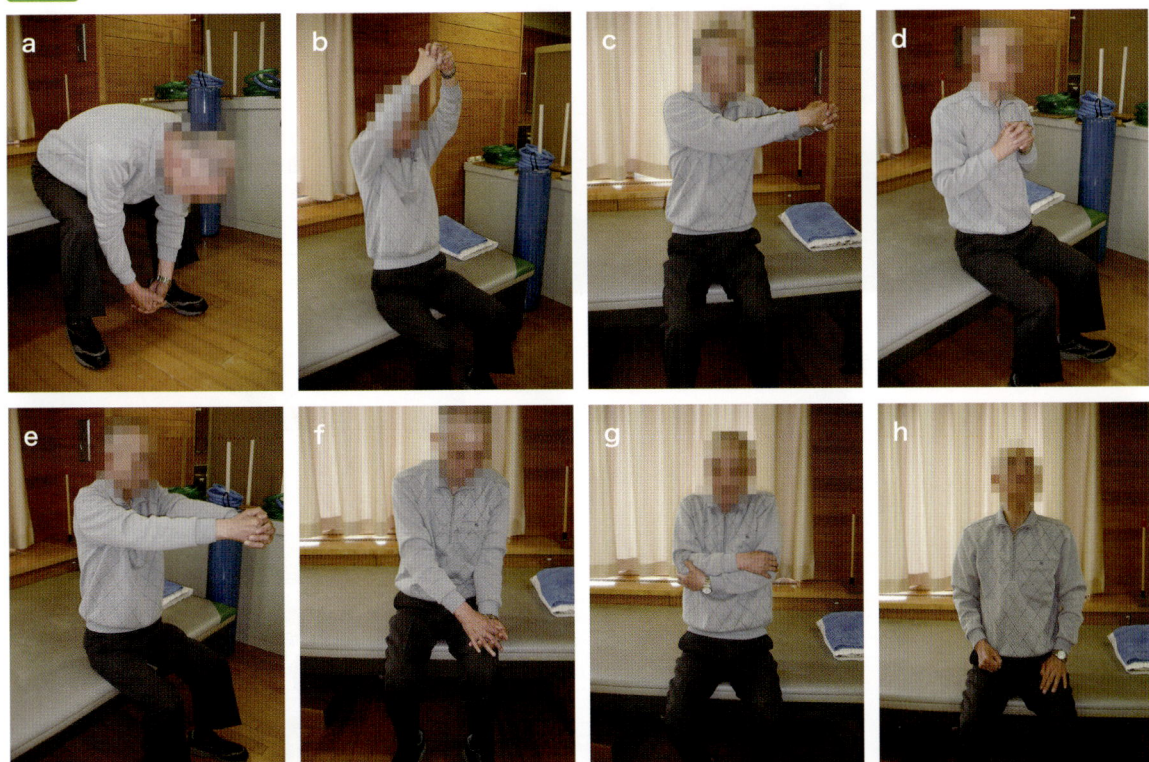

座位で両手を組み，床へ（**a**），上へ（**b**），横へ（体幹回旋しながら，**c**）伸展する。肘の曲げ伸ばし（**d ⇄ e**），膝の上で手を返す（前腕の回内外，**f**），腕組みをして肩上げ（**g**），頸まわし（**h**）を行う。各動作を10回ずつ，セラピストのゆっくりとした号令で実施する。

に手をついて指を開いて伸ばす（図2）。

- 訓練開始時に準備体操として実施し，毎日繰り返すと退院後の自主訓練として定着しやすい。

▍▍棒，タオル，フラフープを用いた体操

- 棒やタオル，フラフープなどを両手で握り，肩・肘・前腕・手関節の運動を行い，十分な運動範囲を獲得する（図3）。
- 肩内旋筋・前腕回内筋などの伸張と分離運動パターンの確立を促す。

図2 片麻痺体操②

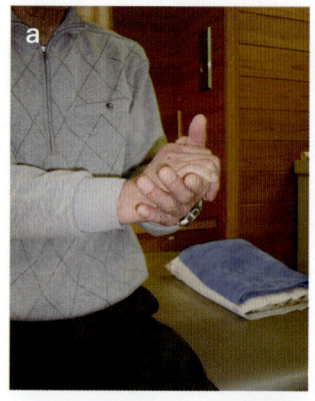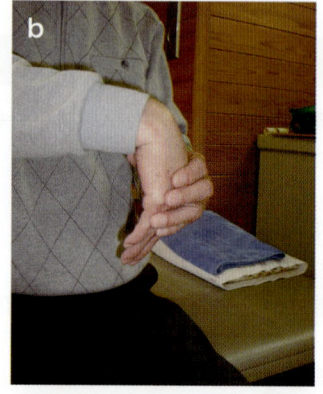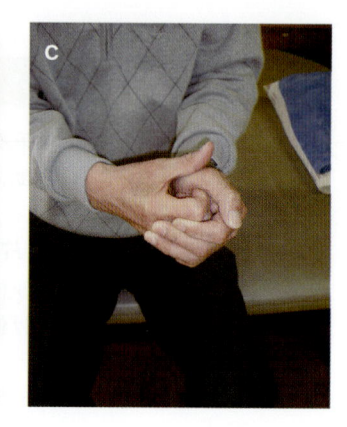
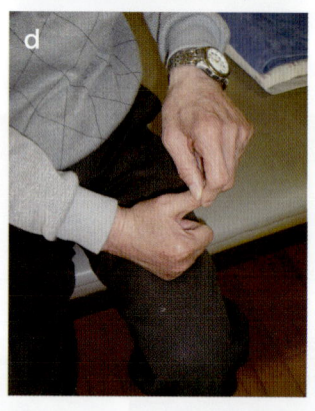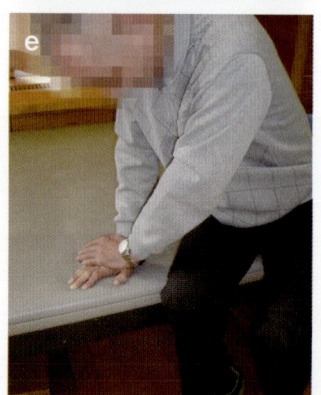

麻痺手を掌側から押し上げる（手関節背屈，**a**），手の背側から掌側へ押す（手関節掌屈，**b**），母指以外の指を非麻痺手で包み込み指を曲げる（**c**），母指を曲げ伸ばし・まわす（**d**），身体の横に手をついて指を開き伸ばす（**e**）。各動作で十分な筋の伸張ができるように保持する。

図3 フラフープを用いた体操

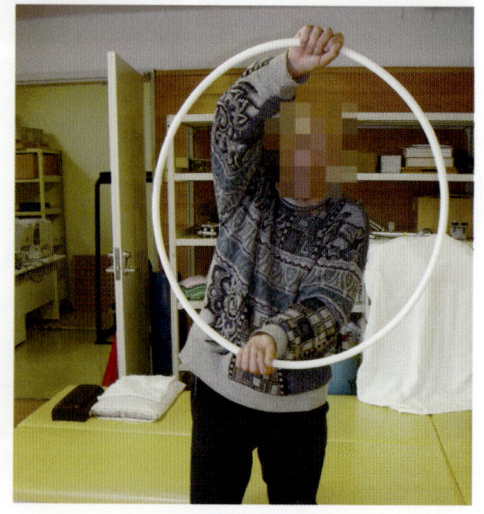

肩内旋筋・前腕回内筋などの伸張と分離運動パターンの確立を促す。

肩の問題

- 肩の痛みを予防するため，内旋・内転・伸展筋の自動的・他動的伸張に重点を置いた予防プログラムが適切である。
- 肩の関節可動域制限・痛みに対して関節可動域訓練を行う。このとき，肩甲骨の上方回旋・下方回旋・外転の運動から開始すると，肩関節屈曲・外転運動が円滑になる（図4）。
- 自動的・他動的な筋伸張は関節可動域訓練と併せて訓練の開始時に行い，必要に応じて訓練中または後にも行う。
- 前述の片麻痺体操や，タオルや棒を用いた体操を準備運動として行う（図1〜3）。
- 肩関節亜脱臼に伴う肩の痛みや肩手症候群の予防として，三角巾やアームスリングを使用する。アームスリングは半側無視などで麻痺側の自己管理が不能な場合に必要なこともある（図5）。座位からの立ち上がりや歩行練習中に装着してもよい。一方で，アームスリングが麻痺側上肢の機能回復の障壁にならないように，使用が長くなるときは機能回復訓練を考慮する。

図4　肩甲骨と肩関節の関節可動域

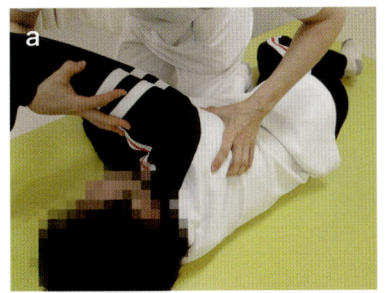
a. 肩甲骨上方回旋

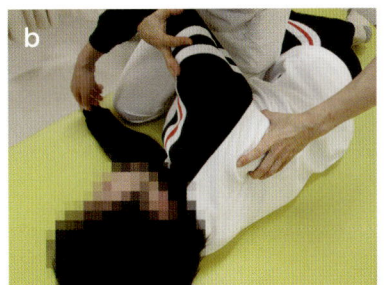
b. 肩甲骨下方回旋

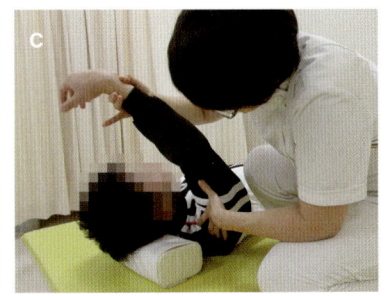
c. 肩関節屈曲

図5　アームスリング

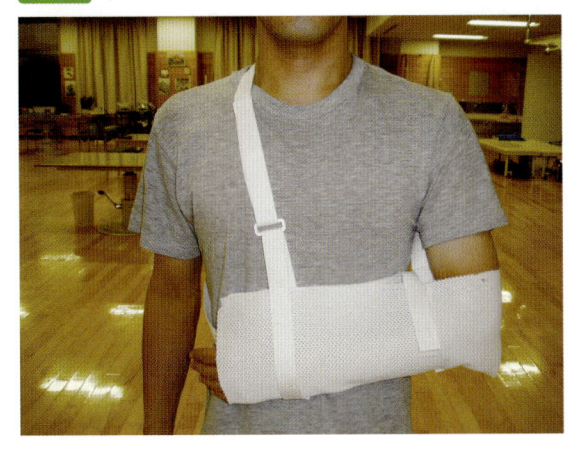

運動技能の訓練

- 上肢と手の動作にはいくつかの要素的動作がある。手を伸ばす（reach），つかむ（grasp），運ぶ（move），定置する（position），である。訓練はこれらの要素的動作を正しい運動パターンで，十分にしかも持続してできるようにすることを目標に行う。
- 日常生活場面における上肢と手の動作では，両手で物を抱える，片手に物を持って

図6 MFS回復プロフィールを利用した治療プログラム

脳卒中上肢機能検査（MFT）記録用紙

No.　氏名　　　　　　　　　　発症 2005 年 2 月 23 日（検査者 T.T）

		検査月日	'05.8.30		'05.9.21							
			右	左	右	左	右	左	右	左	右	左
上肢の前方挙上 (FE)	1. 45°未満		1		1							
	2. 45°〜90°未満		1		1							
	3. 90°〜135°未満		0		1							
	4. 135°以上		0		0							
上肢の側方挙上 (LE)	1. 45°未満		1		1							
	2. 45°〜90°未満		1		1							
	3. 90°〜135°未満		0		0							
	4. 135°以上		0		0							
手掌を後頭部へ (PO)	1. 少し動く		1		1							
	2. 手が胸部より高く上がる		1		1							
	3. 手が頭部に届く		1		1							
	4. 手掌がぴったり付く		0		0							
手掌を背部へ (PD)	1. 少し動く		1		1							
	2. 同側殿部に付く		1		1							
	3. 指・手背が脊柱に届く		0		0							
	4. 手掌がぴったり付く		0		0							
つかみ (GR)	1. ボールを握っている		1		1							
	2. ボールを離す		1		1							
	3. ボールをつかみ上げる		1		1							
つまみ (PI)	1. 鉛筆をつまみ上げる		1		1							
	2. コインをつまみ上げる		1		1							
	3. 針をつまみ上げる		0		0							
立方体運び (CC)	1. 5秒以内に1〜2個		1		1							
	2. 5秒以内に3〜4個		0		1							
	3. 5秒以内に5〜6個		0		0							
	4. 5秒以内に7〜8個		0		0							
ペグボード (PP)	1. 30秒以内に1〜3本		1		1							
	2. 30秒以内に4〜6本		0		0							
	3. 30秒以内に7〜9本		0		0							
	4. 30秒以内に10〜12本		0		0							
	5. 30秒以内に13〜15本		0		0							
	6. 30秒以内に16本以上		0		0							
総計（32点満点）			17		19							
MFS			53		59							

MFS標準回復プロフィールの使用例（右片麻痺例）
- 発症日：2005年2月23日
- 初回検査日：同年8月30日
- 2回目検査日：同年9月21日
- 初回MFS粗点（右上肢）：17点
- 2回目MFS粗点：19点

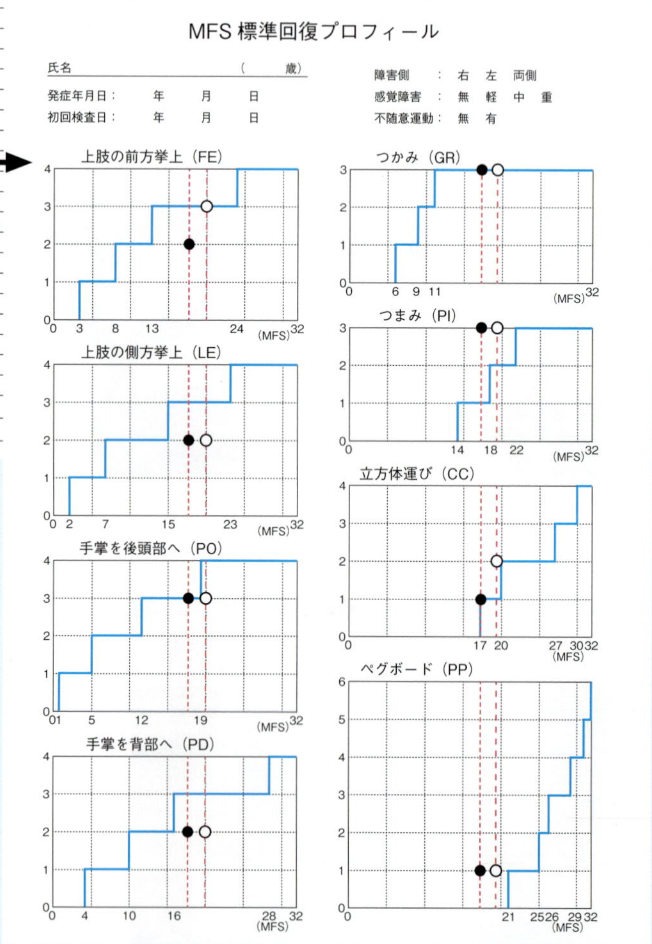

MFS 標準回復プロフィール

氏名　　　　　　　（　　歳）　　　障害側：右 左 両側
発症年月日：　年　月　日　　　感覚障害：無 軽 中 重
初回検査日：　年　月　日　　　不随意運動：無 有

- 左図の測定結果を基にして，右図の下位項目ごとのグラフ（横軸MFS総得点，縦軸下位項目得点）に丸印を記入する。たとえば，右図の左最上段のグラフの丸印は初回MFS総得点（17点），上肢前方挙上得点（2点）を示す（●は初回値，○は2回目値）。
- 初回検査では前方挙上（FE），側方挙上（LE），手掌を背部に付ける（PD）が標準的回復に比べ低下している。治療プログラムはこれらの粗大動作や分離運動を優先した課題を設定する。具体的には前方や側方に置いたポールへの輪入れ，背部で輪を持ち替えての輪入れなどである。
- 2回目検査では前方挙上（FE）は向上したが，側方挙上（LE）と手掌を背部に付ける（PD）項目で低かった。側方挙上では肩痛が問題となったため可動域訓練や疼痛対策を継続した。

正常機能に向かって過去の多くの患者が示した脳卒中上肢機能検査（Manual Function Test：MFT）の平均的回復順序にできるだけ沿った変化を促す方法である。MFTの検査項目は粗大動作（前方挙上・側方挙上・後頭部へのリーチ・背部へのリーチ），把持（ボールのつかみ・はなし・持ち上げ，鉛筆・コイン・針のつまみ），手の操作（立方体運び，パーデューペグボード）からなる（左図）。MFTスコア（MFS）と各下位項目得点の関係を経時的に示したのがMFS回復プロフィールである（右図）。各項目で平均的回復に比べ遅れのある項目を優先した治療計画を作成する。

他側の手でそれに操作を加える，両手を同時に用いるなど，要素的動作の連合が必要である。
- 機能レベルに応じた作業活動の反復練習を通して運動技能の向上を図り，実用性の獲得を目指す。同時に日常生活活動のなかで具体的な使用を指導していく。

MFS：manual function score

- 上肢の運動技能の治療には MFS 回復プロフィールを利用した治療プログラムを用いると理解しやすい（図6）。この方法により治療を行った患者で採用した訓練動作と作業種目の経時的変化を示す（表1）。
- 課題遂行には姿勢の安定が前提となる。座位バランス不良の場合には，車椅子にテーブルを付けテーブル上に患者の両上肢を乗せることで，課題遂行時に姿勢が正しく保たれる。また，麻痺側上肢・手をみることができ，麻痺手の浮腫の予防などにも有用である（図7）。

表1　治療プログラム（平均的回復順序に基づく段階）

	訓練動作	作業種目
段階1	両上肢運動，腕の重みを除いた運動，麻痺手に体重を負荷する	片麻痺体操，サンディング，スケーターボード・ワイピング，輪移し，アクリルコーン移し
段階2	介助による腕の運動，重力や抵抗に抗する運動，腕の運動と粗大なつかみ・離しや保持との組み合わせ	輪移し，お手玉，ベルクロ付ブロック，アクリルコーン
段階3	肩・肘・前腕・手関節の協調運動	ペグボード，治療用遊具（輪投げ，キャッチボール，ボードトレーナー），ねじ付きブロック，スプーン操作，書字
段階4	抵抗に抗するつかみとつまみ	セラプラスト，洗濯ばさみ，新聞紙ちぎり，ひも巻き
段階5	両手の協調動作	ひも通し，ひも結び，ボタンかけ，ネジ回し（ボルトとナット），手工芸（革細工，籐細工，ネット手芸，ビーズ細工，マクラメ手芸，刺し子，タイルモザイク，折り紙，ちぎり絵）

図7　車椅子テーブル（左片麻痺）

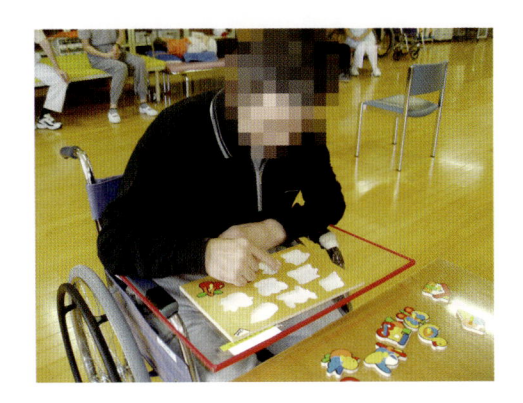

テーブル上に患者の両上肢を乗せ，座位姿勢を保ちながら課題遂行する。

リーチ運動

サンディング

- 自己介助運動：随意運動のみられない上肢・手指では非麻痺側手を重ねて両手同時のブロック押し上げ運動を行う（図8a）。側方に行う場合にはセラピストが運動の方向を介助し正しい運動パターンで行う。
- 自動運動：運動の方向を板や枠などを設けて誘導する（図8b）。ブロックに手を固定することもある。
- 重力に抗した運動や抵抗運動：ブロックを握り，線の上をなぞってもらう。重錘バンドや傾斜角度で負荷量を変化させる。肩の痛みがある場合は実施しない（図8c）。

図8 サンディング（右片麻痺例）

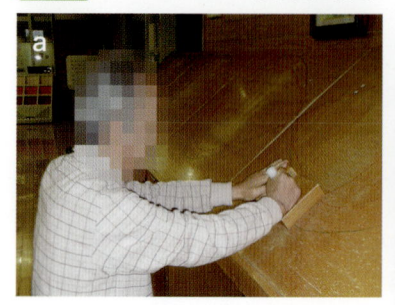

a. 非麻痺手を重ねて自己介助運動

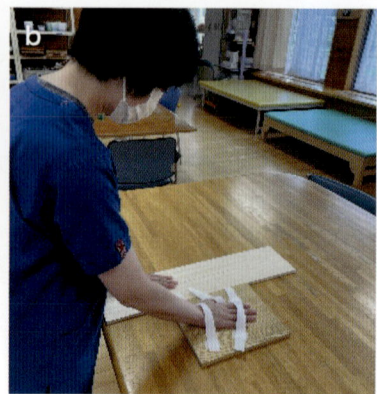

b. 麻痺手をブロックに固定して自動運動

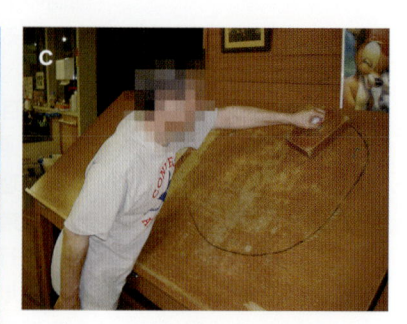

c. ブロックを握り線の上をなぞる

█ スケーターボード，ワイピング

- スケーターボードはキャスター付きのボードに麻痺手を固定し，非麻痺手を添えて動かす（図9a）。
- ワイピングは手型のボード（裏面にフェルト布地を貼る）あるいは折りたたんだタオルを用い机上を拭く動作を行う。運動方向は肩屈曲位で水平内転・外転運動，肩・肘関節の屈伸運動がある。枠を作り運動方向を誘導する，またはセラピストが介助する。自動運動が可能ならば運動方向を誘導して徐々に介助を軽減する。
- お手玉を押して運ぶなどの目的を明確にすると運動方向が理解しやすい（図9b）。

図9
スケーターボード
（右片麻痺例）

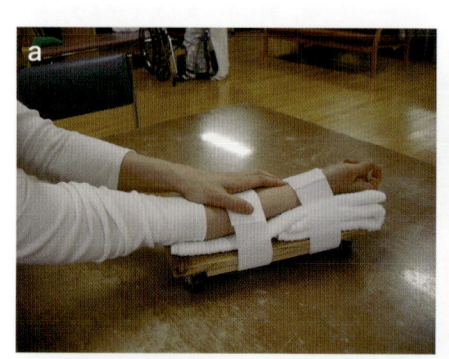

a. 非麻痺手を添えて自己介助運動。

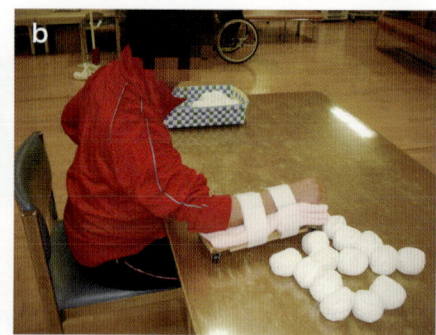

b. お手玉を押す課題での，肩屈曲位での水平内転・外転運動。

█ 輪入れ

- 両手を組んで輪を挟み，前方や側方のポールに入れる。体幹の運動も促すことができる（図10a）。
- セラピストの介助により正しい運動パターンの学習を促す。肩甲帯の後方突出・挙上や肘関節屈曲を起こさない程度に肩と肘を支えて介助する。介助量は運動パターンをみながら徐々に減らしていく。ポールの位置・高さを変えることで肩関節屈曲・外転の大きさを調整する（図10b）。
- 輪を入れて手を離すときに前腕回内位から前腕回外位へと変化させる。麻痺手で持った後，背中に両手を回して輪を非麻痺手に持ち替えポールに入れる。反対も同様に行う。これにより肩関節伸展，肘関節屈曲，前腕回外の分離運動を促す。
- 棒を保持しながらの同時動作を行い，上肢の空間保持力を高めていく（図10c）。

図10 輪入れ

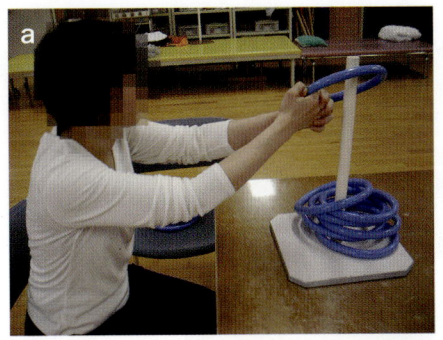
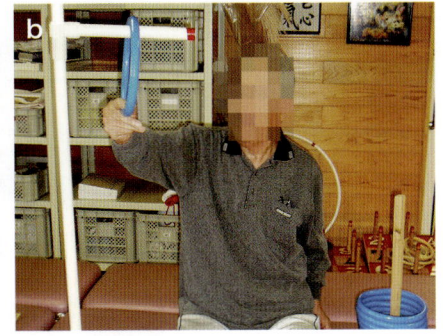
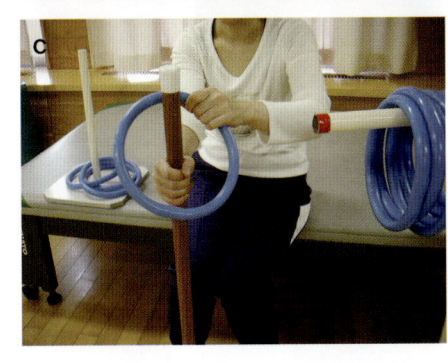

a. 両手を組んで輪をはさみ前方のポールに入れる。
b. 高い位置のポールに輪を入れ，肩外転を促進する（右片麻痺例）。
c. 棒を麻痺手で保持し，輪を棒にかけてから移す（右片麻痺例）。

上肢伸展支持課題

▍輪入れ

● 体重移動を伴う作業に取り入れ麻痺側上肢の支持力を高める。身体の横に手をつき肩関節前方突出，外転・外旋位，肘伸転位・指伸転位で支持する（図11a）。

▍ブロック付け

● 上肢を挙上して台や壁などに麻痺手を付けて支持する（図11b）。手関節の痛みに注意し，手関節背屈角度を調整する。

物のつかみ上げ課題

▍アクリルコーン

● 両側上肢運動：両手を組み，アクリルコーンを挟んで前方や側方に移す（図12a）。
● 麻痺側手での片手運動：体幹の側屈・肩甲帯の後方突出・挙上などの運動を抑えながら実施する（図12b）

▍お手玉，ボール

● 机上のお手玉やボールを麻痺手でつかみ上げ運ぶ（図13）。手を伸ばす範囲を徐々に拡大する。手指の外転や伸展を促したい場合には，つかむ物を適度に大きくする。

▍ベルクロ付きボール・ブロック

● ベルクロテープの抵抗を利用して，つかむ，運ぶ，定置する（図14a）。
● ベルクロテープを貼り付けた腰ベルトを用い，ブロックを非麻痺側手で取り背中のベルトに貼り付け，そのブロックを麻痺手では剥がし取りボードに定置する。肩関節伸展・肘関節屈曲・前腕回外の組み合わせ運動パターンが要求される（図14b）。

図11 上肢伸展支持（右片麻痺例）

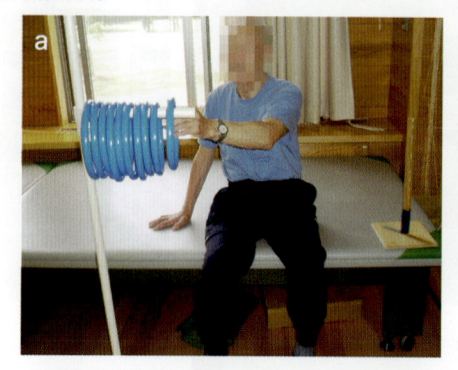 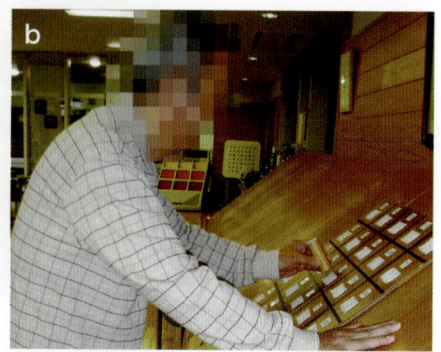

a. 麻痺手を身体の横につき，輪を非麻痺手で 移す。

b. 麻痺手を台の上につき，ブロックを付ける。

図12 アクリルコーン

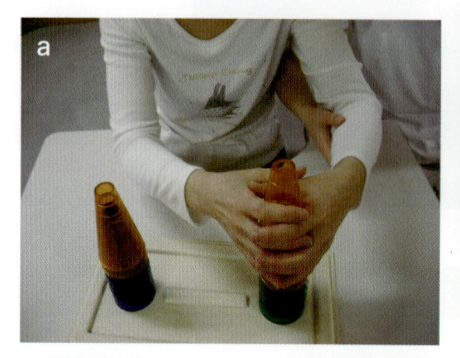 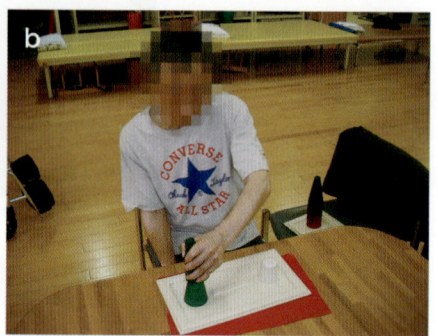

a. 両手を組みアクリルコーンを挟み移す（左片 麻痺例）。

b. 麻痺手でアクリルコーンをつかみ運ぶ（右片 麻痺例）。

図13 お手玉（右片麻痺例）

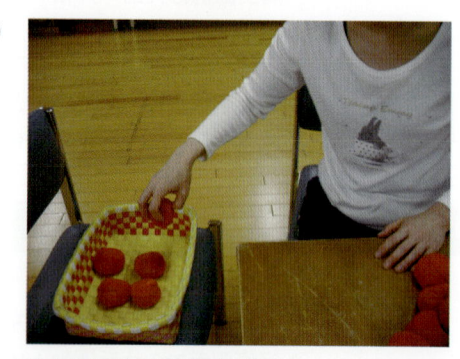

机上のお手玉を麻痺手で運ぶ。

図14
ベルクロ付きボール
（右片麻痺例）

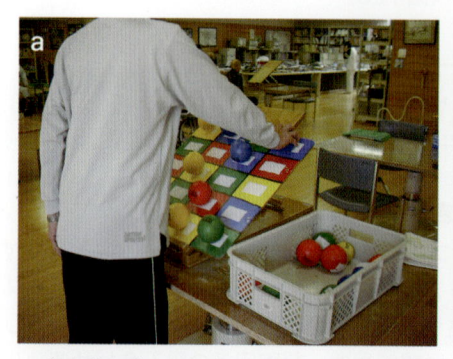 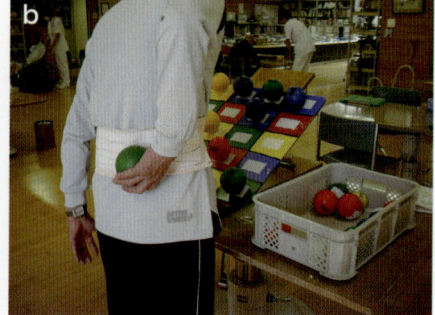

a. 麻痺手でボールをボードのベルクロに付ける。
b. 腰ベルトに貼り付けたボールを，麻痺手を用いてボードのベルクロに貼り付ける。

▌ ショルダーアーク

● 上肢の挙上，空間保持，前腕の回内外とつまみ，運ぶ，離す，の反復動作である（図15）。

手指操作課題

▌ ねじ付きブロック

● ブロックのねじを回してボードに付けたりはずしたりする動作を練習する。つかみ・離しの動作に回内・回外運動を組み合わせた反復運動である。体幹の側屈や肩関節挙上，上肢の外転運動が過度に起こらないように注意する（図16）。

▌ ペグボード

● つまみ，運び，定置，離す，の一連の動作を練習する（図17a）。
● セラピストは肩・前腕の制御を介助し，過剰な努力にならないように注意させる。
● 上肢の空間での保持力が弱い場合には，スプリングバランサーなどの補助具を用いて行う（図17b）。
● つまんだペグを裏返してボードに刺す練習では，手指の持ち替え動作が必要になる（図17c）。
● 皿に入っているペグを1個または2〜3個つまみ上げ，穴に刺す。ペグを縦に持ち替える動作も要求される（図17d）。感覚障害があると著しく困難になる。
● 両手を用いて組み合わせ，保持しながらボードに刺す（図17e）。目と手の協応は高度となり，手指の技能向上を促す。

▌ セラプラストその他

● 運動失調の場合は肘や前腕部を机上に押し付けながら課題を行うことを指導する（図17f）。
● セラプラスト（プラスティック粘土），新聞紙ちぎり，ひも巻き，洗濯ばさみなど抵抗に抗するつかみとつまみを促す（図18）。

▌ ひも通し，ひも結び，ボタンかけ

● 両手の協調動作である。日常生活活動として失行の練習にも用いる（図19）。

▌ ネジ回し（ボルトとナット）

● 麻痺手でボルトを回し，非麻痺手は固定する。手関節の固定と手指の分離を促す（図20）。

図15 ショルダーアーク	図16 ねじ付きブロック
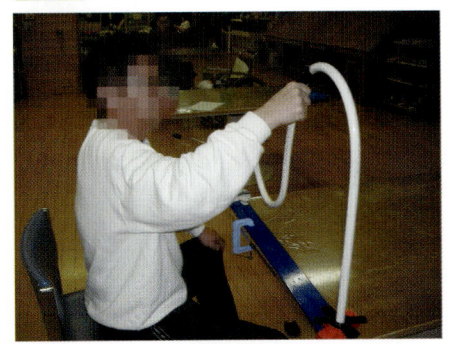	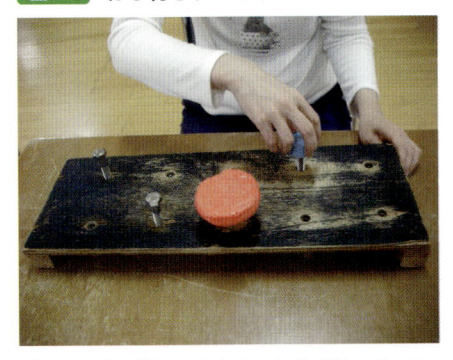
曲線状の経路を，誘導具を使ってなぞる。	ブロック上に種々の大きさのねじが付いている。

図17　ペグボード

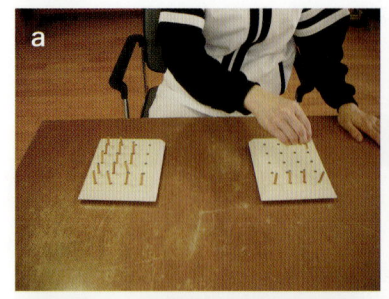
a

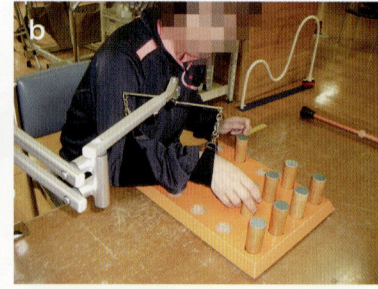
b

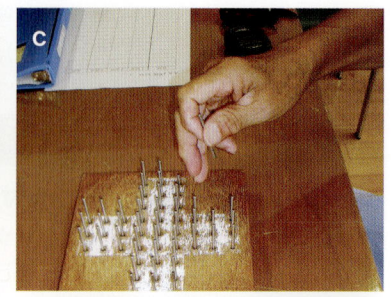
c

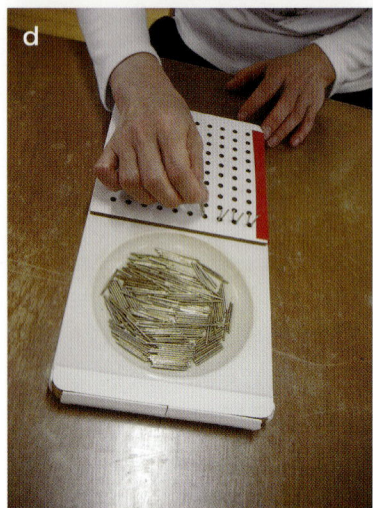
d

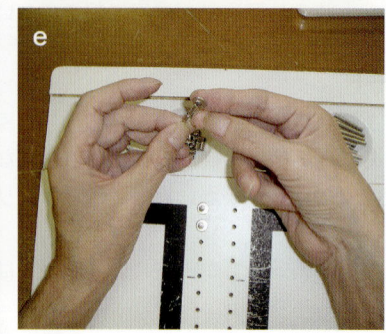
e

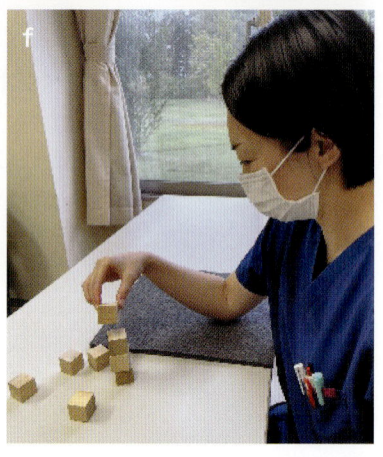
f

a. ペグボード間の移動　　**b.** スプリングバランサーでの介助　　**c.** ペグの裏返し操作
d. 皿からペグを取り上げる操作　　**e.** 両手での操作　　**f.** 肘を机上に押し付けながらの操作

図18　抵抗に抗するつかみ・つまみ（右片麻痺例）

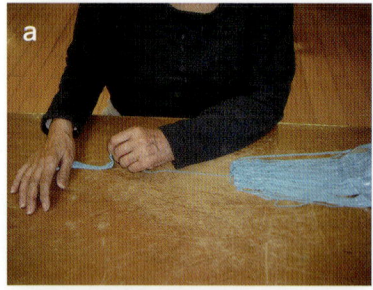
a

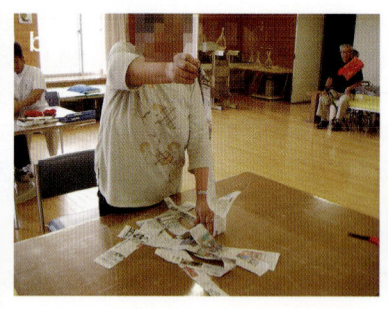
b

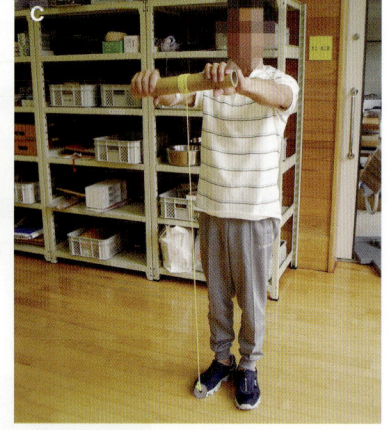
c

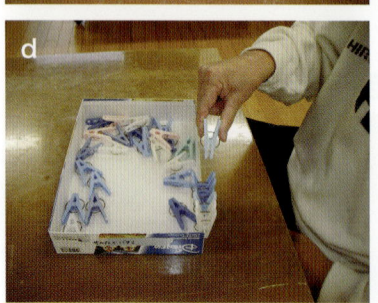
d

a. セラプストをつまみ，運ぶ　　**b.** 新聞紙をつまんで割く
c. ひもを棒に巻き付ける　　**d.** 洗濯ばさみを箱のふちに挟む。

▌▌手工芸（革細工，籐細工，ビーズ細工，和紙工芸など）

- ● 手工芸は，主に麻痺手や片手動作の実用的使用を促すことを目的に行う。認知機能のレベルも大きく関与する。多種の手工芸があるため，対象者の好みなども考慮して選択する。
- ● 革細工（図21a）：麻痺手を押さえに用いたり，繰り返しの動作で実用的使用を促す。麻痺手で叩く場合は，手関節の伸展運動を意識して行わせる。
- ● 籐細工（図21b）：つまむ，引っ張る，押さえるなど多様な複合動作で上肢の実用的使用を促す。編む行程は繰り返しの動作になる。
- ● ビーズ細工（図21c）：細かなビーズをつまみ糸に通す。より巧緻な作業である。
- ● 和紙工芸（図21d）：和紙をつまんでちぎり，箱に貼る。

▌▌治療用遊具

- ● より速さを要するものとして，キャッチボールやデッキ輪投げ，ボードトレーナー（ボタン押しゲーム）などがある（図22）。

上肢の実用的使用のための課題

日常生活活動 ● 機能レベルに応じて日常生活活動における麻痺側手の使用を指導する。食事（図23a），書字（図23b），そのほか茶碗の保持，タオル絞りや洗体動作（図23c），更衣時の衣服のつかみや引き上げ，そで通し（図23d）などである。対象者の使用可能な麻痺手の能力を見極めてタイミングよく指導する。

図19 両手の協調動作

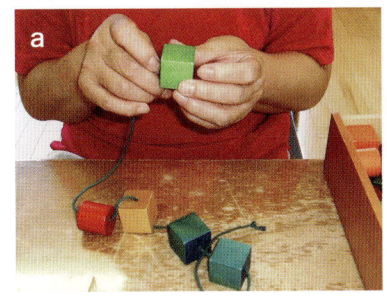

a. ひも通し

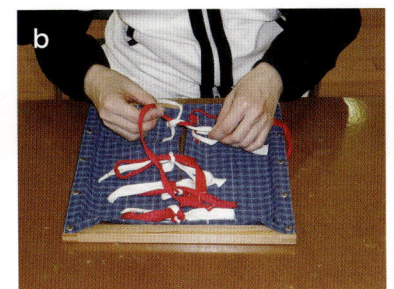

b. ひも結び

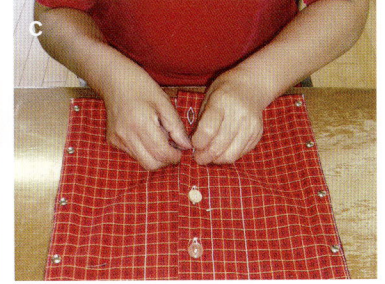

c. ボタンかけ

図20 ネジ回し

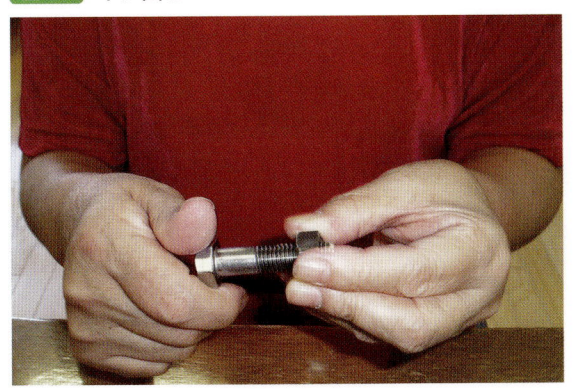

図22 治療用遊具（ボードトレーナー）

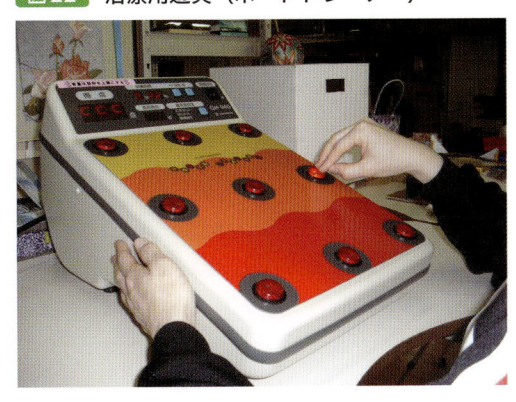

図21 手工芸

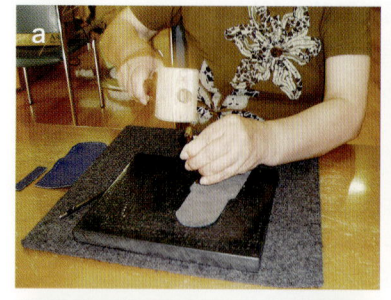
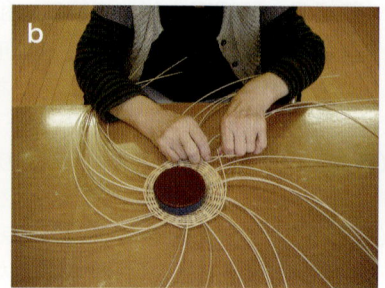
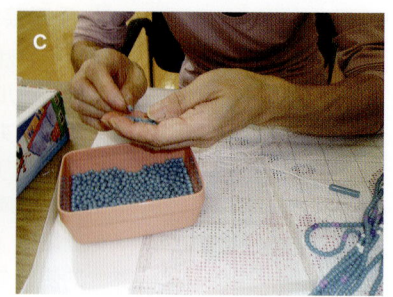

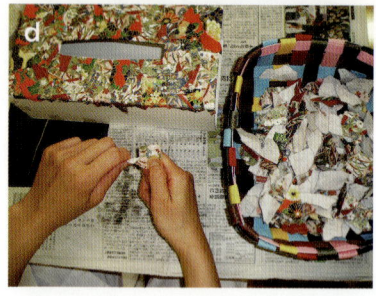

a. 革細工　　**b.** 籐細工　　**c.** ビーズ細工　　**d.** 和紙工芸

図23 日常生活活動（右片麻痺）

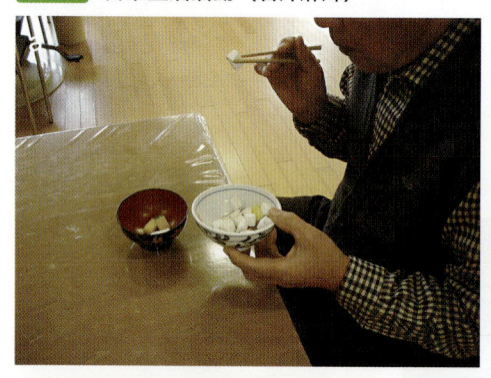
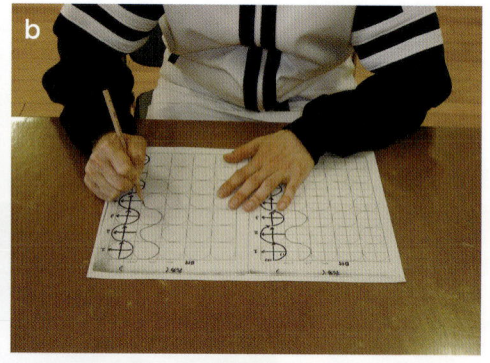

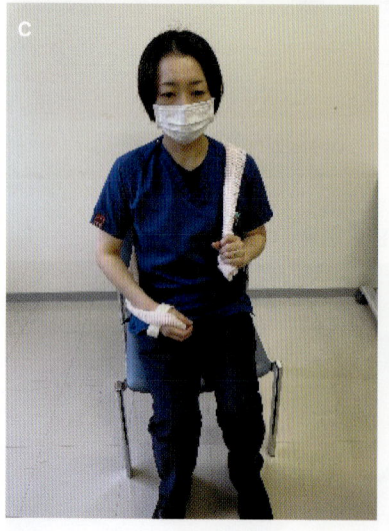
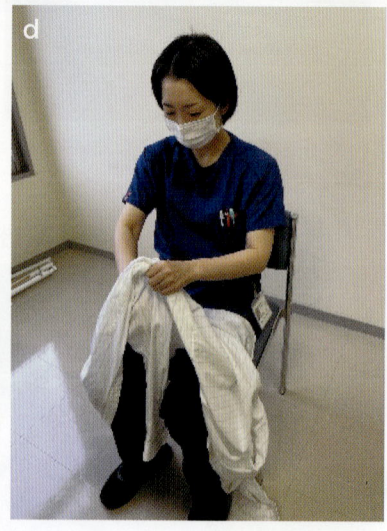

a. 食事動作模擬練習
b. 書字練習（線のなぞり）
c. 洗体動作練習（ループ付きタオル）
d. そで通し練習

◆**文献**

1）中村隆一 監：脳卒中のリハビリテーション，新訂第2版，永井書店，2000.

反復性経頭蓋磁気刺激／経頭蓋直流電気刺激装置

概要

TMS：transcranial magnetic stimulation

tDCS：transcranial direct current stimulation

- 非侵襲的な脳神経刺激な方法として代表的なものが，磁気で刺激する経頭蓋磁気刺激（TMS），微弱な電流で刺激する経頭蓋直流電気刺激（tDCS）の2つである。
- TMSは，Faradayファラデーの電磁誘導の法則を応用した，痛みを伴わずかつ非侵襲的に大脳に直接刺激する方法である。
- 頭蓋上に置いた円形または8の字型のコイルに高電流高電圧パルスを流すことで磁場が発生し，さらに誘導電流を生じさせる。磁場は電気抵抗の高い頭蓋骨を通過して渦電流を引き起こす（図1）。
- 渦電流によって大脳皮質に誘導された電流が十分な強さであれば，刺激部位の神経細胞組織の脱分極が引き起こされる[1,2]。

rTMS：repetitive TMS

- 規則的に一定の刺激を繰り返して行う反復性経頭蓋磁気刺激法（rTMS）が臨床で多く用いられている。
- rTMSでは刺激周波数が1Hz以下の場合は，刺激部位に抑制性の効果をもたらす。
- 5Hz以上の場合は興奮性の効果をもたらす[3]。
- 現在は刺激パターンを変化させたrTMSも使用されており，通常よりも刺激効果が強く，効果の持続時間も長い可能性が報告されている[4]。

MEP：motor evoked potentials

- rTMSが誘発する大脳の興奮性の変化は運動誘発電位（MEP）の振幅の変化で評価する。低頻度rTMSでは興奮が抑制されるためMEPの振幅は減少し，高頻度rTMSでは興奮が促進されるため振幅が増加する。
- rTMSと同様に，頭蓋上から微弱な直流電流を与える方法がtDCSである。
- 陽極電極と陰極電極の2つの刺激電極で構成されており，目的に合わせて各電極を大脳などに貼付する。詳しい作用メカニズムは不明な点が多いものの，特に脳表面の浅い部分の神経細胞の刺激を行うことで活動を促進させることが可能とされている[5,6]。
- rTMSとtDCSは脳活動を変化させることができるため，脳卒中後遺症やうつ病，ジストニア，半側空間無視，疼痛などさまざまな疾患や病態に試みられている[4]。

図1

TMSによる脳への刺激模式図

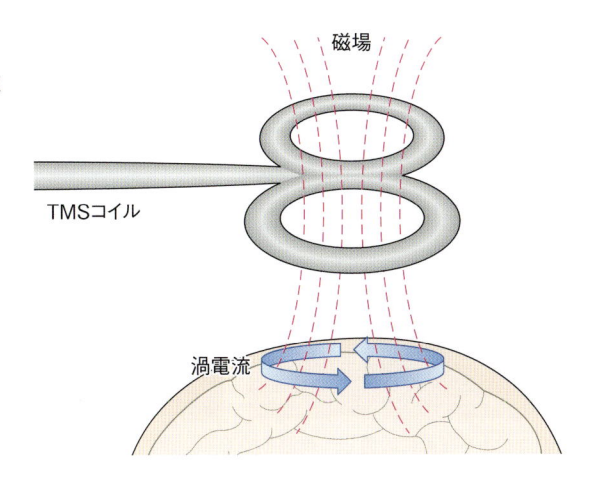

磁場

TMSコイル

渦電流

TMSコイルから磁場が発生し，誘導電流が生じる。その結果生じた渦電流の刺激により，大脳を刺激する。

rTMS

- 一般的に脳卒中後遺症者に対するrTMSは2つの方法がある。低頻度（1Hz以下）のrTMSは抑制効果が，高頻度（5Hz以上）のrTMSは興奮効果が期待されていることから，
  1. 健側の大脳を低頻度刺激で抑制して病巣側を活性化させる方法
  2. 病巣側の大脳を高頻度刺激で興奮させ活性化させる方法
  を用いるが，臨床では1.で1Hz以下の低頻度rTMSを健側（非病変部位）に用いることが多い。
- その理由として，健側部位に低頻度rTMSを行うと，健側大脳側から働きかける患側への相対的に過剰な半球間抑制を抑制することとなるため，結果的に患側の大脳の働きを活性化することが期待されている。また，麻痺側に直接介入しないことによるリスク軽減も考慮している[7, 8]。

┃┃ 具体的方法

- rTMSの使用では，刺激部位，刺激強度，刺激頻度を決定する。刺激強度やパルス数を多くすることで効果が大きくなるが，比例して大きくなるものではないことに注意する。
- 刺激部位：コイルを目的領域部に頭蓋上から刺激する（図2）。刺激部位の同定については国際10-20法に基づき目的とする領域を刺激するが，脳卒中後遺症者の損傷領域に刺激する場合，評価の基準であるMEP振幅が得られない場合があるため注意が必要である。一次運動野への刺激が多いが，病態に対応した脳領域への刺激が基本となる。

図2

rTMSの治療場面

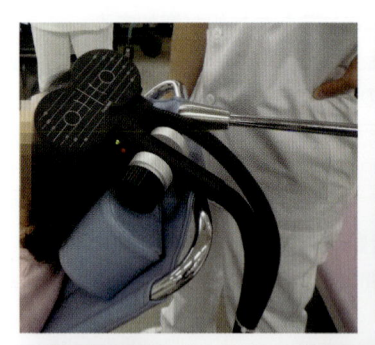
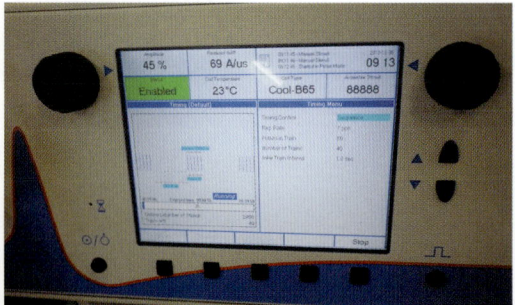
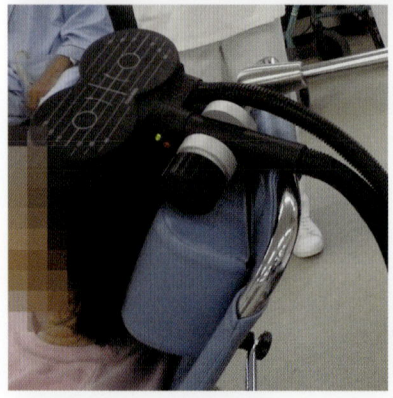
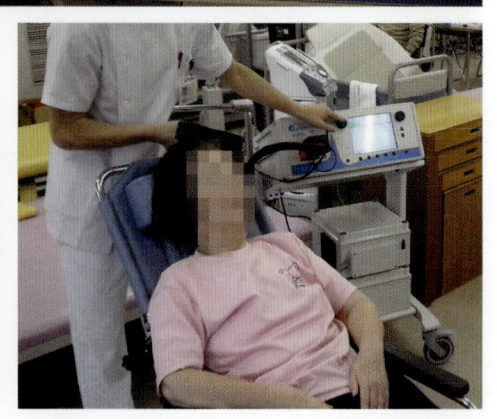

8の字状のコイルを頭蓋に設置し，刺激を加えている。

- 刺激強度：安静時閾値（rMT）で決定される，おおむね80〜120rMT内で実施した報告が多い。1HzのrMTの場合，100%rMT未満ではMEPは抑制され，100%rMT以上ではMEPは増加していることからも，刺激強度の増加に伴い刺激量も増加する[9]。
- 刺激頻度：刺激頻度は刺激回数を1セッション600発で行われていることが多い。さまざまな報告がなされており，600発ないし900発の刺激により刺激後数十分間のMEP振幅の低下がみられたとの報告や，300発ではMEP振幅の低下がなかったとの報告がなされている[9〜11]。
- 1回の治療は刺激条件にもよるが，30分〜1時間の治療となる。
- 刺激数上限は5Hz刺激では1週間あたり2,500〜5,000発とされている。
- そのほか，脳卒中後遺症者は通常のリハビリテーションを行うことでより効果が高まることが期待されている[12]。
- rTMSの安全性については『磁気刺激法の安全性に関するガイドライン』に沿って実施すべきである。禁忌としては，頭蓋内に金属がある場合，ペースメーカー患者などがある[13]。

tDCS（図3）

- 刺激電極を貼付後，1mA程度の直流電流を10〜20分間通電する方法が一般的である。脳卒中後遺症者を対象とした刺激方法では，
  1. 損傷半球に対して陽極刺激を行う方法
  2. 過剰な半球間抑制を抑えるために陰極刺激を非損傷半球に対して行う方法
  3. 上記2方法を同時に行う方法
  が挙げられている。近年は，両半球同時刺激方法が多く使用されることが多い[5]。
- 安全性については，tDCSは国際的なガイドラインや安全基準がないのが現状である。副作用として，頭痛，かゆみ，紅斑などが報告されている。また，電極を貼付し直流電流を流すことからも脳幹部や心臓に刺激が及ぶような配置は避けるべきで，ペースメーカー埋め込み者に対する使用は禁忌である[5, 6]。

図3
経頭蓋直流電気刺激装置

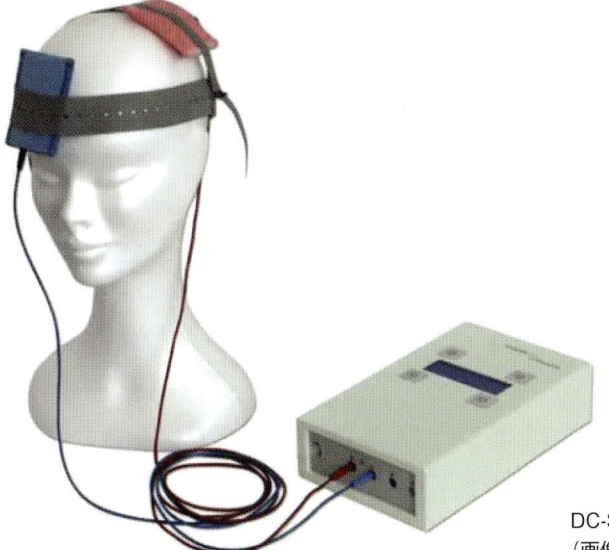

DC-STIMULATOR PLUS
（画像提供：株式会社ミユキ技研）

治療効果

- 2014年および2020年のヨーロッパの専門家グループが作成したrTMSの治療に関するガイドライン[14, 15]では，疼痛側の一次運動野を高頻度rTMSで刺激した場合，脳急性期脳卒中後における手の運動回復のための病変と対側の一次運動野に対する低頻度rTMSは，確実に有効とされるエビデンスレベルAであった。一方，病巣側一次運動野への高頻度rTMSは有効であるとされるレベルBであった。
- 『脳卒中治療ガイドライン2021〔改訂2023〕』[16]では，
  1. 健側運動野への低頻度rTMSやtDCSがADLを優位に向上させること（推奨度C，エビデンスレベル高）
  2. 上肢機能障害の改善（推奨度C，エビデンスレベル中）
  3. 運動野咽頭筋領域や運動野前頸部筋領域に対するrTMSは嚥下障害を改善する（推奨度B，エビデンスレベル高）
  4. 運動野下肢領域や頭頂葉へのrTMSはADLに与える効果は確認できていない
  5. 歩行能力や下肢運動機能の改善に対するrTMSやtDCSの効果は一定の見解が得られていない
  6. 抗痙縮作用の効果は一定ではない

  としている。以上のことから，rTMSやtDCSを使用する際には効果の有無や各機器の特性（表1）を踏まえたうえで，適切に使用することが望まれる。

表1 各刺激方法の特徴

		反復性経頭蓋電気刺激（rTMS）	経頭蓋直流電気刺激（tDCS）
刺激方法		磁気刺激で痛みを伴わず非侵襲的	直流電流でわずかな電気刺激を感じることがある
期待される効果	損傷半球	5Hz以上の刺激で興奮効果	陽極刺激で興奮効果
	非損傷半球	1Hz以下の刺激で抑制効果	陰極刺激で抑制効果
禁忌		▶頭蓋内に金属がある場合 ▶ペースメーカー患者，てんかんや発作の既往がある　など	脳幹部や心臓，ペースメーカー患者　など
副作用		出現はかなり低いが頭痛，刺激部位の不快感，てんかん発作の誘発　など	一過性の不快感，頭痛，かゆみ，発赤　など

◆文献

1）野田賀大：経頭蓋磁気刺激法（transcranial magnetic stimulation：TMS）とは．うつ病に対するTMS療法Up-to-date，第1版，pp.1-15，中外医学社，2022.

2）安保雅博：反復性経頭蓋磁気刺激法を併用したリハビリテーション治療．Jpn Rehabil Med 58：653-660，2021.

3）Gangitano M, et al.：Modulation of input-output curves by low and high frequency repetitive transcranial magnetic stimulation of the motor cortex. Clin Neurophysiol 113：1249-1257, 2002.

4）Nyffeler T, et al.：One session of repeated parietal theta burst stimulation trains induces long-lasting improvement of visual neglect. Stroke 40：2791-2796, 2009.

5）田中悟志：経頭蓋直流電気刺激法の基礎と応用．脳科とリハ 16：35-41，2016.

6）伊良皆啓治：脳神経刺激（tDCS，TMS，DBS）の現状と展望．計測と制御 54：83-86，2015.

7）Murase N, et al.：Influence of interhemispheric interactions on motor function in chronic stroke. Ann Neurol 55：400-409, 2004.

8）竹内直行ほか：脳卒中後運動麻痺に対する非侵襲的脳刺激．Jpn J Rehabil Med 50：723-731，2013.

9）Berger U, et al.：Magnetic stimulation intensity modulates motor inhibition. Neurosci Lett 24：93-97, 2011.

10）Romero JR, et al.：Subthreshold low frequency repetitive transcranial magnetic stimulation selectively decreases facilitation in the motor cortex. Clinical Neurophysiol 64：101-107, 2002.

11）Taylor JL, et al.：Stimulus waveform influences the efficacy of repetitive transcranial magnetic stimulation. J Affect Disord 97：271-276, 2007.

12）Huang YZ, et al.：Theta burst stimulation of the human motor cortex. Neuron 20：201-206, 2005.

13）臨床神経生理学会 脳刺激法に関する小委員会：磁気刺激法の安全性に関するガイドライン（2019年版）．臨神生 47：126-130，2019.

14）Lefaucheur JP, et al.：Evidence-based guidelines on the therapeutic use of repetitive transcranial magnetic stimulation (rTMS)：An update (2014-2018). Clin Neurophysiol 131：474-528, 2020.

15）Pogarell O, et al.：Striatal dopamine release after prefrontal repetitive transcranial magnetic stimulation in major depression: preliminary results of a dynamic [123I] IBZM SPECT study. J Psychiatr Res 40：307-314, 2005.

16）日本脳卒中学会脳卒中ガイドライン委員会 編：脳卒中治療ガイドライン2021〔改訂2023〕，協和企画，2023.

検査・介入方法の概要

高次脳機能障害とは

概要

- 高次脳機能障害とは，広い意味として中枢神経系のうち比較的高位に位置する領域の損傷によって生じる行動および認知機能の障害である。
- かつては失行，失認，失語症という三大症状を指していたが，現在では，これらに加えて注意，記憶，意欲，情動，思考，推論，判断など広い範囲の障害を含んでいる。

検査・介入方法

- 意識レベルが覚醒状態にあることは神経心理検査の前提である。しかし，清明な意識が検査のために必須というわけではなく，鑑別は難しいがそれを踏まえたうえで検査を行う。
- 高次脳機能障害がある可能性が高い，となった場合の評価は，①一般精神機能評価 ➡ ②注意・記憶機能評価 ➡ ③認知・行為系機能評価 ➡ ④遂行機能評価 ➡ ⑤その他，の順に進むのがよい。これ以外に不可欠の要素として「言語機能評価」があるが，これは通常，言語聴覚士が詳しい検査を行う[1]。
- 一般精神機能評価は，患者の高次脳機能が全体として健常者相当であるかどうか，または，認知の諸要素の間に何らかのアンバランスがあるかどうかを知るのに用いる。臨床でよく使われている簡易検査は，MMSE[2]（図1），改訂長谷川式簡易知能評価スケール（HDS-R）である。
- 高次脳機能障害のある人の評価は，単に障害の種類や有無，重症度を測定するのではなく，対象者の生活に与える影響を想定し問題点を抽出，介入方法を検討する。
- 高次脳機能障害のアプローチは以下のように分類でき，病期や重症度，必要性，実現性に応じてこれらを効果的に組み合わせる。
  - ・直接的アプローチ：高次脳機能障害そのものへの治療的介入
  - ・間接的アプローチ：治療主体となる高次脳機能障害そのものではなく，他の機能面の強化
  - ・代償的アプローチ：良好な残存能力の利用
  - ・環境設定・家族指導
  - ・患者教育：気付きを促し，種々の課題への対処法を身に付けるなど
- 『脳卒中治療ガイドライン2021〔改訂2023〕』では「認知機能障害に対して，有酸素運動を行うことや身体活動を増やすことは妥当である（推奨度B　エビデンスレベル中）」[3]とされているが，これは間接的アプローチに該当する。

MMSE：Mini-Mental State Examination

HDS-R：Revised Hasegawa's Dementia Scale

留意点

- 行政で扱われる高次脳機能障害の範囲は，医療の領域と異なる。「社会的行動障害」とは，厚生労働省が2001〜2005年度に実施した高次脳機能障害支援モデル事業で定めた用語であり，行政で扱う診断基準のために採用した操作的なものである[4]。その定義と診断基準を表1に示す。

図1 日本語版Mini-Mental State Examination（MMSE）（文献2より引用）

1. 時の見当識（5点）

- ▶「今年は何年ですか」
- ▶「今の季節は何ですか」
- ▶「今日は何月ですか」
- ▶「今日は何日ですか」
- ▶「今は何時ですか」（各1点）

2. 場所の見当識（5点）

- ▶「ここは何県ですか」
- ▶「ここは何市ですか」
- ▶「ここは何病院ですか」
- ▶「ここは何階ですか」
- ▶「ここは何号室（何科）ですか」

3. 記銘（3点）

相互に無関係な3つの語（例：犬，桜，電車）を検者が1秒間に1語ずつ言う。3つ言った後で何であったかを尋ねる。正答1個につき1点を与える。3個すべて言えるまで繰り返し，繰り返し回数を記録する。

4. 注意（5点）

100から順に7を引いた答えを言ってもらう（5回まで）。正答1つにつき1点。途中の式は与えない（例：93引く7は，とは尋ねないこと）。

5. 再生（3点）

記銘から5分後に，先に繰り返した3つの語を尋ねる。正答1つにつき1点。

6. 呼称（2点）

（時計を見せながら）これは何ですか。
（鉛筆を見せながら）これは何ですか。

7. 復唱（1点）

次の文を言い，繰り返してもらう。「ちりもつもればやまとなる」

8. 3段階の命令（3点）

机上に大小2枚の紙を置き，次の文を言い，その通りにやってもらう。「小さいほうの紙を取り，半分に折って大きい紙の下に入れる」「小さいほうの紙を取る」で1点，「半分に折る」で1点，「大きい紙の下に入れる」で1点。

9. 読んで従う（1点）

次の文を読んで，その指示に従ってください。
「目を閉じてください」

10. 文を書く（1点）

何かを書いてください。

11. 図形の模写（1点）

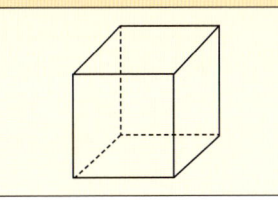

表1

行政的用語としての高次脳機能障害の診断基準
（文献4を基に作成）

<診断基準>

1. 主要症状等

- ▶脳に器質的損傷・疾患
- ▶日常生活・社会生活に制約
  記憶障害，注意障害，遂行機能障害，社会的行動障害など

2. 検査所見

- ▶器質性病変が存在すること，存在したことの確認

3. 除外項目

- ▶身体障害として認定可能もの
- ▶発症以前からあるもの
- ▶先天性疾患，周産期脳損傷，発達障害，進行性疾患

4. 診断

- ▶上記1〜3，急性期後，神経心理検査

高次脳機能障害とは，日常生活または社会生活に制約があり，その主たる原因が記憶障害，注意障害，遂行機能障害，社会的行動障害などの認知障害である。

ICF：International Classification of Functioning, Disability and Health

● ICF（国際生活機能分類）では「高次脳機能障害」と訳される用語はなく，「高次脳機能障害」は心身機能（body functions）の中の精神機能（mental functions）に包括される機能の障害である。

失語症

概要

- 失語症とは，いったん獲得された言語機能が後天的に障害された状態を指す。その障害は，聴く，話す，読む，書くの4つの言語モダリティすべてに及ぶ。
- こうした言語障害は，脳の言葉に関わる領域の損傷によるものであり，末梢器官（口や喉など）や神経の損傷，一般的な精神障害（意識，知能，情動など），他の神経心理的障害が原因ではない[5]。
- コミュニケーションの過程において，話し手は意図・要求，思考・判断，言語化，発声・構音の順に聞き手へ伝え，聞き手は音の聞き取り，言語理解，思考・判断，納得・意図の理解の順に聞き取る。失語症ではこの過程の「言語化」と「言語理解」に機能障害が生じる（図2）。

図2
コミュニケーションの過程
（文献6より引用）

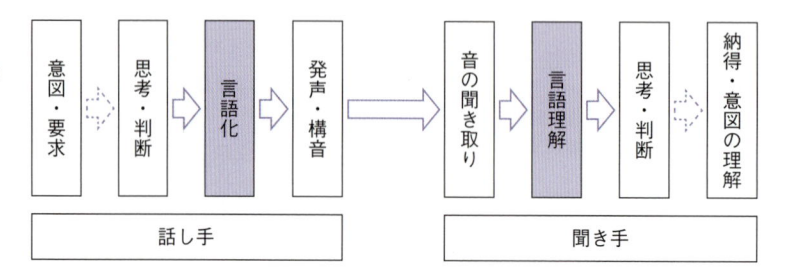

症状と分類

- 失語症の分類は，流暢性，聴覚的理解，復唱，呼称，発話特徴をポイントに分類される（表2）。竹内による失語分類の臨床的判定過程は図3のとおりである[7]。また，この他に純粋型*1と特殊な失語*2がある。

---

*1　純粋型：純粋語唖，純粋語聾，純粋失書，純粋失読など

*2　特殊な失語：交叉性失語，語義失語，原発性逆行性失語など

表2　失語症の分類

流暢性の障害	明らかに発語が滑らかではない状態を指し，発話量，努力性，句の長さ，プロソディ（韻律：発話の抑揚，リズム），内容語の割合，錯語などで評価される
聴覚的理解の障害	すべての失語症でみられる中核的な症状である。発話面に比べて理解面の特徴を把握することは難しく，聴覚的理解のプロセスを分析し，どの段階で障害があるかを評価する（図4）
復唱障害	単音節，単語，短文などを，聴いたとおりに繰り返させたとき困難を呈すること
呼称障害	物品を見てその名前を言う際に「ことばが出てこない」症状のこと
発話の障害	前述の流暢性の障害の他，発語失行，喚語困難，錯語，ジャルゴン，統語障害などがある

発話の障害		
	発語失行	発声発語器官に明らかな麻痺などがないにもかかわらず，発音やイントネーションが正しく発せられない症状である
	喚語困難	言いたいが言葉が出てこない症状である。臨床型に関係なく，多くの失語症者にみられる中核的な症状である。喚語困難がある場合，語の想起に時間がかかること（遅延反応）や，形態や用途などで説明すること（迂言）が多い
	錯語	語や音を言い誤る症状である。音韻性錯語は目標語を推測できる程度に語を構成する音（音韻）の一部を言い誤る。例えば「トケイ」を「トテイ」と言い誤る。語性錯語は語そのものが他の語に置き換わる。意味的に近い語に置き換わることもあれば，まったく関係のない語に言い誤ることもある。例えば「トケイ」を「メガネ」と言い誤る
	新造語	目標語を推測できないほどの錯語のこと
	ジャーゴン	よどみなくたくさん話すが，その中身は錯語や新造語ばかりで意味をとることができない発話のこと
	統語障害	文法的な誤りである。失文法は助詞や助動詞を省略する。錯文法は助詞や助動詞を誤用する

図3 失語分類の臨床的判定過程 (文献7より引用)

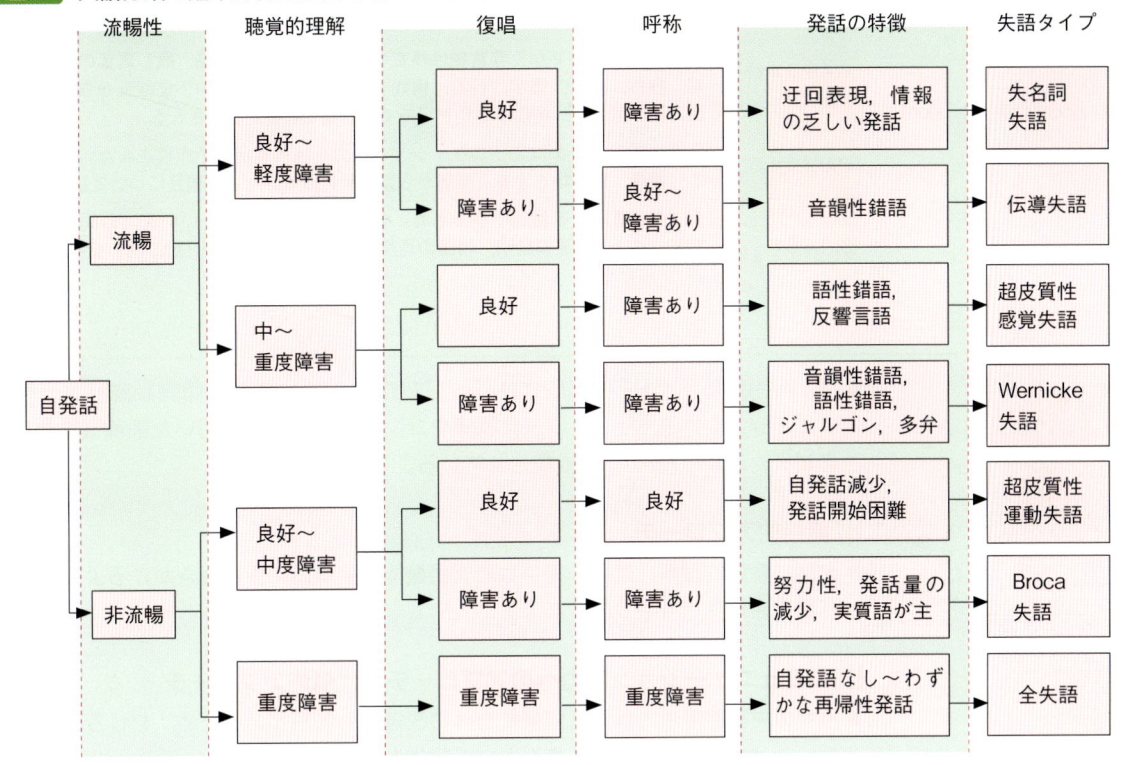

図4 語の聴覚的理解のプロセスと検査法

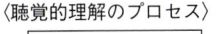

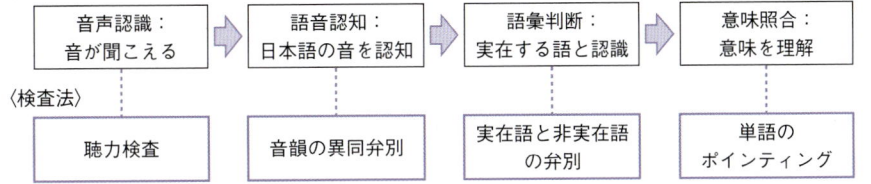

〈聴覚的理解のプロセス〉

| 音声認識:音が聞こえる | 語音認知:日本語の音を認知 | 語彙判断:実在する語と認識 | 意味照合:意味を理解 |

〈検査法〉

| 聴力検査 | 音韻の異同弁別 | 実在語と非実在語の弁別 | 単語のポインティング |

評価

▌▌問診・情報収集

● 病前の言語習慣（読み書き習慣，方言・なまり，パソコンやメール操作の可否など）について本人や家族から情報を収集する。

● 構音障害，難聴，全般的精神活動低下，認知症，意識障害との鑑別が必要であり，問いかけに対する応答の可否，正否ではなく，反応の仕方や状況判断能力について総合的な判断が必要となる。

▌▌検査法

SLTA：Standard Language Test of Aphasia

WAB：Western Aphasia Battery

CADL：Communication ADL Test

SLTA-ST：Supplementary Test for SLTA

● 失語症の評価は，失語症のタイプと重症度を正確に診断して，その後の回復を客観的に判定するために必要である。『脳卒中治療ガイドライン2021〔改訂2023〕』では「失語症に対する評価法として，標準失語症検査（SLTA）や西部失語症検査バッテリー（WAB）日本語版を用いることが勧められる（推奨度A　エビデンスレベル中）」[3]とされる。

● この他，目的に応じて実用コミュニケーション能力検査（CADL）や標準失語症検査補助テスト（SLTA-ST）などを用いる（表3）。

表3

失語症の検査法

AQ：Accessibility Quotient

SLTA（図5）	「聴く」「話す」「読む」「書く」「計算」の5つの大項目および26の下位検査で構成されている。また，反応は6段階評価で記載し，プロフィールで示すことができる
WAB日本語版（図6）	言語性検査だけでなく非言語性検査も含んでおり，自発話，話し言葉の理解，復唱，呼称，読み，書字，行為，構成・視空間行為・計算の下位検査からなる。失語の臨床型分類，重症度判定が可能で失語指数AQが算出される
CADL（図7）	日常生活に必要なコミュニケーション能力を調べる目的で作成された。挨拶をする，電話，買い物をする，薬局から薬を受け取る，などの項目について調べる
SLTA-ST	SLTAに補足する目的で作られた。発声構音検査，はい−いいえ，時間やお金の計算，4コマ漫画の説明，物語の理解，呼称テスト（高頻度語55語，低頻度語25語）からなる

介入方法

- ●『脳卒中治療ガイドライン2021〔改訂2023〕』では，言語聴覚訓練（推奨度A　エビデンスレベル中），グループ訓練やコンピュータ機器を用いた訓練（推奨度B　エビデンスレベル高）[3] が推奨されている。

▌直接的アプローチ

- ●発話，聴覚的理解，読解，書字など言語機能の各側面に直接働きかけるよう種々の課題を通して行うやり方である。

▌コミュニケーション能力へのアプローチ・代償的アプローチ

- ●重度の失語症患者では，言語機能自体の改善にも制限があるため，むしろコミュニケーション能力の改善に重点をおいた訓練を行うことが多い。
- ●音声言語以外の代償手段，すなわち表情，ジェスチャー，描画，ポインティング，指出しなどのサイン，コミュニケーションノート（ボード）を積極的に用いて意思疎通を行う。
- ●失語症者に応じた有効な手段を選び，あるいは学習し，リハ関連職種や家族との間で実際に使用を繰り返し行う。

▌環境設定・家族指導

- ●発症後から維持期に至るまで，それぞれの時期に家族，介護者，あるいは職場関係者などに対して障害の状況，接し方，留意すべき点などについて理解を求めなければならない。
- ●医師，看護師，セラピストなどが綿密な連携を取り合い，定期的なケース会議などにより失語症者の対応に矛盾が出ないよう留意する。また，退院後の失語症者のQOLの向上，行動範囲拡大を考慮した指導を行う。

▌介入の留意点

- ●失語症者および家族に対し，障害に関する理解を促し挫折感を軽減するよう，必要に応じてカウンセリングが必要である。家族のST訓練への参加，他の家族との交流も障害の理解において有効である。

図5 SLTA プロフィール（文献8を基に作成）

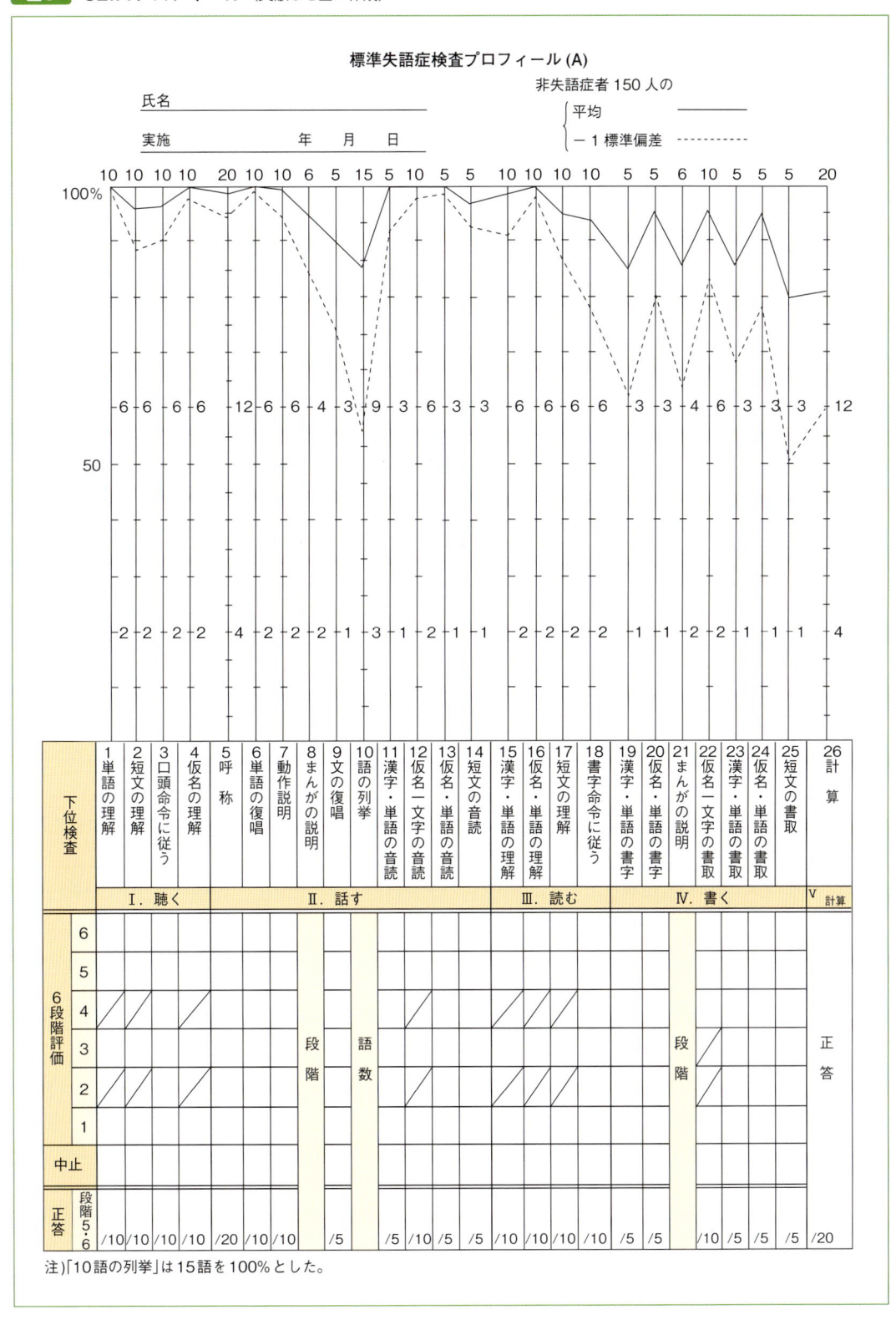

標準失語症検査プロフィール (A)

注)「10語の列挙」は15語を100%とした。

図6 WABプロフィール（文献9を基に作成）

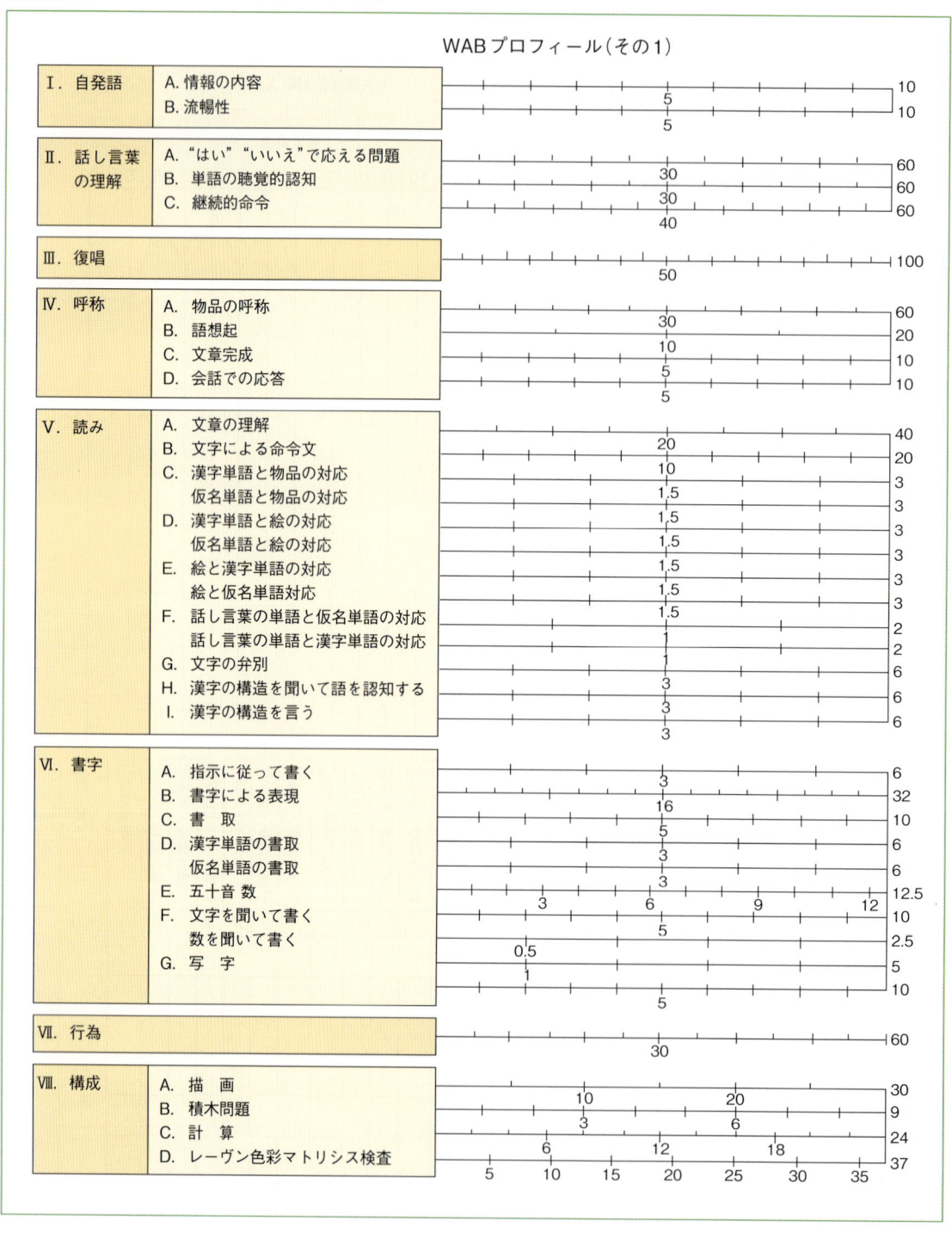

WABプロフィール（その1）

（次ページに続く）

図6 （続き）

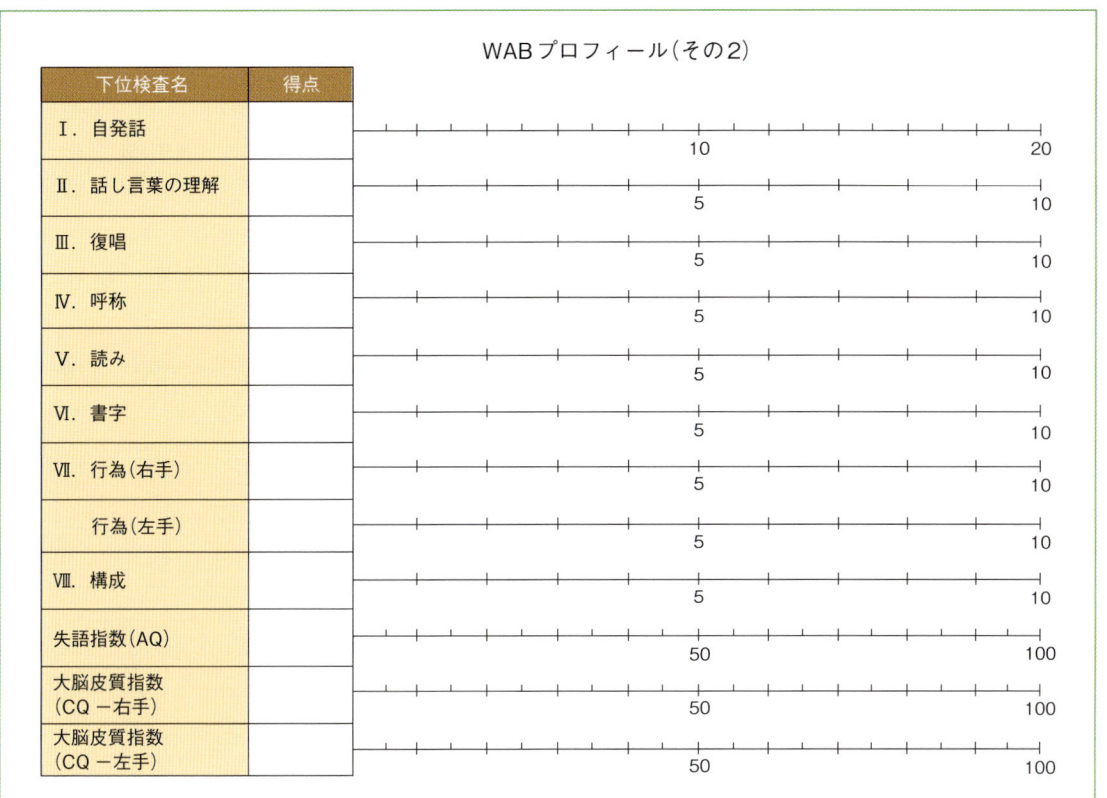

注）1. 得点は，各下位検査の合計点を10で割ったものである（ただし「Ⅱ．話し言葉の理解」は20で割る）。
　　2. 行為の得点は右手と左手の両方について求める。
　　3. AQおよびCQの算出は下の式による。
　　AQ＝（Ⅰ＋Ⅱ＋Ⅲ＋Ⅳ）×2
　　CQ＝Ⅰ＋Ⅱ×2＋Ⅲ＋Ⅳ＋Ⅴ＋Ⅵ＋Ⅶ＋Ⅷ

● 失語の分類基準

失語の分類	流暢性	話し言葉の理解	復唱	呼称
全失語	0〜4	0〜4	0〜3	0〜2
Broca失語	0〜5	4〜10	0〜7.9	0〜7.9
Wernicke失語	5〜9	0〜7	0〜8.9	0〜7
健忘失語	8〜10	7〜10	7〜10	5〜10

下位検査の得点を用い，分類表に従って患者を失語症の各臨床型に分類することができる。

Ⅲ

B — 高次脳機能障害の治療介入 ▼ 検査・介入方法の概要

図7 CADLプロフィール（文献10を基に作成）

実用コミュニケーション能力検査成績
（CADL検査）

患者氏名　　　　　　　　　　　：男女（　　歳）　　　　検査年月日
診断名：　　　　　　　　　　　　　　　　　　　　　　検者：　　　　　　所要時間：　分
発症年月日：　　　　　　　　　　　　　　　　　　　　コミュニケーション障害の種類：

総得点　/136　コミュニケーション・レベル：	（　　　　　　）

コミュニケーション・ストラテジー
聞き返し　　　　回　　　　　代償反応　　　　回　　　　　自己修正　　　　回　　　　　回避　　　　回

（難易度順プロフィル）　　　　　　　　　　　プロフィル

項目No	通過率	項目内容	得点 0	1	2	3	4
1	96.0	適切な挨拶をする					
11	95.0	メニューを見て注文する					
3	92.0	早口の質問に対して聞き返しをする					
22	86.5	量の概念がわかる					
2-①	86.0	自分についての情報を伝える（氏名）					
5-③	84.0	受診申し込み用紙記入（受付番号の模写）					
2-②	83.0	自分についての情報を伝える（はい－いいえ）					
10-②	82.5	買い物をする（値段の判断）					
6-②	82.0	病院内のサインを読む（薬局）					
2-④	76.0	自分についての情報を伝える（年齢）					
6-①	75.5	病院内のサインを読む（新患－再来）					
10-③	74.0	買い物をする（おつりの計算）					
16-①	73.0	電話を受けメモをとる（電話を受ける）					
4	70.5	症状を言う					
19-②	68.5	テレビの番組欄を読む（チャンネルの固定）					
14-①	68.0	出前の注文をする（ダイヤルを回す）					
19-①	68.0	テレビの番組欄を読む（番組の選択）					
2-③	67.0	自分についての情報を伝える（住所）					
10-①	62.0	買い物をする（品物の選択）					
13	61.1	指示を理解する					
5-①	49.5	受診申し込み用紙記入（氏名・住所・年齢）					
9	45.5	エレベーターの階を言う					
5-②	45.5	受診申し込み用紙記入（症状）					
16-②	45.5	電話を受けメモをとる（メモをとる）					
8	44.5	自動販売機で切符を買う					
15	40.0	電話番号を調べる					
18	38.5	時刻を告げる					
14-②	34.5	出前の注文をする（注文をする）					
12-①	32.5	人に道を尋ねる（交番で道を尋ねる）					
17	32.5	聞いた時刻に時計を合わせる					
20	32.0	新聞を読む					
21	29.5	ラジオの天気予報を聞く					
12-②	22.5	人に道を尋ねる（道順の理解）					
7	9.0	薬を指定量だけ飲む					

プロフィール上の斜線は失語症患者200例における各下位検査平均得点の直線近似である。

失行症

概要

- 失行症（apraxia）とは，運動麻痺や感覚障害などがみられないにもかかわらず，習熟した行為ができなくなった状態である。
- Liepmann（リープマン）は，失行を「運動可能であるにもかかわらず，合目的な運動が不可能な状態」と定義し，観念運動失行，観念失行，肢節運動失行の3つに分類した。その後，この分類は混乱を呼び，現在まで諸家の立場が一致していない。表4に諸家の分類を示す。Liepmannによる分類は現在，古典的分類と呼ばれている。

表4 失行の分類 （文献11を基に作成）

	Liepmann	Morlaas	Heilman	山鳥
社会的慣習動作，道具使用の身振り	観念運動失行	観念運動失行	観念運動失行	パントマイム（身振り）失行
道具の使用（単品動作）		観念失行	概念失行	使用失行
道具の使用（系列動作）	観念失行		観念失行	
運動拙劣化	肢節運動失行	➡運動拙劣症		

症状と分類

- 前述の通り，失行症の分類は統一されていないが，観念運動失行，観念失行，肢節運動失行の名称は現在も使用されている。以下，この名称で説明を記述する。

▌▌▌観念運動失行

- 観念運動失行は，社会的慣習動作・象徴的行為・ジェスチャーと道具使用の身振り・真似・パントマイムの障害である。山鳥はこれをパントマイム（身振り）失行と称した[12]。
- 具体的な症状
  - ・敬礼，バイバイなどの慣習性の高い象徴的な行為（ジェスチャー）や櫛で髪をとかす真似などの道具使用の真似（パントマイム）ができない（図8）。
  - ・動作の方向や位置，リズムの障害や保続がみられる。
  - ・身体の一部を道具に見立てた行為をする。
  - ・日常生活の自然な状況ではそれほど問題とならず，検査場面で困難な場合が多い。

図8
観念運動失行の検査

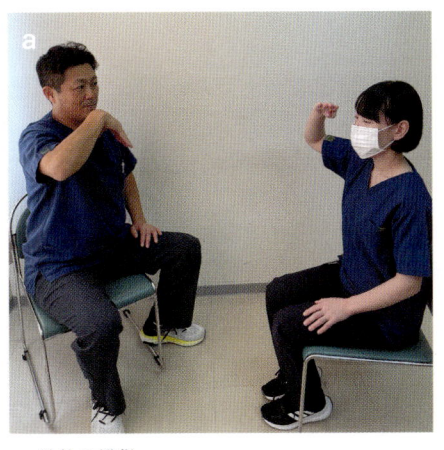
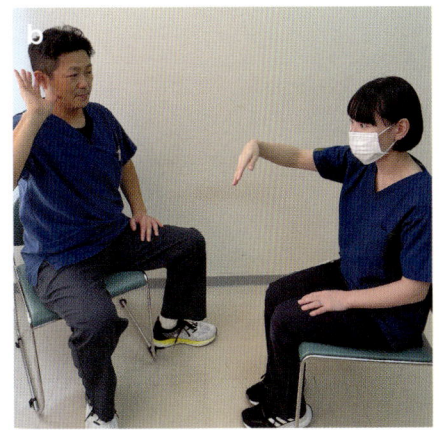

a. 敬礼の模倣　　　　　　　　　　**b.** オイデオイデの模倣

検者（右）の提示した敬礼やオイデオイデを，患者（左）が適切に真似することができない。

観念失行

● 観念失行は，単品の道具の使用と系列動作での道具の使用の障害である。山鳥はこれを使用失行[12]と称し，Heilmanは単品動作の障害を概念失行，系列動作の障害を観念失行と区別した。

● 具体的な症状（図9）
　・系列動作の障害：系列動作とは，お茶を入れて飲む（茶筒から茶葉を急須に入れて，やかんのお湯を急須に注いでから，湯飲み茶わんにお茶を注ぎ飲む）のように，複数の物品操作や一連の運動連鎖を必要とする行為のことである。
　・単一の物品の誤りも観念失行に分類されることが多い。
　・単一物品よりも複数の物品のほうが誤りやすい。

図9 観念失行の検査

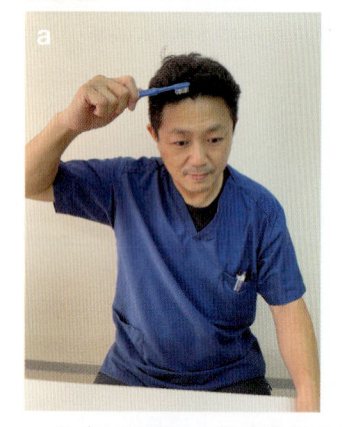 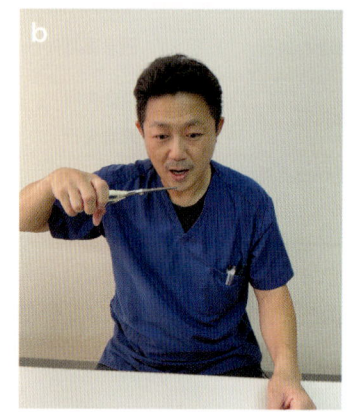 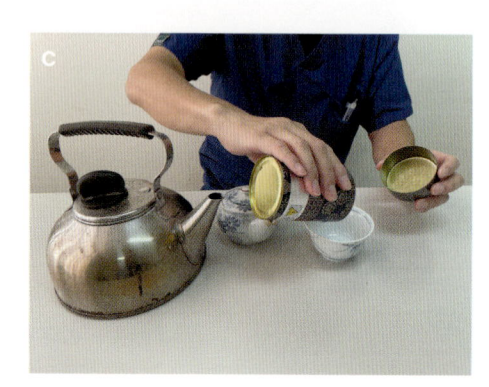

a. 歯ブラシを櫛のように使う（単品の使用）
b. 「ハサミを歯ブラシのように使う」の錯行為
c. 「お茶を入れて飲む」行為で茶筒から湯飲み茶わんに茶葉を入れる（系列行為）
種々の錯行為を認める。

肢節運動失行（運動拙劣症）

● Liepmannによる古典的分類において，肢節運動失行は「いったん獲得された滑らかな運動が拙劣化する障害」と定義されていたが，現在では肢節運動失行は，運動拙劣症として失行から切り離して考えるようになっている。

● 具体的な症状
　・本のページをめくる，ボタンを留める，ひもを結ぶなどの獲得された滑らかな運動が拙劣化する。
　・自発動作，模倣動作，道具の使用のいずれにおいて拙劣さがみられる。

評価

情報収集

● 最初に運動機能，失認，失語の有無などを把握し，失行症以外の問題との鑑別ができるようにする。

検査法

SPTA：Standard Preformance Test of Apraxia

● 日本で標準化された検査法として標準高次動作性検査（SPTA）がある[13]。
● 標準高次動作性検査（SPTA）[13]
　・観念運動失行，観念失行，肢節運動失行の3つの古典的失行のみならず，構成障害，着衣障害，口腔顔面失行にも対応している。

- 最初に大まかな全体像を捉え，次に各検査項目の反応分類から総合的に失行症のタイプを検討する．反応分類とは，正反応，錯行為，無定形反応，保続，無反応，拙劣，修正行為，開始の遅延，その他である．これらの観察によって問題の質を丁寧に捉える．
- SPTAは検査の項目数が多く，実施に90分程度かかり，検査終了までの最大期間は2週間とされている．そのため，表5のようにスクリーニング検査として象徴的行為，物品使用の真似（パントマイム），単一または複数の物品使用，系列行為の検査項目を用いることが臨床上有効となる場合がある．

表5

標準高次動作性検査（SPTA）のスクリーニング検査項目の例

行為の種類	内容
象徴的行為	上肢(片手)慣習的動作：敬礼，おいでおいで，チョキ
物品使用の真似(パントマイム)	歯をみがく，髪をとかす，板を切る，釘を打つ
単一または複数の物品使用	歯をみがく，髪をとかす，板を切る，釘を打つ
系列行為	お茶を入れる，ローソクに火をつける

▐▐▐ 生活場面の観察

- 状況依存性と変動性の特性を念頭に生活場面での観察を行う．
- 失行がADL，IADLへ与える影響の例を表6に示す．

表6

失行患者のADL・IADL障害の例

(文献11より引用)

食事	箸やスプーンの持ち方がわからない
整容	▶歯ブラシの把持や操作を誤る ▶髭剃りを使えない
入浴	▶シャンプーなどの容器を扱えない ▶蛇口の操作を誤る
調理	▶包丁など調理器具の把持▶操作を誤る ▶調理の手順を誤る
清掃	掃除機の使い方がわからなくなる
選択	服を畳めない
事務作業	▶鉛筆で字が書けない ▶ステープラや穴開けパンチが使えない
その他	▶切符が買えない ▶ATMの使い方がわからない ▶電話を掛けられない

▶ 介入方法

- ADL，IADLへの影響を評価し，どの行為を介入のターゲットとするか優先順位をつけて介入する．
- ADL自立の目標達成の近道は，その患者が実際に使用している道具を用いての練習やできる限り元の環境や退院先の環境を想定した練習が必要で家族の協力は欠かせない．
- 介入方法は，表7に示す「活動分析から介入を組み立てる学習方法」と「環境への支援」がある．

▐▐▐ 介入の留意点

- 失行症者の多くは失語症を合併しているため，学習時に混乱を招かないような配慮が重要であり，失語症の項の「介入の留意点」（166ページ）を参考にする．

表7 失行の介入方法		
活動分析から介入を組み立てる学習方法	▶対象者の行為を丁寧に観察し活動分析を行い，どの工程でどのような誤り方をしているかを整理し介入方法を組み立てる ▶道具の動かし方や方向に誤りがあれば，体性感覚を利用しハンドリングを用いて正しい動かし方を学習させる，いわゆる誤りなし学習が有効とされる ▶使用物品を減らして練習することを検討する ▶道具の概念がわからない場合は，道具の機能や行為についての知識を再学習させることが必要になるが，道具の使用説明書，イラストなどで工程を示す方法がある	
環境への支援（環境設定・家族指導）	▶失行症者の行為は支援者の関わり方により大きく左右されるため，家族や介護者などの支援者への指導を併せて行う ▶生活場面で行為する場所に必要な物品のみを置き選択肢を減らす，または道具を使わない遂行様式に変更する	

半側空間無視

概要

- 半側空間無視は，大脳半球病巣と反対側に提示された刺激を発見して報告したり反応したり，その方向を向いたりすることが障害される病態と定義されている[14]。
- 半側空間無視は空間や身体に対する一定の方向性をもった注意障害ともいえ，病巣と同側空間に注意のベクトルが病的に偏って向いている病態である。
- 無視とは，「誤って認知する」のではなく「注意が向かない」ことである。また，注意が向かないだけでなく注意が向く側の刺激に敏感に反応し注意を逸らすことがなかなかできない。
- 空間とは目に映る外部空間だけでなく頭の中の空間イメージや身体像も含む。
- 半側空間は空間の中心で正確に区切られているわけでなく無視する範囲は常に変化する。無視される一定の「境界」があるわけではなく，空間の左右は注意を向けた対象によって決まる。
- 右半球損傷後に生じる左無視が多くを占め，患者はその病態に関して無関心であることが特徴である。

症状と分類

- 空間の分類：半側空間無視における空間の概念は，距離による分類（図10）と空間座標による分類（図11）の2種類ある。どの空間を無視しているかを丁寧に評価することでタイプに応じた介入に結び付けることができる。

図10
距離による空間の分類

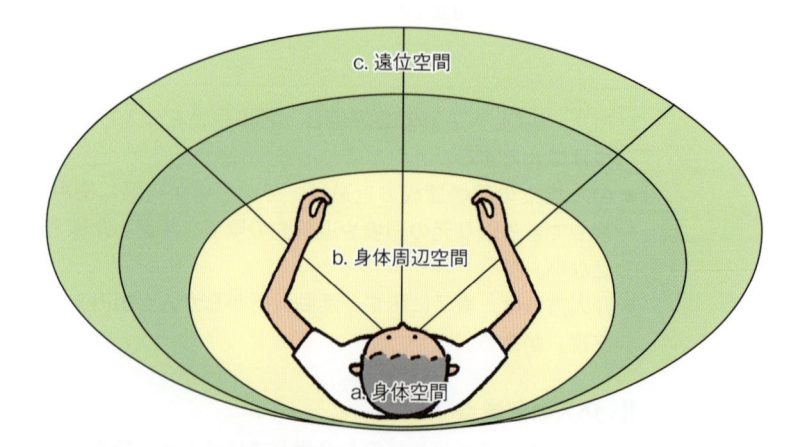

a. 身体空間：自分の身体を示す
b. 身体周辺空間：手の届く距離
c. 遠位空間：手の届かない距離

図11

自己中心空間と対象中心
空間

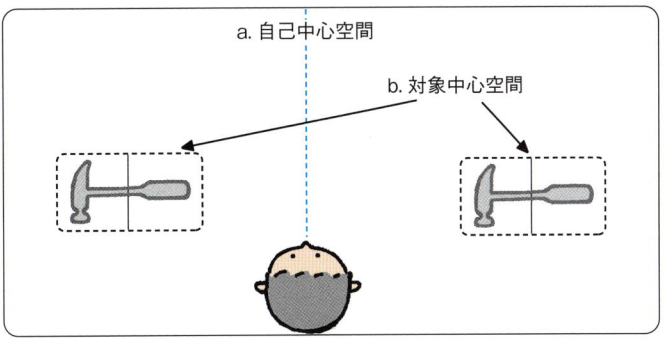

a. 自己中心空間：対象者を中心として空間を左右に分けた分類
b. 対象中心空間：ある物品や個体を中心として左右に分けた空間

- 空間座標による分類は諸家により異なるが，臨床的には自己中心空間（例：部屋を眺めたときは自己の身体を中心に左側の無視）と対象中心空間（例：水平に置いた金槌を「棒」と答える）の2つに分類されることが多い。

半側空間無視に関連する障害

- 右大脳半球損傷によって，半側空間無視以外に以下のような障害を合併することが多いため，介入時に配慮が必要である。
- 右半球症状：病態失認，身体パラフレニア，消去現象，（全般性）注意障害，感情障害，地誌的障害，姿勢・運動の障害，コミュニケーションの障害などがある。
- さらに，姿勢・運動の障害には，ライトネックローテーション，pusher症候群，ペーシング障害，運動維持困難などがあり，リハの阻害因子になる。

▌▌ 無視症候群

- 空間無視，運動無視，知覚無視の症状を複数呈すことである。
- 空間無視：半側空間無視，半側身体無視のことであり，半側身体無視とは身体内空間の無視で半身を自分のものとして認知できない症状のことである。
- 運動無視：筋力は保たれているのに自発的に使用しない。
- 知覚無視：左右同時に刺激すると一方を無視する。

▌▌ 同名（性）半盲

- 視野の障害，視神経が一部で損傷され，網膜上の視野が半分または1/4欠損する。
- 同名性とは両眼で視野欠損の左右が一致のことをいい，左同名半盲は両眼に左視野欠損がある。
- 患者は見えていないことに気づいており，左側に眼や頭部を大きく動かして対象を視野に入れようと代償する。
- 同名（性）半盲と半側空間無視の鑑別：半側空間無視は視野の欠損とは関係なく起こり，注意に関する障害であることから左側が見えていないわけではない。半側空間無視は眼や頭部を自由に動かして全体に見渡すように指示しても左側空間を探索しようとしない。

評価

- 行動観察と神経心理学的検査を用いる。無視の空間については上記の図10・11の分類を参考に評価する。
- 評価の前に同名（性）半盲の有無を確認しておく。

観察

- ベッドサイドでの観察：急性期で離床が困難な場合に必要であり，半側空間無視があると目線や頸部が常に右向きの非対称姿勢，左からの声掛けに反応しない，または右側を探す，左側にある物品を見つけられないなどの行動がみられる。

CBS：Catherine Bergego Scale

- 定量的なADL観察評価として**CBS**がある（**表8**）。10項目の観察内容を0～3点の4段階で採点し，点数が高くなるほどADL場面における半側空間無視の症状が強いと解釈するものである。

表8 Catherine Bergego Scale 日本語版（CBS-J）
（キャサリン ベルジェゴ）

1.	左側の整容を忘れる
2.	左側の着衣困難
3.	左側にある料理を食べ忘れる
4.	左側の歯を磨き忘れる
5.	左側への注視が困難
6.	左上下肢への認識が困難
7.	左側への聴性注意が困難
8.	移動時の左側への衝突
9.	左側空間見当識が困難
10.	左側の身の回りのものを探せない

各項目0～3点で評価（合計点：0～30点）
0点：困難なし
1点：ときどきあり
2点：明らかにあり
3点：左側の探求ができない

神経心理学的検査

BIT：behavioural inattention test

- 線分2等分試験，抹消試験，模写や描画などの数種類の検査がある。日本版行動性無視検査（**BIT**）[15] は日本人のカットオフ点が示され，臨床上有用である。
- BIT行動性無視検査 [15]
  - ・通常検査と行動検査があり，通常検査で異常があった場合に行動検査を行う。
  - ・下位検査が通常検査6項目，行動検査9項目あり，各下位項目得点と合計得点にカットオフ値がある（**表9**）。
  - ・**図12**に左半側空間無視患者に実施した通常検査結果の例を示す。

表9 行動性無視検査（BIT）の最高点とカットオフ点

通常検査	カットオフ／最高点［点］	行動検査	カットオフ／最高点［点］
1. 線分抹消試験	34/36	1. 写真課題	6/9
2. 文字抹消試験	34/40	2. 電話課題	7/9
3. 星印抹消試験	51/54	3. メニュー課題	8/9
4. 模写試験	3/4	4. 音読課題	8/9
5. 線分二等分試験	7/9	5. 時計課題	7/9
6. 描画試験	2/3	6. 硬貨課題	8/9
		7. 書写課題	8/9
		8. 地図課題	8/9
		9. トランプ課題	8/9
合計［点］	131/146	合計［点］	68/81

図12 左半側空間無視患者のBIT行動性無視検査結果の例

a

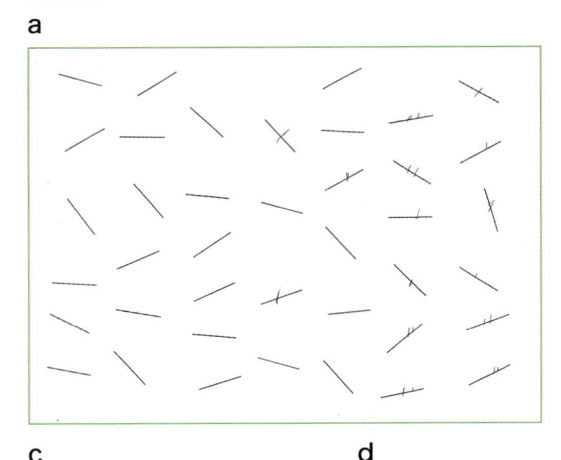

b

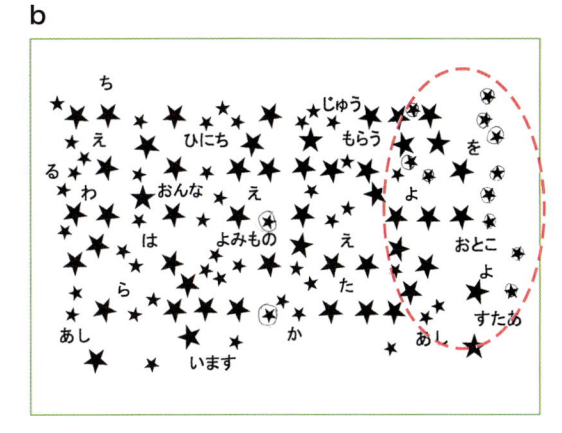

c

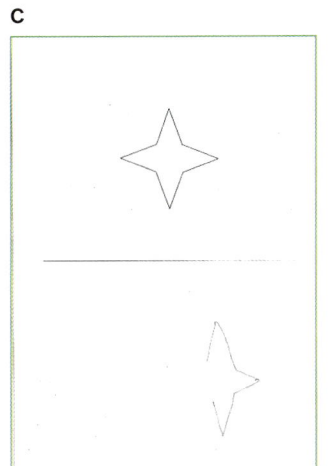

d

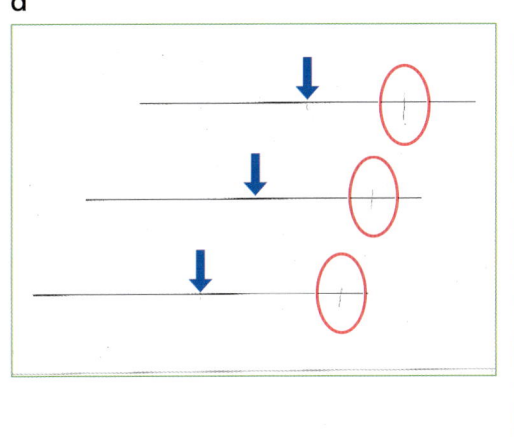

e

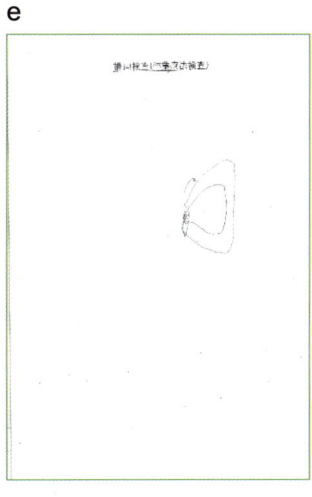

a. 線分抹消試験

結果：中央列の2個（見本）以外，抹消していないのが無視の部分。

　　　なお，右列の2重に消しているものは，右空間への注意バイアス。

b. 星印抹消試験：小さい星だけを抹消する課題

結果：点線内で囲んだ右側8個のみを抹消（中心の2個は検者が説明する際に印を付けたもの）。

c. 模写試験（星）

結果：左側の一部が欠損。

d. 線分二等分線

結果：すべての線分が矢印で示した中心点から赤で囲んだ右へ偏位。

e. 描画試験：羽を広げた蝶々の絵右だけを描画

結果：左空間の羽がまったく描かれていない。

介入方法

rTMS：repetitive Transcranial Magnetic Stimulation

tDCS：transcranial Direct Current Stimulation

||| 直接的アプローチ

● 『脳卒中治療ガイドライン2021〔改訂2023〕』では，「半側空間無視に対して，反復性経頭蓋磁気刺激（**rTMS**），経頭蓋直流電気刺激（**tDCS**），視覚探索訓練，プリズム眼鏡を用いた訓練，冷水・振動・電気刺激を用いた訓練，アイパッチを用いた訓練を行うことを考慮してもよい（推奨度C　エビデンスレベル低）」[3) とある。

● これらの方法は，対象者自身に意識してもらい正確で効率的な対応や方法を身につける，または低下した個々の機能を向上させることを目的としている。各アプローチの内容を**表10**に示す。

表10

半側空間無視に対する
アプローチ方法

アプローチ方法	内容
経頭蓋磁気刺激（rTMS）	1Hz程度の頻度で500〜900発の磁気刺激を左頭頂葉に与え，右半球への過剰抑制を低下させる
経頭蓋直流電気刺激（tDCS）	右頭頂葉への陽極直流電気を経皮的に与え，右半球の神経興奮性を高める
視覚探索訓練・視覚走査訓練（図13）	手がかりを与えながら左側にある対象刺激を能動的に発見させる
プリズム眼鏡を用いた訓練（プリズム順応，図14）	視野が右へ偏倚するプリズム眼鏡をかけてリーチ動作を行った後，眼鏡を外して課題を行う
冷水・温水刺激*3	水平外耳道（病巣反対側の耳）へのカロリック（冷水）刺激または病巣同側の耳への温水刺激により，無視側への眼振を引き起こす
頸部筋振動刺激	左後傾部筋への振動刺激により筋の伸張錯覚を生じ，身体中心座標系を左に偏倚させる
経皮的電気刺激	左後傾部筋または左手背へ低周波電気刺激を与える
アイパッチ*4	右眼球を覆い隠す眼鏡をかける

＊3：冷水や温水を耳から注入することで，注意処理機構の変化を引き起こし，半側無視を改善するとされている。めまいなどの不快感に注意する必要がある。

＊4：眼鏡やゴーグルなどの左右レンズの非無視側（左無視の場合は右視野）を，それぞれ布やテープで遮断する。

図13　視覚走査訓練

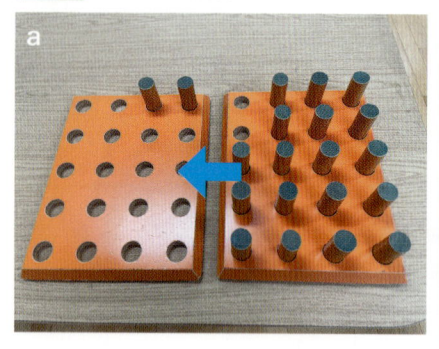
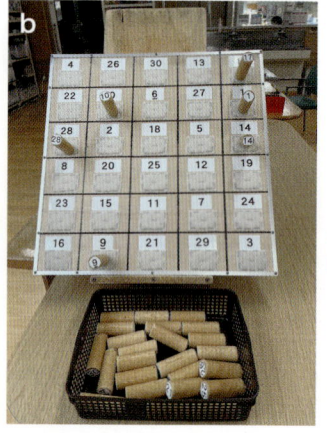

a. ペグを左台から右台へ移す
b. ベルクロ付き積み木で数字・平仮名を探索し照合させる。外すときは「1〜」，「あ〜」など順序を指定するとよい。
視覚標的を右から左へ探索しながら運動を誘導する方法。「数える」「消去する」の要素を加える。

図14　プリズム眼鏡を用いた訓練（プリズム順応）

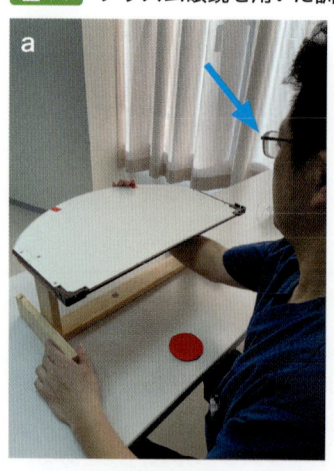
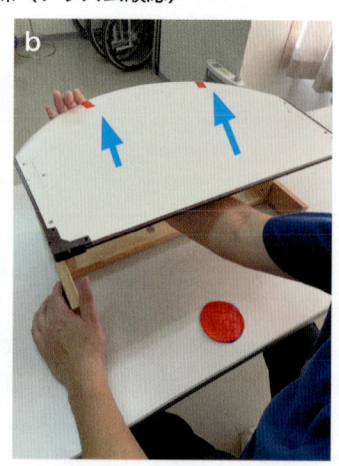
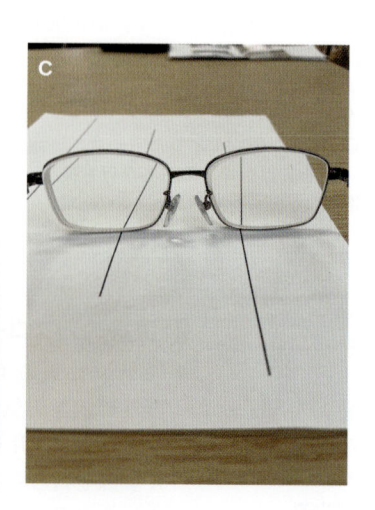

a. プリズム眼鏡を装着
b. リーチポイント
c. プリズムレンズ付き眼鏡。視野が右に10°偏倚する。
リーチ動作は，プリズムレンズ付き眼鏡を装着し，台の下から左右のポイントへのリーチ動作を繰り返した後，眼鏡を外して課題を行う。

▌▌ ADLへのアプローチ

- ●目標とするADL動作を直接練習することにより，動作獲得を目指す。以下の方法がある。
- ●言語化：ADLを工程に分け，その一つひとつを声に出して確認する方法であり，右半球損傷では言語性知能が保たれていることが多いため，残存している言語機能を用いた代償的アプローチである。図のように動作手順や注意点を記載したパンフレットを作成し，一定の手順で言語化し反復練習するとよい（図15）。
- ●目印，手掛かり：食事トレイの左端にテープを貼ることや（図16），食事前に献立を読み上げることによって左側にある食器を見付けやすくする，移動場面で見落としやすい場所（ドア，曲がり角など），移乗時に車椅子を停める位置（図17）に目印を付ける。

図15 更衣動作の言語化のためのパンフレット

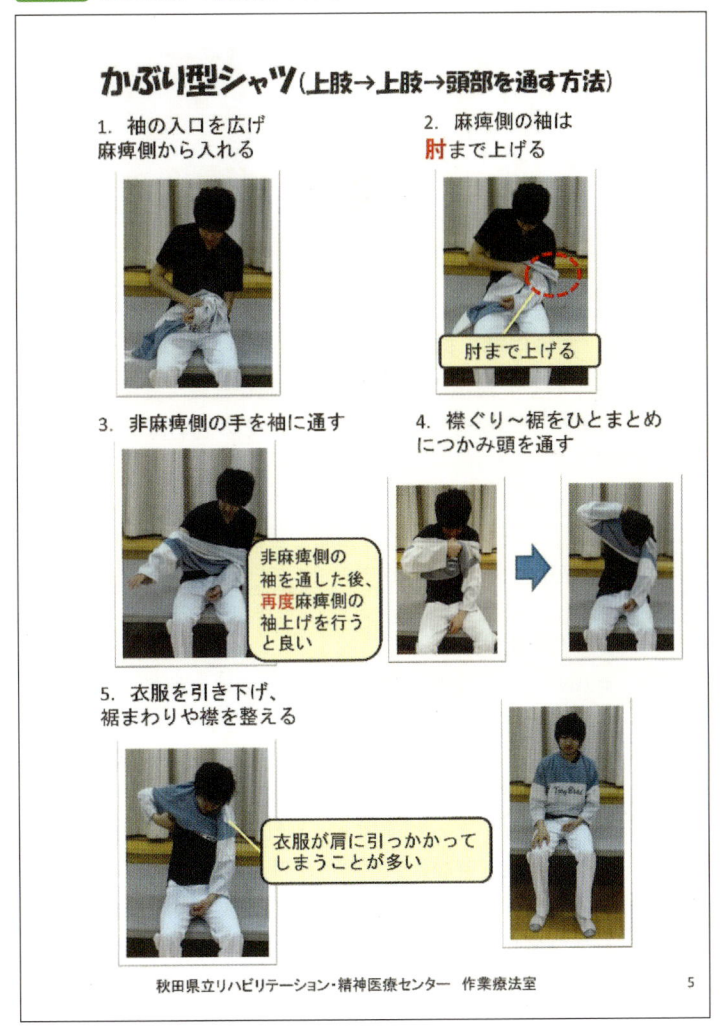

一定の方法で動作を言語化し反復練習する。

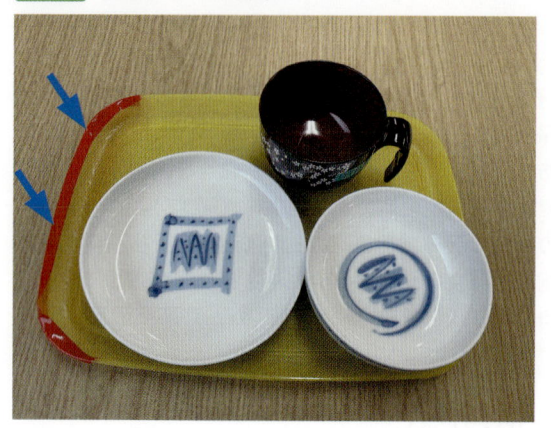

図16 食事トレイの目印

左端にテープを貼る。

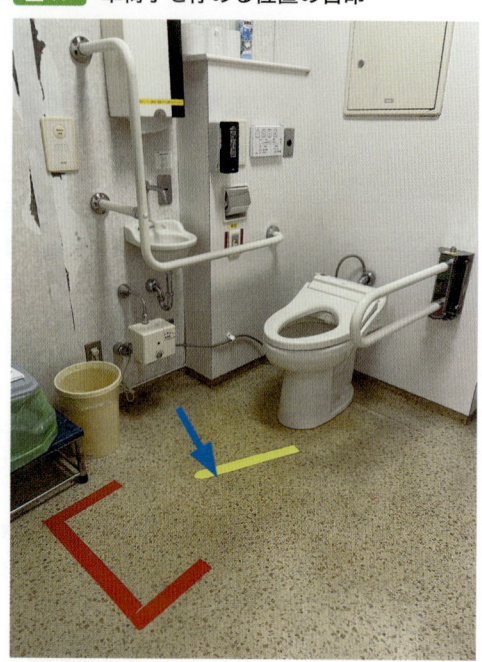

図17 車椅子を停める位置の目印

黄色線に合わせて停車してから
移乗するように反復練習する。

▌ 家族指導・環境調整

- 半側空間無視によるADLの制限を軽減・支援するために，家族などの支援者に症状や対応策を丁寧に説明する。その説明によって転倒やADLでの失敗，過介助による学習の機会の減少を防ぐ。
- 物的環境調整として，ベッドの位置やトイレとの位置関係，右側にある妨害刺激の撤去などを検討する。目印や手掛かりの付与も物的環境調整に含まれる（図16・17）。

▌ 介入の留意点

- Awareness（アウェアネス）の問題への対処：患者は自身が左側を見落としていることに気付けないことが多いが，他者からの繰り返しの指摘や失敗の経験から，無視症状を受け入れるようになり，意識して左を見ることを心掛けるようになる場合がある。
- 直接的アプローチの種々の方法においては，効果が持続しない，行動全体に効果が波及しないことが課題といわれており，ADLへのアプローチや患者教育，環境調整，家族指導など多方面からのアプローチを行う必要がある。
- 介入目的が，認識できる空間の拡大か，ADL自立度の向上かなどにより戦略は異なるため，病期や重症度，リハビリテーション目標に合わせて適切な介入方法を検討する。

注意障害

概要

- 注意とは，「多くの対象や体験のなかから特定のものを選択して，これをはっきりと意識する精神機能のことである」[16]と定義される。
- 注意障害は全般性注意（generalized attention）の障害と方向性注意（directed

attention）の障害があるが，本項では全般性注意障害について述べる。なお，方向性注意障害は無視症候群に含まれる。一般的に「注意障害」の表記は「全般性注意の障害」を表していることが多い。

- Sohlbergらは臨床的知見に基づいて全般性注意を，焦点性注意，持続性注意，選択性注意，転換性注意，分割性注意に分類している[17]（表11）。
- 注意の5つの分類は，図18に示すように，覚醒状態という地盤の上に各注意機能が階層性をなし，焦点性注意が最下層，分割性注意が最上層で，下層の機能が上層の機能の基礎となると考えられている。
- 上記5つの分類は注意の構成要素の分類といえるが，臨床症状の理解に役立つ捉え方として「注意の容量（容量性注意）」の視点がある。
- 注意の容量は，一度に注意を向けられる範囲として捉えることができる。注意の容量が低下すると，一度に処理できる情報量が減少し，作業効率の低下を引き起こす。

表11
注意の分類
（文献17を基に作成）

焦点性注意・注意の焦点化 （focused attention）	特定の視覚的，聴覚的，触覚的刺激に直接反応する能力
持続性注意 （sustained attention）	持続的，反復的な活動の間，一定の行動を維持する能力
選択性注意 （selective attention）	競合する刺激に直面して行動や認知セットを維持する能力
転換性注意・交替性注意 （alternating attention）	注意の焦点を他へ転換させる，種々の課題の間を行き来する知的柔軟性に関する能力。例えば，講義を聴くこととノートをとることの間で注意の変換を行う，電話に答えることとメモを取ることや問い合わせへの返答をすることを行き来する場合に必要とする
分割性注意・配分性注意 （divided attention）	多くの課題の要求に同時に反応する能力のことであり，同時的な多くの要求を管理するときに必要とされる。例えばラジオを聞きながらの運転，食事の支度中に会話を続けるなどがある

図18
注意の分類と階層性
（文献18を基に作成）

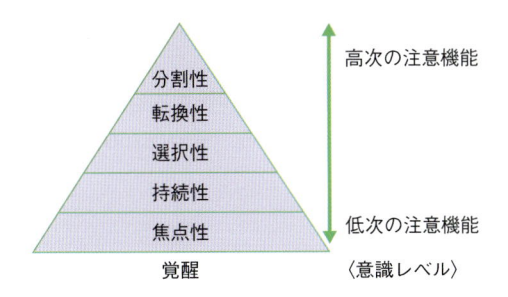

覚醒状態という地盤の上に各注意機能が階層性をなす。

▌▌ 神経心理学的検査

- 検査には視覚性のものと聴覚性のものがあるが，対象者の障害像に応じて評価しやすい検査を選択する。例えば高度の難聴であれば視覚性検査の方が対象者にとっての負担が少なく適切に検査が実施できる。
- 全般性注意障害の総合的な評価法としては標準注意検査法（CAT）[19]があり，これは注意の各要素（5つの分類）を考慮して作成されている。表12に示す9項目からなり，下位検査の年齢別基準値がある。
- 覚醒水準の評価：覚醒状態の地盤の上に各注意機能が階層性をなすことからこの

CAT：Clinical Assessment for Attention

表12 標準注意検査法（CAT）の下位検査（文献19より引用）

下位検査	内容	要求される機能
数唱（digit Span）	▶順唱：読み上げられた数系列の復唱 ▶逆唱：読み上げられた数系列の逆唱	ワーキングメモリ，短期記憶，即時記憶
視覚性スパン（tapping span）	▶順：ランダム配置の正方形を検者の指した順番通りに指す ▶逆：検者の指した逆の順番に指す	
視覚性抹消課題 （visual cancellation task）	記号・数字・仮名の干渉刺激からターゲットを抹消する	選択性注意
聴覚性検出課題 （auditory detection task）	プレーヤーから流れる数種類の語音のうちターゲットの語音が出たら机を叩いて反応する	持続性注意，選択性注意
SDMT	記号と数字の対応表を基に記号に対応する数字を記入する	持続性注意，選択性注意
記憶更新検査 （memory updating test）	読み上げられた数系列のうち末尾3つ，または4つだけを数唱する	短期記憶，分配性注意，転換性注意，注意の制御機能，ワーキングメモリ
PASAT	連続して読み上げられる数字の前後を加算する	分配性注意，転換性注意，注意の制御機能，ワーキングメモリ
上中下検査 （position stroop test）	上段，中段，下段にランダムに配置された「上」「中」「下」の文字の位置を口頭で読み上げる。段と文字の位置は無関係に配置される	選択性注意，分配性注意，転換性注意，注意の制御機能，ワーキングメモリ
CPT	以下でPC画面にターゲットの⑦が表示されたらキーを押す。 ▶SRT課題：⑦がランダム表示 ▶X課題：①〜⑨がランダム表示 ▶AX課題：①〜⑨のランダム表示で③の直後の⑦でキーを押す	持続性注意，選択性注意，分配性注意，ワーキングメモリ

SDMT：Symbol Digit Modalities Test

PASAT：Paced Auditory Serial Addition Test

CPT：Continuous Performance Test

TMT：Trail-Making Test

RSAB：Rating Scale of Attention Behavior

BAAD：Behavioral Assessment of Attention Disturbance

ATP：Attention process training

評価は必要である。MMSEやHDS-Rのスクリーニング検査で状態を評価するとよい。

- 持続性注意の評価：TMT-A
- 選択性注意の評価：仮名拾いテスト
- 転換性・交替性注意の評価：TMT-B
- 分割性・配分性注意の評価：二重課題（dual task），視覚性と聴覚性抹消課題の同時進行，運動課題と認知課題の同時施行など

▍▍観察評価

- 日常行動の観察によって注意障害を評価するものとして，RSAB（表13）とBAAD（表14）があり，日本人での信頼性，妥当性が検証されている。

介入方法

▍▍直接的アプローチ

- 注意機能自体の改善を目指す方法。
- 全般的アプローチ：集中できる時間の延長を目的とする。課題の動機付けや課題の難易度設定が重要となる。
- 特異的アプローチ：注意機能障害の要素を評価し，その障害部分に対して焦点を当てたトレーニングを行う。ATPなどがある。

▍▍動作能力に対するアプローチ

- 特定のADL能力や作業能力の改善を目指す方法。
- ADL，IADLで，問題があり介入の必要性が高い行動に焦点を当て，その能力を高めるように介入する。

表13 Rating Scale of Attention Behavior（RSAB）

1.	眠そうで活力（エネルギー）に欠けて見える
2.	すぐに疲れる
3.	動作がのろい
4.	言葉での反応が遅い
5.	頭脳的ないしは心理的な作業（たとえば計算など）が遅い
6.	言われないと何事も続けられない
7.	長時間（約15秒間以上）宙をじっと見つめている
8.	一つのことに注意を集中するのが困難である
9.	すぐに注意散漫になる
10.	一度に2つ以上のことに注意を向けることができない
11.	注意をうまく向けられないために，間違いをおかす
12.	何かする際に細かいことが抜けてしまう（誤る）
13.	落ち着きがない
14.	一つのことに長く（5分間以上）集中して取り組めない

まったく認められない	0点
時として認められる	1点
ときどき認められる	2点
ほとんどいつも認められる	3点
絶えず認められる	4点

頻度で評価
合計は0～56点の範囲
低得点ほど日常生活での注意障害は軽度

表14 Behavioral Assessment of Attention Disturbance（BAAD）

〈観察すべき問題行動〉　　　　　　　　　　　　　　　　評価

1.	活気がなくぼーっとしている	0	1	2	3
2.	訓練（動作）中じっとしていられない，多動で落ち着きがない	0	1	2	3
3.	訓練（動作）に集中できず，容易に他のものに注意がそれる	0	1	2	3
4.	動作のスピードが遅い	0	1	2	3
5.	同じことを2回以上指摘されたり，同じ誤りを2回以上することがある	0	1	2	3
6.	動作の安全性への配慮が不足，安全確保ができていないのに動作を開始する	0	1	2	3

問題行動の頻度を4段階で評価
0：まったく見られない
1：ときに見られる
2：しばしば見られる
3：いつも見られる

合計点：　　／18

環境調整

- 注意障害による問題が生じにくいような環境調整を行う方法。
- 物理的環境調整：目的動作の干渉刺激になり得る物を置かないなど。
- 人的環境調整：注意障害が原因となる転倒や外傷などを回避するため，具体的な対策を家族に指導し実践してもらう。

介入の留意点

- 患者の重症度や疲労，興味・関心などが注意機能に影響するため，個々に適した課題の量，質を選択する。
- 課題の難易度の調整は短時間で完成できる課題と休息を活用しながら，次第に複雑なものへ進める。
- 重度な場合は静かな環境で決まった担当者が対応することから始め，少しずつ刺激や課題の難易度を増加させる。
- 注意障害の特徴に合わせた課題を選択する。例えば分配性注意障害が主となる場合は計算しながらの歩行練習（二重課題）などを選択する。

記憶障害

概要

- 記憶とは，「新しい経験が保存され，その経験が後になって意識や行為に再生される心的過程」のことである。言い換えると，過去の経験を「記銘」し，一定期間「保持」し何らかの形でそれをとりだして「再生」する機能のことである。
  - ・記銘（memorization）：意識に上がった事項や事象を覚え込むこと
  - ・保持（retention）：覚え込んだ事柄を脳内に貯蔵すること
  - ・再生（recall）：記憶した事象を思い出し，何らかの形で再現すること
- 記憶障害とは「記銘 ➡ 保持 ➡ 再生」の一連の情報処理のどこかに問題が生じ，日々の体験を蓄積することが困難になることであり，健忘症ともいう。

症状と分類

- 記憶は保持時間による分類と，内容による分類とがある。
- 保持時間による分類は，神経学と心理学とで用語が異なるため注意が必要である。神経学用語では即時記憶，近似記憶，遠隔記憶，心理学用語では短期記憶と長期記憶としており，保持時間は概ね図19のとおりである。
- 内容による分類を表15に示す。

図19 保持時間による記憶の分類

神経学 / 心理学

- ・即時記憶：記銘して10秒程度保持する記憶
  （7桁の数唱，電話番号など） — 短期記憶

- ・近時記憶：数分から数時間程度保持する記憶
  （今朝の食事内容，昨日の訪問者など）
- ・遠隔記憶：それ以上保持が続く記憶
  （出身小学校，結婚記念日など） — 長期記憶

表15 内容による記憶の分類

陳述記憶	意識的に想起できる記憶	
	エピソード記憶（生活記憶）	何時・何処で・何をしたかという生活史的記憶（思い出）
	意味記憶	記憶すべき情報様式の違いにより言語性と非言語性がある ▶言語性意味記憶：教科書や辞書などの知識（例：日本の首都は東京都であるなど） ▶非言語性意味記憶：図形の記憶，物体の空間的配置など
非陳述記憶	意識的に想起できない記憶	
	手続き記憶	運動的熟練，技術，日常生活行動における習慣など：ピアノ演奏，自転車の運転
作業記憶	現在の意識を作り上げている記憶。当座の認知活動を達成するために一定時間情報を保持し，そこに何かの情報処置を加える機能を併せ持つ心的過程であり，例えば本を読むとき情報を頭に留めるだけでなく，その情報がどのような意味なのかを，長期記憶から瞬時に探し出す処理を行っている	
展望記憶	近未来に予定した行動を駆動する記憶であり，日常生活を円滑に行うためにある時刻に予定していた行動をその時刻になったらタイミングよく思い出して実行に移すためのスキルに必要である。ずっと意識に留めておくのではなく，いったんは意識しない状態になり，その時刻が近づいたときに再度タイミングよく想起する	

WMS-R：Wechsler Memory Scale-Revised

RBMT：The Rivermead Behavioural Memory Test

神経心理学的検査

- 記憶障害の神経心理学的検査と評価できる記憶の種類を**表16**に示す。日本版ウェクスラー記憶検査法（**WMS-R**）は，記憶の機能を総合的に評価することができ，国際的に使用されている検査法である。
- WMS-R：13の下位検査で構成され，記憶をさまざまな側面から評価でき，種々の疾患の記憶障害を評価するのに有効とされている。下位検査の内容を**表17**に示す。
- 日本版リバーミード行動記憶検査（日本版**RBMT**）：日常的な記憶を重視し，特に日常生活に支障をきたすことが大きい展望記憶に関する課題を含んでいる。検査項目は11項目ある。

表16 記憶障害の検査と記憶の種類 （文献18より引用）

	検査名	関連する記憶の種類			
		即時記憶	近時記憶	展望記憶	作業記憶
総合的記憶検査	日本版ウェクスラー記憶検査法	○	○		○
	リバーミード行動記憶検査		○	○	○
言語製記憶検査	有意味・無意味綴り言語記憶検査（MMS）	○	○		
	Rey聴覚言語性学習検査（AVLT）		○		
視覚性記憶検査	ベントン視覚記銘力検査		○		
	Rey（Taylor）複雑図形検査	○	○		
実験的記憶検査	リーディングスパンテスト				○
	ブザー課題			○	

表17 日本版ウェクスラー記憶検査法（WMS-R）の下位検査

	下位検査	内容	言語性	視覚性
1	情報と見当識	スクリーニング目的	○	
2	精神統制	長期記憶からの検索	○	
3	図形の記憶	抽象的な模様の図形		○
4	論理的記憶Ⅰ	複数の文章からなる短い物語	○	
5	視覚性対連合Ⅰ	抽象的な線画と色の組み合わせ		○
6	言語性対連合Ⅰ	単語の組み合わせ	○	
7	視覚性再生Ⅰ	幾何学的図形		○
8	数唱	言語性順序刺激（数列）	○	
9	視覚性記憶範囲	視空間性順序刺激		○
10	論理的記憶Ⅱ	論理的記憶Ⅰの遅延再生	○	
11	視覚性対連合Ⅱ	視覚性対連合Ⅰの遅延再生		○
12	言語性対連合Ⅱ	言語性対連合Ⅰの遅延再生	○	
13	視覚性再生Ⅱ	視覚性再生Ⅰの遅延再生		○

III

B｜高次脳機能障害の治療介入 ▼ 検査・介入方法の概要

‖ 直接的アプローチ

● 記憶課題の反復練習を通じて，損なわれた記憶そのものを強化しようとする直接刺激法（いわゆる脳トレ）があり，「記憶のドリル」のように記憶の過程を反復練習する種々の教材が市販されている。

‖ 間接的アプローチ

● 記憶障害を呈する患者は，記憶障害以外のさまざまな認知機能障害を合併していることが多いため，記憶障害を標的としたアプローチは広範囲な脳機能の活性化の視点をもつ必要がある。例えば運動機能，注意機能，言語機能など多方面からのアプローチが結果として記憶力の活性化にもつながるといえる。

‖ 代償的アプローチ：内的，外的な代償手段の活用

● 記憶障害に起因する問題，例えば方法が覚えられない，ミスが多い，効率が悪いなどを補うための適切な手段や行動を学習する。
● 外的な代償手段には日記型手帳，M-メモリーノート（図20），アラーム，レコーダーなどがあり対象者に有効な手段を選択する。
● 作業や仕事に必要な課題を通して具体的な補完方法の対策を立てる。例えば，対象者が使いやすい「マニュアル」を作成し記憶の負担を減らすなどである。
● 内的な代償手段には「二度確認する癖をつける」などがあり，対象者の課題となる生活行為に必要な対策を学習する。

‖ 環境調整

● 構造化・枠組み設定を行い記憶の負担を軽減させる。
● 記憶障害があっても日常生活にうまく適応できるように環境設定を行う。例えば，部屋の出入り口に目印を付けたり，目の付くところに注意書きや家族からの重要メモを記載するカレンダーやホワイトボードを設置するなどである。
● 物の置き場所の指定，マニュアルの設置なども有効である。

図20 M-メモリーノート

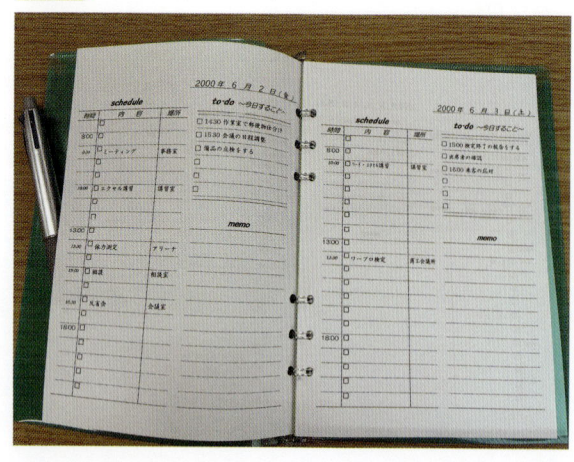

（独立行政法人　高齢・障害者雇用支援機構　障害者職業総合センター）
本人が，事前にスケジュールや行うべき重要なことなどをノートに書き，イベントごとにその都度ノートを見て行動する。実施後はチェックボックスにレ点を入れ確認する。確認するページがわかるように付箋などを利用するとよい。ノートは常時持ち歩けるようにする。

アウェアネス（障害の自己認識，気付き）へのアプローチ

- アウェアネスを促すためには知的理解の促進，体験的理解の整理，障害の実感などが必要となる。
- 知的理解の促進：神経心理検査結果をもとに客観的に対象者の障害状況をフィードバックする。
- 体験的理解の整理：実際の失敗場面でその結果をフィードバックし認識を促す。
- 障害の実感：模擬作業で実際の状況に近い場面を設定し，練習するなかで障害を実感し補償行動を試みる。つまり「こうすればできる」というプロセスを学習する。

介入の留意点

- 退院後の生活行為を想定し，記憶障害が問題となる場面を適切に評価し，優先順位をつけて課題解決していく必要がある。
- 学習の基本原理として，誤りなし学習，反復練習がある。誤りなし学習は，誤り反応が起きる前に正しい情報や行動を提示するという学習法である。代償手段の使用では，誤りが起きないように学習過程を単純化し学習量を適切に調整する。

遂行機能障害

概要

- 遂行機能とは，未来事象における目標を定め，その目標を実現させるための段取りを立て，目標に向かって実際に行動を開始・継続し，目標に近づくように実行状況に対して適正かつ効率的，そしてときには抑制的な調整を行う一連の過程を支える認知機能の総称である。換言すれば，目標を指向しながら，それに沿って現前の問題を解決していく高次の機能と考えられる[20]。この機能の広範な障害を遂行機能障害症候群という。
- 遂行機能障害は記憶，注意と密接に関連するが，記憶，注意，言語などの認知機能よりも上位の機能と位置付けられている。
- 遂行機能は習慣的行動などルーチン化している活動ではそれほど必要とせず，習慣的行動で対処できない事態で必要となる。例えば，新規の課題を行うときや複数課題が競合してしまい優先順位を立てて対処する場合で遂行機能の働きが重要となる。
- 遂行機能が必要となる例は，料理の手順，銀行や郵便局の手続き，宿題の完遂，日程の計画を立てる，買い物をする，約束していたことを遂行するなどであり，ADLよりもIADLの課題で出現する。

症状と分類

- Lezakは，遂行機能の構成要素を①ゴールの設定，②計画の立案，③計画の実行，④効果的な行動すること，⑤効果の検証と修正，としている[21]。
- Sholbergらは，臨床モデルにおける遂行機能に必要な6つの機能をカテゴリー分類している[22]（表18）が，これらの機能障害が遂行機能障害の症状といえる（表19）。

表18 遂行機能を働かせるための機能 (文献22より引用)

カテゴリー	対象となる機能
発動性と動因	行動の開始
反応抑制	行動の中止
課題持続性	行動の維持
体系化	行動や思考の整理
生成的思考	創造性，流暢性，認知的柔軟性
アウェアネス	自らの行動をモニタリングし修正する

表19 遂行機能障害の症状

カテゴリー	症状	例
発動性と動因の障害	行動を開始するために，さまざまな情報から認知機能を働かせなければならないが，アパシー，自発的行動，発動性の問題が生じて行動の開始が困難になる	歯磨きしない，買い物に行かない
反応抑制の障害	行動を中止する能力の障害であり，そのために目標の行動を柔軟に達成することができない。反応抑制の障害があると，衝動反応や保続などが見られる	隣に座っている人の食べ物が目に入ると手を出してしまう，不要な物を次々に買ってしまう
課題持続性の障害	課題遂行の終了まで注意を維持する能力の障害である。課題を持続するには注意やワーキングメモリ，反応抑制が関わる	洗濯物を干す作業を途中でやめてしまう
体系化の障害	情報を体系化すること，すなわち順序付け，整理する能力の障害で計画を立てて行動ができない	同一日に郵便局と病院に行く用事がある場合，どちらの用事を先に済ませると効率がよいかの計画が立てられず，行き当たりばったりで行動してしまう。その結果，予約時間に間に合わないなどの問題が起こる
生成的思考の障害	思考の生成や変換などの柔軟な思考が障害されると問題解決場面に支障をきたす	料理中にレシピに記載されている材料がない場合，代替の物に変更できない。または手芸や工作の工程を自分でやりやすい方法に工夫して変更することができない
アウェアネスの障害	自らの行動や感情を洞察し，環境からのフィードバックを取り入れて行動を修正する能力の障害	会話中に自分が話している内容を他者が興味を持っていない態度であっても，気付かずに話を続ける。周囲のフィードバックを受け入れての行動修正ができない

評価

- 遂行機能は一連の過程を支える認知機能の総称であり，さまざまな神経心理学的側面から構成されるため，答えが一つであるような定型的課題では障害の評価が困難である。
- また，遂行機能が正常に機能するには下位の脳機能が正常に機能する必要があるため，遂行機能に関連する検査も必要となる。

BADS : The Behavioural Assessment of the Dysexecutive Syndrome

神経心理学的検査

● 遂行機能障害症候群の行動評価（BADS）[18]：遂行機能障害を症候群として捉え，さまざまな行動面を評価しうる系統的で包括的な検査である。
・日常的な場面に近い問題解決課題を組み合わせて包括的に評価する検査で，年齢補正した標準化得点から障害を7区分して判定できる。BADSの下位検査を表20，評価の視点を表21に示す。
・図21に行為計画検査の例を示す。図21cは，試験管からコルクを出すという課題解決のために有効かつ効率的な計画が立案できない例である。

表20 遂行機能障害症候群の行動評価（BADS）の下位検査

下位検査	内容
規則変換カード検査	トランプのカードが提示され規則に従って「はい」「いいえ」で回答する。第1施行と第2施行があり，それぞれ規則が異なる。
行為計画検査	台上に水の入ったビーカーと蓋，試験管が配置されておりこれらに直接触れずに置かれた道具を用いて試験管内のコルクを取り出す
鍵探し検査	紙面上に正方形が描かれており，それを野原と想定してどこかに落とした鍵を必ず見つけ出すように探し歩く道筋をペンで描く
時間判断検査	一般的な事柄についてどのくらい時間がかかるかを見積もり回答する
動物園地図検査	動物園の地図を見て，定められたいくつかの規則に沿って指定された場所を通る道筋を描く。第1施行はヒントなし，第2施行は道筋の順序が示されているため，マニュアルの利用が有効かどうかなど介入に役立つ。
修正6要素検査	口述課題，絵カードの絵の名前を書く課題，計算問題の答えを書く課題がそれぞれ2種類，合計6種類提示され，10分間行う。すべての課題の一部に必ず手を付けること，同じ課題を続けてやってはいけないことが規則である。

表21 BADSの評価の視点

▶規則に沿って正しく反応できるか
▶1つの規則から別の規則へ正しく変換できるか
▶課題を解決するために自分の行為をうまく計画できるか
▶有効かつ効率的な計画を立案できるか
▶自身の行動をチェックする能力があるか
▶もっともらしい推測ができるか
▶いったん規則が破られたときそれをフィードバックし自分の行動を修正し，誤りを最小限にする能力があるか
▶外部から与えられた具体的な戦略に従うことができるか

FAB：Frontal Assessment
Battery

● 前頭葉機能検査（**FAB**）：前頭葉機能のさまざまな要素を多面的にスクリーニングする。教示や採点が簡便，短時間で実施できる。
● 遂行機能に関連する検査

WCST：Wisconsin Card
Sorting Test

・**WCST**：概念・セットの転換障害，反応の柔軟性を調べるカード分類検査
・Modified Stroop Test：抑制障害，分配性の注意
・流暢性の検査，語想起検査（Word Fluency Test）：
・Trail Making Test日本版（TMT-J）part A，part B：注意の持続，選択，視覚探索，視覚運動協調性をみる。Part Bでは注意や概念の変換能力を必要とするため，遂行機能検査としてもよく利用される。

図21 BADSの行為計画検査

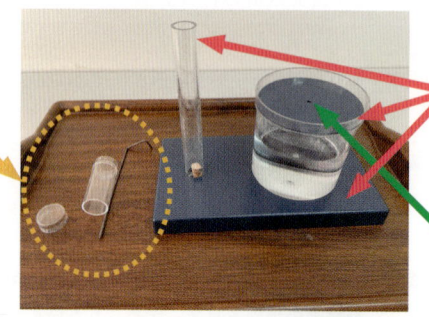

ルール1：これらはどれを使ってもよいです（容器，針金）。

ルール2：これとこれとこれは持ち上げてはいけません（台，ビーカー，試験管）。

ルール3：これは直接手で触れてはいけません（ビーカーの蓋）。

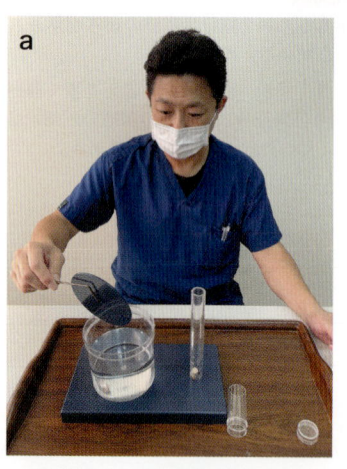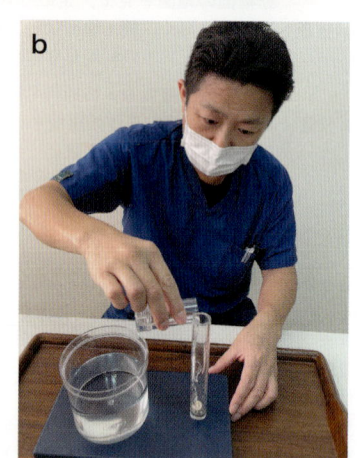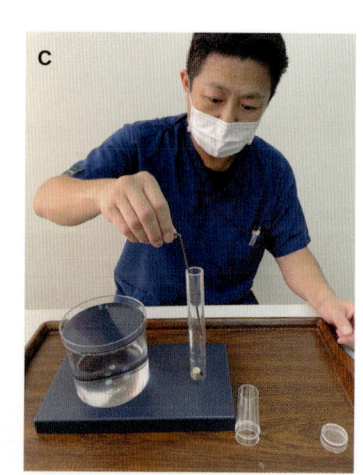

a. 針金でビーカーの蓋を開ける。
b. キャップをした容器で，ビーカーから試験管に水を注ぐ。
c. a, bへの課題解決ができず，針金を試験管に入れてコルクを出そうとする。
「試験管の底に小さなコルクが入っています。このコルクを試験管の外に出してください」の教示で課題を行ってもらう。
ビーカーには事前に水を入れ蓋し，試験管にコルクを入れておく。

・ハノイの塔課題（図22）：パズルゲームの一種として市販されている。3本の杭と，中央に穴の開いた大きさの異なる複数の円盤で構成され，目標とする配置に円盤をできるだけ少ない回数で動かす課題である。円盤は1回に1枚ずつ，必ずどれかの杭に移動させること，小さな円盤の上に大きな円盤を乗せてはいけないこと，がルールである。

図22 ハノイの塔

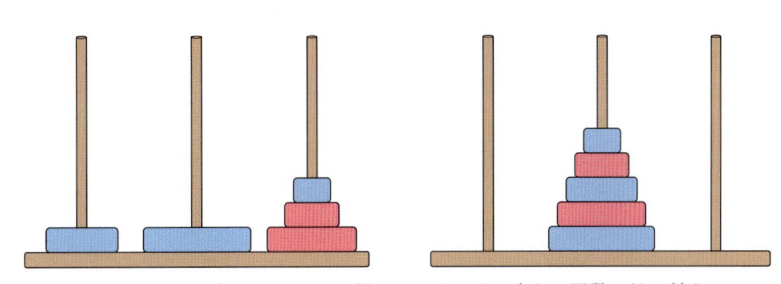

ランダムに置かれた円盤を，ルールに従ってできるだけ少ない回数で並べ替える。

行動観察・生活場面の評価

● 遂行機能障害はIADLや社会生活場面での問題が顕在化するため，IADLの評価や対象者の24時間，365日の生活の流れを聴取しながら評価する。この場合，アウェアネスの問題も想定されるため家族からも聴取する必要がある。

● 遂行機能障害質問表（DEX）[23] がBADSの検査バッテリーに含まれており，この質問紙は本人用と家族用がありそれぞれ20の同じ質問からなる。問題が起こる頻度を5段階で評価し最高得点は80点，得点が高いほど遂行機能障害が強いとされる。遂行機能障害の質問紙の内容（DEX）を**表22**に示す。

DEX：The Dysexcutive questionnaire

表22 遂行機能障害の質問紙の内容（DEX）(文献23より引用)

行動に関する変化	▶最初に思いついたことを何も考えずに行動する ▶自分の問題点がどの程度なのかよくわからず，将来についても現実的でない ▶人前で他人が困るようなことを言ったりやったりする ▶ごくささいなことで腹を立てる ▶状況でどう振る舞うべきかを気にかけない ▶落ち着きがなく，少しの間でもじっとしていられない ▶たとえすべきでないとわかっていてもついやってしまう ▶自分の行動を他人がどう思っているか気付かなかったり関心がなかったりする
認知に関する変化	▶実際になかったことが，本当にあったかのように思い，人にその話をする ▶過去の出来事がごちゃまぜになり，実際にはどういう順番で起きたかわからなくなる ▶何かをやりはじめたり，話し始めると何度も繰り返してしまう ▶何かに集中することができず，すぐに気が散ってしまう ▶物事を決断できなかったり，何をしたいのかを決められなかったりする
情動に関する変化	▶物事に夢中になりすぎて，度を超してしまう ▶物事に対して無気力だったり熱意がなかったりする ▶感情をうまく表せない

- 遂行機能障害のどの側面が障害されているかを評価し，アプローチの方針を決定する。
- 直接的アプローチよりも，むしろ問題場面を設定し実際面での患者の対処能力を改善させる，環境への働きかけを行うほうが有効なことが多い。

直接的アプローチ

- 問題解決法，自己教示法，検査に類似した課題の練習などがある。
- 問題解決法：課題内容をよく吟味し，解決に至るまでの過程を操作しやすいいくつかの工程に分けてからそれらを正しい順序で実行し（解決段階），各工程での結果を評価し，謝りがあればそれを見つけて訂正する練習を繰り返し行う。
- 自己教示法：行動の様式をコントロールしていくために言語的な調整を介在させて患者の思考様式を変えていく方法である。

生活技能の再学習の指導，日常生活への適応を向上させるアプローチ

- 具体的助言，代償的戦略の学習，環境調整などがある。
  - ・具体的に助言を与える
  - ・代償的戦力
  - ・障害に適合した環境調整
  - ・特定課題のルーチンの教育
  - ・外的代償手段：行為の手順を表にするなどの準備をする。何から始めたらよいかわからない場合は1日の活動スケジュールを作成する，料理の献立が浮かばない場合や手順がわからない場合は，冷蔵庫の近くに料理の献立や材料，作り方などのメモを貼る，置くなどの工夫をする（図23）。

図23 外的代償手段の例：段取りノートの作成

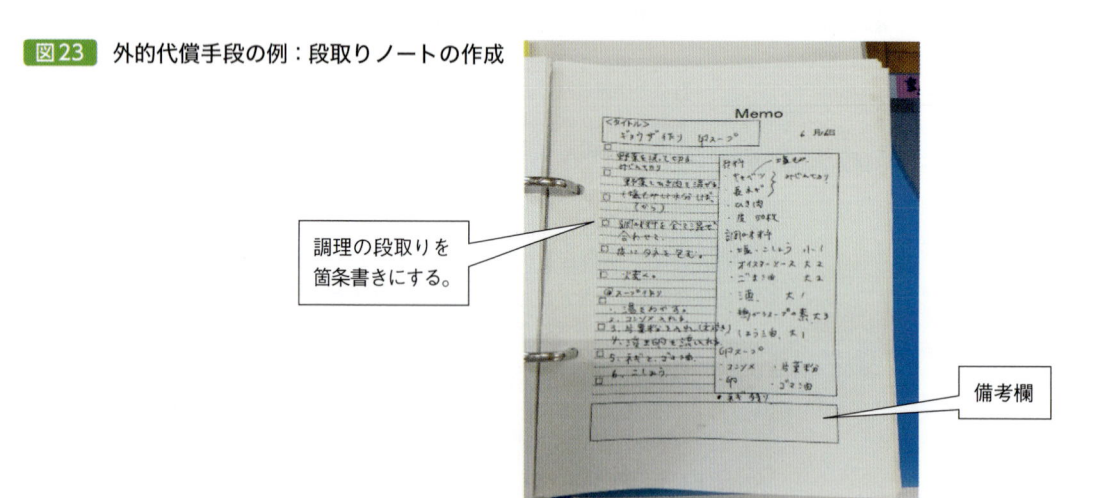

調理の段取りを箇条書きにする。

備考欄

料理の段取りを事前に作成し工程を整理してから作業を実施する。
調理以外にも，「バスに乗って買い物に行く」「通帳の管理を行う」など対象者の生活に
必要な作業課題のメモを作成し，実行する練習を行う。

介入の留意点

- 遂行機能障害は記憶，注意と密接に関係し，これらは遂行機能障害と同時に障害されていることも多い。
- したがって，記憶や注意機能への介入はもとより，これらが働きやすい状態，つまりは適切な課題の難易度設定をしながら遂行機能障害へのアプローチを心掛ける。

◆文献

1) 鎌倉矩子ほか：高次脳機能障害の作業療法，p419，三輪書店，2010.
2) 森　悦朗ほか：神経疾患患者における日本語版Mini-Mental State テストの有用性．神経心理学 1：82-90，1985.
3) 日本脳卒中学会脳卒中ガイドライン委員会 編：脳卒中ガイドライン2021〔改訂2023〕，協和企画，2023.
4) 中島八十一：高次脳機能障害支援モデル事業について．高次脳機能研究 26：263-273，2006.
5) 酒井浩，渕雅子 編：失語症．作業療法テキスト 高次脳機能障害・実習，p84，中山書店，2022.
6) 鎌倉矩子ほか：高次脳機能障害の作業療法，p121，三輪書店，2010.
7) 竹内愛子：4. 失語症の評価とリハビリテーション．言語聴覚士指定講習会テキスト（医療研修推進財団 監），p216，医歯薬出版，2001.
8) 日本高次脳機能障害学会 編：標準失語症検査，p149，新興医学出版社，2003.
9) 杉下守弘ほか：WAB失語症検査（日本語版），医学書院，1986.
10) 実用コミュニケーション能力検査の開発と標準化．リハ医学 24：103-112，1987.
11) 能登真一：失行症．PT・OTのための高次脳機能障害ABC（網本　和 編），文光堂，2015.
12) 山鳥　重：観念失行-使用失行-のメカニズム．神経進歩 38：540-545，1994.
13) 日本高次脳機能障害学会 編：標準高次動作性検査：失行症を中心として，改訂第2版，新興医学出版社，2003.
14) Heilman KM, et al.：Neglect and related disorders. Clinical Neuropsycology (Heilman KM, eds), pp243-293, Oxford Univ Press, 1985.
15) BIT日本版作成委員会：BIT行動性無視検査日本版，新興医学出版社，1999.
16) 新福尚武 編：精神医学大事典，講談社，1984.
17) Sohlberg MM, et al.：Theory and remediation of attention disorders. Introduction to Cognitive Rehabilitation, The Guilford Press, 1989.
18) 網本　和 編：PT・OTのための高次脳機能障害ABC，p24，文光堂，2015.
19) 日本高次脳機能障害学会 編：標準注意検査法・標準意欲評価法，新興医学出版社，2006.
20) 平林　一：PT・OTのための高次脳機能障害ABC，（網本　和 編），p171，文光堂，2015.
21) Lezak MD：Executive functions. Neuropshyco-logical Assessment, 2nd ed, pp.38-40, Oxford University Press, 1983,
22) Sholberg MM, et al.：高次脳機能障害のための認知リハビリテーション（尾関　誠ほか監訳），協同医書，2012.
23) Wilson BA,et al.：BADS遂行機能症候群の行動評価日本版（鹿島晴雄 監訳，三村　將ほか訳），新興医学出版社，2003.

Ⅲ

B

高次脳機能障害の治療介入　▼　検査・介入方法の概要

症状・介入方法の留意点

注意障害

- 注意機能の4つの性能の分類（持続性・選択性・転導性・分配性）と患者の症状の特徴を照らし合わせ，関連性を分析して介入する[1, 2]。
- 覚醒の障害程度は患者の注意機能に影響を及ぼすことを念頭に置き，聴覚・視覚など患者にとって良好な刺激を用いた介入方法を選択する[1]。
- 机上の訓練課題の成績は日常生活に般化されにくいため，机上課題に終始する介入は避け，実際の生活場面で練習する[1]。
- 患者は，周囲の物理的・人的環境から大きな影響を受ける。課題はなるべく1人で取り組めるようにし，作業中はラジオやテレビなどの本人が好まない音を消すなど環境に配慮する。また，介入当初はできるだけ一定の担当者が関わり，徐々に複数，不特定多数への拡大を段階づける。

特に留意すべきポイント

- 患者の興味・関心（趣味活動など）の背景が，作業の成果に影響する。患者家族や関係者から情報収集し，患者が経験したことがある活動を訓練に用いるとよい。ただし，経験のある作業は完成度が低いと意欲の減退に繋がるため，難易度を調整して徐々に高くする。患者の自発的・能動的行動に繋がるよう工夫する。

記憶障害

- 訓練場面では，課題の難易度や周囲の環境などにおいて，患者の自尊心を傷つけない配慮が必要である。
- 誤りを出現させて修正する方法はその誤反応を強化してしまうことに繋がりやすい。正答を先に提示し，誤りなし学習を行うことで患者の不安は軽減する[3]。
- 生活や仕事環境の調整では，できるだけ記憶への負担が減少する環境を設定する。また，生活パターンや日課を決めて規則正しい行動がとれるよう工夫し，予定変更は最小限とする[3]。
- 外的補助手段としてメモを活用する際は，メモの項目・レイアウトなどが患者の症状に合っているか検証しながら進める。メモがすべての患者に適応するわけではないため，習慣化できるかどうかを確認する。
- 口頭での説明に理解したような反応があっても，まったく記憶に残っていないことがある。重要なことは紙に書いて説明し，掲示するなどの工夫をする[3]。

特に留意すべきポイント

- 支援者や家族へ障害の理解をして対応してもらう必要がある。お互いのストレスに繋がらないよう，具体的な対処方法を情報提供する。

- 検査場面でのエラーが実際の生活場面で起こるというわけではない。患者の全体像から症状が出現しやすい場面や行為の特徴を捉え，解決すべき行為の優先順位を決めて介入する。
- 使用する道具を整理し，手順に合わせて決められた位置に道具を置くことは誤反応の制御に役立つ（図1）。
- 誤りなし学習が基本となり，環境や使用する道具，対象物などを調整し，適切な動作を繰り返し練習する[4]（図2）。
- 病院の環境は患者が最終的に生活する環境と異なることが多いため，できるだけ環境を近づけて練習する必要がある。
- 誤反応がみられた場合，口頭で繰り返し修正を促すと患者の混乱を招くおそれがあるため，誤反応が修正されないときには初めから動作をやり直すほうがよい。

特に留意すべきポイント

- 患者に関わる人が複数いる場合は手順が異ならないよう詳細な申し送りで情報を共有する。

図1

手順に合わせて道具を配置した洗面所の例

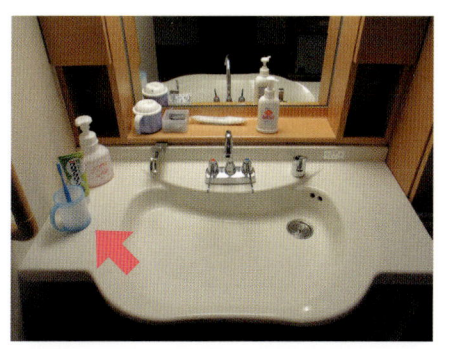
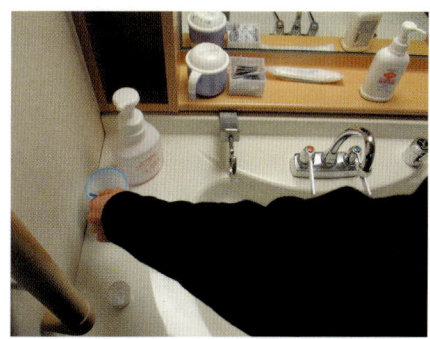

この患者の場合，道具を持つ動作を左手から開始できるように，左側に物品を配置する環境に統一した。

図2

歯ブラシに歯磨き粉をつける動作の例

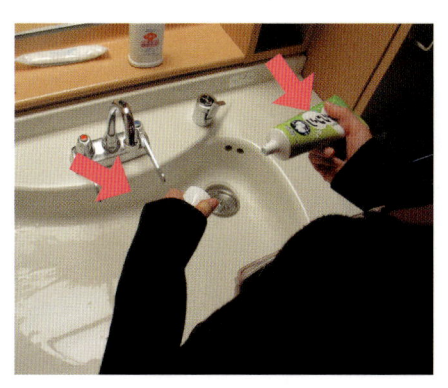
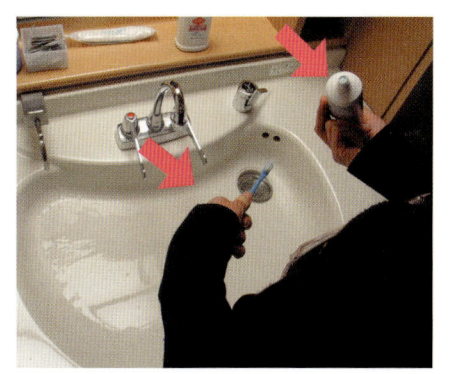

動作工程を分析し，「歯磨き粉の蓋をとる」「歯ブラシに歯磨き粉をつける」など，左右の手がそれぞれどの動作を担うか検討して手順を統一する。

- 半側空間無視の軽症例では，机上の検査課題で左側の脱落が顕著（動画1参照）であっても，生活場面では環境からのさまざまな刺激で無視が代償され，症状が見えにくくなることがある（図3）。
- 軽症例では，特に視線の動きを注意深く観察する。患者本人が左側を意識する行動を学習できるよう，見落としが出現する具体的な場面設定で反復練習を行い，注意喚起のタイミングを検討する。
- 常に頸部が右に回旋しているような重症例では，左側からの刺激が有効でないことが多い[5]。左側から声をかけても，患者は声の主を右方向に向かって探索し続け，さらに頸部の右回旋を強めてしまう。したがって，このような場合は右側からの刺激がどの程度入力されるか確認する。声がけなどの刺激を与えた際にアイコンタクトが可能か，刺激が正しく入力されているか観察する。アイコンタクトが可能であれば，患者の視線を徐々に正中へ誘導する。
- 右側からの刺激が有効な場合は，徐々に輪などの訓練用具を介し，体幹の回旋を誘導して正中へアプローチする。また，患者の動作中の視線や顔の動きを観察し，修正の手がかりとなりやすい声掛けや環境などの刺激を検討する。
- 半側空間無視の改善には机上で鉛筆と紙を使用した課題より，ADL動作などへの直接的訓練が望ましい。
- 食事の左側を見落とす患者では，右側からの刺激が入力されにくいような環境を利用することがある。例えば同席者を患者の左側の席に配置する，右側が壁になるような席を利用することも検討する（図4）。

▌特に留意すべきポイント

- 訓練場面の限定した環境とは異なり，生活場面では患者の周囲に多くの刺激が存在することを考慮した対策を検討するとよい（図5・6）。

動画1 患者Aの検査場面

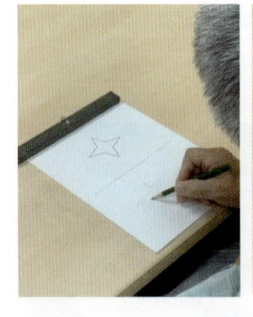 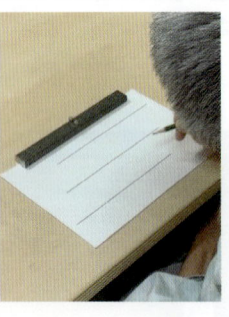

模写（星）　　　　　線分二等分試験

図3 患者Bの模写（脳梗塞発症後8週時と12週時の評価）

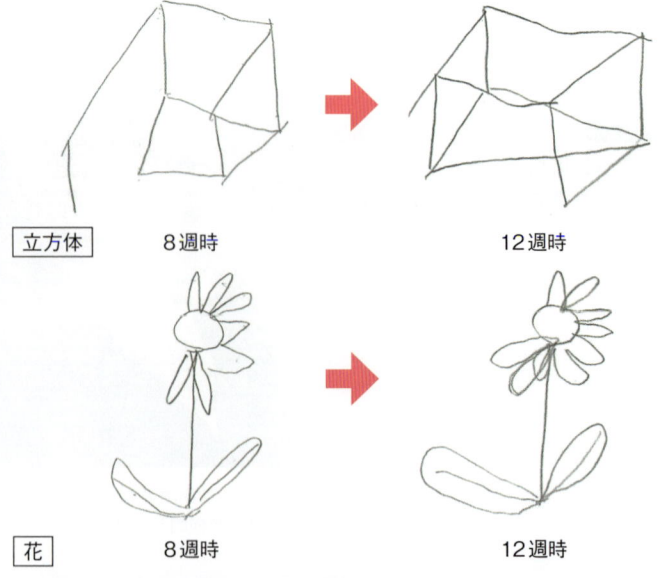

立方体　　8週時　　　　　　　12週時

花　　8週時　　　　　　　12週時

この患者の8週時の模写は左側が顕著に欠落しているが，生活場面では見落としはほとんどなく左への探索がわずかに遅延する程度であった。また，12週時の模写では左右の非対称や欠落が依然残存しているが，生活場面では車椅子で病棟内を移動して排泄が自立していた。

図4 食堂の席の例

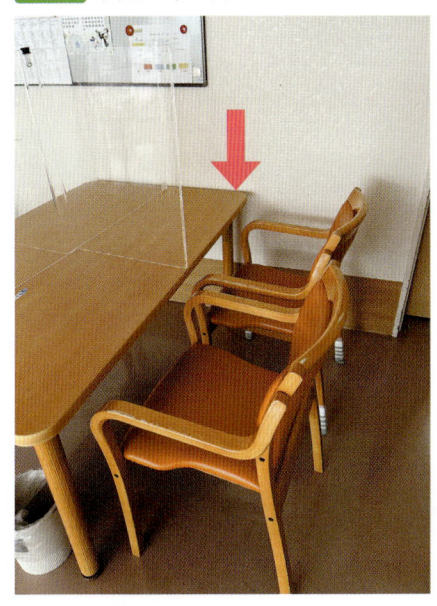

図5 車椅子の延長ブレーキの工夫

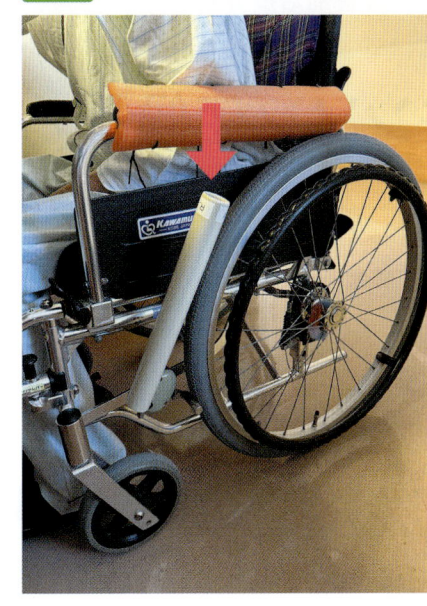

患者によってはさらに長いポールを使用したり，カラーテープで色を付けて目立つようにしたりと，症状に合わせて変更する。

図6 病室入り口の目印

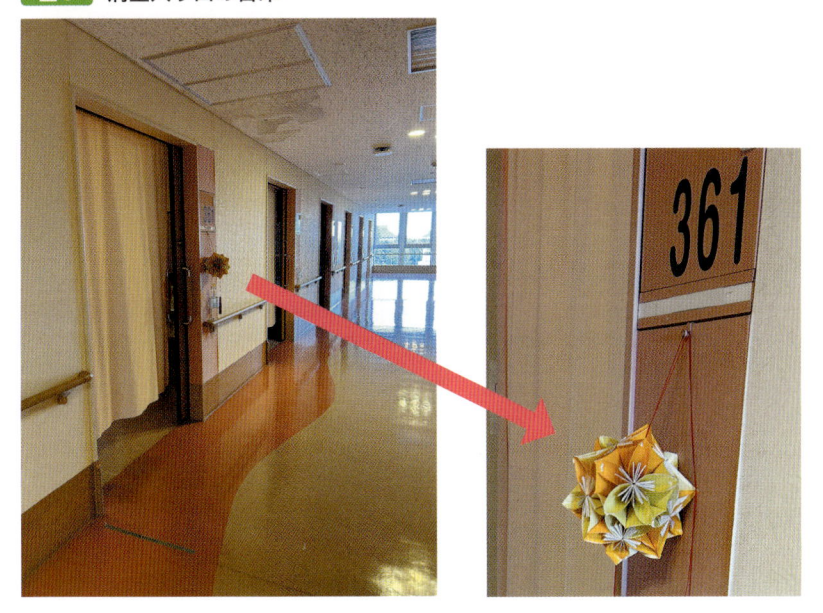

◆文献

1）鈴木孝治：高次脳機能障害領域の作業療法 - プログラム立案のポイント，クリニカル作業療法シリーズ，pp62-74，中央法規出版，2017.

2）能登真一 編：高次脳機能作業療法学，標準作業療法学 専門分野，第2版，pp47-55，医学書院，2019.

3）新貝尚子ほか：徹底ガイド！高次脳機能障害 - ひと目でわかる基礎知識と患者対応（稲川利光 監）-，第2版，pp42-45，総合医学社，2022.

4）新貝尚子ほか：徹底ガイド！高次脳機能障害 - ひと目でわかる基礎知識と患者対応（稲川利光 監）-，第2版，pp94-96，総合医学社，2022.

5）鈴木孝治 編：作業療法学ゴールド・マスター・テキスト 高次脳機能作業療法学，pp92-93，メジカルビュー社，2012.

パーキンソン症候群

- パーキンソニズムは，基底核障害に起因する固縮（rigidity），無動（akinesia），寡動（hypokinesia），振戦（tremor）や姿勢の不安定さを主徴とする症候群である。認知行動障害，精神症状，易疲労，異常姿勢，拘縮，嚥下障害，発声構音障害，心肺機能の変化も認める。
- リハビリテーションは，筋力，可動域，運動の協調性，持久性などの向上を目的に，治療的・代償的な訓練を行う。

脳血管性パーキンソニズムとパーキンソン病

- 脳卒中に続発して，固縮，無動，動作緩慢（bradykinesia），歩行障害，姿勢反射障害などのパーキンソニズムに類似した症状を呈することがあり，脳血管性パーキンソニズムといわれる。

表1

脳血管性パーキンソニズムとパーキンソン病の比較

（文献1, 2を基に作成）

	脳血管性パーキンソニズム	パーキンソン病
発症	急性あるいは段階的進行	緩徐進行性
初発症状	▶小刻み歩行，すくみ足 ▶歩行障害や易転倒が多い	▶振戦や巧緻性低下が多い ▶非対称のことが多い
症状の変動	日内変動はない	薬剤の影響で変動あり
経過	経過は多様（症状固定，階段状に進行，緩徐進行や自然に改善も）	緩徐進行性
振戦	振戦を認めないことが多い，微細で不規則な8〜12Hzの姿勢時振戦	▶4〜6Hzの律動性静止時振戦が多い ▶ときに動作時，姿勢時にもあり
固縮	鉛管様，痙性も伴うことがあり多様	歯車様，鉛管様いずれもあり
仮面様顔貌	目立たない	多い
無動	下半身に目立つ	▶全身性．初期には動作緩慢程度 ▶進行性で末期には重度
姿勢反射障害	あり	あり（後方突進が多い）
姿勢異常	▶ときに直立姿勢 ▶前傾姿勢もある	▶前傾前屈姿勢 ▶首下がりや腰曲がりもあり
歩行障害	▶開脚・小刻み歩行，すり足歩行 ▶突進現象や加速現象は少ない	▶前傾，小刻み歩行，すくみ足 ▶突進現象や加速現象あり
矛盾性運動	少ない	比較的多い
構音障害	▶麻痺性発声構音障害 ▶仮性球麻痺による	▶声量の低下や単調な発話 ▶構音器官の運動低下による
嚥下障害	▶あり，仮性球麻痺性 ▶すべての嚥下期の障害が起こりうる	主に口腔期の食塊形成や送り込み障害が多い
認知症	多い（60〜70%）	約30%
精神症状	多様	多様。薬剤による症状もあり
自律神経症状	合併疾患により多様（生活習慣病など）	▶低血圧，起立性低血圧 ▶膀胱直腸障害
治療	L-dopaの反応不良	L-dopaの反応良好

- 開脚・小刻み歩行やすくみ足の歩行障害が中核症状であり，上半身の症候（表情や上肢の運動障害）は比較的軽いことが特徴である。症候性（二次性）パーキンソニズムでは最も多い。
- パーキンソン（Parkinson）病と比較した臨床・病理所見の差異を把握しておく（表1・2）。脳卒中では水頭症や薬剤性パーキンソニズムとの鑑別も重要である（表3）。
- 脳血管性パーキンソニズムではL-dopaの反応はパーキンソン病よりも乏しいが，なかには有効例もあり，ほかにドロキシドパや塩酸アマンタジン，ドパミンアゴニストも試みられる。他のパーキンソニズムと併存している可能性もあり，病歴や画像診断から検討する。

表2

脳血管性パーキンソニズムとパーキンソン病の病理の比較

	脳血管性パーキンソニズム	パーキンソン病
動脈硬化	▶ 大脳基底核，視床，白質病変が多い（特に前頭葉白質病変） ▶ 中等度以上の動脈硬化が多い	▶ 特になし ▶ 動脈硬化は軽度
黒質	肉眼的には正常	進行例では著明な色素脱失
被殻	▶ 血管周囲腔変性が多い ▶ 両側の小〜中等度の梗塞	著変なし
脳萎縮	多様	初期は目立たない

表3

脳血管性パーキンソニズムと鑑別を要する主要な疾患

■ 特発性（パーキンソン病）
- ▶ 薬剤性パーキンソニズム
- ▶ 脳腫瘍
- ▶ 正常圧水頭症，術後水頭症
- ▶ パーキンソニズムを呈する変性疾患
  - ・進行性核上性麻痺
  - ・多系統萎縮症
  - ・大脳皮質基底核変性症候群
  - ・Alzheimer（アルツハイマー）病
  - ・Huntington（ハンチントン）舞踏病
  - ・Hallervorden-Spatz（ハラーフォルデン・シュパッツ）病
  - ・基底核石灰化症〔Fahr（ファール）病〕
- ▶ 代謝疾患
  - ・Wilson（ウイルソン）病
  - ・肝脳疾患
- ▶ その他（外傷，脳炎，一酸化炭素中毒，プリオン病など）

運動障害の特徴

- 大脳基底核は運動制御において，運動準備状態の保持（motor set）や動作開始の手掛かりなどに関わり，基底核病変では運動準備状態の保持障害→寡動（hypokinesia），動作開始困難→無動をきたすと考えられている。同時に2つの運動を遂行することや複雑な運動が困難で，運動は緩慢となる。運動学習が障害され，注意が分散されるような状況では特に学習が困難である。
- 内的な運動開始の引き金が障害されており，外的な視覚的・聴覚的刺激（手がかり，合図）が有効なことがある。認知障害がある場合は外的刺激の効果は乏しい。

訓練の実際

- 可動域訓練，ストレッチ，筋力強化，バランス訓練などに加えて，基底核障害の特徴

に配慮した訓練が推奨される。機能評価に基づき，現実的な目標を設定して治療的介入の方針を立てる（**表4〜6**）。起居，移動では転倒の要因も評価する（**表7**）。

● 脳血管性パーキンソニズムでは，脳卒中による認知機能障害，片麻痺，運動失調，痙縮，振戦以外の不随意運動なども認め，すくみ足にも特徴がある（**表1**）。脳卒中への介入と並行して，パーキンソン病と同様の訓練を行うことが多い（**表6，8〜13**）。生活環境調整にも配慮する（**表14**）。

表4 パーキンソン症候群の評価項目
（文献3を基に作成）

認知	記憶，見当識，概念的推理能力，問題解決能力や判断能力
精神症状	不安，無気力，活動性低下，依存性，集中力の低下
感覚	表在覚，深部覚，皮質性複合感覚
痛み	痛みの部位や程度
視覚機能	視力，周辺視野，追視
関節可動域	―
姿勢	安静時の姿勢と運動時の姿勢の変化，脊柱可動性
筋運動	筋力や筋持久性，徒手筋力検査（MMT）
固縮	固縮を認める身体部位と重症度
動作緩慢	反応時間の遅延，運動量の減少や運動の大きさの減少
振戦	振戦の局在，持続性と振幅
姿勢反射障害	平衡機能全体の評価，座位や立位，立ち直り，突進現象など
歩行	歩幅，歩隔，速度，安定性，安全性や歩行距離（持久性）
嚥下障害	咀嚼，送り込み障害，嚥下反射の低下
発声構音障害	運動低下性発声構音障害

表5 パーキンソニズムにおける訓練の具体的な目標や帰結の設定（文献3を基に作成）

機能障害	▶ 関節可動域や可動性の維持 ▶ 筋力・体力・持久力の向上 ▶ 姿勢制御の改善 ▶ 上肢運動機能の改善 ▶ 歩行，移動，平衡機能の改善 ▶ 有酸素運動能力，持久性の維持，向上 ▶ 痛みの減少 ▶ 二次的機能障害の減少 ▶ 咀嚼・嚥下機能や発声・構音機能の維持，向上 ▶ 認知機能，知的活動性の維持，向上
能力障害や社会的適応，心理	▶ 日常生活動作（ADL）や日常生活周辺活動の維持，向上 ▶ 仕事，レクリエーション，余暇活動の維持，向上 ▶ 症状の自己管理の改善 ▶ 身体的な介護量や介護負担感の軽減 ▶ 患者，家族や介護者の安全性の向上 ▶ ストレスレベルを減少させ，患者や家族の心理的な適応を高める ▶ 疾患に関する知識や治療的介入に対する自覚の向上 ▶ 健康的習慣や予防への意識の向上 ▶ リハビリテーション，社会的資源利用に関する知識や意思決定を高める ▶ リハビリテーション，介護支援体制の整備や他の専門職との調整

リハビリテーション訓練の目標や帰結を設定して訓練計画を立てる。

表6 パーキンソニズムの基本的なリハビリテーション訓練

薬物的対応	L-dopa，ドパミンアゴニスト，COMT阻害薬，MAO阻害薬，アマンタジン，ドプス，など（脳血管性パーキンソニズムは反応不良だが試みる価値あり）
非薬物的対応	▶ 関節可動域訓練，身長訓練（体幹頸部，四肢，手指） ・特に体幹頸部の可動性の悪化に注意する ・筋緊張亢進（固縮＋痙縮の場合もある）への対応 ・体幹頸部のリラクセーションも含める ▶ 筋力強化訓練 ▶ 起居動作訓練 ▶ 歩行訓練 ▶ 巧緻動作訓練 ▶ 呼吸訓練 ▶ 咀嚼嚥下訓練 ▶ 発声構音訓練 ▶ 日常生活動作，生活関連動作訓練（自助具の工夫） ▶ 生活環境調整 ▶ 心理的支持 ▶ 社会的支援

表7 パーキンソニズムの転倒の主な要因

▶ 姿勢不安定
▶ すくみ
▶ 起立性低血圧（症候性や廃用）
▶ 認知症
▶ その他の神経症状の合併（麻痺，運動失調）
▶ 下肢体幹の筋力低下
▶ 薬剤の副作用（睡眠薬，向精神薬など）
▶ 環境要因（障害物，段差，履物など）

表8 パーキンソニズムのリラクセーション訓練

- ▶仰臥位での緩徐な左右への頭頸部回旋
- ▶仰臥位での両側肢の対称的な屈曲，外転，外旋や伸展，内転，内旋
- ▶膝屈曲仰臥位での下部体幹回旋
- ▶側臥位での上部体幹や下部体幹回旋
- ▶側臥位での体幹回旋に肩甲帯の運動を組み合わせる（肩の伸展挙上や屈曲下制）
- ▶深呼吸の訓練と身体の回旋運動
- ▶揺り椅子

静かに身体を揺らしたり回旋させるような，緩徐で律動的な狭い範囲の運動で固縮が軽減される。
リラクセーション訓練は，可動域，筋力，平衡機能訓練，歩行訓練などの前に行う。

表9 パーキンソニズムの可動性訓練

▶特に頭部，体幹や近位部(股関節や肩関節)の可動性の改善が重要 ▶介助運動から開始して能動運動へ進める ▶運動は律動的に左右交互に行い，関節可動域を向上させる	
臥位	▶腹臥位での肘立てや腹臥位での伸展 ▶床上の移動(寝返り，仰臥位から座位) ▶片肘屈曲の側臥位は体幹回旋や体幹側屈のレベルを改善
座位	▶最初は骨盤の可動性を改善させる訓練(前方と後方への傾斜，左右への傾斜，骨盤の回転訓練) ▶座位でのリーチ運動(特に体幹の回旋を促すように全方向で行う)
座位から立位への体位変換	▶最初は前方と後方へ揺らして，体重を両足の前方に移動 ▶揺り椅子は座位から起立の自立を促す代償的補助具として有用 ▶上肢を伸展を用いた高這い姿勢からの起立(肩関節屈曲90°) ▶四つ這い位から起立(四つ這い位から膝立ち位，片膝立ち位，高這い位，起立)
立位とその応用	▶支持での立位が上達したら支持なしでの立位 ▶立位がとれるようになったら体幹の回旋運動の訓練を開始 ▶立位で腕を交互に振る，あるいは手を伸ばす運動 ▶両肘を伸展し，両手に重錘を負荷して壁にもたれた立位 ▶体重移動や足踏み運動，側方への足踏み，昇段運動 ▶転倒後の立ち上がり方も指導
顔面筋・呼吸筋の可動性	▶顔面運動の促通にはマッサージ，ストレッチ，徒手的接触 ▶口すぼめ，舌運動，嚥下やほほえみ，眉をひそめるなどの顔面運動の訓練 ▶呼吸や発声訓練

表10 パーキンソニズムの段階的なバランス訓練

- ▶座位と立位で体重移動
- ▶四つ這い位でのバランス訓練
- ▶片膝立ち位でのバランス訓練
- ▶交互に足を台に上げてのバランス訓練
- ▶体重移動の範囲を広げ，上肢の運動課題を付加する(手を伸ばす，床に落ちた物を拾い上げる，靴紐を結ぶなど)
- ▶座位から立位(起立・着座では，おじぎをするように頭部体幹を十分前屈させる)
- ▶片膝立ちから立位
- ▶足踏み，歩行
- ▶爪先立ち
- ▶しゃがみ座位，椅子からの起立
- ▶片脚立ちで側方への蹴り出しや後方への蹴り出し
- ▶その場での足踏み運動

表11 パーキンソニズムの歩行訓練（歩行訓練の基本）

パーキンソニズムの歩行の問題	▶速度の低下 ▶ひきずり歩行パターン ▶腕の振りや体幹運動の減少 ▶歩行中の屈曲姿勢 ▶前方突進，後方突進
特に目標となるもの	▶歩幅の増加 ▶支持基底面の拡大 ▶対側の体幹運動や腕の振りの増加
ポイント	▶姿勢をまっすぐに保つ ▶踵をしっかり着地させる ▶転倒の危険があるため，適宜見守り介助を行う

表12 パーキンソニズムの歩行訓練（段階的な歩行訓練）

▶股関節の屈曲筋力向上→脚を高く上げてその場で足踏みを行う
▶前方，後方への足踏み運動を用いて体重移動の訓練
▶側方への足踏みや交差させた足踏み歩行訓練
▶歩行停止，歩行開始，方向転換や折り返し訓練
・方向転換では支持基底面を広げるよう強調する
・方向転換時には歩きながらの方向転換を習得する
・両足を肩幅くらいに開き足が交差しないように大きく周り込む要領で方向を転換する
▶狭い所を歩く訓練
▶スラローム訓練
▶坂道の歩行訓練
▶階段昇降訓練
視覚的合図による歩行の改善
▶引きずり歩行は目印をまたぐようにすると改善することがある（横線またぎなども有効）
▶歩行杖の使用もときに有効である
▶すくみ足を呈する患者では訓練された介助犬の使用が有効なこともある
聴覚的合図による歩行の改善
▶リズミカルな行進音楽など音楽に合わせて歩行する
▶歌いながらその場で行進するか音楽に合わせて歩行する
▶メトロノームも歩行を刺激する際に用いられる

表13 パーキンソニズムの動作障害に対する環境調整の例

起き上がり困難	▶ベッドの頭部を10〜30cm程度挙上する ▶電動介護ベッドを用いる（頭部挙上機能付き） ▶マットを適度な硬さにする
寝返り困難	▶ベッドは固定して硬目のマットを用いる ▶摩擦が少ないサテンなどの布のシーツや寝間着を用いる
起立困難	▶座面がやわらかくて深く沈み込む椅子は避ける ▶肘かけ付きの硬目の椅子を使う ▶起立しやすい高さに座面を調節する ▶椅子の後方の両脚を5cm程度補高して座面を少し前方に傾斜させる ▶床が滑らないようにする
引きずり歩行	▶ゴムの底は滑りにくいため，皮や硬い素材の靴底にする
加速歩行	▶平たい踵や爪先のウェッジは前方突進歩行を軽減することがある ▶高い踵や踵のウェッジは後方突進を軽減することがある
杖や歩行器	▶軽度では杖の利用で前方突進が軽減することがある ▶杖や歩行器の高さ調整により体幹の屈曲や前傾が改善することもある ▶加速歩行や突進がある場合，車輪付きの歩行器は注意する ▶ギアを上げて前方へ進みにくい歩行器を使う ▶突進が強い場合，歩行器や杖で転倒しやすくなることがある
更衣	▶ベルクロで開閉できるゆったりした衣服を用いる ▶ボタンは避ける ▶リーチャーを使う（更衣や他の活動でも利用できる）
飲食，書字	▶皿のガードや大きめの握り手，滑り止めなど食器の自助具を工夫する ▶食事に時間がかかるため保温食器を利用する ▶流涎や食べこぼしがあるときはエプロンや布で保護する ▶小字症は罫線を引いたノートの使用により軽減される
家屋環境調整	▶屋内外の段差解消 ▶和式トイレ→洋式トイレへ ▶布団→ベッドの導入 ▶家庭内の家具の再配置 ▶軽量で摩擦の少ない掛け布団 ▶屋内外に手すりの設置 ▶浴室の手すりや滑り止め ▶シャワー椅子 ▶便座の補高（便座の高さを体格に合わせて調整） ▶ポータブルトイレの使用（肘掛け付き）

表14 脳血管性パーキンソニズムにみられるすくみ足の特徴

▶前頭葉白質〜基底核の多発性脳梗塞に多い
▶開脚歩行が多い（スタンスが広い）
▶すり足歩行を伴うことが多い
▶両手を広げて周囲の物に掴まろうとすることが多い
▶足趾は屈曲していることが多い
▶足底把握反射陽性が多い
▶症状に左右差があることが多い

外界からの手掛りによる無動，すくみの軽減

● 動作開始困難やすくみ現象は，外界からの視覚的・聴覚的刺激で軽減することがある。視覚的な手掛かりによる環境的な対応も有用である（図1・2，表15）。

図1
すくみ足に対する視覚的手掛かりの利用

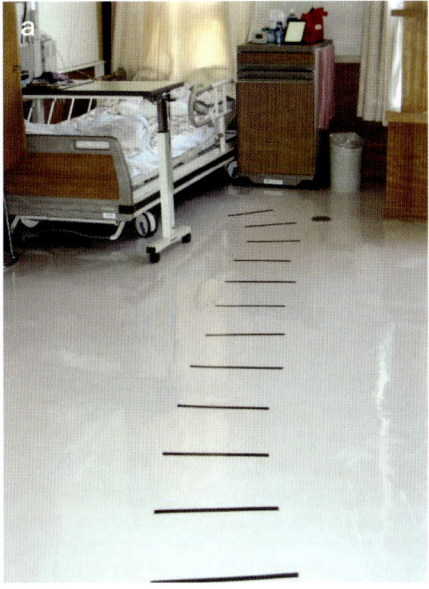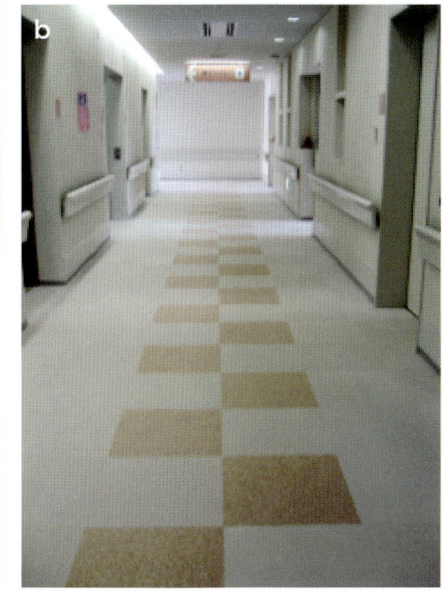

a. 移動するルートに沿って床に横線の目印を付ける。
b. 床を格子模様にする。

図2
すくみ足や動作困難への歩行器の使用

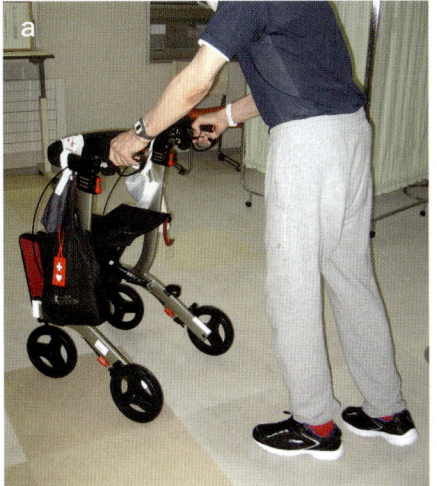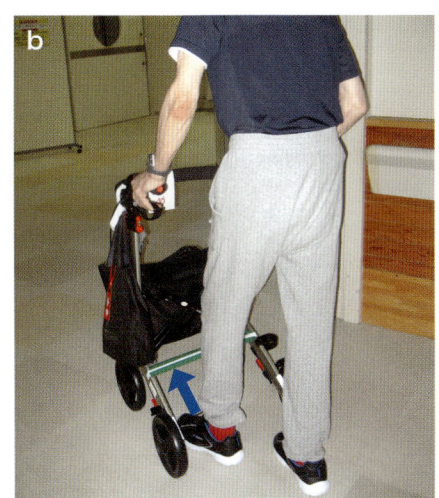

a. 全輪キャスター付き歩行器歩行時，すくみで立ち止まる。
b. 歩行器自体の横に張ったテープを目印に踏み出すようにするとすくみが軽減する。

表15 すくみの軽減方法	歩行開始時	▶1歩目を意図的に大きく踏み出すようにする ▶足を一歩後ろに引いてから歩き出す ▶その場で足踏みをする要領で前に踏み出す ▶横や斜めに足を踏みだす ▶先に腕を大きく振り，はずみをつける ▶靴底の踵側に補高を行い前方への荷重を促す
	歩行中	▶いったん立ち止まり，体を伸展させる ▶いったん視線を足元から遠くへ逸らしてみる ▶スケートのように斜めに足を運ぶ ▶踵から接地するように歩く ▶腕を大きく振り，リズムをつける ▶患者と並んで腕を支えながら動かして歩く
	視覚的手掛かり	▶床に横線などの目印を付ける（歩幅に合わせる） ▶床に目印になるものを見つけて踏み越える ▶杖の先に折り畳みのレバーを付ける
	聴覚的手掛かり	▶かけ声をかける ▶メトロノームなどのリズム音を聞かせる ▶歌いながら歩く（「もしもし亀よ」など）
	その他	▶室内を整理して，すくみを誘発する障害物を取り除く ▶緊張の緩和に深呼吸を行う ▶歩行中に話しかけない ▶歩行時に物を持たない ▶階段昇降訓練で歩行のリズムを訓練する ▶訓練された介助犬と歩く

すくみ足は障害物や狭い道，路面の変化や精神的緊張で悪化する。

表16 動作の区分けによる動作減少への対応

■一連の動作の継続や2つの動作を同時に行うことが困難となる

・変換運動障害（上肢の回内と回外の反復など）
・体幹頸部を回旋しながら屈曲して起き上がるなどの動作が困難
・歩行などの動作中に話しかけると動作が止まる

■一連の動作は困難でも個々の動作は可能であることから，動作を部分的に分けて段階的に指導する

▶起き上がり動作
①仰臥位
②頭部を横に向ける
③ベッド柵を利用して上半身を回旋させる
④上肢で上半身を押し上げるかベッド柵を引いて起き上がる

▶椅子からの起立動作
①身体を椅子の前方にずらす
②両足を後方へ引く
③両肩を前方に出す（腕を前に出すよりも効果的）
④体重を両下肢にかける
⑤立ち上がる

動作の区分けによる指導

● 変換運動（回内外の反復），起き上がりなどの一連の動作や，2つの動作を同時に行うことが困難となる。個々の動作は可能であり，一連の動作を部分的に分けた段階的な指導が有効なことがある（表16）。

外的環境による動作の変化

● 外的環境によってすくみや無動の悪化を認めることがあり，出入り口や通路，部屋との境界などが多い。脳血管性パーキンソニズムではすり足が多く，パーキンソン病と異なり段差昇降が困難なため，段差の解消を要する（表14）。

その他	● 車椅子駆動は，上肢動作が小刻みで緩慢なため実用的ではないことが多い。
	● 杖歩行も効果に乏しいことが多い。
	● 歩行器が有効な場合もあるが，加速歩行や前方突進では車輪付きの歩行器は突進しやすく，ギアを調整した前方へ進みにくい歩行器が安全である。
	● ピックアップウォーカーは後方へ転倒しやすい。

摂食嚥下訓練	● 脳血管性パーキンソニズムの場合は仮性球麻痺や球麻痺による嚥下障害が多い。摂食嚥下訓練の実際は「嚥下障害」（231 ページ参照）に譲る。

発声構音障害	● 脳血管性パーキンソニズムでは，仮性球麻痺，球麻痺に起因する麻痺性あるいは失調性発声構音障害にパーキンソニズムが重畳することが多い。呼吸運動の減少と発声構音器官の運動低下に起因する。呼吸訓練は呼吸器合併症の予防にも重要である。認知機能や自発性低下による発話減少で廃用性にも悪化するため，日常会話，歌，レクリエーションを通じて発話の機会を増やすようにする（表17）。

表17
パーキンソニズムの発声構音障害に対する訓練

> ▶ 呼吸運動と発声構音器官の運動低下を改善させる
> ▶ 横隔膜呼吸訓練，深呼吸の訓練（胸壁の可動性と肺活量の改善）
> ▶ air-shifting手技：肺の低換気領域を向上，徒手的なストレッチや抵抗運動
> ▶ 頸部，肩関節や体幹筋の可動域訓練や筋力増強訓練
> ▶ 発声構音訓練：顔面筋を大きく動かしてはっきり発音させる
> ▶ 舌を左右上下に動かす
> ▶ 風船を膨らませる
> ▶ 笛やハーモニカを吹く
> ▶ 歌唱，朗読など自主的な発話を増す

◆文献

1) 高橋裕秀ほか：脳血管性パーキンソニズム．日内会誌 92：1472-1478，2003.
2) 西山和利ほか：脳血管障害性パーキンソニズムの新しい診断法と治療．日内会誌 104：1585-1590，2015.
3) O'Sullivan SB, et al.：Physical rehabilitation, F.A.Davis company, 2001.
4) 細田多穂ほか編：理学療法ハンドブック，改訂第3版，協同医書出版社，2000.
5) 石川　齊ほか編：理学療法技術ガイド，第2版，文光堂，2001.

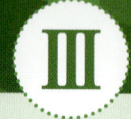

小脳症状に対するアプローチ（主に運動失調について）

運動失調の特徴

- 運動失調は運動麻痺，筋緊張異常，不随意運動によらず，運動の正確さ，円滑さに欠き，特徴的な運動異常を示すものである。
- この運動の障害は，協調運動障害（incoordination），平衡障害（dysequilibrium）の2つに分けられる。協調運動障害とは一肢を構成する複数の肢節の合目的的な調和のとれた運動の破綻を表す。一方，平衡障害は運動や動作に伴う姿勢制御の障害で，姿勢保持，バランス反応，移動などの障害である。
- 協調運動障害は，四肢の運動拙劣さを肢節運動失調（limb ataxia），小脳虫部損傷でよく起こる，体幹部分の拙劣さを体幹（躯幹）失調（truncal ataxia）とよぶ。平衡障害は座位・立位・歩行時の前後左右・上下などの揺れであり，姿勢運動失調（postural ataxia）ともいう。
- 責任病巣別（表1）では，①小脳性運動失調（小脳，橋，延髄，視床損傷など）②感覚性運動失調（視床損傷など）③前庭性運動失調（前庭，迷路系の損傷など）に区分される。前頭葉，頭頂葉病変で起こるものを④大脳皮質性運動失調として分ける場合もある[1]。
- 症候別では，立位，座位で観察するものを静止時運動失調（static ataxia：ロンベルグテストなど），主に四肢の随意運動をみる運動時運動失調（kinetic ataxia）に分ける。歩行分析を行う移動時運動失調（locomotive ataxia）を入れて分類する

表1 運動失調の分類別（病巣）介入ポイント

分類（病巣）	症状：観察のポイント	介入のポイント
小脳性（小脳など）	▶協調運動障害，平衡障害，筋緊張低下，眼球運動障害，言語障害，眼振，疲労（体力，筋持久力），めまい，吐き気など ▶小脳半球：損傷側の運動失調 　小脳虫部：体幹失調（平衡障害） 　歯状核-脳幹：企図振戦，姿勢時振戦 ▶歩容は接地位置不定（過大測定，過小測定障害），ワイドベース，酩酊様歩行など ポイント ▶鼻指試験などでの動揺は，感覚性運動失調と異なり，開眼と閉眼で上肢操作性のギャップが少ない（閉眼で多少は悪くなる） ▶自転車走行などのように「加速」を意識する ▶非障害側の協調性もみておく ▶各要素をみる試験を選択 　鼻指試験：測定障害，運動分解，企図振戦 　膝うち試験：反復拮抗運動障害 　・起き上がり：共同運動障害　など ▶包括的試験にはSARAを流用する ▶CCASなど認知機能も注意	▶安定姿勢から不安定姿勢へ段階的に進める ▶支持基底面や重心の位置を考慮する ▶手すりや杖などの補助具でも安定性が変わるので，うまく利用する ▶姿勢制御が向上してきたら不安定性条件を考慮する。バランスボールやパッド，不安定板，ストレッチポールなど ▶応用歩行を考える。一直線上歩行，8の字歩行，下肢交叉の横歩き，階段昇降，ロープを把持した歩行，モンキーウオークなど ▶PNFなどの活用（四肢やリズミックスタビィゼーション） ▶筋力，筋持久力強化 ▶筋緊張への対応（弾性筋縛帯：高圧スパッツ） ▶頸部・体幹や四肢中枢部から強化 ▶企図振戦はリラクゼーションが効果 ▶めまい，吐き気，複視に注意 ▶視点を定めて動作する ▶筋力を使いバランスを保つ傾向があり，疲労に注意する ▶重錘の重さ，巻く場所（モーメント）を考慮

（次ページに続く）

表1 （続き）

感覚性（視床など）	・主に深部感覚である体性感覚の障害で起こる。脊髄性運動失調ともいわれる ・Romberg（ロンベルグ）徴候陽性 **ポイント** ▶鼻指試験などで，開眼と閉眼で上肢操作性のギャップが大きい（閉眼で悪くなる） ▶視覚代償が効くので，歩行時足下を見がちで，パタンパタンと音を立てがち ▶関節運動覚（位置覚）の試験を行い確認する ▶筋緊張は弛緩⇒痙縮などの経過をとることもある ▶言語障害は爆発的（断綴性）でない ▶運動麻痺や表在感覚障害を伴うことも多い	※〈原則，小脳性と同様〉 ▶視覚代償を活用する ▶重錘ベルトなどを利用する ▶Frenkel（フレンケル）体操など視覚代償の反復運動を行う ▶筋力強化を行う ▶前庭刺激を行い感覚運動再教育を行う（不安定板など） ▶過剰な筋活動がある場合，リラクゼーションを取り入れる
前庭性（脳幹など：前庭神経障害）	▶前庭器官（卵形嚢・球形嚢・三半規管）障害で起こる ▶平衡障害，回転性眩暈（めまい），眼振，動揺視あり ▶急性期以降は眩暈と平衡障害が相関しないこともある ▶酩酊様歩行で左右の足が交叉しがち **ポイント** ▶四肢の協調運動障害がみられない ▶閉眼での足踏み検査（50〜100歩）偏位と角度 ▶歩行検査（閉眼での前進，後進の偏位差） ▶一側性と両側性で上記試験結果異なる	▶視覚代償によって制御する ▶不安や眩暈が強めなので，心理サポート，精神科医の助言などがあるとよい ▶嘔吐前提に，膿盆などを用意しておく ▶段階的に前庭刺激，視覚刺激を与え，徐々に眼球，頭・頸部，体幹，四肢運動を加える ▶静的刺激では座位などで，頭部を動かさず指標を注視，追視させる ▶動的刺激では，座位での頭頸部運動，寝返り，起き上がりなど姿勢変換を徐々に加える ▶膝立ち，立ち上がり，片足立ち，歩行へと進める ▶階段や不安定板なども利用する
大脳性（前頭葉など）	▶前頭葉に多いとされるが，発生機序が不明瞭で，概念があいまい ▶平衡障害，協調運動障害など小脳性と類似する？ ▶頭頂葉病変でも出現する？ それは位置覚障害と偽性運動失調 **ポイント** ▶皮質症状も出るので注意	▶原則小脳性と同様 ▶前頭葉症状（すくみ足や強制把握など）を伴うので留意しながら行う
その他（延髄，橋，中脳，視床など）	▶延髄外側：同側運動失調とラテロパルジョン（lateropulsion） ▶橋中部：同側の運動失調，反対側片麻痺 ▶中脳：反対側の小脳症状，企図振戦，赤核は振戦 ▶視床：小脳性と感覚性の単独もしくは混在があり，偽性アテトーゼなど不随意運動も出現する ※運動失調性不全片麻痺⇒橋・中脳・視床・内包・放線冠損傷で認める **ポイント** ▶運動失調以外も含め各症状を評価して介入する	▶延髄はワレンベルグ（Wallenberg）症候群として出やすく，モンキーウォークが効果的 ▶橋は眼球運動の障害（正中位固定や眼球浮き運動）の影響で垂直方向の回転（ストレートに起きる，自動車内走行中での景色の流れなど）に注意 ▶中脳は眼球運動障害，姿勢反射障害も出現する ▶視床は多種多様な働きを持つので，丁寧にみる

SARA：Scale for the Assessment and Rating of Ataxia　　CCAS：cerebellar cognitive affective syndrome
PNF：proprioceptive neuromuscular facilitation

場合もある。例えば，前庭性運動失調では一側に偏り斜め前方に歩いていく特徴がある。

四肢（体幹）の運動失調の要素

● 主として6つの要素から構成される（表2）。これらは単独ではなく常に混在するので留意する。
● 検査ではないが，動揺のあるケースに，重錘負荷をしたり，視覚代償を強化することで，動きに改善があるかをみておくと，治療戦略の一助となる。

表2 四肢（体幹）の運動失調の要素

測定異常（dysmetria）	随意運動を目的の場所で止めることができない状態。測定過小，測定過大が生じる。空間性測定障害とよぶこともある
運動分解（decomposition of movement）	直線的な動きですむ運動が複数の動きに分解してしまう現象
反復拮抗運動不能（dysdiadochokinesis）	拮抗する反復動作を正確に，素早く行えない状態
共同運動障害または協働収縮不能（asynergy）	正常な運動・動作は，いくつかの運動が，一定の規則性，調和が保たれた状態で，組み合わさり行われている。これを共同運動という。この正常な調和を障害されたものが，共同運動障害である
振戦（tremor）	身体の一部，または全身の不随意かつ規則的な振るえを示す。特に上肢などの先端が目標に近づくのを微調整しようとして，振るえが強くなる現象を企図振戦（intention tremor）もしくは終末振戦（terminal tremor）とよぶ
時間測定障害（dyschronometria）	動作の開始，または止めようとするときに，時間のずれを生じる。キャッチボールなどで観察可能

平衡障害について

- 平衡障害は，姿勢保持，動的バランス（バランス反応），移動に分けてみる。姿勢保持と動的バランスについては別項の「運動・動作障害，姿勢バランスのみかた」（88ページ）で述べる。通常の座位や立位など姿勢観察のほか，Romberg徴候（閉脚，閉眼）やMann肢位（継ぎ足位），片脚立位など不安定な場面を作り評価する。揺れの状態や背屈反応，踏み出し戦略等姿勢保持機構の異常（タイミング不良や測定過大など）を確認する。

- 歩行に関しては，酩酊歩行や開脚歩行など典型的な特徴をみると同時に，上肢を挙上する保護反応，頸部の過緊張も観察する。軽度の運動失調では，継ぎ足歩行などでみるとよい。ワレンベルグ症候群では，斜め前方に加速する特徴がある（ラテロパルジョン）。

- 検査ではないが，動揺のあるケースに，膝屈曲位の歩行（モンキーウォーク）で改善があるかみておくと，治療戦略の一助となる。特にラテロパルジョンには効果がある。

運動麻痺と協調運動障害の違い（鼻指試験を例に）

- 運動麻痺がある場合，鼻指試験などでは筋力が低下しているため，重力の影響を受ける。よって最初の揺れの運動は，上方の動きがみられるが，徐々に下降気味に推移する。また，小脳性失調と異なり，調整できる筋活動が不足していて終末振戦があまり起こらない。さらに，錐体路障害による共同運動障害は，ある一定のパターンに固定させるのが特徴，脳卒中患者に起こる上肢の屈曲共同運動パターンなどである。

- 一方，協調運動障害は，主動作筋と拮抗筋が交互に変換するため，抗重力側にも大きく揺れる。筋力には問題ない前提のため，接地ポイントを合わせるため運動終末に振戦が出る。共同運動障害の要素は，バランスをとるために過剰に自由度を避け，頸部や上部体幹などを固定化する傾向がある。なお，視床や橋の損傷などでは，この両者が混在することがあり明確には分けられない[1]。

運動失調のトレーニング方法

安定性条件確保から不安定性条件応用へ（姿勢制御の段階的トレーニング）

- 運動失調の重症度（実際には，運動麻痺，感覚障害などの神経症状も含めたバランス能力）に合わせ，はじめは安全性も考慮された安定かつ重心の低い位置の姿勢保持から始めるようにして，頸部・体幹コントロールを中心に行い，土台となる基礎から安定性構築させるやり方が一般的である（図1）。
- 一例として，支持基底面が広く，重心位置が低い，背臥位や腹臥位から始め，パピーポジション，四つ這い位，膝立ち位，立位，片足立ち位と支持基底面を狭くしつつ，重心も徐々に高くするよう段階的に進める。

図1 背臥位で行うトレーニング例

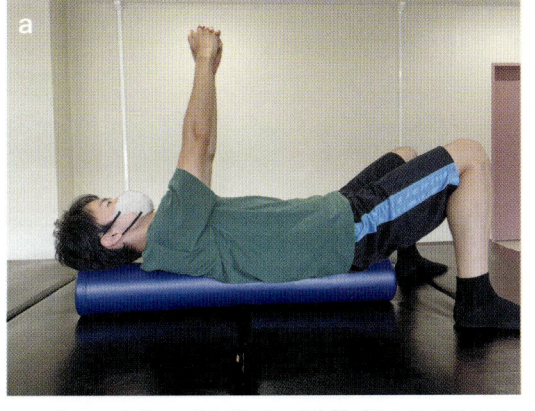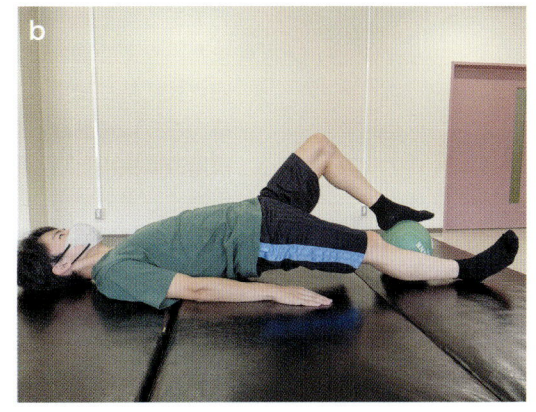

a. ストレッチポール上に寝ていて体幹バランスを鍛えている
b. 左片脚ブリッジをボール上で実施している

図2 不安定条件でのトレーニング例

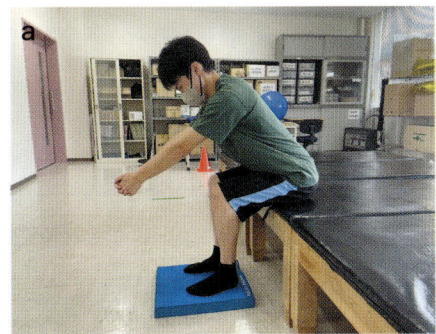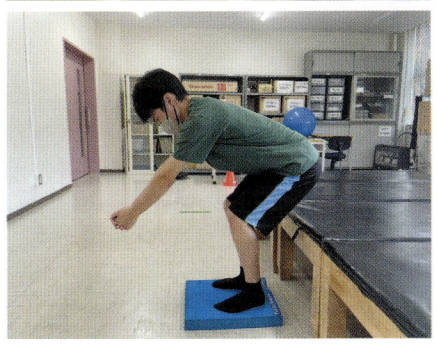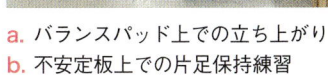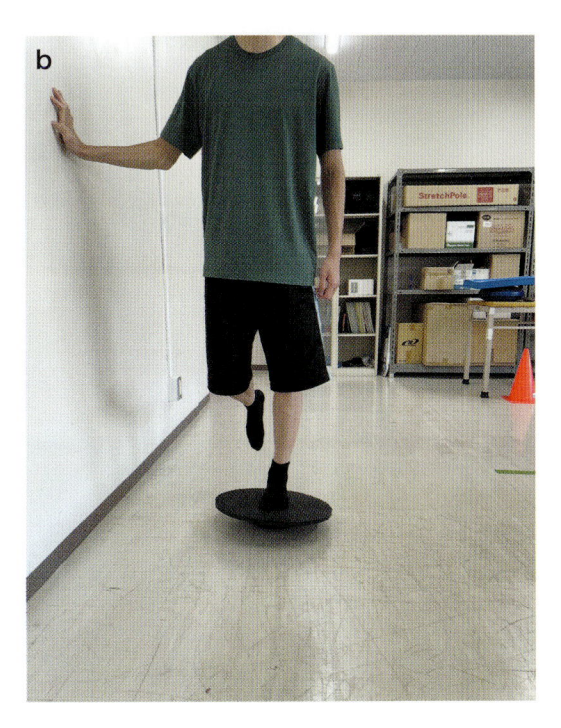

a. バランスパッド上での立ち上がり
b. 不安定板上での片足保持練習

- さらに，安定性が確保されたら，次の段階として不安定版やバランスクッションで立位を保持させたり立ち上がる練習（**図2**），バランスボールに座って姿勢保持，さらにビーチボールなどをキャッチする練習，砂利道や段差昇降，屋外不整地歩行なども行う[2]。脊髄性の運動失調の治療から派生したFrenkel体操の概念も応用することもある。
- 重症例で早期立位確保したければ，傾斜台などでバイタルチェック後，部分免荷のハーネスを応用し立位保持練習を実施する。

不安定条件の応用

- 上記の段階的姿勢の転換に加えて，各姿勢保持場面では，不安定さを加え負荷をかける。例えば，四つ這い位で四肢の挙上をする（**図3**），外力を加え保持をさせる。膝立ち位から片膝立ち位をとる。膝立ち位で1〜3kgのボールを保持し挙上するなどである（予測的姿勢調節，反応性姿勢調節の強化目的も念頭に置く）。
- また，立位であれば最初，手すりや平行棒に掴まり，次に70〜80cmの支持台や四点杖把持に変更し，T杖，セラピストの手を把持して立つ。そして自らの立位保持，さらに物品などを把持，操作していく。もしくは，最初ワイドベースで行い，段階的に狭小化し，閉脚にする。麻痺側（障害側）を半歩下げ立ち上がるなどの応用動作も考慮する。
- 歩行でも立位同様，手すりや杖などの活用で，安定性条件から徐々に歩行器歩行〜単独の歩行に持って行く。安定してきたら，応用歩行で一直線上歩行や円・8の字

図3 不安定条件の応用トレーニング例

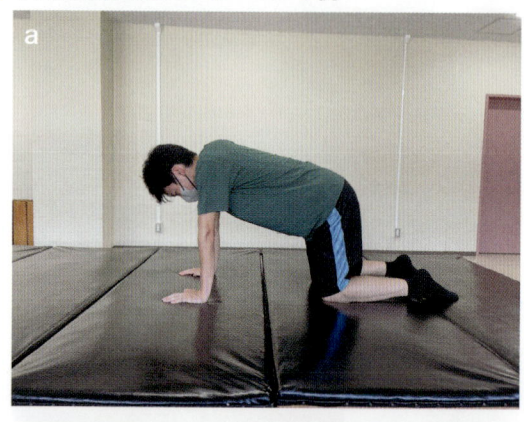
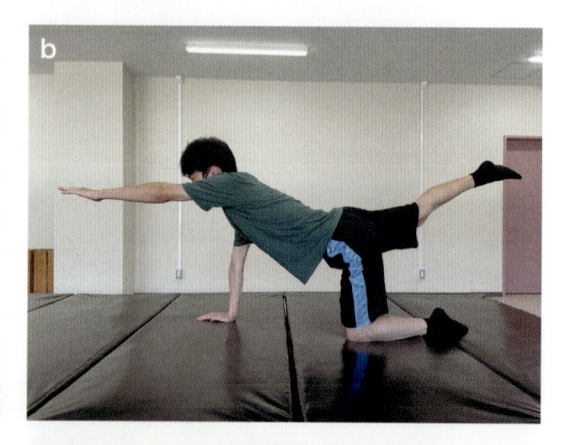
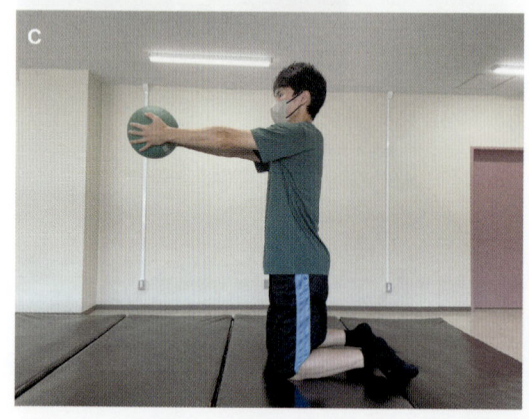
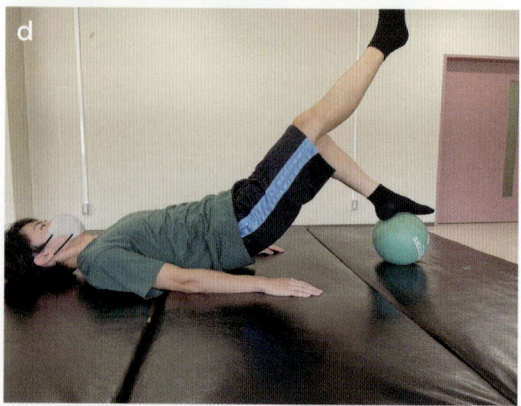

a・b：四つ這い位から左上肢-右下肢を挙上（予測的姿勢調節）
c・d：ボールを用いた応用トレーニング例

のタンデム歩行，クロスステップ，後進歩行，モンキーウォーク，ロープ把持歩行などを行う。
- なお，運動失調の患者での歩行は，ある程度「加速」をつけると安定するので，段階アップとして，ゆっくり歩くリズム適正化練習も考慮する。

筋緊張低下への対応

- 小脳損傷患者では，筋緊張が低く十分な姿勢保持や動作の際，関節固定性が難しいことがある。体幹ベルトや上下肢中枢部への弾性包帯などで対応したり，市販の高圧力スパッツやレギンスも試みる。ただし，血液循環の状態に留意し試用する。
- なお，脳卒中患者は高齢者が多く，元々の柔軟性が不良のものもいるので十分鑑別し，評価する必要がある。

筋力強化トレーニング

- 筋力強化は効果があると考えられ，足趾の屈曲運動やタオルギャザー手技，背臥位でのヘッドアップからブリッジ動作（図1・3：両脚・片脚ブリッジ，バルーン上のブリッジ），弾性バンドでの抵抗運動，四肢や頸部・体幹への等尺性運動（図1）や漸増抵抗運動，マシーンを活用した等運動性トレーニングなどがある。
- 筋持久力もないと長距離歩行などで疲労により動揺性をコントロールできないこともあるので，負荷を下げ回数を調整し計画的に持久力向上の介入していく。

重錘負荷について

- 非常に効果ある簡便な方法の一つである。筋力強化の道具として使用するというよりは，重量負荷により筋紡錘から中枢への固有感覚情報の強化が図られ促通されると考えられる。
- 下肢には1〜2kg，上肢は0.5〜1kgを用いる（図4）。時折，歩行器に3〜4kgの重錘を巻いたり，四点杖に巻いたりして安定化を図る。また，揺れに対する機械的な制御もあり，自らの適正運動のフィードバック学習につながる。

図4 重錘を負荷した例

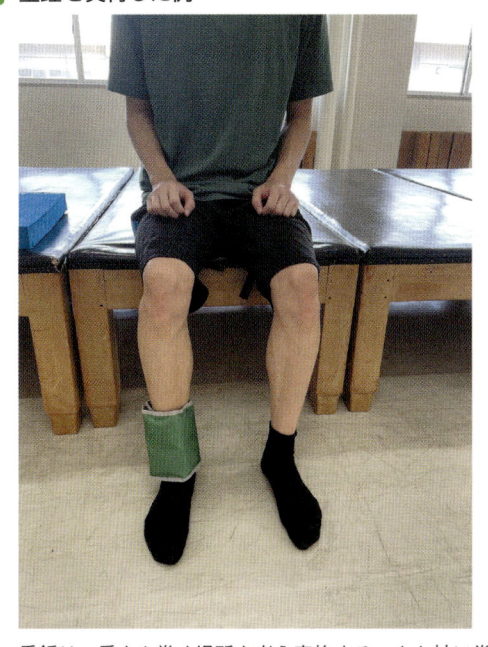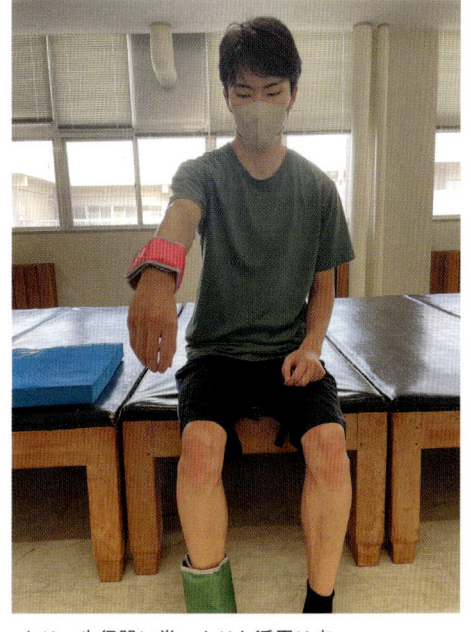

重錘は，重さや巻く場所を考え実施する。また杖に巻いたり，歩行器に巻いたりと活用は広い。

- なお，感覚性運動失調にもかなり活用され，視覚代償を伴うことでより相乗効果が期待できる。非障害側（非麻痺側）に装用することでも，効果があることが多い。主に上下肢の運動失調には効果があるが，体幹失調へはベルトや専用ベストを用いても，著明な変化を期待できるかはやや疑問である。

PNF について

- 固有受容器を刺激することで神経筋機構の反応を促通するのがPNFである。姿勢保持時の筋同時収縮異常や拮抗筋の不均衡・タイミング異常に対し，神経筋再教育として用いられる。四肢のパターン介入もあるが，リズミックスタビライゼーションなども使用される。

客体（支持物など）を利用した荷重練習

- バランス強化を目的に壁などを利用した，立ち上がり（壁に殿部や背中をつけ滑らせて行う）や壁に手を触れる歩行練習，横歩きなどが行われる。このほか，一方向性に荷重適正化を意識した練習法として，身体からある程度離れた位置に支持台を配置したり，壁との距離をとった配置で立位保持およびリーチ練習を行う。
- なお，水中での歩行や四肢の抵抗運動練習もいいとされるが，時間制約のなかで使用状況は芳しくない。

静的バランス強化のための動作練習

- ヒトは一般的に揺らぎのなかで姿勢制御を行うとされる。よって，静的姿勢保持はむしろ難しい課題ともいえる。そこで，立位等姿勢が安定していない患者に対してステップ練習や階段昇降などの動作練習などを敢えて行うことで安定性に寄与することがある[2]。

フィードフォワード機能の活用

- 大脳小脳神経回路を考えるうえで，運動制御や運動学習の「運動ループ」は，随意運動に先立つ運動前発射で運動協調性を保証するフィードフォワードの神経回路が代表的である。
- 当ループは運動前野・補足運動野から橋核，小脳，視床外側腹側核を経由し，運動野に至る。この経路の障害で運動失調，筋緊張低下などを生じ，四肢・体幹の動揺性や円滑性が失われる。裏を返せば，この機能は正確で素早い動作の切り替えができる機能であるといえる。それを強化できるのであれば，運動制御機能，運動学習に影響を及ぼすことが可能である[3]。いわば，フィードフォワード療法である。速い正確な運動を繰り返して内部モデルを再学習するようなトレーニングである。
- この治療は小脳の可塑性を期待しながら，麻痺によってまったく変化してしまった筋骨格系の内部モデルを再構築するもので，感覚障害のない軽度の片麻痺で有効とされる。

安定性限界を知る指導

- 安定性限界を認知させる活動は重要であり，特に感覚障害やそれに起因する認知系障害を意識して介入する。現行の運動能力での移動範囲拡大とともに，重心を身体中心に戻す練習を行う。自己練習させるためスリングやハーネスなどを用い安全性確保のもと，どれだけ重心を移動（荷重）させれば姿勢崩壊するか学習させる。
- 安定性確保のため膝装具や長下肢装具，ウォーカーケインを長期間使用すると安定性限界を知る機会が遅れ，外した直後転倒につながることがある。そのため，早期からこまめに，外すかカットダウンするかどうかのチェックが必要である。

- 認知機能の関与として，小脳半球部が歯状核から視床外側腹側核，運動前野・前頭前野・側頭葉に投射していることから，前頭前野や運動前野の機能障害が出現する。小脳損傷における前頭葉機能障害を，Schmahmannら[4]は小脳性認知・情動症候群（CCAS）として遂行機能障害，空間認知障害，言語障害，人格変化などを指摘した。
- リハビリテーションを行うにしても，この遂行機能障害や発動性低下がある場合，それを実行していくうえで問題になる。そこで，小脳損傷でも高次脳機能障害を生じることを理解し，リハビリテーションチームで状況・情報を共有し対応することが重要である。さらに，社会性や行動全般の観察も忘れてはいけない。特に医療職と家族との情報交換は密に行う。
- 治療は直接的な介入というよりも，本人や家族にこのような障害があることを自覚してもらう対応を取る。それから患者の行動について助言を与えることになる。病棟や社会生活でうまくいかなかったことをメモなどに残し，失敗例を収集したりする。スクリーニング検査などと照合し，うまくいかなかった行動を整理し，わかりやすく説明する。
- その後，負担を減らすべく環境調整や助言を与える。もちろん家族含め本人の不安を除去するのが望ましい。メモリーノートを活用して，患者-医療従事者共有化のもと，自らスケジュールを作成してもらい，フィードバックの機会を作るのもベターである。
- また，チーム全体での統一対応が重要である。患者が易怒的になったり，拒否的な場合，一歩引いた状態で迎合せず，話題を変えたりいったん休憩を挟んだり，得意な運動に変更するなど考慮する。また短時間，例えば5分くらいのトレーニング時間から始め，照明の工夫，静音など部屋の環境にも留意する。それらの対応はチーム内で共有することが肝要である[5]。

二重課題について

- 前頭前野はワーキングメモリーにおいて重要な役割を果たしている。これを意識した治療介入として，動作自体の2重課題や動作と計算のなどの複数課題で前頭前野の賦活が確認されている。これは注意配分・統制障害の患者に対しても，運動失調を有する患者に対しても有効であると考えられている。歩行自立などADL獲得のための臨床への適用が可能と考える。

運動前野を念頭に置いたアプローチ

- 小脳との関わりが強い運動前野の機能低下が疑われる場合，動作の円滑性や動作切り替えのタイミング障害などを生じる。
- 対策の一つとして誤差修正提示の考え方がある。特に早く正確な運動制御が必要とされる活動に有効である。運動に慣れないうちは感覚フィードバック頼り，運動が拙劣になりがちだが，フィードバック制御システムの出力を誤差信号として内部モデルを意識し，意図した動作軌道と実現した軌道のズレを学習することで，適切な運動指令へ変換できるようになる。結果，感覚フィードバックに依存しなくても，速くて正確な動作ができるとされる。これをフィードバック誤差学習スキーマ[6]といい，運動制御と運動学習を統合した理論といわれる。
- 歩行でいえば，早期から部分免荷トレッドミルや長下肢装具などを用い，非麻痺側を含む現行の運動能力を評価し，適切な運動介助をセラピストが発生させ実施するなどが考えられ，応分の技量が必要である。補助手段としてHAL®などのロボティ

クス活用も有効だと考えられる（別項目275ページ参照）。

◆**文献**

1）髙見彰淑：運動機能検査．脳卒中理学療法の理論と技術（原　寛美ほか編），第4版，pp220-245，2022.

2）髙見彰淑：脳卒中片麻痺によるバランス障害の評価と理学療法．理学療法 29：389-397，2012.

3）髙見彰淑：大脳・小脳神経回路の障害と理学療法．PTジャーナル 47：13-18，2013.

4）Schmahmann JD, et al.：The cerebellar cognitive affective syndrome. Brain 121：561-579，1998.

5）髙見彰淑：小脳疾患患者の高次脳機能障害に対する理学療法アプローチ．理学療法 37：1013-1019，2020.

6）今水　寛：道具使用の運動学習と小脳．神経進歩 44：760-769，2000.

血管性認知症

VaD：vascular dementia

AD：Alzheimers disease

- 血管性認知症（**VaD**）は脳血管障害に起因する認知症で，アルツハイマー病（**AD**）による認知症に次いで多い認知症の病型である。背景にある脳血管障害には，梗塞，出血，梗塞に至らない循環不全などさまざまなものが含まれ，これらの時間的・空間的分布によっていくつかの病型に分類される。
- VaDの診断では，認知症があること，画像検査で有意な脳血管障害が認められることが前提となるが，臨床病型によって多種多様な画像所見を呈する。
- 脳卒中発作と認知症発症の時間的関連から，画像で認められた病変が認知症の責任病巣であることが支持される場合には診断は比較的容易である。しかし，認知機能低下と脳血管障害との間に時間的関連を認めず，病変と認知症の因果関係を証明するのが困難な場合も少なくない。

臨床所見

MID：multi infarct dementia

- 認知症の基準を満たし，かつ1つ以上（診断基準によっては複数の）の認知機能領域で認知機能の低下を認める。臨床亜型[1]（**図1**）としては，
  1. 多発梗塞性認知症（**MID**），
  2. 戦略的な部位の単一病変による認知症（strategic single infarct dementia），
  3. 小血管病性認知症（small vessel disease with dementia），
  4. 低灌流性血管性認知症（hypperfusion），
  5. 出血性血管性認知症（hemorrhagic dementia），
  6. その他，
  に分類される。

図1

血管性認知症の分類（模式図：NINDS-AIREN診断基準による臨床亜型）

多発梗塞性認知症 / strategic single infarct dementia / 小血管病性認知症 多発ラクナ梗塞性認知症 Binswanger病

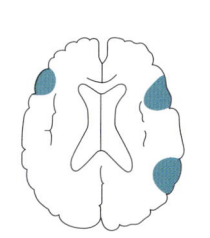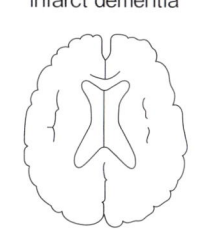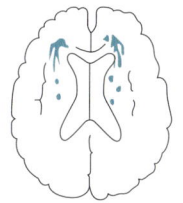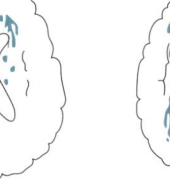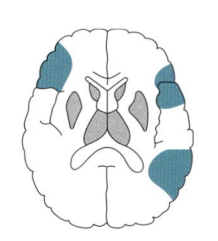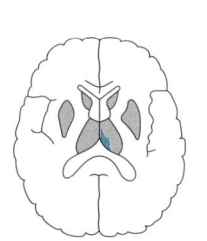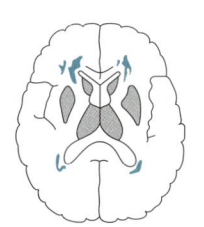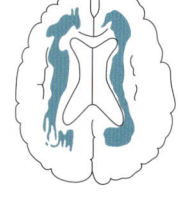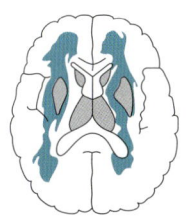

〔「認知症疾患診療ガイドライン」作成委員会 編：認知症疾患診療ガイドライン2017（日本神経学会 監），p309，医学書院，2017．より許諾を得て掲載〕

215

- VaDの典型的な症状は，以下の3点に要約される。
  1. 認知症の存在：遂行機能障害や注意障害が表れることが特徴であり，記憶障害は必発ではない。
  2. 非均一な高次脳機能障害：いわゆる「まだら認知症」であり，知的機能の低下や記憶障害があっても，病識や判断力は保たれている。
  3. 局所脳機能障害：運動麻痺，偽性球麻痺（構音・嚥下障害，病的泣き笑い）ならびに脳血管性パーキンソニズムなどを伴うことが多い。
- 小血管病性認知症が過半数を占め，健忘は軽度のことが多く，注意，遂行機能障害などの前頭葉機能障害が主体である。
- 遺伝性VaDは，認知症に加えて特徴的な症候を呈することがある。常染色体優性遺伝形式をとるCADASILでは，前兆を伴う片頭痛，気分障害ならびに眼底の動脈硬化性変化を，常染色体劣性遺伝形式をとるCARASILでは，変形性脊椎症に伴う腰痛や禿頭を伴う。

CADASIL：cerebral autosomal dominant arteriopathy with subcortical infarcts and leukoencephalopathy

CARASIL：cerebral autosomal recessive arteriopathy with subcortical infarcts and leukoencephalopathy

脳血管障害による認知症の検査

認知機能検査

- 認知機能障害の有無を検出するために，スクリーニング検査を施行する。代表的なスクリーニング検査としてはMMSEが国際的に広く用いられているが，わが国では改訂長谷川式簡易知能スケール（HDS-R）も一般的に使用されている。どの検査法がVaDのスクリーニング検査として最適なのかは，いまだコンセンサスが得られていないが，MoCAの有用性が指摘されている。
- 認知症の重症度を評価する尺度としては，臨床認知症評価法（CDR）がある。CDRは，記憶，見当識，判断力と問題解決，地域社会活動，家庭生活と趣味，介護状況の6項目について日常生活の観察を基に，5段階で評価した後に総合スコアを判定する。総合スコア0.5で認知症の疑い，軽度認知障害，スコア1で軽度認知症に相当する。
- スクリーニング検査で認知機能障害／認知症の存在が疑われれば，記憶，注意，遂行機能，言語，視覚空間認知などの各機能についてより詳細な標準化された神経心理検査を用いて評価を進める。

MMSE：Mini-Mental State Examination

HDS-R：Hasegawa dementia rating scale-revised

MoCA：Montreal Cognitive Assessment

CDR：Clinical Dementia rating

放射線学的検査

- 頭部MRI，CTなどの形態画像で脳血管障害を認める。すなわち，脳血管病変を認めないVaDはない。
- MRIではT1強調画像，T2強調画像，FLAIR画像，拡散強調画像（DWI）がルーチンに撮像されることが多いが，微小出血などの出血病変を検出する目的でT2*強調画像や磁化率強調画像（SWI）も追加すべきである。
- 脳血流SPECTでは病巣部位に一致して血流低下を認めるが，小血管病性認知症では前頭葉の血流低下が目立つ。

FLAIR：fluid attenuated inversion recovery

DWI：diffusion-weighted imaging

SWI：susceptibility-weighted imaging

診断

NINDS-AIREN 診断基準

- 1993年に公表された米国国立神経疾患・脳卒中研究所と国際神経科学研究教育協会（NINDS-AIREN）診断基準[2]（表1）が汎用されている。本基準は研究用に作成されたものであり，特異度が高いが感度が低いという問題点がある。

<table>
<tr><td>

表1

NINDS-AIREN による
probable VaD の診断
基準の要約
（文献2を基に作成）

</td><td>

A．認知症がある
 a．記憶障害と，次の認知機能の2つ以上の障害がある。見当識，注意力，言語，視覚空間機
  能，行動機能，運動制御，行為
 b．臨床的診察と神経心理学的検査の両方で確認することが望ましい
 c．機能障害は，日常生活に支障をきたすほど重症である。しかし，これは脳卒中に基づく身
  体障害によるものを除く
 〔除外基準〕
 a．神経心理検査を妨げる意識障害，せん妄，精神病，重症失語，著明な感覚運動障害がない
 b．記憶や認知機能を障害する全身疾患や他の脳疾患がない
B．脳血管障害（CVD）がある
 a．神経学的診察で，脳卒中の際にみられる局所神経症候（片麻痺・下部顔面神経麻痺・
  Babinski徴候・感覚障害・半盲・構音障害）がみられる
 b．脳画像（CT・MRI）で明らかな多発性の大梗塞，重要な領域の単発梗塞，多発性の基底核な
  いし白質の小梗塞あるいは広範囲な脳室周囲白質の病変を認める
C．上記の両者に関連がみられる。下記aないしbの両者，またはいずれかを満足する
 a．明らかな脳血管障害の3カ月以内に認知症が起こる
 b．認知機能が急激に低下するか，認知機能障害が動揺性ないし歓談上に進行する

</td></tr>
</table>

CVD：cerebrovascular
disease

NINDS-AIREN：National
Institute of Neurological
Disorder and Stroke and
Association Internationale
pour la Rechereche et l´En-
seignement en Neurosci-
ence

- VaD の診断の要点を，
  1．認知症があること（記憶障害は必須としている），
  2．脳血管障害があること，
  3．両者に関連があること，
  の3点にまとめている。
- この診断基準は記憶障害を前提としているため，無症候性脳梗塞，白質病変に起因
する認知症，記憶障害が目立たないVaDを見逃し，治療や予防の機会を失ってし
まうことが危惧されている。

血管性認知症の臨床病型[1]（特徴，経過）

多発梗塞性認知症

- アテローム血栓性脳梗塞や心原性脳塞栓症などによる大小の皮質・皮質下病変に起
因するもので，病変の主座は大脳皮質領域にある。皮質性血管性認知症とほぼ同じ
意味で用いられる。
- 急性発症で階段状増悪を呈しやすく，失語，失行，失認，視空間障害，片麻痺など
の梗塞巣に一致する局所症状と，高次脳機能障害として失語，失行，失認，視空間
障害，構成障害や遂行機能障害などがみられる。

戦略的な部位の単一病変による認知症

- 認知機能に重要な部位の限局性病変による認知症である。責任病変として海馬，角
回，帯状回，視床，尾状核などが挙げられ，優位測で病的意義が大きい。特に，視
床病変は視床認知症ともよばれ，急性期には傾眠傾向が特徴であり，記憶障害，注
意障害，発動性低下などの症状を呈する。
- 前大脳動脈領域の梗塞では，発動性の低下，注意散漫などが出現し，後大脳動脈領
域の梗塞では，記憶障害，意欲や自発性の低下，注意障害，視覚認知などの症状が
出現する。

小血管病性認知症

- 小血管病性認知症はラクナ梗塞，白質病変などの脳小血管病に起因するものであ
り，皮質下と皮質性に分類されている。
- 皮質下性小血管病性認知症では細動脈硬化症（高血圧性脳小血管病変）による白質
病変やラクナ梗塞の多発により認知機能障害が進行する。病変分布や臨床病理学的

観点から，白質病変が主体のBinswanger病とラクナ梗塞が主体の多発ラクナ梗塞性認知症の2病型に分類される。

- 皮質性小血管病性認知症は脳アミロイド血管症（**CAA**）に起因する。CAAは皮質血管や皮質内髄質血管に限局し，脳葉型出血以外に皮質や皮質下白質の微小梗塞，脳葉型ラクナ梗塞，白質障害などの多彩な病変を起こし，血管性認知症の一因となる。
- 多発性ラクナ梗塞は基底核，橋などに多発し，片麻痺や仮性球麻痺（構音・嚥下障害）などを合併しやすい。
- Binswanger病は大脳白質にびまん性白質病変を生じたもので，皮質性血管性認知症とは異なり，局所症状（巣症状）が目立たず，典型的な段階的な進行を示さず，緩徐に進行しやすい。記憶力は保たれるが，遂行機能障害，思考緩慢，抑うつ，感情失禁，仮性球麻痺，パーキンソン症状，過活動膀胱（頻尿・尿失禁）などを伴いやすい。

低灌流性血管性認知症

- 心停止後や高度の低血圧のような全身の循環障害によるものと，頭蓋外動脈閉塞や脳動静脈奇形などの血管病変によるものがある。CTやMRIでは，分水嶺領域に相当する各大脳動脈の境界領域（表在性分水嶺領域）や，脳室周囲白質（深部分水嶺領域）に梗塞がみられる。

出血性血管性認知症

- 出血性認知症には，脳出血とくも膜下出血が含まれ，前者は高血圧やCAAにより，後者は脳動脈瘤や動静脈奇形の破裂によって生ずる。視床出血や脳葉・大脳白質の大出血が認知症の原因となる。

その他：遺伝性脳小血管病など

- 遺伝性脳小血管病にはCADASILやCARASILなどが含まれる。
- 臨床的にpossible ADの診断基準を満たし，かつ因果関係の想定できない脳血管障害を伴う場合は，ADの診断を優先して「脳血管障害を有するアルツハイマー病（AD with CVD）」と考えるべきで，「混合型認知症」という用語は用いるべきではない。

新しいVaDの診断基準

国際疾病分類第11版（ICD-11）による診断基準

- 世界保健機関（**WHO**）により，2018年にICDの第11回改訂版（ICD-11）が公表され，脳血管障害による認知症（dementia due to cerebrovascular disease）の診断基準が定義された[3]（**表2**）。
- 要約すると，認知症の診断要件をすべて満たし，神経画像，医学的検査，および／または脳血管障害の病歴によって示される基礎となる脳血管障害に起因すると推定され場合に，脳血管障害による認知症と診断される。

DSM-5

- 2013年に発表された米国精神医学会による『精神疾患の診断・統計マニュアル改訂第5版（DSM-5）』[4,5]では，認知症はdementiaではなく，major neurocognitive disorderという用語で表現されており，複雑性注意，遂行機能，学習および記憶，言語，知覚運動，社会認知の6つの神経認知領域の1つ以上が有意な低下を認めるとされている。

表2

脳血管障害による認知症
（ICD-11）による診断
基準
（文献3を基に作成）

> ▶ 認知症の診断要件をすべて満たしている
> ▶ 認知症は，神経画像，医学的検査，および／または脳血管疾患の病歴によって示される，基礎となる脳血管疾患に起因すると推定される
> ▶ 脳血管障害を伴うアルツハイマー型認知症，混合型認知症の診断要件を満たさない
> ▶ 神経認知症状は，しばしば脳血管障害に続いて表れる。脳卒中では，脳卒中が発生した脳の領域によって神経認知機能障害の種類が異なる。脳卒中に関連する神経認知機能障害は，通常，脳卒中後に突然始まる。一般的に，初期の神経認知機能障害は改善し，時間の経過とともにプラトーに達する。残存する神経認知機能障害は，時間とともに慢性的に残ることが多い。一方，微小血管イベントでは，神経に認知機能障害は，いわゆる皮質下神経認知機能（例えば，注意，処理速度および実行／前頭葉関連機能）に影響を及ぼす。微小血管イベントが慢性疾患（高血圧，糖尿病など）の進行に起因する場合，神経認知機能障害の臨床経過は穏やかに進行する可能性がある

表3

血管性認知症（DSM-5）
または血管性軽度認知障
害（DSM-5）の診断基準

> A．認知症または軽度認知障害の基準を満たす
> B．臨床的特徴が以下のどちらかによって示唆されるような血管性の病因に合致している：
> 　（1）認知欠損の発症が1回以上の脳血管発作と時間的に関係している
> 　（2）認知機能低下が複雑性注意（処理速度も含む）および前頭葉性実行機能で顕著である証拠がある
> C．病歴，身体診察，および／または神経認知欠損を十分に説明できると考えられる神経画像所見から，脳血管障害の存在を示す証拠がある
> D．その症状は，他の脳疾患や全身疾患ではうまく説明されない。
> 　確実な血管性神経認知障害（probable vascular neurocognitive disorder）は以下の1つがもしあれば診断される。そうでなければ疑いのある血管性神経認知障害（possible vascular neurocognitive disorder）と診断すべきである
> 　（1）臨床的診断基準が脳血管疾患によるはっきりした脳実質の損傷を示す神経画像的証拠によって支持される（神経画像による支持）
> 　（2）神経認知症候群が1回以上の記録のある脳血管発作と時間的に関係がある
> 　（3）臨床的にも遺伝的にも〔例：皮質下梗塞と白質脳症を伴う常染色体優勢遺伝性脳動脈症（CADASIL）〕脳血管性疾患の証拠がある
> 疑いのある血管性神経障害（possible vascular neurocognitive disorder）は，臨床的基準には合致するが神経画像が得られず，神経認知症候群と1回以上の脳血管性発作との時間的な関連が確証できない場合に診断される。

- VaDはmajor vascular neurocognitive disorderと称され，**表3**のように定められている。
- major vascular neurocognitive disorderの臨床像は，1．認知機能障害の発症が，1つ以上の脳卒中に時間的に関連する。あるいは，2．障害が情報処理速度を含む複合的な注意力，前頭葉性の遂行機能に顕著であることで示唆される血管性の特徴を有すること，とされている。

治療

脳卒中再発予防

- VaDの原因としては，多発性ラクナ梗塞，脳白質病変に基づく小血管性認知症が大半を占めるため，最も優先順位の高い治療は脳卒中再発予防である。
- 脳出血，脳梗塞を問わず脳卒中再発予防で最も優先されるのは血圧管理であり，他のリスク因子管理，生活習慣の改善も重要である。また脳梗塞が背景にある場合には，出血性合併症予防を念頭に抗血小板薬を選択する必要がある。

薬物療法

- 抗認知症薬については，11個のランダム化比較試験のメタ解析から，ADに使われているドネペジル5mg，10mg，ガランタミン24mg，リバスチグミン12mg，メマンチン20mg（いずれも1日量）が認知機能に有効であり，メマンチンの忍容性が高かったと報告されている（いずれも保険適応外）。なかでも，ドネペジル

10mgは遂行機能，認知症の全般的スコア改善に有効であった[6]。

- 自発性低下，意欲の低下といった脳梗塞後遺症には，介護サービスを利用し，薬物療法としてはニセルゴリン，アマンタジンが有用な場合が多い。攻撃性や焦燥性興奮などの行動心理症状に対しては，抗精神病薬が用いられることがある。
- チアプリドは「脳梗塞後遺症に伴う攻撃的行動，精神興奮，徘徊，せん妄の改善」に保険適応を有し，リスペルドンはVaDに伴う攻撃性，焦燥性興奮や精神症状に対して低用量で有効とされる。

その他

- VaDの進行に伴い，認知症に加えて，片麻痺や歩行障害などの局所神経症候を伴うことが多くなる。廃用症候群が加われば寝たきりとなり，さらに認知症を悪化させる。したがって，適度な身体活動等の非薬物療法やリハビリテーションも考慮される。
- 仮性球麻痺にともなう嚥下障害は誤嚥性肺炎のリスクとなるため，予防のための口腔ケアや嚥下リハビリテーションも考慮される。
- VaDは自発性低下や抑うつ等を伴うことが多いため，局所神経症候と相まって積極的なデイサービスの利用が難しいことも少なくない。介護サービスなどの公的サービスを活用し，社会とのつながりや人間関係を維持し，日常生活動作をできるだけ維持することは，認知症予防の観点からも望ましい。

おわりに

- VaDの診断に際しては，画像検査で示される脳血管障害が認知症の責任病巣であるか判断に窮することも少なくない。
- 「認知症＋脳血管障害＝脳血管障害による認知症」とは言い切れず，一人ひとりの患者の神経学的症候を評価し，臨床的背景に基づいて画像所見を解釈し，その性質，部位および重症度を考慮する。脳卒中発作と認知機能障害の時間的関連が重要であるが，緩徐進行性のタイプもあることには留意する必要がある。
- また，脳血管障害の証明のためには，神経画像だけでなく，詳細な問診や神経学的診察も他の認知症性疾患の鑑別のために重要である。

◆文献

1) 「認知症疾患診療ガイドライン」作成委員会 編：認知症疾患診療ガイドライン2017（日本神経学会 監），p309，医学書院，2017.
2) Roman GC, et al.：Vascular dementia：Diagnostic criteria for research studies. Report of the NINDS-AIREN International Workshop. Neurology 43：250-260, 1993.
3) World Health Organization：International Classification of Disease and related Health Problems 11th Revision (ICD-11), 2018.
4) American Psychiatric Association：Diagnostic and Statistical Manual of Mental Disorders, 5th ed, American Psychiatric Publishing, 2013.
5) American Psychiatric Association：血管性認知症（DSM-5）または血管性軽度認知障害（DSM-5），DSM-5R™ 精神疾患の診断・統計マニュアル（日本精神神経学会 日本語版用語監修，高橋三郎 ほか監訳），血管性認知症（DSM-5）または血管性軽度認知障害（DSM-5），pp612-613，医学書院，2014.
6) Shi X, et al.：Comparative efficacy and acceptability of cholinesterase inhibitors and memantine based on dosage in patients with vascular cognitive impairment; a network metaanalysis. Curr Alzheimer Res 19 (23)：133-145, 2022.

姿勢（空間）定位障害：Pusher現象 および lateropulsion，重心後方偏位

Pusher現象 (contraversive pushing)

Pusher現象とは

- 座位や立位で（背臥位でも），身体軸が麻痺側へ傾斜する（図1a）。
- 非麻痺（上下肢）側で床や座面を押すことで，麻痺側への姿勢崩壊を生じる（図1b）。
- 歩行や片足立ち，非麻痺側リーチ動作など，非麻痺側に荷重しなくてはいけない動作で，十分荷重がかけられない状態となる。

図1 Pusher現象例（左麻痺患者）

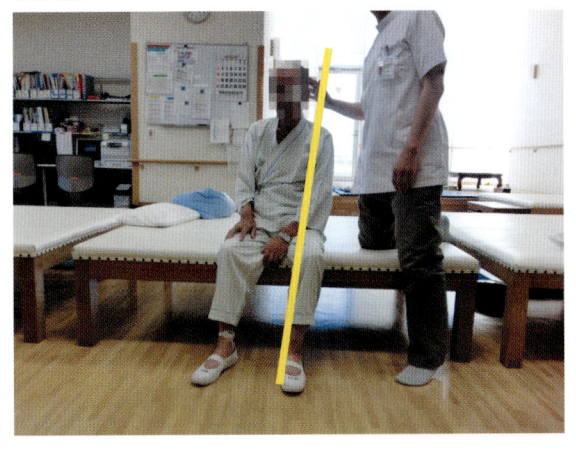 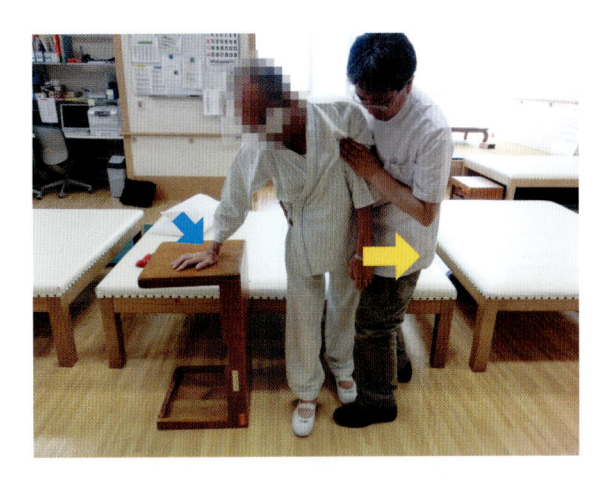

責任病巣

- 病巣の特定には至っていない。体性感覚情報を修飾し姿勢制御に関連する大脳広範なニューラルネットワークの各部位で起こると考えられている。
- 感覚情報の入力器官である視床後外側部，島後部，中心後回，中心前回，頭頂葉白質，下前頭回などが知られている。
- 出現頻度の大脳半球間格差は急性期でほとんどなく，若干右半球で多い。ただし，回復の程度は明らかに左半球で早く，回復期以降でADLに支障を及ぼすのは右半球損傷が多い。

垂直性評価

SVV：subject visual verticality

SPV：subject postural verticality

- 自覚的視覚性垂直判断（SVV）：自己身体外部の物体が垂直か判断，視覚代償での垂直軸修正機能
- 自覚的姿勢垂直判断（SPV）：自己身体自体が垂直になったと判断，閉眼での修正能力
- Pusher現象を有する者は，SPVがより不良とされている。

- 姿勢バランス分析（※左右差が出る）
  - ・静的バランス：重心偏位，立ち直り，筋緊張の片側性などを確認する。
  - ・動的バランス：外乱負荷応答，予期的姿勢調節（リーチなど）を確認する。
- 姿勢反射出現のタイミング評価：麻痺側には遅延，非麻痺側は早期に出現する。
- 非麻痺側外乱刺激での筋緊張異常を観察する。
- 座位にて非麻痺側に座して，非麻痺側上肢を操作し筋緊張緩和するか，反応をみる（図2）。
- 立位や座位で，どの程度までいくと押し返し抵抗が生じるか，安定性限界を知る。歩行（歩行介助）も同様である。必要以上の課題負荷でpusher現象は明確化する。そこを見極め，介入時は非麻痺側に限界まで荷重させる。
  - →上肢支持で40cm台から立ち上がりが可能であっても，pushing気味で立ち上がる場合，pushing気味状態での動作学習をするおそれがある。課題難易度を下げ，適切な荷重で行える高さに変更する（50cm台などに変更）。

  注意点：Pusher現象は前額面上の麻痺側への重心偏位だが，ほとんどケースで重心後方偏位を合併していることが多く，介入では同時に行わなければならない。よって前後のバランス評価もする。また，注意持続困難，配分障害も多く合併するので工夫が必要である。
- 意図的に患側へ傾斜すると緊張が落ちる（上肢や下肢の肢位確認）。ここから患者の垂直軸（認識のズレ）を予想する（図3）。
- 評価指標（重症度）を表1に示す。

図2　Pusher現象の評価

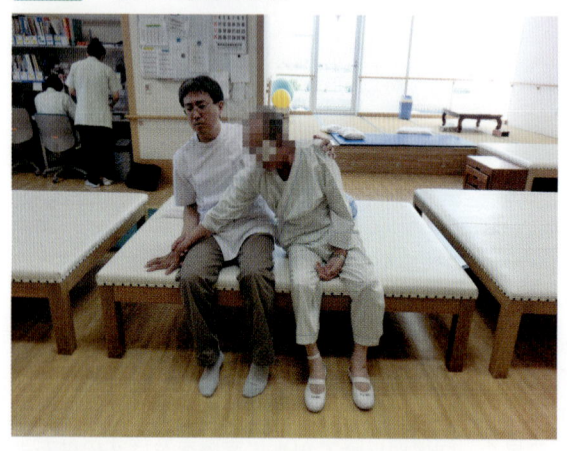 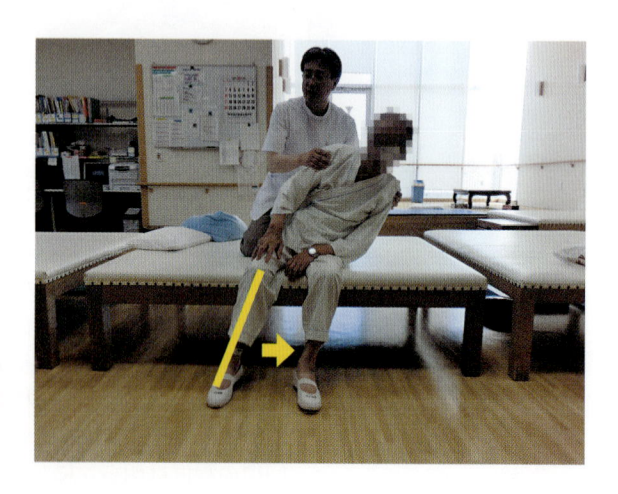

a. 非麻痺側から上肢や体幹を操作し反応をみる
b. 意図的に患側に倒して右下肢の外転反応（平衡反応）どうなるかみる

表1

Pusher現象の評価指標（重症度）

BLS	0〜17点のスケール。SCPより感度が良いとされる。経過観察向け
SCP	妥当性と信頼性が報告されている。ただし，非麻痺側荷重不良の評価指標はない。詳しくは別項91ページ参照

BLS：Bruke Lateropulsion scale

SCP：Scale for Contraversive Pushing

Pusher現象への介入

- 自己身体垂直性と重力方向とのズレを認識させる。
- 周囲環境と合わせる。もしくは自己身体を外部に投影する鏡を用い，身体軸のズレを修正させる。
- Pusher現象はある種「抵抗運動」といえる。セラピストが非麻痺側へ強制的に荷重しても反発する。目印に自ら動ける環境を設定して荷重を促す（非麻痺側に置いた重錘を触るなど）。
- 静的姿勢保持は修正が難しいので，動作課題（on-elbowからon-hannd，その逆や立位での非麻痺側下肢ステップなど）で修正する。※非麻痺側へ他動的に押して修正を促そうとするのは不適切である。
- 壁（台）を利用する。
  - ・立位の位置と壁（支持台）との絶妙な間合い（リーチ最長の7～8割）。
  - ・1step後，はじめて非麻痺側上肢が壁に触れる位置にすると，立位保持しやすい。
- 座位・立位での適切なポジショニング：特に下肢の設置位置と支持台および支持台と股関節の適切な距離が重要である。
- 歩行時非麻痺側下肢先行の揃い型を試す。
- 高い手すりを試す（胸部あたり）。
- 長下肢装具の装用も適宜考える。
- 重症例で急性期の場合，逆の発想として，わざとpushingさせて両下肢，特に非麻痺側の抗重力筋の活動を促すことを考えてもよい。

具体的プログラム（例）

▌ 背臥位

- 患側片脚ブリッジ（図3a）：足底に正しく荷重させ，体幹を回旋（非麻痺側）させるよう実施する。
- 背臥位にて患側股関節内旋（図3b）。荷重を意識させ，股関節内旋と体幹の回旋を促す。
- 非麻痺側への寝返り動作（図3c）：非麻痺側体側で，セラピストの手を押させている促通手技。
- 背臥位にて非麻痺側膝立て位にして患側股関節外転（図3d）：非麻痺側片脚ブリッジを行い，代償的に患側下肢を外転させる運動促通（場合によっては，体幹の代償も許可）。

▌ 座位

- 起き上がり動作は，前方への体重移動を意識させる。場合によっては軽度介助やベッドアップをして負担軽減する。左無視がある場合，アームスリングをしてもよい（pushing対策での余計な阻害因子は排除しておく）。
- On-elbowからon-hannd，その逆（図4）：姿勢制御の負荷が多い場合は，枕を用意して肘接地させる。
- 端座位にて左右体重移動練習：pushingの強さで，マークする2点（手をさしのべる目印）の位置を非麻痺側は遠方・麻痺側は体側近くにするなど調整する。誘導では非麻痺側上肢と体幹を操作し，麻痺側リーチでは体回旋を意識し，あまり荷重させないで行う（図5）。Pushingが著明の場合，両方とも非麻痺側に置く（図6）。
  - ・このときに下肢は接地していること・非麻痺側下肢がずれていないかをチェックする。また，麻痺側ができるだけ外側に着いて，股関節内旋気味になっているようにする。適切な荷重感覚が入力されるよう工夫する。
  - ・Pushingが著明な場合，意図的に座面高を高くし下肢を接地させないことも行う。

図3 背臥位での姿勢改善への準備動作練習

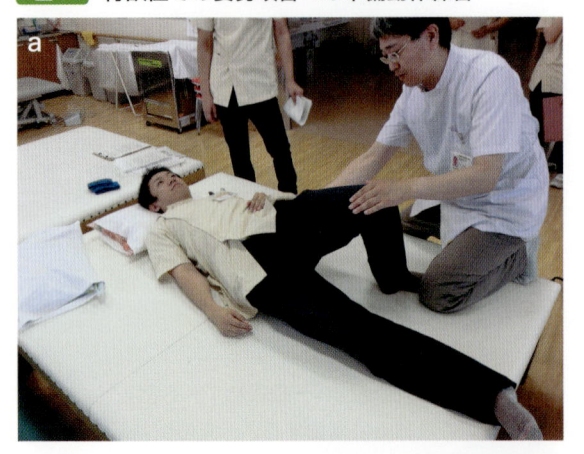
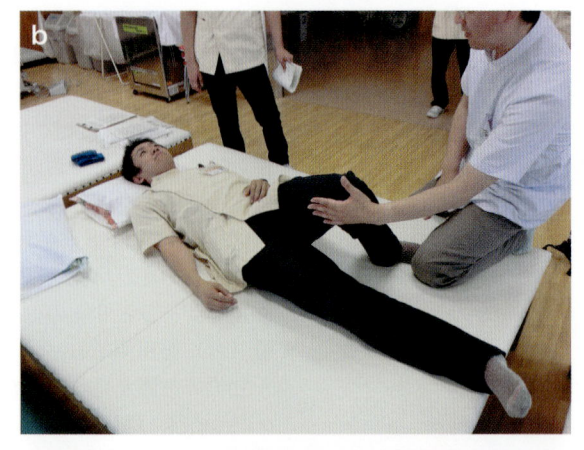
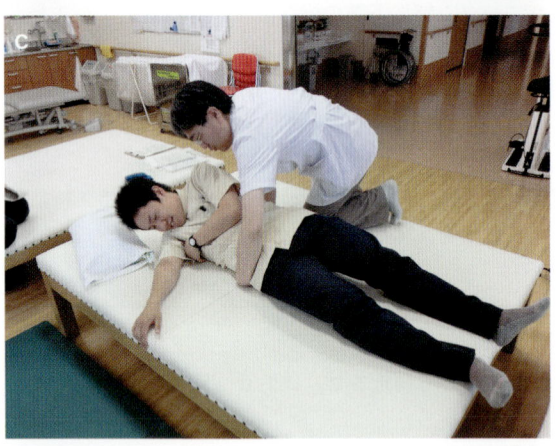
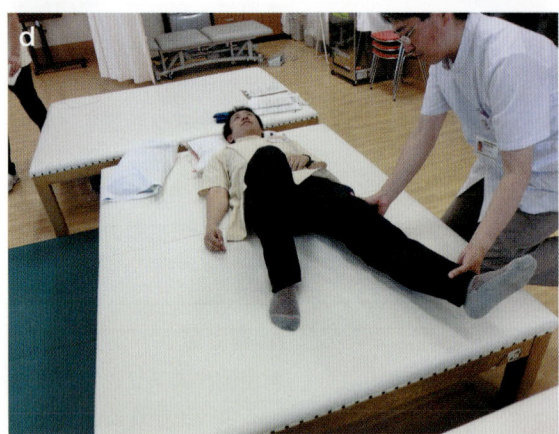

図4 On-elbow ⇔ on-hand 反復練習

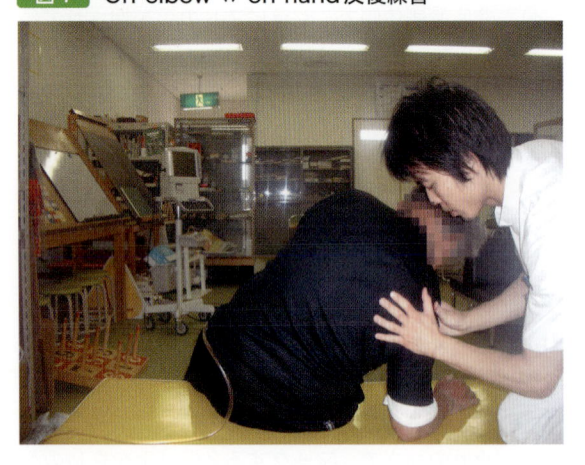
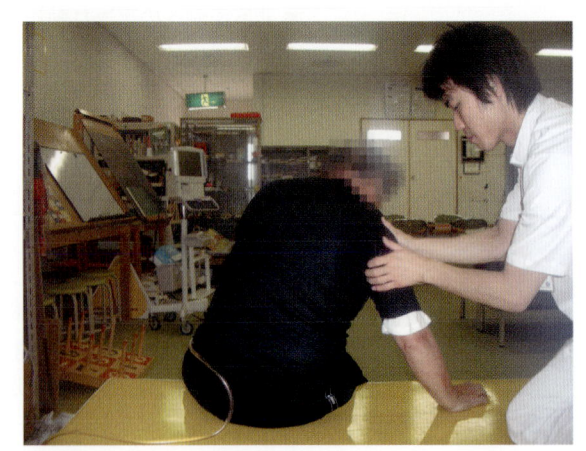

図5 左右体重移動練習例（1）

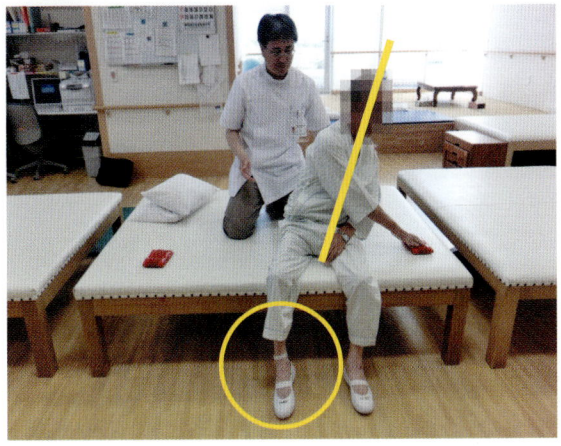 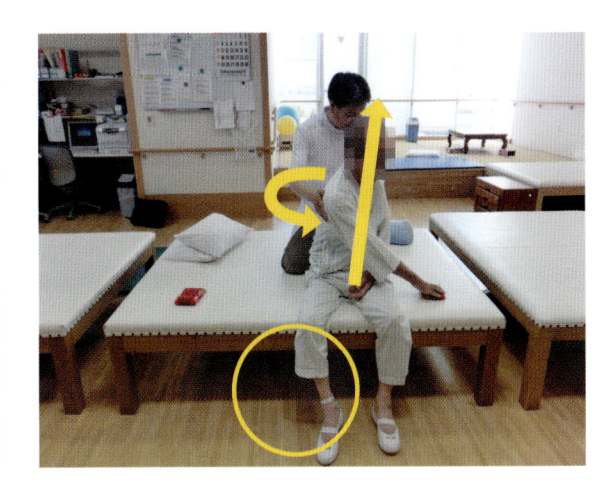

麻痺側に傾けすぎないように行う。回旋を入れるとよい。

図6 左右体重移動練習例（2）

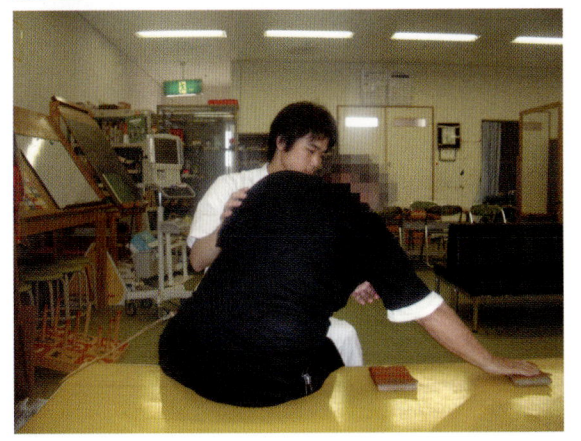 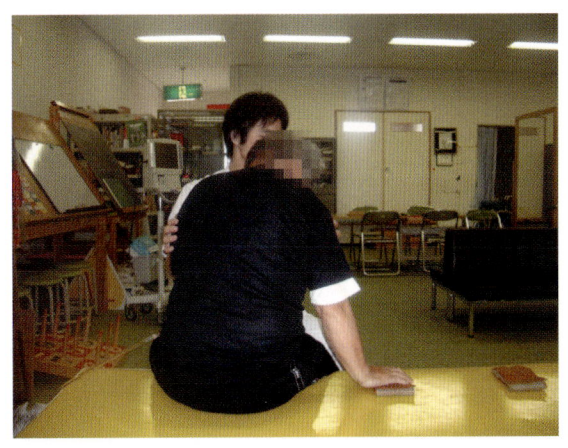

マークするポイントを，通常は身体を中心に左右に2つ設定し，体重負荷練習を行う。患側へのリーチでは荷重を制限し体幹回旋を多めに入れて行う（図5参照）。ただし，pusher現象が強いケースでは，右側に2つのポイントを用意し，交互に触れさせる動作が有効なときもある。

・座位での側方リーチは軽症例に有効だが，よほどうまくやらなければ，pushingを強化する形になるのであまり勧められない。

起立・着座

● 座位からの立ち上がり：上肢支持で40cm台から立ち上がりが可能であっても，pushing気味で立ち上がる場合，pushing気味状態での動作学習をするおそれがある。課題難易度を下げ，適切な荷重で行える高さ（50cm台など）に変更し，ゆっくり実行する。

・非麻痺側下肢および麻痺側下肢の設置位置，および手の位置が重要となるため，1cm刻みでの微調節が必要である。支持台と非麻痺側下肢の距離感にも注意する。麻痺側下肢を若干，外側かつ前方に位置させる。支持台と非麻痺側大転子はある程度距離が必要だが，離れすぎると過剰負荷になるので注意する（図7）。

・支持台に置いている手の位置などは，セラピストが強制的に修正することもあるが，原則自ら位置を修正さる。セラピストは場所を示すだけでよい。

・最初は一緒に立つこと。

図7 適切な位置関係を形成

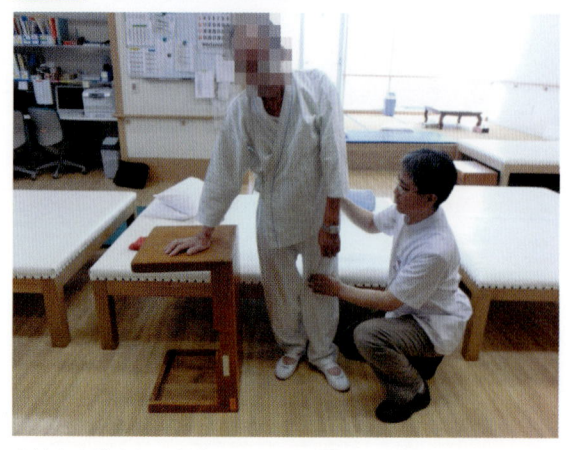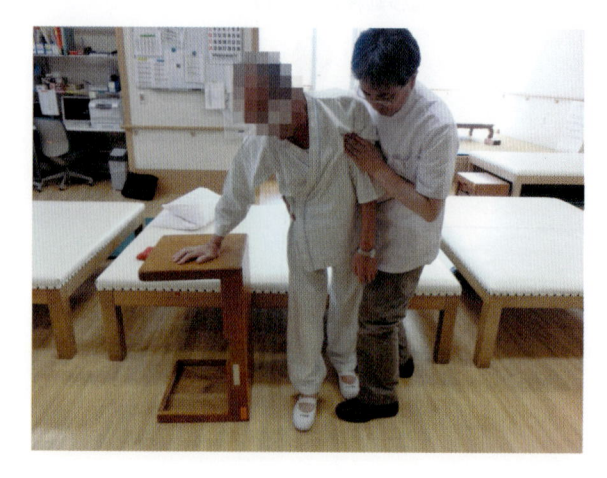

支持台を離すと，余計にpushingが強くなる傾向がある。

- 着座：立ち上がりでせっかく有効な立ち方をしても，座らせる動作を適切に行わなければ，すぐpushingが出現する。初めの介助はやや多めにゆっくり麻痺側に行きすぎないよう，体重の前方移動にも留意し行うこと。

▌下肢ステップ練習

- 台支持での非麻痺側ステップ：非麻痺側ステップは荷重練習では有効な手段の一つである。ステップ後の荷重を故意に行わせる。静的な姿勢修正と異なり，意外にうまくいく（図8a）。麻痺側下肢の支持性が不良であれば，膝や股関節を介助する。支持がほとんどないような場合，セラピストの両脚で患側下肢を挟み込んで行う。
- 台支持での麻痺側ステップ：足関節周囲もしくは膝蓋骨下部を介助する。この際，うまく非麻痺側荷重を介助する必要がある。ほんの少しだけ骨盤帯を非麻痺側方向に押したりする（図8b）。
- 階段への非麻痺側ステップ：ステップ後荷重を意識させる。

図8 下肢ステップ練習

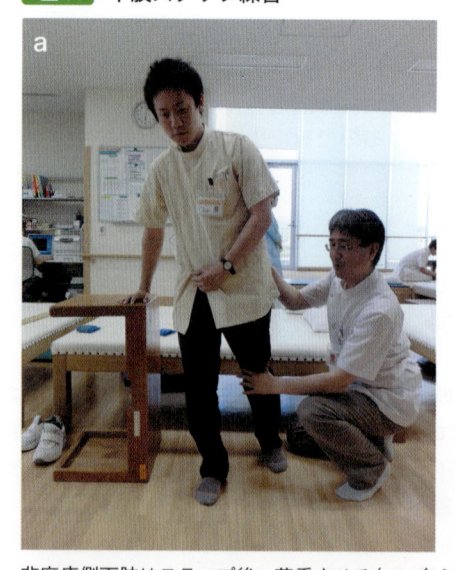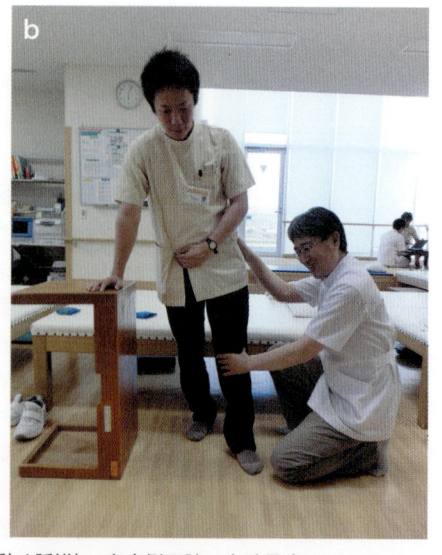

非麻痺側下肢はステップ後，荷重させる（a：自ら動く誘導）。麻痺側下肢は介助量多めでもよい。

- 階段への麻痺側ステップ：多少の分回しは許容する。いったん後方へ下肢を引いて回すとやりやすい。これを行うことで，非麻痺側下肢の適切な荷重や動かし方を学習すると考えられている。
- 階段脇での立ち上がり：手すりの位置を高くして行える（重症例用）。
- 壁を利用した下肢ステップ練習：立位保持させて非麻痺側をステップさせたとき，非麻痺側にリーチすると壁（支持台）が来るように条件設定してから，立位保持させる（図9）。可能なら壁に前腕支持することを試みる。
- 立位保持（重症例）の場合：支持台や手すりを胸の高さくらいにして，非麻痺側上肢（手または前腕）で保持させる。長下肢装具を用いると安全なときもある。立位保持ができてきたら，セラピストの手にリーチさせる練習を段階的に行う。

図9 壁を利用した下肢ステップ練習

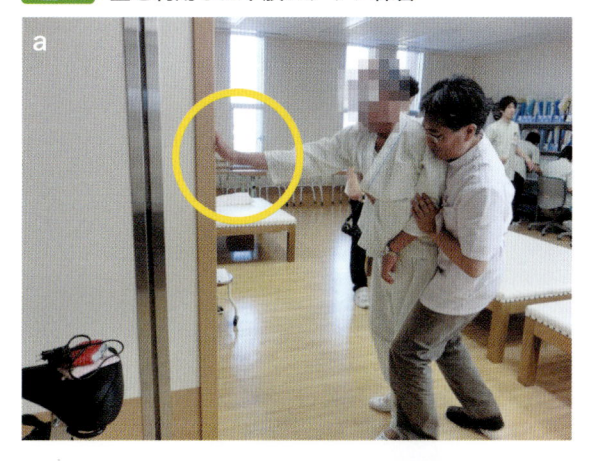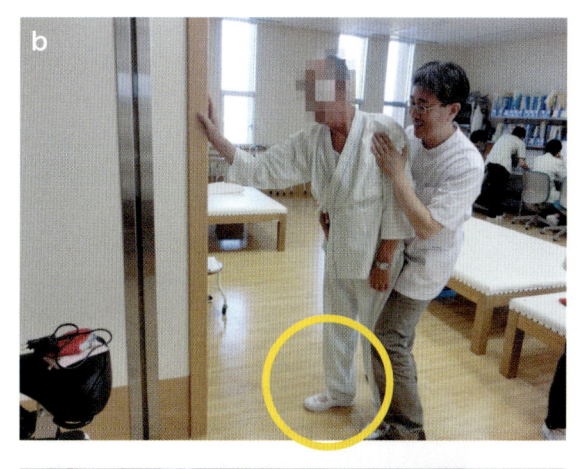

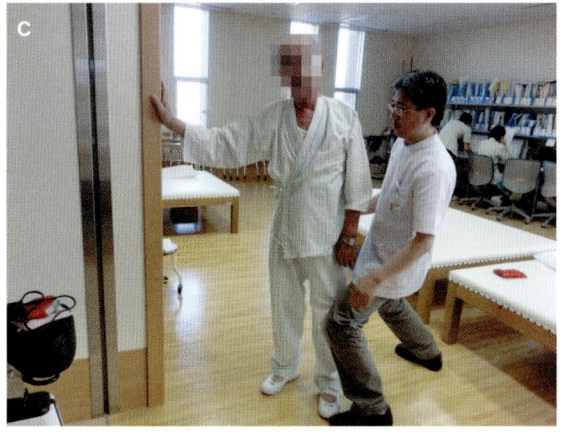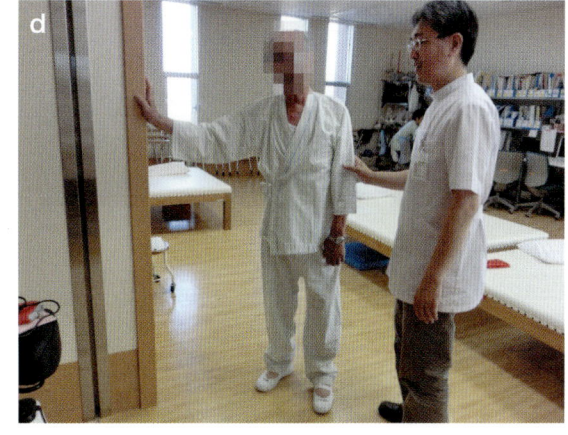

非麻痺側下肢ステップ後，丁度患者が，壁を触れる位置で行う。

▌▌▌ 歩行（動画1・2）

- 歩行（4点杖，AFOなど）：非麻痺側下肢および麻痺側下肢の位置，および杖の位置が重要である。杖への荷重がうまくいかず杖が浮いてくる場合があるため，手の上からセラピストが意図的に荷重するか，杖に重錘利用も考慮する。
  - ・非麻痺側先行の揃い型（無視対策）や，1歩目も非麻痺側から開始すると，うまく行えることが多い。
  - ・セラピストはできるだけ患側前に位置する。場合によっては，非麻痺側後方でもよい。

- ・速度はやや早めにするとうまく行えることが多い。
- ・平行棒やウォーカーケインでの歩行は，安定するようにみえて不良なことが多い。
- ・左不注意患者などで，杖などの客体を非麻痺側に使うことで杖に注意が向いてしまい，むしろ姿勢崩壊につながっているような場合は，杖を使わずセラピストの介助歩行がよい。どうしても必要なら4点杖ではなくT杖を用いる。場合によっては，いたずらしないように患者の非麻痺側の手首を持って行う。極論では，転倒の見極めを十分に行ったうえで独歩させるのがよい。
- ●支持台ずらし歩行：自ら動くことが大事である。台は摩擦が大きいので，持ち上げて前に出さなくてはいけない。よってそこに注意を集中させ荷重を促すチャンスとする（図10）。
  - ・環境設定：周囲空間にものを置かない。誘導のためわざと壁を利用することもある。
- ●横歩き：体重移動練習で特に麻痺側移動時の非麻痺側下肢の体重移動を適切に学習させる。
- ●後ろ向きの横歩き：平行棒内で後ろを向き，殿部をバーに付けたまま非麻痺側に進む。中等度からから重症例でよく行う。

移乗などの工夫

- ●全介助の移乗（車椅子–ベッド）の仕方として，ベッドに患側を付けると負担が少ない。

動画1 非麻痺側下肢に荷重を促すステップ介助

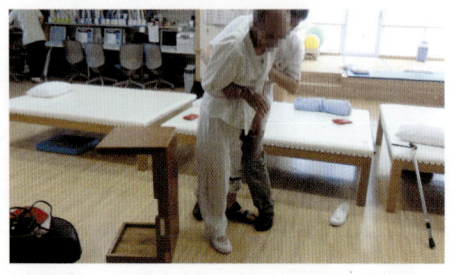

動画2 非麻痺側下肢先行の歩行介助（例）

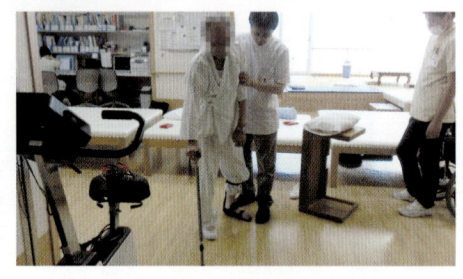

図10 支持台を滑らせ，ずらしての前進歩行練習

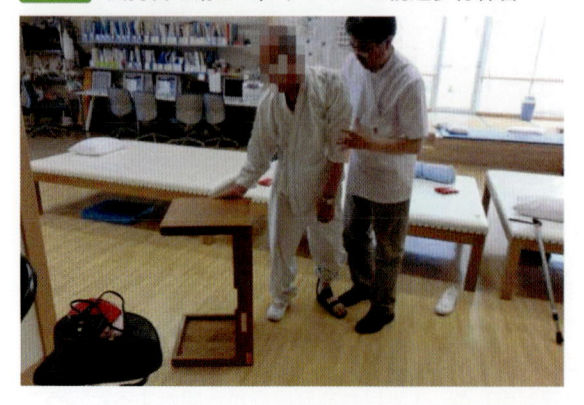

Lateropulsion（ラテロパルジョン）

Lateropulsion とは

- 側方突進現象を表し，不随意に一側に身体が倒れる，もしくは斜めに回るように突進していく状態である。延髄外側の損傷でよくみられる。延髄外側損傷ではワレンベルグ症候群を呈することも多い。損傷部位側に傾斜もしくは突進する状態になる。

評価

- BLS が有名である。下記に示すようにモンキーウォークでかなり改善を示すため，小脳症状やpusher 現象などとの区別の一助となる。

治療介入

- 足底からの感覚入力の強化（荷重を意識させる）と，筋紡錘からの筋収縮情報を多くする目的で，モンキーウォークが勧められる（図11a）。
- 障害側に崩れるため，逆方向に荷重を促すため40cmのプラットフォームマットに非障害側の上肢を支持して膝・股関節屈曲位をとり，周りを一周する（図11b）。
- 予後が比較的良いので，改善してきたら8の字歩行やタンデムゲイトなど不安定条件を導入する。

図11　Lateropulsion に対するモンキーウォーク練習

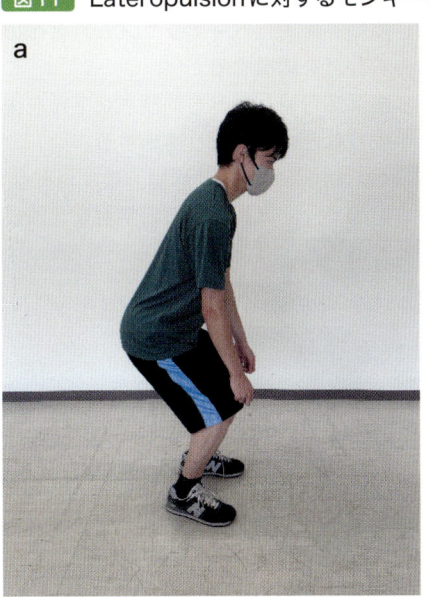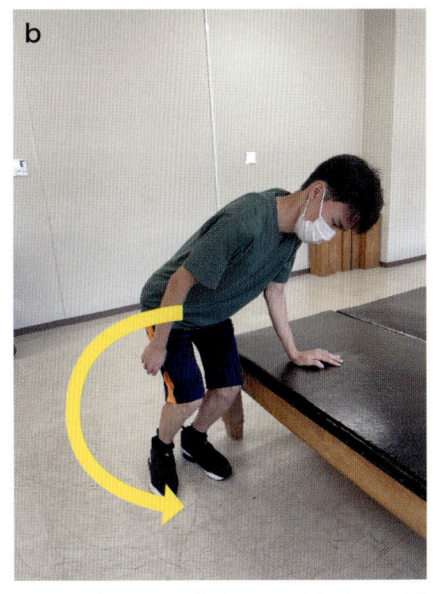

b：非障害側上肢をプラットフォームマットに支持し，右足底の荷重を意識させ，反時計回りに膝を曲げたまま，ステップしていく（右延髄外側損傷例として）。

重心後方偏位

重心後方偏位とは

- その名の通り姿勢保持の際，重心が後方に偏る現象である。立ち上がり時の前方荷重困難や座位・立位や歩行時，後方への易転倒につながる。
- 虚弱高齢者は元々，重心が後方に位置する傾向があるが，前頭葉損傷や正常圧水頭症で出現する。前頭葉損傷では，緊張性足底反射も陽性を示すことがあり，立ち上がり荷重時に足底刺激となり，足趾屈曲や足関節底屈傾向を示し，後方への姿勢崩壊を助長し大きな問題となる。

評価

- 立ち上がり動作や姿勢観察，外乱負荷応答などで確認できる。転倒しやすいので立位以上の動作では留意する必要がある。

治療介入

- 離殿練習：治療台に座り，前方に支持台（30〜40cm）を設置して，両手もしくは片手で台を支持し，相撲の仕切りのように前方へ体重を荷重させ，殿部を浮かせる。その際，足底全面を床に接地させる。あくまで前方への誘導が大切で，介助しすぎると，逆に抵抗することもある（抵抗症を呈するものもいる）。
- 立ち上がり：重心が後方に行きがちのため，自ら動いて前方に行きやすい環境を整える。例として，40cm台で真上に立つようなら，50cm台に変えるなど負荷を軽くして行う。補足運動野障害（パーキソニズム）者への対応のように，目印を用意し上肢の前方リーチなどを誘導する。
- 後進歩行：後ろ歩きは進行時，体幹を前傾させ下肢を後方へ移動させるので，有効な場合もある。手すりなどにつかまり実施する。
- 重症で急性期の場合，pusher 現象と同様，まずは動作の手順や立位の到達度などを覚えたほうがいいので，非麻痺側からの学習を念頭に，意図的に重心後方偏位のまま立たせることもある。

嚥下障害

- 人は毎日食事と水分補給をして生命を維持している。嚥下障害で問題になるのは，この栄養水分補給が不足するばかりではなく，さらに窒息誤嚥を呈する原因となることである。つまり本来生命を維持するための食物嚥下が，生命危機に直結してしまうのである。
- 嚥下障害の理解の第一歩は，正常嚥下の知識をもつことと，正常から偏移した状態（病態）を評価することである。この評価に基づき，機能改善が見込める場合は（あるいは見込める期間は），チームアプローチによる訓練を行う。機能改善が見込めない場合や，改善期間を過ぎたと思われる場合は，外科的方法や，食材・食事方法の代償手段を考える。
- 重要なことは，発症前と同じものを摂取するのが目的ではなく，現時点の患者の状態評価に基づいて，安全な食材と摂取方法を提供することである。

嚥下障害の機序

- 口腔・咽頭・喉頭の解剖は複雑なので，耳鼻咽喉科医以外で正確にすべてを把握することは容易ではないが，何でもよいので解剖図を傍らに置くと助けになると思われる。例えば咽頭とは鼻腔の奥から食道入口部までの食物の通路のことをいい，喉頭とは気管の上部構造で声帯を含む気道のことをいう（図1）。
- 正常嚥下は，5つの期に分けられる。これをいつも念頭に置くと障害の理解につながる。順番に，先行期（表1）→口腔準備期（表2）→口腔期（表3）→咽頭期（図2）→食道期，となる。
- 咽頭期（図2）の機序は，
  ①嚥下中枢は皮質延髄路入力で賦活の準備がされていて，
  ②食塊が一点でも咽頭粘膜に触れると，その感覚信号が延髄嚥下中枢を賦活し，
  ③喉頭挙上などにより気道が保護され，
  ④咽頭収縮筋群の活動と輪状咽頭筋（食道入口部）の弛緩により，
  ⑤食塊が食道に送り込まれ，
  ⑥輪状咽頭筋が収縮し（食道入口部閉鎖），
  ⑦喉頭が下降する（呼吸再開），
  となっている。③以降の咽頭期嚥下が成立するには，①と②の両方があることが必要条件である。例えば，1．覚醒レベルが十分でないとき嚥下できない，あるいは2．覚醒していても歯科で麻酔を受けたときに咽頭感覚が消失すると飲み込むのが不安になる。覚醒レベルの低下も咽頭感覚の消失も脳卒中後には多々生じる。
- 「むせる」とはどういうことか？　それは誤嚥時の咳反射の存在を示す生体防御の指標である。臨床場面では「むせないで食べているから安全とは限らない」ことを忘れてはならない。誤嚥の有無と咳反射の有無の関係を表4に示す。

図1 口腔，喉頭蓋，気管の解剖

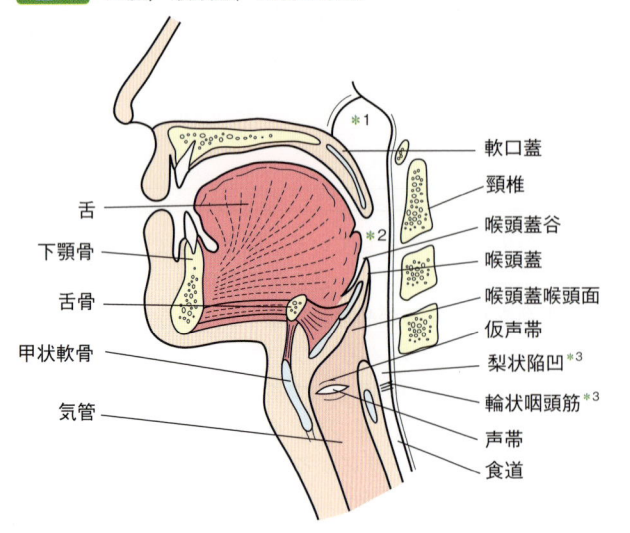

*1：上咽頭
*2：中咽頭
*3：下咽頭（梨状陥凹から輪状咽頭筋部まで）

表1 正常嚥下〈先行期〉

─食物を口に含むまで─
▶ 覚醒し
▶ 座位可能で
▶ 食欲を感じ
▶ 食物と認知できて
▶ 適切な大きさにして
▶ 適切な速度で
▶ 口に持っていくことができる

表2 正常嚥下〈口腔準備期〉

─食物を咀嚼し舌上に食塊を形成するまで─
▶ 固形物を咀嚼し
▶ バラバラになったものが食塊としてひとまとめになり
▶ 舌上にまとめられる

表3 正常嚥下〈口腔期〉

─食塊が奥舌から咽頭に送られる─
▶ 口唇が閉鎖し
▶ 舌尖が硬口蓋前方に付着し
▶ 奥舌が軟口蓋に付着することで
▶ 食塊が咽頭方向に送られる
▶ 軟口蓋は挙上し鼻咽腔を閉鎖する

図2 正常嚥下（咽頭期）−延髄嚥下中枢のパターン形成期による反射運動

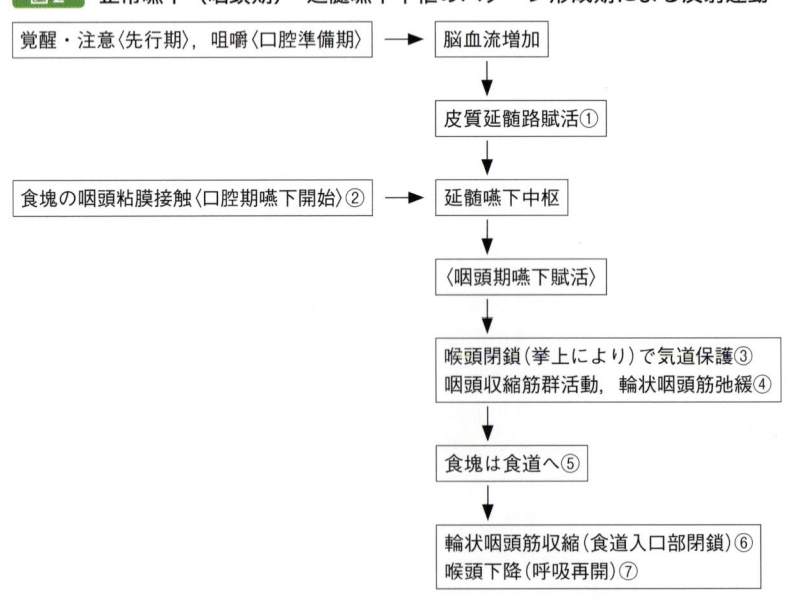

表4 誤嚥の有無と咳反射の有無での分類

	咳反射あり	咳反射なし
誤嚥なし	むせない（正常嚥下）	むせない（嚥下成功，幸運例）
誤嚥あり	むせる（嚥下失敗）	むせない（嚥下失敗，肺炎へ）

咳反射低下の程度については嚥下造影なしでは不明。

- 嚥下障害をみるときに最も重要なことは全身評価であり，決して咽喉だけをみるのではない。心肺機能，運動麻痺や感覚障害，協調運動，筋緊張，認知機能，姿勢や全身持久性が嚥下状態を制約する大きな要因となるからである。
- 上記の理由から，全身評価のためには，種々の領域の医学的評価，セラピストからの専門分野の情報，看護師からの日常生活場面での情報，などを総合する必要がある。
- 嚥下障害の詳細を評価するには，咽喉頭を直接観察すること（内視鏡検査）と嚥下動態を観察すること（嚥下造影）の両方が必要となる。
- 咽喉頭内視鏡検査は耳鼻咽喉科で行うことが多い。太さ3.5mm程度の，先端に電子カメラが付いたもので違和感はほとんどなく，画像解像度も高い。

VF：videofluoroscopic examination of swallowing

- 嚥下造影（VF）は，カメラと透視台の間が150cmの機種を用い，患者はストレッチャーやさまざまな椅子でも検査が受けられるように工夫している（図3）。
- 検査食材は工夫によりいろいろできるが，筆者らの施設では硫酸バリウム（50重量%以上）を混ぜた食材を使用している（図4，表5）。
- ヨーグルトは「すでに食塊形成されたもの」の模擬として使用する。これで問題なければブレンダー食（離乳食状のもの）は安全である。
- パンは「食塊形成の有無」も観察できる。これで問題なければ通常の食塊形態で問題ないと考えることができる。
- パンをちぎってヨーグルトに混ぜ，きざみ食状として検査することも多い。きざん

III

C その他，主な障害別治療介入 ▼ 嚥下障害

図3　嚥下造影（VF）

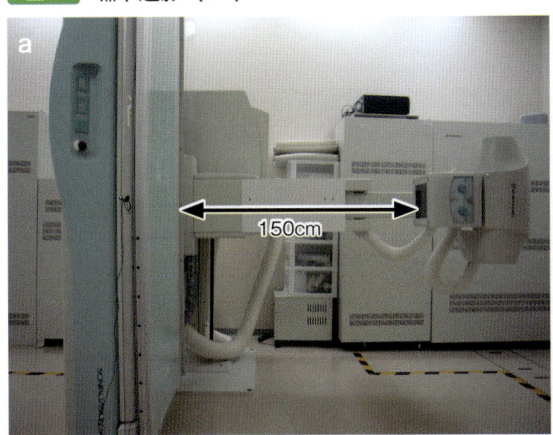
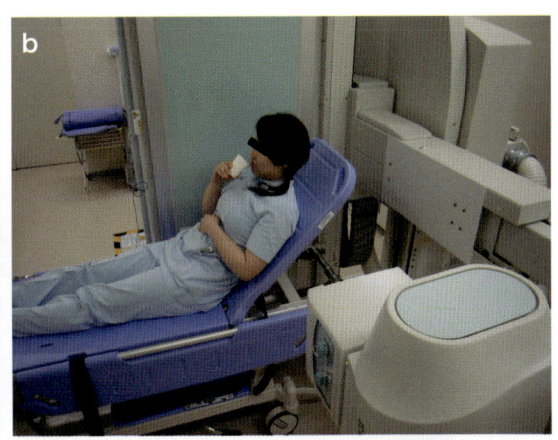
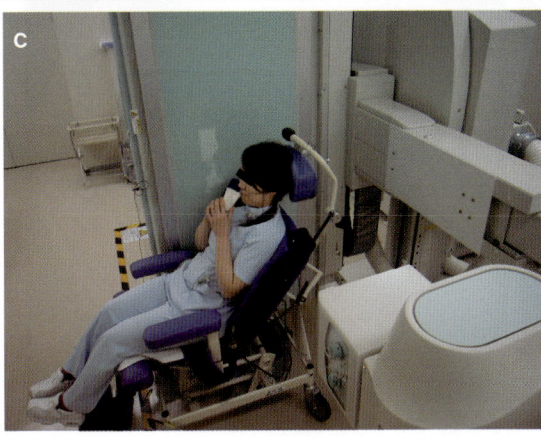
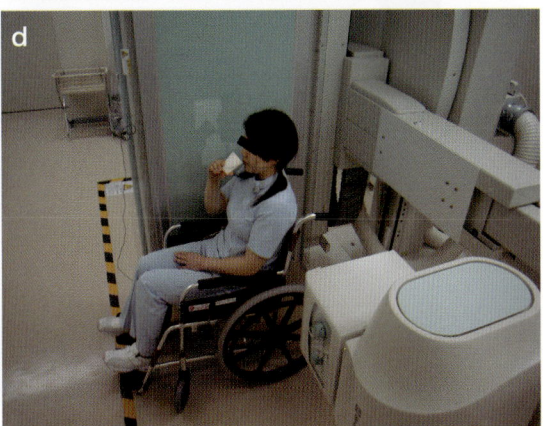

a. 広いスペース　　**b.** ストレッチャー　　**c.** 専用椅子　　**d.** 通常の車椅子

図4 嚥下造影に使用する材料

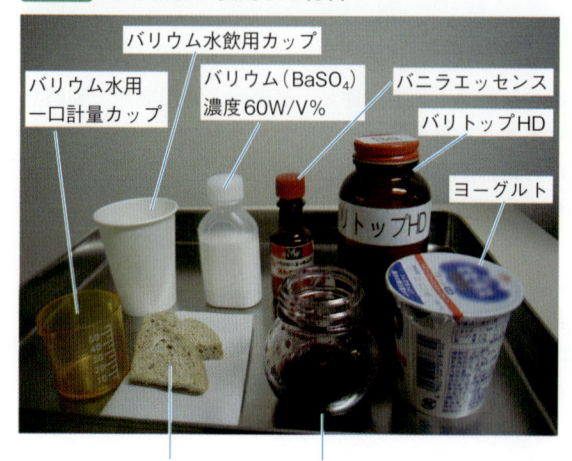

バリウム水飲用カップ

バリウム水用
一口計量カップ

バリウム（BaSO$_4$）
濃度60W/V%

バニラエッセンス

バリトップHD

ヨーグルト

バリウム入りパン　ジャム

表5 バリウム入りパンのレシピ

▶強力粉150g，グラニュー糖20g，塩3g，プラム3個，バター10g，硫酸バリウム150g，水100cc，ドライイースト3g
▶これらを自動パン焼き器にセットしてパンを作る
▶網上で冷まし，3×3cm厚さ8mm程度に切って冷凍庫で保管する

だパンが咽頭壁に残るときは食塊形成不良や筋力低下が背景にある。残存物を自覚できるかどうかで咽頭感覚も評価できる。

● 水は5cc，10ccと量を決めて検査する場合と，自由に飲水させる場合とを組み合わせる。前者は嚥下動態の評価そのものとなるが，後者は本人の食習慣（一口量や飲み方の特徴）を知って助言に活用するためである。

● VF検査の結果は検査と同時併行で電子カルテに記載する。主治医，看護師，栄養士，理学療法士，作業療法士，言語聴覚士，ソーシャルワーカーなどが検査当日に共通理解を図るためである。

実際の症例

症例1（図5）

● 78歳女性，高血圧と糖尿病で服薬中であったが，3年前に左脳梗塞で右片麻痺が出現した。杖と装具でADLは自立していたが，今回新たに2カ所の脳梗塞を併発し，右片麻痺の悪化と左片麻痺が加わり座位さえもとれなくなった。ワルファリンも服用している。車椅子と経鼻経管栄養で入院した。改訂長谷川式簡易知能評価ス

図5
症例1

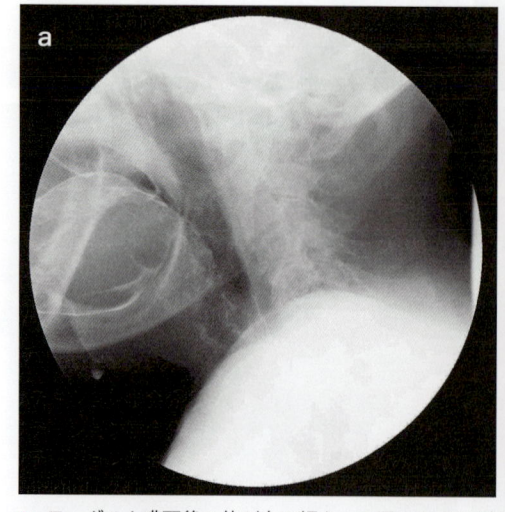
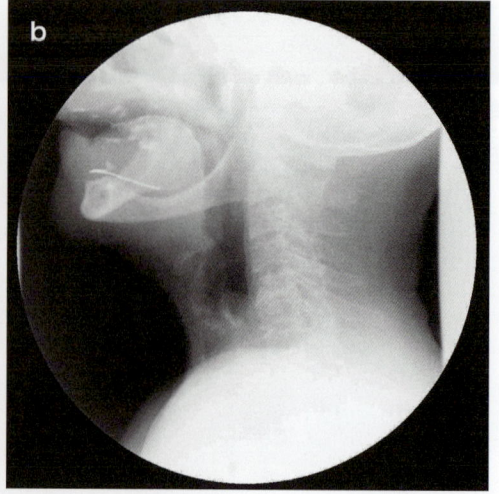

a. ヨーグルト嚥下後：体が左に傾き，口唇からのこぼれもある。3分で検査中断。
b. 3カ月後：座位安定し，きざみパン嚥下後も喉頭周囲に残存なし。

ケール25/30と保たれ，家族関係も良好で精神的にも安定していた。

- 当初の推測：左右の大脳と脳幹を含んだ脳梗塞による偽性球麻痺が高度で嚥下不能である。ワルファリンほか，薬剤は中止しづらく経鼻経管栄養のままであると考えた。
- 実際：声質よく内視鏡では唾液貯留なし（嚥下している），とてもおしゃべりでそれが自然に基礎訓練になっていた。VFではヨーグルト嚥下は良好，しかし座位を保てず頸部・体幹が左に偏移した（図5a）。
- 訓練計画：各部門で筋力増強・耐久性向上を図り，座位安定を目指した。徐々に車椅子座位時間が延長ができ，2カ月後に30分程度となりブレンダー食を開始した。
- さらに1カ月後のVF再検では姿勢が見違えるように良くなり（図5b），米飯と軟菜のきざみ食の摂取と，飲水はとろみつきで1日1,000mL可能となった。全身の筋力向上が経口摂取のための体力を作ったと考えられた。
- 訓練スタッフ：医師，看護師，理学療法士，作業療法士，栄養士

症例2（図6）

- 30歳男性，脳底動脈血栓による脳幹梗塞で四肢麻痺と球麻痺（嚥下構音不能）が出現した。左第3趾のみ動き，他肢は無動であった。当初の気管切開は閉鎖されているが唾液を嚥下するのがやっとで，強制笑いのためしばしば閉口困難となった。

図6
症例2

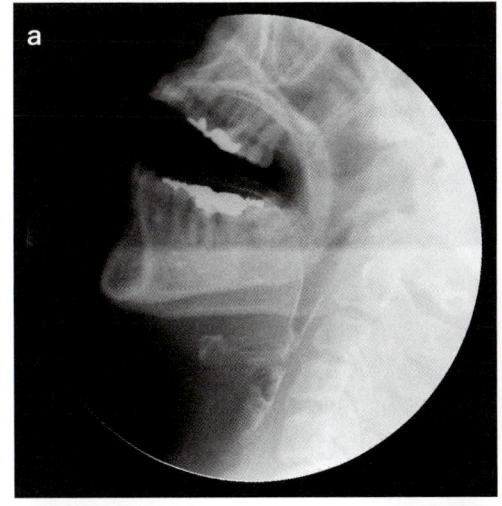
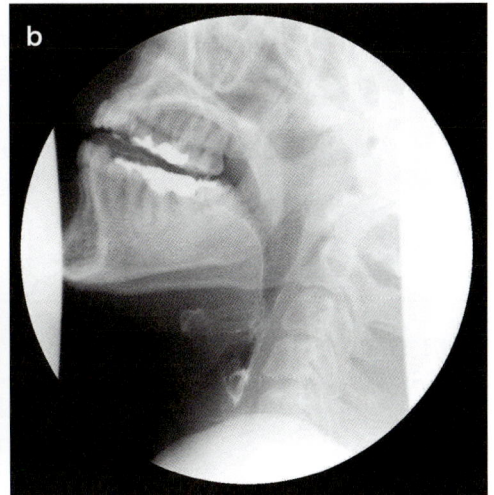
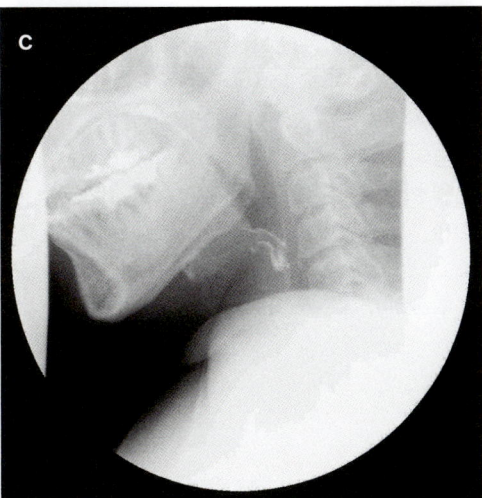

a. 発症6カ月：座位不能，強制笑いによる開口が生じ，嚥下を妨げている。
b. 発症11カ月：座位不能，強制笑いは減じた。直接訓練（ヨーグルト）を開始した。
c. 発症17カ月：座位安定し，ヨーグルトの摂取は良好であった。喉頭蓋の下降が元に戻る直前を映したものである。

知的には何の問題もなく，いわゆるlocked in syndromeの状態であった。急性期病院ですでに胃瘻造設されてきた。

- 当初の推測：発症後4カ月での入院だが，あまりにも四肢麻痺が重度であり，ほぼ寝たきりで，経口摂取は困難であった。口腔内清潔に努めて肺炎の回避がやっとと推測した。
- 訓練計画：入院訓練が長期化すると社会生活から隔絶されてしまうため，最初から3〜4カ月ずつの入院と在宅の繰り返しを行えるように，本人と家族を援助した。
- 発症後6カ月のVF：座位をとれず嚥下しようとすると強制笑いのため開口してしまう（図6a）。間接訓練とクラッシュアイス嚥下のみとし，いったん自宅に退院した。
- 発症後11カ月のVF：2回目の入院中で，強制笑いが減った（図6b）。座位はまだ困難であった。ヨーグルトの嚥下は強制笑いが生じなければ上手になったので，直接訓練（ヨーグルト，おやつとして）を開始した。左上下肢が徐々に使えるようになり，文字盤やパソコンでのコミュニケーションも少し可能となった。その後，自宅退院となった。
- 発症後17カ月のVF：3回目の入院中で，車椅子内での座位が安定し，自走可能となった。ヨーグルト摂取は順調で発熱もなかった。初めて検査椅子にもたれずに検査可能となった。図6cはヨーグルトを嚥下した直後で，喉頭蓋が下降した後ゆっくり戻る途中で撮影されている。座位耐久性も1時間近くになったので，この後より昼食のみブレンダー食となった。摂取時間30〜40分程度とし，水分や他の食事は胃瘻からとした。
- まとめ：発症後2年経過し4回目入院を終了して自宅退院した。ほぼ全介助の生活だが，車椅子内で1時間以上座ることができ，ブレンダー食を楽しみ，パソコンで筆談し，デイサービスで他の人との交流も行っている。
- 訓練スタッフ：医師，看護師，理学療法士，作業療法士，言語聴覚士，栄養士，臨床心理士

症例3（図7）

- 68歳男性，椎骨動脈解離により球麻痺症状が出現した。一時生命の危機に陥ったが奇跡的に回復し，歩行可能，ADL自立まで改善した。知的に問題はなかった。完全嚥下障害を後遺し，唾液誤嚥の吸引経路として，気管切開されカフ付き気管カニューレを装着していた。栄養は自分で経管栄養していた（食事ごとに口から胃に管を挿入した）。
- 見通し：発症後4カ月を経過し，嚥下障害のみ後遺した。VF上は完全嚥下障害（図7a）で病態からも今後回復することは困難であった。現状のままか，外科手術で気道と食道を分離するか，の選択が必要と考えた。
- 本人の希望：家族に長期療養中の病人がいて自分も看病してあげたい，たとえ声を失っても1日でも早く自宅退院したい。
- 発症6カ月で喉頭摘出術を受け，経口摂取可能となり（図7b），手術の3週間後自宅退院となった。その後，喉頭摘出者の患者会に参加し，食道発声や電気喉頭での発声に取り組んでいる。
- 訓練スタッフ：医師，看護師，理学療法士，作業療法士

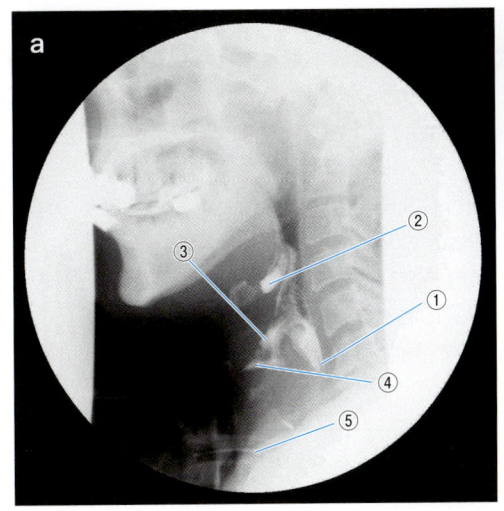
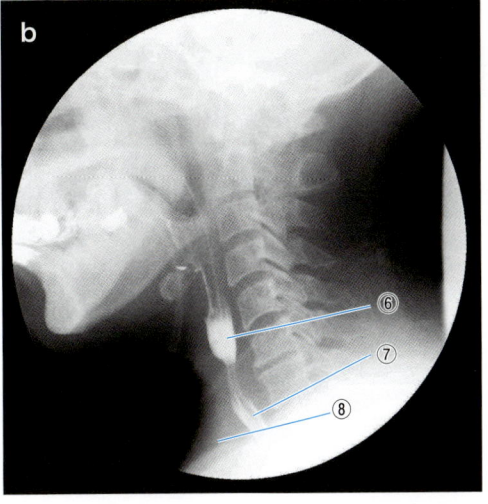

図7
症例3

a. 4カ月後：50%バリウム水3ccは輪状咽頭筋（①）がまったく弛緩しないため，喉頭蓋谷（②），喉頭内（③）にあふれ，かろうじて声帯のレベルでせき止められている（④）。唾液の気管内流入が常時あるため，カフ付き気管カニューレ（⑤）が装着されている。

b. 発症6カ月，喉頭摘出術2週後：吻合部（⑥）を越えて，食道へのバリウム水の進行（⑦）を認める。永久気管孔となり，すでに気管カニューレは抜去されている（⑧）。声を失ったが食事可能となり，1週間後，自宅退院となった。

症例4（図8）

● 80歳男性，10年前胃癌で胃2/3を摘出した。多発性脳梗塞で，脳血管性パーキンソニズムの症状がみられた。徐々にADLが低下し立ち上がり困難と嚥下困難がほぼ同時に起こり，腸瘻作成後に起居動作の安定を目的に入院したが，既存の肺炎が重度で入院当日から38℃台の発熱が続いた。

図8
症例4

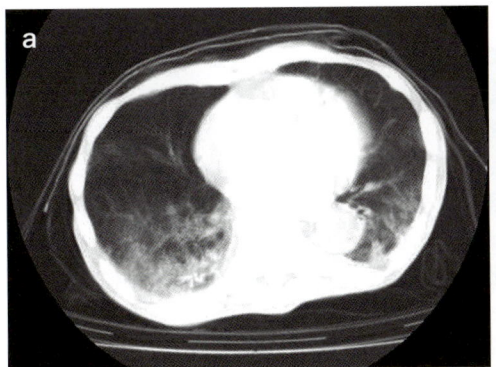
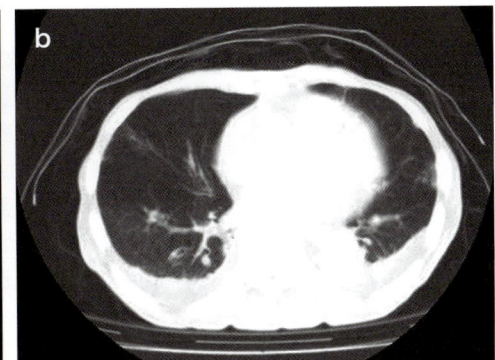
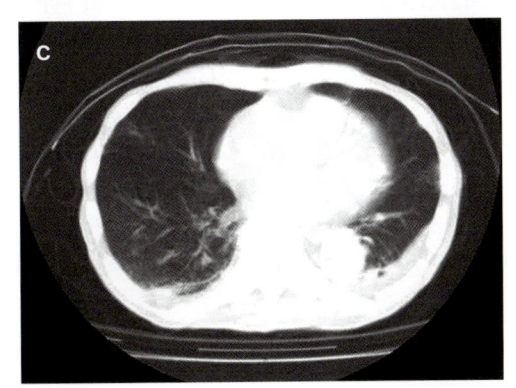

a. 誤嚥性肺炎の状態であった入院当日：PaO_2 40.3Torrで，酸素投与，抗菌薬，肺理学療法を開始した。

b. 3日後：肺炎は軽快し，抗菌薬終了，酸素終了とした。肺理学療法は継続した。PaO_2は75.9Torrであった。

c. さらに3日後：肺理学療法直後のCTである。胸水貯留が改善し，PaO_2が93.7Torrとなった。

- 唾液嚥下困難，吸引操作でもまったく咳が出ず著しい咳反射の低下が示唆された。抗菌薬の点滴のみでは物理的に喀痰排泄はできないため，肺理学療法を施行した。
- 入院当日の肺CTでは両下肺野の肺炎と胸水貯留が著明であった（図8a）。動脈血ガス分析で酸素分圧（PaO_2）が40.3Torrであったが，肺理学療法後に76.6Torrに改善した。
- 毎日，肺理学療法を施行し3日後の肺CT（図8b）では肺炎の軽快を認めたので抗菌薬を終了した。このときのPaO_2は75.9Torrであった。
- さらに3日後，肺理学療法施行直後の肺CT（図8c）では胸水貯留も改善傾向で，このときのPaO_2は93.7Torrとなった。
- スタッフ：医師，看護師，理学療法士

まとめ	- 嚥下障害の症例は一人ひとりまったく異なるので，ここにそのすべてを紹介することはできない。多くの成書があり，それらを参考にされたい。

訓練方法，代償方法

- 本人の状態を改善するための訓練と，本人の能力に限界があるときの代償方法と，この両方を備えて初めて安全な食事となる。
- 症例紹介で記したように，訓練で最も重要なことは姿勢保持と耐久性の向上である。嚥下は決して咽喉だけの現象ではなく，体全体の機能が大きく影響している。したがって，理学療法士や作業療法士による座位・立位の安定へのアプローチが嚥下の基礎条件を整える大切な訓練となる。
- 食事前に簡単にできる準備体操として，嚥下基礎訓練が推奨される（図9）。頭頸部と口腔，舌のリラクセーションを図ることが目的だが，毎日繰り返すことである程度の筋力維持も図られると思われる。症例1で示したように，会話が好きでいつもおしゃべりしている人は，構音も嚥下も改善しやすい印象がある。
- 右Wallenberg症候群の患者が試験嚥下できるようになったころの病棟での指導の説明を紹介する（表6）。右向き嚥下は健側の左梨状陥凹を利用する体位である。嚥下訓練は共通項目もあるが基本的にはこのように個別メニューとなる。
- 介助食器：これは多数あるので成書を参照されたい。
- 食材の選択：患者が困難としている部分を食材選択で補うことになる。例えば舌の動きが不良で食塊形成ができない場合は，すでに食塊になっているもの（ブレンダー食）を提供すべきである。
- 刻み食は噛む動作を省けるが，食塊形成ができないときはバラバラに落下するので喉頭挙上のタイミングに合わない落下物は誤嚥する，筋力低下があれば飲み込んだつもりでも咽頭後壁に残存する，感覚低下があるときは残存物に気付かない，と多くの危険をはらんでいる。一口大きざみは，少し噛むきっかけを作ることで咀嚼に移行しやすいため，パーキンソニズムや運動失調患者で楽なことが多い。
- 水分のとろみ：喉頭挙上のタイミングが遅れるときや，舌で食材の落下速度を調節しきれないときに水の誤嚥が生じやすくなる。いずれも脳卒中後にはよくみられる現象である。とろみは，水分の落下速度を調節して喉頭挙上に間に合わせることと，落下した水分がバラバラになりにくくなることを期待して使用する。
- 秋田県立リハビリテーション・精神医療センターで使用している「とろみ一覧表」を表7に示す。

図9 嚥下基礎訓練

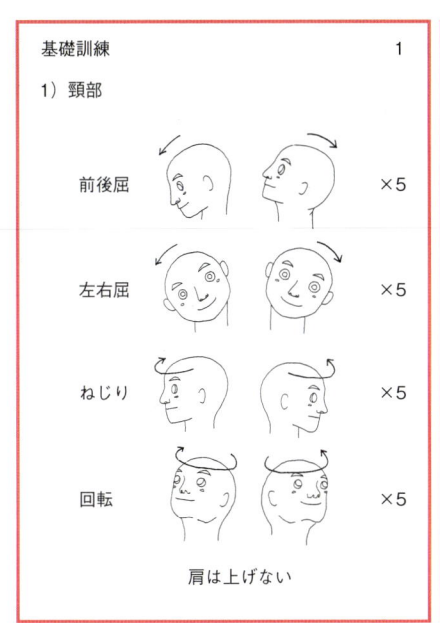

基礎訓練　　　　　　　　　　　　1

1）頸部

前後屈　　×5

左右屈　　×5

ねじり　　×5

回転　　×5

肩は上げない

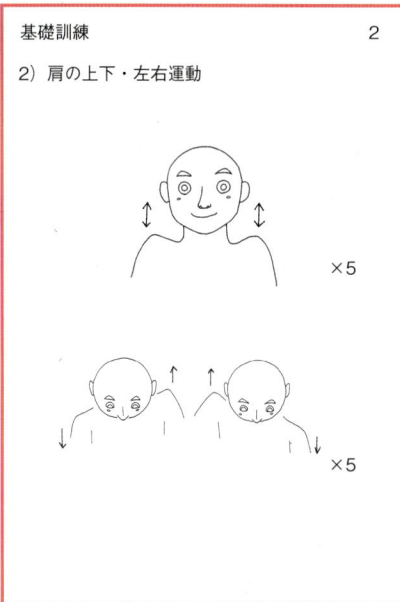

基礎訓練　　　　　　　　　　　　2

2）肩の上下・左右運動

×5

×5

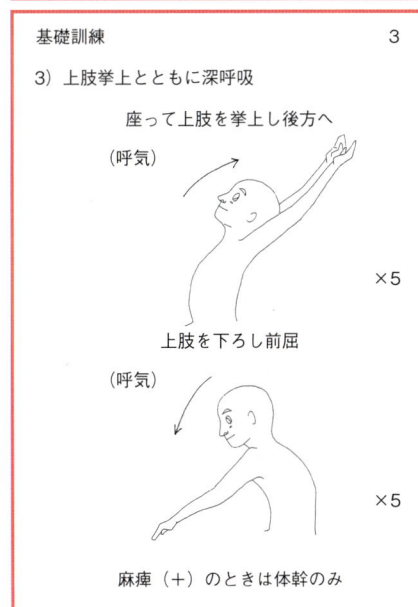

基礎訓練　　　　　　　　　　　　3

3）上肢挙上とともに深呼吸

座って上肢を挙上し後方へ

（呼気）

×5

上肢を下ろし前屈

（呼気）

×5

麻痺（＋）のときは体幹のみ

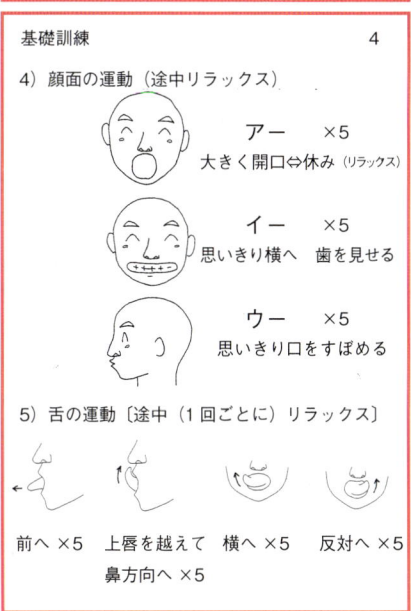

基礎訓練　　　　　　　　　　　　4

4）顔面の運動（途中リラックス）

アー　×5
大きく開口⇔休み（リラックス）

イー　×5
思いきり横へ　歯を見せる

ウー　×5
思いきり口をすぼめる

5）舌の運動〔途中（1回ごとに）リラックス〕

前へ ×5　上唇を越えて　横へ ×5　反対へ ×5
　　　　　鼻方向へ ×5

表6 右ワレンベルク患者への指導パンフレット（例）

> △△様 ～飲み込みの訓練方法です～
> ① 基礎訓練
> ② うがいか歯磨き
> ③ 冷たい水5ccを口に含み慎重に飲み込む
> ④ つばを2回飲み込む
> ⑤ ③と④を5回繰り返す
> ＊これらを1セットとして，1日3回行います
> 　そのうち1回は看護師と一緒に行います
> ＊少し右側を向いて飲み込むと飲み込みやすくなります
> ＊凍らせた綿棒で嚥下練習するときは看護師と行います

表7 とろみ一覧表

院内の通称	性状	計量スプーン	重量
きわめてさらさら	牛乳状	小さじ1/4	0.4g
さらさら	飲むヨーグルト状	小さじ1/2	0.8g
ゆるめ*1	ポタージュ状	小さじ1	1.5g
中間*2	とんかつソース状	小さじ2	3.0g
濃い*3	ケチャップ状	大さじ1	4.5g

＊1：日本摂食嚥下リハビリテーション学会分類では「段階1 薄いとろみ」
＊2：日本摂食嚥下リハビリテーション学会分類では「段階2 中間のとろみ」
＊3：日本摂食嚥下リハビリテーション学会分類では「段階3 濃いとろみ」
とろみ剤は「つるりんこQuickly」（クリニコ社）を使用し，お茶または水150mLに対しての目安である。飲料の種類によって，とろみ濃度が異なるので調整が必要である。

言語障害

- 発話（speech）は話したい内容を考え，考えをことばにし，発話運動を組み立て実行するという過程を経て産生される（図1）。
- 脳卒中によりそれらの過程のどこに障害が起こっても言語障害が生じる。
- 本項では言語表出のモデル[1]（図1）のうち「発話の実行」過程の障害である運動障害性構音障害（dysarthria[*1]）について述べる。

[*1]　dysarthriaの日本語訳はまだ統一されておらず，「ディサースリア」や原語の「dysarthria」のまま表記されていることが多い。本書では「運動障害性構音障害」を使用する。

運動障害性構音障害

- Darleyら（1975）は，発話運動の生成を発話運動のプログラミングと発話運動の遂行に分け，前者の障害をapraxia of speech（発語失行），後者の障害をdysarthria（運動障害性構音障害）とし，両者を含めたカテゴリーとして「motor speech disorders」という障害概念を提案した[2]。言語聴覚療法のなかで，Darleyの考え方は理論的には広く支持されている[2]。
- 発話（speech）は声や発音，プロソディ（韻律）から構成され，これらは呼吸器，口腔～喉頭の各器官の運動から成り立っている。それらの運動は大脳の運動中枢から末梢の筋の運動系が司っており，それらのどこかに病変が起こると運動障害性構音障害が生じるということになる。
- この障害は後天性の疾患によるものに限られ，脳卒中や腫瘍，変性疾患など各種の病態が含まれるが，原因として最も多いのは脳血管障害である[3]。

図1

言語表出のモデルと各コミュニケーション障害との関連

（文献1より引用）

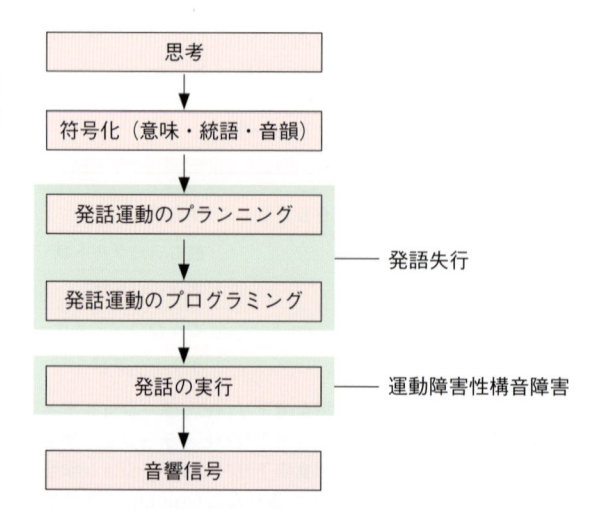

- 運動障害性構音障害は発話に関わる神経伝導路[4]（図2）の損傷部位の違いにより，共通する発話特徴を有する7つのタイプに分類されている（表1）。口腔・咽頭・喉頭の運動神経核は延髄にあり，その多くが両側性の支配である。
- 椎名（2014）によると，言語聴覚士が治療的介入を行った脳卒中回復期の運動障害性構音障害患者ではUUMN構音障害が一番多く，痙性構音障害，失調性構音障害が続き，重症度については軽度例が多数を占めたとしている[5]。

図2

発話に関わる神経伝導路
（文献4より引用）

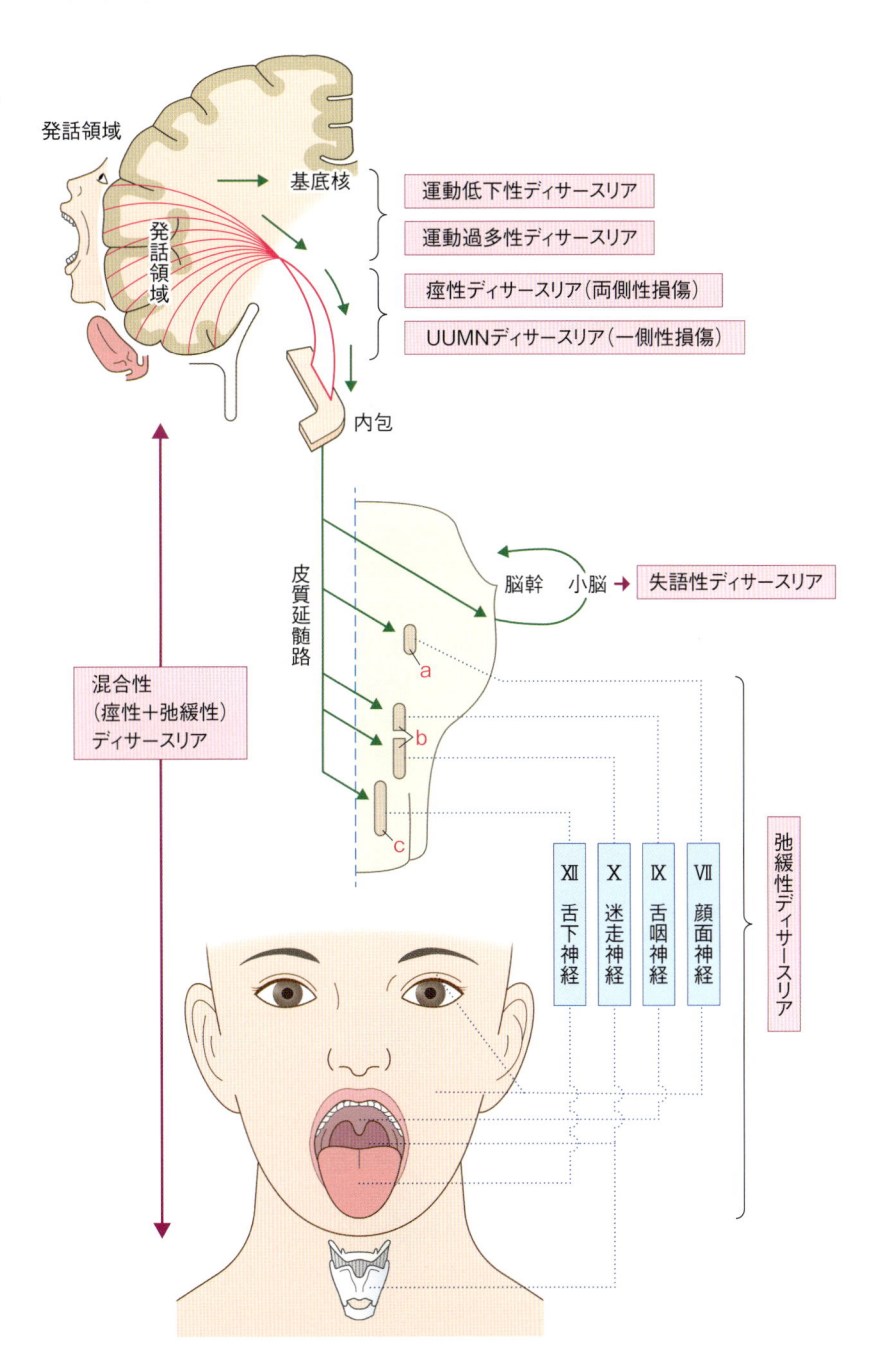

表1　運動障害性構音障害のタイプ分類 (文献2より引用)

タイプ分類	損傷される神経学的な基盤	代表的疾患	発話特徴
痙性構音障害（spastic dysarthria）	錐体路系（両側）	脳血管障害，外傷性脳損傷	発話の短い途切れ，発話速度の低下，平板なピッチ，平板な声の大きさ，努力性嗄声，開鼻音，子音の不正確さ，母音の歪み
UUMN（一側上位運動ニューロン性）構音障害（unilateral upper motor neuron dysarthria）	錐体路系（片側）	脳血管障害	子音の不正確さ，不規則な構音の乱れ，粗糙性嗄声，努力性嗄声，声量の低下，発話速度の低下
運動低下性構音障害（hypokinetic dysarthria）	錐体外路系（大脳基底核）	パーキンソン病	子音の不正確さ，平板なピッチ，平板な声の大きさ，声量の低下，音の繰り返し，早すぎる発話速度
運動過多性構音障害（hyperkinetic dysarthria）	錐体外路系（大脳基底核）	口部顔面ジスキネジア，ハンチントン舞踏病	突発的な努力性の呼気 - 吸気，母音・子音の不正確さ，音や音節の繰り返し，語音の延長，発話速度の変動（舞踏病による特徴）
失調性構音障害（ataxic dysarthria）	小脳系	脳血管障害（小脳・橋），脊髄小脳変性症	子音の不正確さ，母音の歪み，不規則な構音の誤り，声の大きさの過剰な変動，過剰で均質な強勢，語音の延長
弛緩性構音障害（flaccid dysarthria）	下位運動ニューロン，神経筋接合部，筋	重症筋無力症，ギラン・バレー症候群，外傷，筋ジストロフィー	気息性嗄声，子音の不正確さ，開鼻声，平板なピッチ
混合性構音障害（mixed dysarthria）	上記複数の損傷	筋萎縮性側索硬化症，外傷性脳損傷	複数のタイプの発話特徴を併せもつ

評価

AMSD：Assessment of Motor Speech for Dysarthria

SLTA-ST：Supplementary Tests for Standard Language Test of Aphasia

- わが国で運動障害性構音障害の総合的検査として広く知られているのは標準ディサースリア検査（**AMSD**，インテルナ出版）であり，他に標準失語症検査補助テスト（**SLTA-ST**，新興医学出版社），日本音声言語医学会による試案（運動障害性構音障害dysarthria検査法 - 試案）などがある。
- 必要な項目について適切に評価できれば問題なく，各施設が独自の評価を作成し使用している場合もある。

評価の流れと項目

▌ 問診・情報収集

- 既往歴，現病歴，主訴，言語環境（方言），病前との変化，運動機能，実際のコミュニケーション状況などについて本人，家族，カルテ，医師・理学療法士・作業療法士・看護師などの他部門から情報を収集する。

▌ 言語病理学的評価

- 呼吸，発声，共鳴，発語器官の形態と運動機能，口部顔面失行の有無，発語失行の有無，構音，プロソディについての評価を行う。以下に主な評価項目とその概要について述べる。
- 呼吸：安静時の呼吸数（呼吸数/1分），呼吸のタイプ（胸腹式，胸式，腹式），最長呼気持続時間などについて評価する。

MPT：maximum phonation time

- 最長発声持続時間（**MPT**）：母音 /a：/ をできるだけ長く発声してもらいその時間を計る。健常成人では男性約20〜30秒，女性約15〜20秒，10秒未満では発話の途切れ等の会話上の支障が出るとされており異常とみなす。
- 声質・声量の評価：声の音質の異常は嗄声といい，日本音声言語医学会の

GRBAS（グラバス）尺度という評価方法がよく用いられている。この尺度では Grade（G）という総合的な異常度と，粗糙性（R：rough，ガラガラ声），気息性（B：breathy，かすれ声），無力性（A：asthenic，弱々しい声），努力性（S：strained，息み声）の4つの音質の異常についての尺度を設定しており，聴覚印象で度数（0〜3）を評価し，例えばG2R2B2A1S0のように記載する。声量とは声の大きさであり「小さすぎる」「大きすぎる」「変動する」などを評価する。

- 鼻息鏡検査：鼻息鏡にて母音 /i：/ 発声時の鼻からの呼気漏れ（呼気鼻漏出）の程度を調べる（図3）。聴覚印象上の開鼻声（鼻にかかった声）の有無も評価する。
- 発語器官の運動検査：頬，下顎，口唇，舌，軟口蓋，歯などの発語器官の形態と運動機能を調べ，形態の異常，運動麻痺や筋力低下，痙性，運動失調，不随意運動，口部顔面失行の有無などについて評価する。
- Oral diadochokinesis：/pa/，/ta/，/ka/，/pataka/ それぞれについて5秒間できるだけ早く反復して発音させ，1秒間あたりの回数を測定する。健常成人では6〜7音節/秒，高齢者ではこれよりも若干低下するとされており，速度低下の有無や課題音による速度の違いについて評価する。また音やリズム異常の有無についても評価する。
- 構音検査：構音とはいわゆる発音のことであり，舌，下顎，口唇などの位置や動きによって母音や子音を産生することである。子音はそれぞれの音によって構音する場所（構音点）が異なる（図4）。日本語の単音節101音，単語，短文，長文などを復唱あるいは音読させ，音の誤り（歪み，省略，置換，付加など）について評価する。
- プロソディ検査：プロソディとは発話速度やアクセント，イントネーションなどであり，発話速度の低下や亢進，声の高さや大きさの単調化，音の持続時間の崩れや不自然な休止などの異常について評価する。

図3　鼻息鏡検査

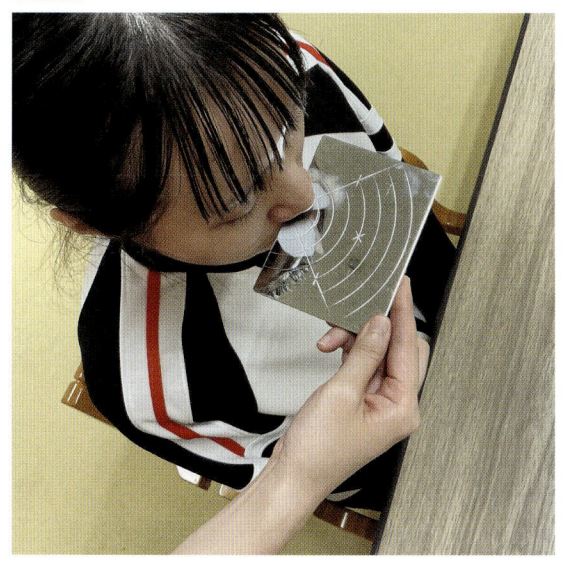

図4　日本語の構音点（文献6より引用）

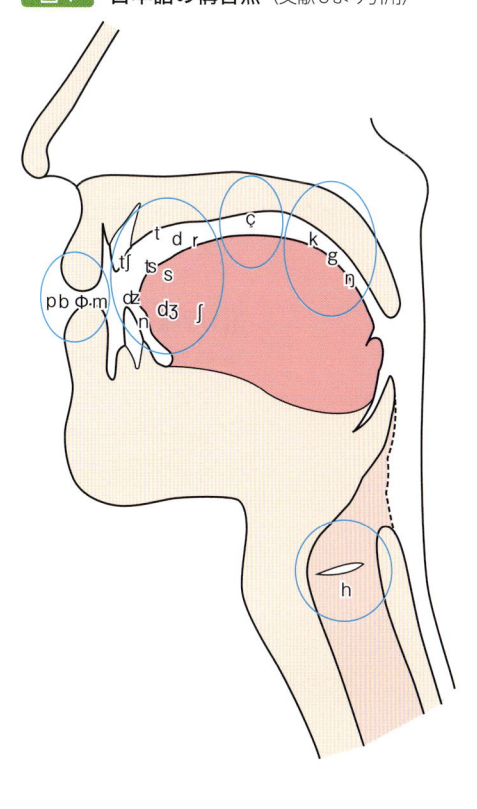

▌▌タイプと重症度の判定

- 「問診・情報収集」「言語病理学的評価」で得られた評価結果を基に，運動障害性構音障害のタイプ（表1）を総合的に判定する。また重症度として発話明瞭度（表2）と自然度（表3）の判定を行う。

表2	発話明瞭度の評価尺度 （文献7を基に作成）
1	よくわかる
1.5	1と2の間
2	ときどきわからない話がある
2.5	2と3の間
3	聞き手が話題を知っていればわかる
3.5	3と4の間
4	ときどきわかる語がある
4.5	4と5の間
5	まったく了解不能

表3	発話の自然度の評価尺度 （文献8より引用）
1	まったく自然である（不自然な要素がない）
2	やや不自然な要素がある
3	明らかに不自然である
4	顕著に不自然である
5	まったく不自然である（自然な要素がない）

訓練

- 訓練目標やプログラムは，原疾患の特徴，合併症，病期，対象者のおかれている社会的環境などから柔軟に考える必要がある。
- 脳卒中後の場合，高次脳機能障害との合併例が多数を占め，純粋に発声発語の訓練に集中できない場合も多く，患者の認知的な負荷を許容範囲にとどめながら，最大限に遂行できるよう配慮しなければならない[2]。
- 『脳卒中治療ガイドライン2021〔改訂2023〕』では構音障害に対する言語聴覚療法の効果は明らかとなっていないとされ，推奨度C エビデンスレベル低となっている。

機能改善を目的としたアプローチ

- 運動障害性構音障害のタイプの特徴に合わせて有効な訓練を組み立てる。あるタイプにとっては有効な訓練が別のタイプではマイナスに働く場合があるため注意が必要である。

▌▌呼吸・発声・共鳴に対するアプローチ

LSVT：Lee Silverman Voice Treatment

- 呼気コントロール，姿勢コントロール，喉頭コントロール，プッシング法，プリング法，あくびーため息法，LSVT LOUD，ブローイング，フィードバック法（音声レコーダー，騒音計），歌唱などがある。
- 呼気筋のトレーニングや共鳴異常の改善目的に行われるブローイングはペットボトルを用いる方法（図5）がよく知られているが，長息生活（株式会社ルピナス，図6）やThreshold PEP（PHILIPS社）などが訓練用機器として市販されている。
- 吸気筋のトレーニング機器としてはThreshold IME（PHILIPS社，図7）がある。
- 発話時は，安静時呼吸よりもより持続的で変化に富んだ呼吸筋の活動が必要であり，呼吸に関与する筋のほとんどが体幹の姿勢をコントロールする筋と共通しているため，理学療法士や作業療法士との協働が要求される[2]。

図5　ペットボトルでの
　　　　ブローイング

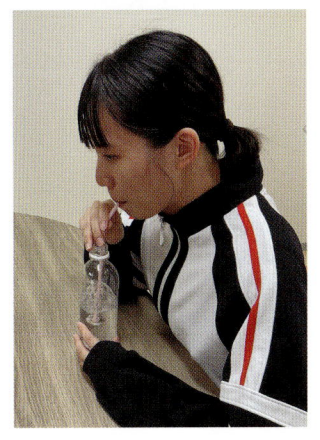

図6　長息生活（株式会社ルピナス）

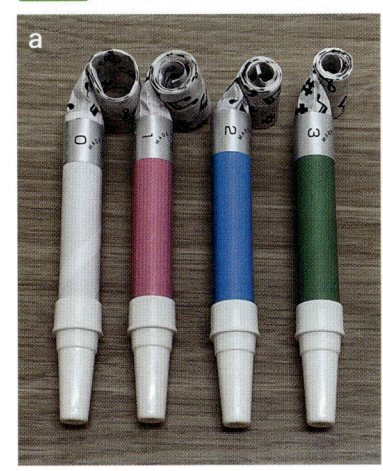

a. 機器

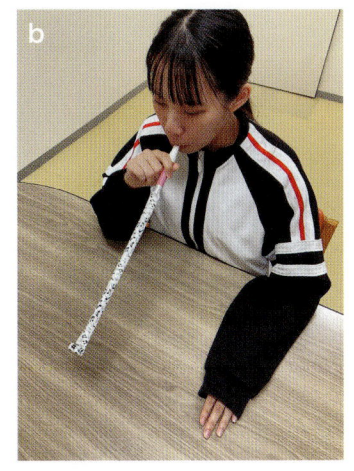

b. トレーニング

図7　Threshold IME（PHILIPS社）

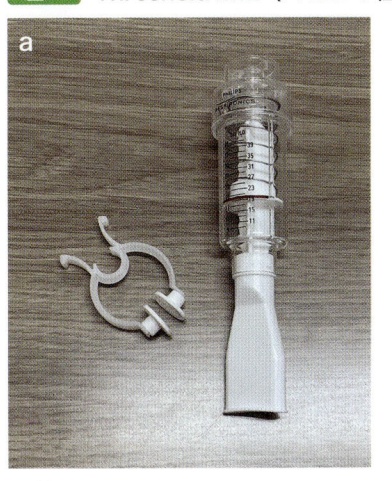

a. 機器

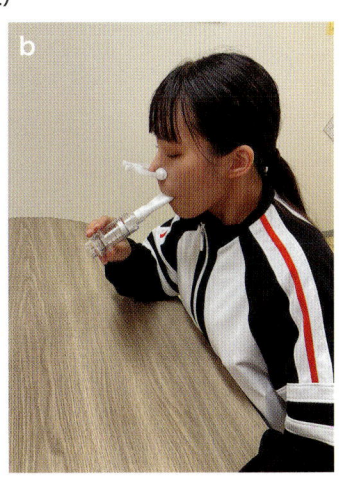

b. トレーニング

| 構音に対する
アプローチ | ● 口腔器官の運動（他動・自動・抵抗運動），CIセラピー，構音訓練などがある。 |

● 口腔器官の運動（他動・自動・抵抗運動），CIセラピー，構音訓練などがある。

● 構音運動自体が困難な重度例には口腔器官の運動を中心に行い，構音運動につなげていく。

● 舌の筋力トレーニングとしては舌圧子や訓練士の指を患者の舌背に置き，舌の等尺性挙上運動を数秒間保持する方法が一般的だが，市販品のぺこぱんだ（株式会社JMS，**図8**）はそれらと同等の効果があると報告されている[9]。

● また舌圧測定器（株式会社JMS，**図9**）は付属のプローブ先端のバルーンを舌で口蓋に向けて押しつぶさせ内部の空気圧の変化（舌圧）を測定するものであり，パネルに数値が即座に表示されるため訓練では患者へのフィードバックとして活用できる[10]。

● 軽症例には誤りやすい構音運動をドリルやイラストなどを用いて練習する（**図10**）。

● 聴覚や認知面が保たれている患者には聴覚的なフィードバックを利用し，患者自身の音声を録音し聴取させることで構音の誤りや経時的変化を実感してもらう。

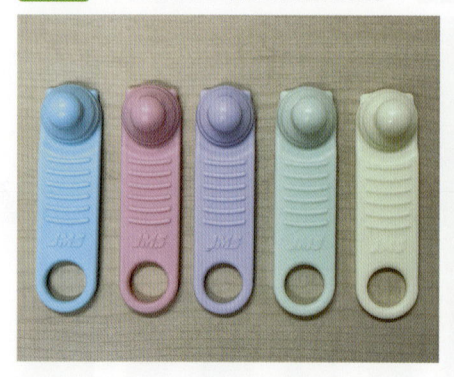

図8 ペコぱんだ（株式会社JMS）

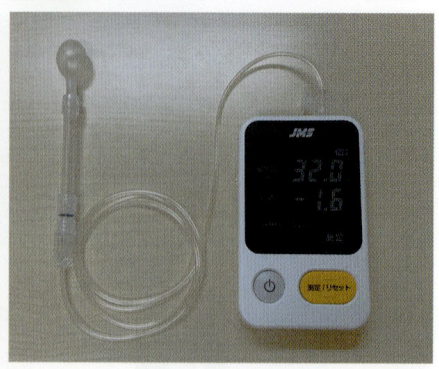

図9 舌圧測定器（株式会社JMS）

図10 構音訓練課題

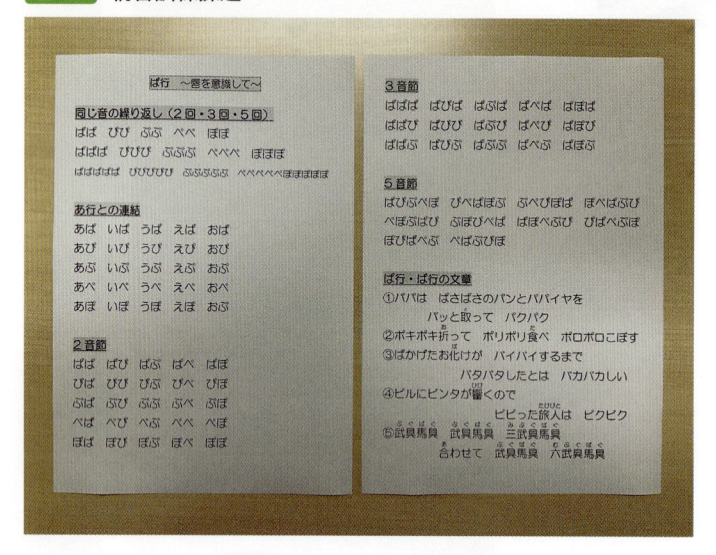

AAC：augmentative alternative communication

代償的アプローチ

- ペーシングボード，モーラ指折り法，フレージング法，拡大・代替コミュニケーション（**AAC**）などがある。機能改善のアプローチと並行して，現存の能力を活かせる実用的で代償的な手段を検討する。
- ペーシングボードは発話速度の調整に用いられ，モーラや文節ごとに色分けされたスロットを指さしながら発話することで発話速度を低下させることができる（**図11**）。
- 拡大・代替コミュニケーションとは「コミュニケーションに障害のある方に対して，さまざまなコミュニケーション上の工夫や支援機器・器具の活用により，障害の軽減や機能の維持・改善，発達促進などを目的として行う臨床活動」[11] をいい，筆談，50音表，コミュニケーションボード，パソコン・タブレットなどの電子機器の活用などが挙げられる（**図12**）。

自主トレーニング指導

- 運動障害性構音障害の訓練の効果は原則として訓練量に比例するといわれている。言語聴覚士が1対1で行える訓練量には限りがあるため，意欲や認知能力，耐久性などを考慮したうえで可能であれば自主トレーニングを指導し導入する。

図11 ペーシングボード

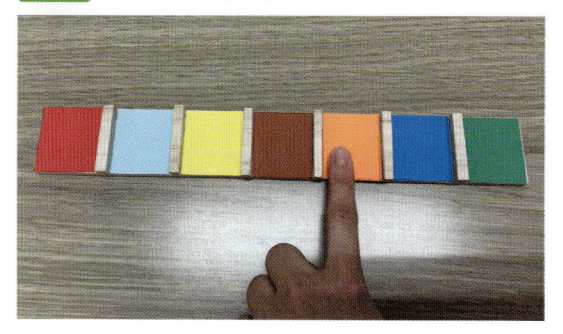

図12 五十音表（左）とコミュニケーションボード（右）

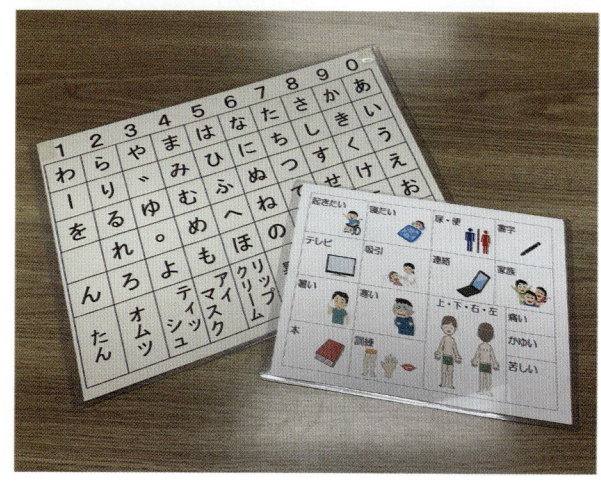

家族指導・助言

- 患者の現状とコミュニケーション状況，有効なコミュニケーション手段などについて，家族へ情報提供と指導を行う．自主トレーニングが可能な場合は家族にも協力を依頼する．
- コミュニケーションにおける患者のストレスなど心理面についても理解してもらい，良きコミュニケーションパートナーとなってもらう．

口腔内衛生

- 運動障害性構音障害の患者は運動麻痺や感覚障害による食物残渣，唾液による自浄作用の低下，開口状態による口腔内乾燥などによって口腔内の衛生が保たれにくく，流涎や口臭が目立つ場合がある．
- 歯の欠損や義歯の不適合も発話に影響するため，歯や義歯の状態を確認し必要であれば歯科受診を勧めなければならない．
- また口腔内の不衛生は誤嚥性肺炎にもつながるため，看護師や家族等と協力して口腔ケアを行うことも重要である．

◆**文献**

1) 小川由嗣：成人の発話障害の原因と分類．発声発語障害学，第3版，p137，医学書院，2021.
2) 椎名英貴：成人構音障害．言語聴覚士テキスト，第3版，pp386-391，医歯薬出版，2018.
3) 柴田貞雄：dysarthria の原因疾患と dysarthria 患者数．言語聴覚士のための運動障害性構音障害（廣瀬　肇ほか著），p7，医歯薬出版，2001.
4) 西尾正輝：運動系の基礎理解．ディサースリア臨床標準テキスト，第2版，p26，医歯薬出版，2022.
5) 椎名英貴：運動障害性構音障害（dysarthria）の臨床−脳卒中回復期を中心に−．言語聴覚研究 11：3-11，2014.
6) 廣瀬　肇：言葉の音の性質．言語聴覚士のための運動障害性構音障害（廣瀬　肇ほか著），p63，医歯薬出版，2001.
7) 伊藤元信：単語明瞭度検査の感度．音声言語医学 34：237-243，1993.
8) 西尾正輝：標準ディサースリア検査．インテルナ出版，2004.
9) 大滝浩之ほか：ペコぱんだ使用時における舌骨挙上筋活動量の定量的評価．言語聴覚研究 14：134-138，2017.
10) 都賀一弘：高齢者の口腔機能向上への舌圧検査の応用．日本補綴歯科学会誌 8：52-27，2016.
11) 長谷川賢一：拡大・代替コミュニケーション．発声発語障害学，第3版，p223，医学書院，2021.

排泄障害

排尿障害

- 脳卒中にみられる排尿障害には，尿路感染症，尿閉，尿失禁がある。
- 急性期には意識障害，あるいは病変の排尿中枢へ直接の影響によって尿閉が生ずる（図1〜3）。病前から併存した病態，例えば，男性では前立腺肥大，女性では腹圧

図1 上位排尿中枢による排尿・蓄尿の調節
（文献1より引用）

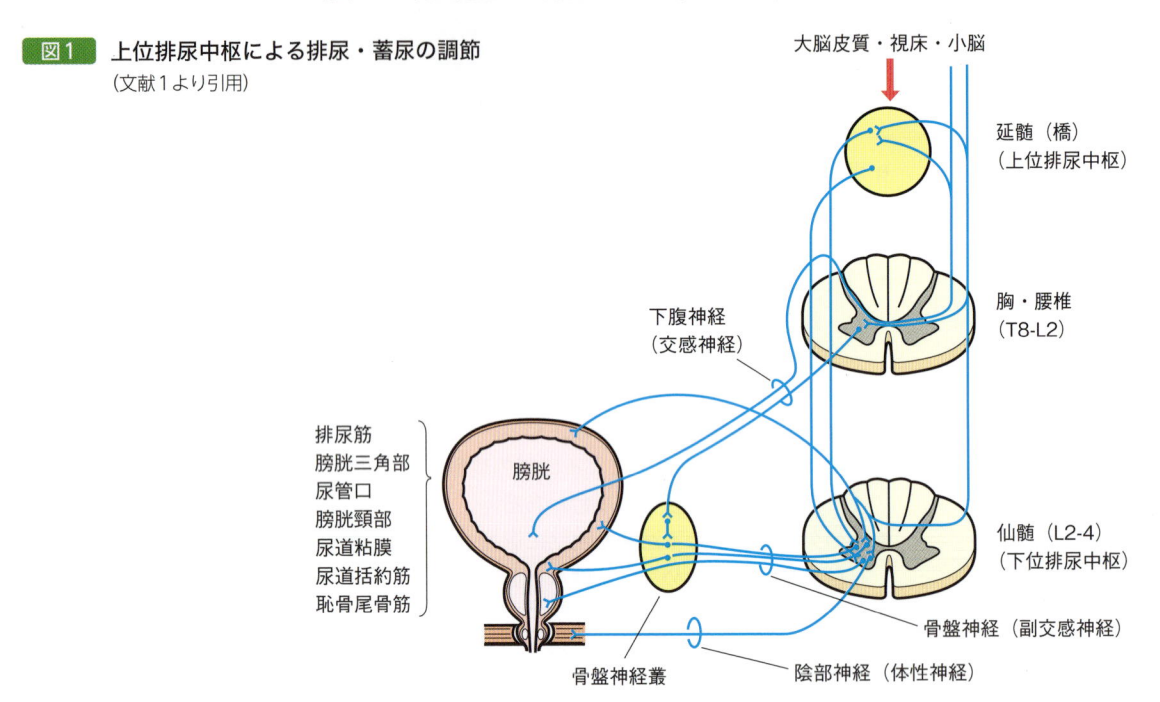

大脳皮質・視床・小脳

延髄（橋）
（上位排尿中枢）

胸・腰椎
（T8-L2）

下腹神経
（交感神経）

排尿筋
膀胱三角部
尿管口
膀胱頸部
尿道粘膜
尿道括約筋
恥骨尾骨筋

膀胱

仙髄（L2-4）
（下位排尿中枢）

骨盤神経（副交感神経）

骨盤神経叢

陰部神経（体性神経）

図2 高次排尿支配領域と上位排尿中枢との関係
（文献1より引用）

前頭葉高次
排尿支配地域

大脳皮質横紋筋性
尿道括約筋支配領域

大脳辺縁系

視床下部

赤核・黒質

上位排尿中枢

小脳排尿領域

図3 排尿障害に関与する部位・領域
（文献1より引用）

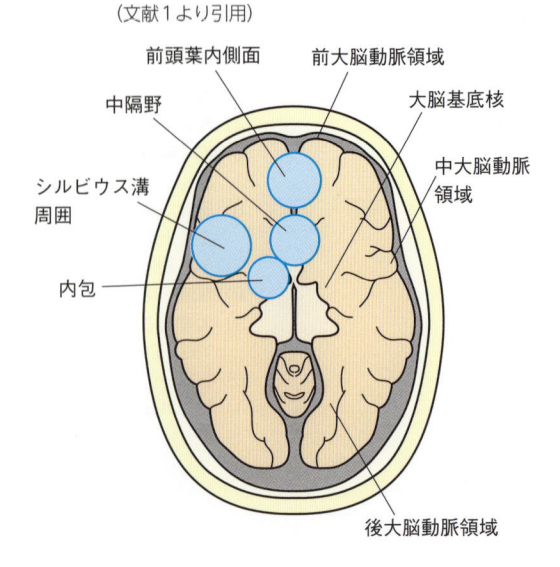

前頭葉内側面

前大脳動脈領域

中隔野

大脳基底核

シルビウス溝
周囲

中大脳動脈
領域

内包

後大脳動脈領域

性尿失禁などが，脳卒中後に生じた麻痺やコミュニケーション能力の障害によって顕在化する。

- 急性期では，膀胱留置カテーテルが使用されることが多い。この処置で急性尿閉は改善するが，尿路感染症や正常の排尿機能を妨げることがあり，留置カテーテルはできるだけ早期に抜去する必要がある。
- 排尿障害（尿閉）は一過性であることが多いので，膀胱留置カテーテルの代わりに間欠的導尿で自発的な排尿が困難な状況に対処することが望ましい。

自覚症状

- 排尿障害に関する症状として，腹圧をかけないと尿が出ない，トイレで構えていてもすぐには尿が出てこない，尿線が細い，尿閉などの閉塞症状，逆に，尿意頻数，尿意緊迫，切迫尿失禁などの刺激症状（蓄尿障害），その混合型とがある。
- 排尿回数が1日8回以上，夜間睡眠中2回以上排尿回数がある場合，頻尿とよぶ。

尿路系の解剖と機能

- 膀胱は腎臓から産生された尿を蓄積し，一定量に達すると尿道を通じて体外へ尿を排泄する。この場合，膀胱壁の平滑筋の収縮により排尿（排尿筋）が起こる。膀胱と尿道の移行部に尿道括約筋があり排尿を止める役割がある（図1）。
- 脳卒中にみられる病変との関連で上位中枢が知られており，橋排尿中枢（pontine micturition center）に対する上位からの抑制が欠如すると，蓄尿障害すなわち尿失禁を示す。
- 排尿・蓄尿の機能から考えて，脳卒中では排尿筋反射亢進，排尿筋反射低下，排尿筋・括約筋協働不全（detrusor-sphincter dyssynergia）が問題になるが，なかでも排尿筋反射亢進による蓄尿障害が多く，結果として切迫尿意や切迫失禁を呈することが多い。

検査

- 1日の排尿回数，排尿時間，飲水量などの関係を調べるために，排尿記録（ボイディング・チャート）を記録することが有効である。携帯式尿流量計を用いると自動的に記録が可能である（図4）。
- 急性期入院病棟では，膀胱留置カテーテルを使用する場合がある。カテーテル抜去後に尿路感染症を合併することがあり，尿沈渣で白血球数，赤血球数の増加，尿潜血反応，尿白血球反応が有用である。
- 膀胱に150～300mLの尿が溜まると尿意を感ずる。600～800mLまでは我慢ができるといわれる。1日の尿量は1,500mLとされるので，1分間の尿産生は1mL/分（60分×24時間＝1,440分）となる。膀胱容量（容積）は300mLとすると，完全に排尿し残尿がない状態からであれば約5時間は膀胱に尿を蓄積することが可能である。1回尿量は200～300mL（高齢者では100～150mL）である。
- 排尿後の残尿量を知ることは排尿障害の原因・治療のために必要である。残尿量が50mL以上である場合，あるいは排尿のタイミングを計って誘導する方法で尿失禁が予防できない場合は，泌尿器科に相談し，排尿・蓄尿機能の検査を実施する。残尿量の測定は，超音波エコー，ブラッダースキャンなど簡便な装置が利用可能である。
- 高齢男性では，前立腺肥大が排尿障害の原因になっていることが少なくない。前立腺肥大や尿道狭窄など下部尿道閉塞は，排尿の勢いが低下するが，尿量計で最大尿流率が15mL/秒以上であれば正常である（図4）。

図4

尿流量計（モバイル尿量計Freeflow®）
（画像は株式会社ゼオシステム提供）

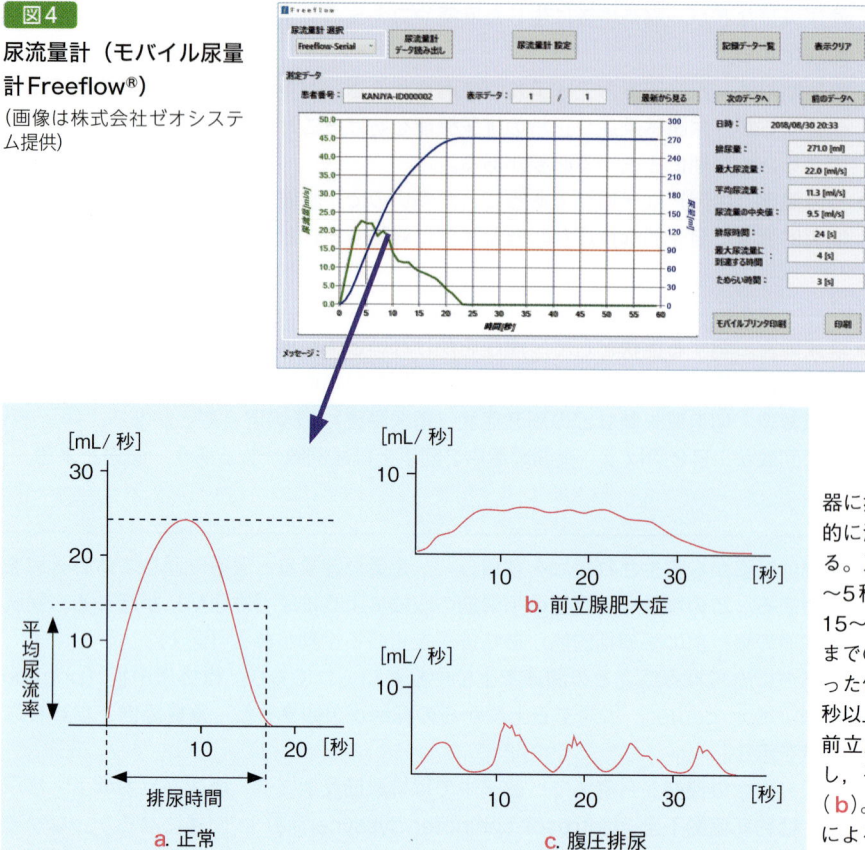

a. 正常

b. 前立腺肥大症

c. 腹圧排尿

器に排尿するとその量（尿量）を経時的に測定して画像化することができる。正常（a）では，排尿開始から3～5秒で最大になり（最大尿流率），15～25秒で完了する。尿が出きるまでの時間（排尿時間）で排尿量を割った値が平均尿流率であり，8mL/秒以上が正常である。

前立腺肥大症では排尿時間が延長し，平均・最大尿流率が低下する（b）。排尿筋の筋力低下では，腹圧による排尿パターンとなり鋸歯型になる（c）。

治療ならびに対応

- Gelberらによると，51例の脳卒中患者中，尿失禁のあった19例（37%）に対して，13例は排尿誘導あるいは尿器（尿瓶やおまる）の使用を，6例に薬物治療を行いいずれも尿失禁の改善を認めている[2]（表1）。
- 一般に尿閉は急速に解消するものであるが，その後，多くの患者は尿意逼迫（urinary urgent）や尿失禁の症状を示すことがある。膀胱排尿筋（detrusor）の抑制障害（disinhibition）がしばしばみられ，尿失禁の原因になる。尿意緊迫（urgency）は患者の尿失禁の原因になる。

表1

排尿障害への対応

1. 排尿状況を観察する（排尿記録の記載）

2. 入院生活パターンのなかで，比較的排尿しやすい時刻を決めて，排尿介助を行う。

- ▶尿瓶，おまるの使用
- ▶ポータブルトイレの使用
- ▶車椅子でのトイレ誘導
- ▶排尿動作の介助

3. 排尿誘導でも尿失禁が続いている場合

- ▶泌尿器科へのコンサルテーション
  - ・尿流計
  - ・残尿測定
  - ・膀胱内圧測定
- ▶検査結果に基づく薬物治療
- ▶集尿器
- ▶前立腺肥大症や尿道狭窄がある場合は，外科的な処置が必要になる

表2 蓄尿・排尿障害に対する治療薬（文献3を参考に作成）

●蓄尿障害に対して

	分類	一般名	推奨	商品名	作用機序
排尿筋収縮力を弱める	副交感神経遮断剤（抗コリン薬）	トルテロジン	A	デトルシトール®	アセチルコリンと拮抗して膀胱を弛緩させる
		フェソテロジン	A	トビエース®	
		プロピベリン	A	バップフォー®	
		イミダフェナジン	A	ウリトス®	
			A	ステーブラ®	
		オキシブチニン	B	ポラキス®	
			A	ネオキシテープ®	
		ソリフェナジン	A	ベシケア®	
		ダリフェナシン		ダリロン®	
	膀胱平滑筋弛緩薬	塩酸フラボキサート	C1	ブラダロン®	
	三環系抗うつ剤	イミプラミン		トフラニール®	遺尿症に適応
		アミトリプチン		トリプタノール®	夜尿症に適応
	β₂刺激薬	クレンブテロール		スピロペント®	
尿道抵抗を増強させる	β₃刺激薬	ミラベグロン	A	ベタニス®	膀胱平滑筋を弛緩し尿道括約筋を締める
		ビベグロン	A	ベオーバ®	
	α₁刺激薬	塩酸ミドドリン		メトリジン®	適応外

●排尿障害に対して

	分類	一般名	推奨	商品名	作用機序
排尿筋の収縮力増強	副交感神経刺激薬（コリン作働薬）	ベタネコール		ベサコリン®	アセチルコリン（ムスカリン受容体を刺激して膀胱を収縮させる
	副交感神経刺激薬（コリンエステラーゼ阻害薬）	ジスチグミン		ウブレチド®	アセチルコリンの分解を抑制し膀胱の収縮を助ける
尿道括約筋を緩める	α₁遮断薬	塩酸プラゾシン		ミニプレス®	尿路平滑筋のα₁受容体を遮断して尿路を弛緩させる
		塩酸タムスロシン	A	ハルナール®	
		ナフトピジル	A	フリバス®	
		シロドシン	A	ユリーフ®	
		テラゾシン	A	バソメット®	
		ウラピジル	A	エブランチル®	
前立腺容積の減少	抗男性ホルモン薬	酢酸クロールマジノン	C1	プロスタール®	
		アリレステレノール		パーセリン®	
	PDE5阻害薬	タダラフィル	A	ザルティア®	PDE5を阻害して血管拡張作用
	5α還元酵素阻害薬	デュタステリド	A	アボルブ®	男性ホルモンを抑制し前立腺縮小作用
	植物抽出エキス製剤	エビプロスタット	C1	エビプロスタット®	
		セルニチン花粉エキス	C1	セルニルトン®	
	アミノ酸混合製剤	パラプロスト	C1	パラプロスト®	
	漢方薬	八味地黄丸・牛車腎気丸	C1		
尿道横紋筋の収縮を弱める	GABA誘導体	バクロフェン		リオレサール®	
	抗不安薬	ジアゼパム		セルシン・ホリゾン®	

●推奨グレード[3]

A	行うよう強く勧められる
B	行うよう勧められる
C	行うよう勧められるだけの根拠が十分でない（C1：行ってもよい）

- 抗コリン作動性薬剤は膀胱収縮を抑制するのに有効である。抗コリン性副作用，口の乾燥や昏迷（confusion）を副作用として示すことがある。
- β_3刺激薬は膀胱平滑筋を弛緩し尿道括約筋を締め尿道抵抗を増強して尿失禁に効果がある[3]（表2）。

▌ 尿道カテーテルに関する管理[4]
- カテーテル留置による感染は経過中に頻度が増し，閉鎖式ドレナージでも30日以上の留置ではほぼ100％で細菌尿が見られる。カテーテルを挿入しない方法の検討，挿入後は可能な限り早期に抜去する努力が必要である。尿道カテーテル離脱に向けた高橋らのプロトコールを紹介する[5]（表3）。

▌ おむつの選択
- おむつを使用する場合は，片麻痺の状況によってパンツタイプ，テープ止めタイプ，インナーを適切に選択する必要がある。

▌ 便秘の予防
- 宿便によって頻尿が増加することがある。線維の多い果物，穀物，豆類，野菜，砂糖，ハチミツ，塩，ハーブ類で調整することも重要である。

表3

尿道カテーテル（尿道カテ）離脱に向けたプロトコール

（文献5より引用）

1. 尿道カテ抜去後は1日最低3回（5時，日勤帯，眠前）間欠導尿を行う
▶5時と眠前は膀胱内の尿をなくすために行う
▶日勤帯の導尿
・排尿を訴えられる患者は，自排尿後に導尿する
・排尿を訴えられない患者は，1時間ごとにおむつをチェックし，自排尿があれば導尿する
・日勤帯で自排尿がないときは，16時に導尿する
2. 3日間残尿量が50mL以下であれば導尿を中止する
3. 腹部不快感や疼痛などの訴えがあれば，適宜追加で導尿する

排便障害

- 排便障害には，便秘と便失禁がある。脳卒中患者の排便障害は臨床的に大きな問題であるにもかかわらず十分な検討がなされていない。
- 便失禁の頻度は，脳卒中後の急性期では56％の患者にみられ，3カ月後でも11％，報告によっては12カ月後でも22％以下にみられるという[6]。
- 便秘の頻度も多く脳卒中病棟の60％の患者にみられ，また，便秘のために便が溢れて起こる便失禁もある[6]。便失禁には表4に示すような種類がある[7]。

便通異常[8] ▶

- 本来排泄すべき糞便が大腸内に滞ることによる兎糞状便・硬便，排便回数の減少や，糞便を快適に排泄できないことによる過度な怒責，残便感，直腸肛門の閉塞感，排便困難感を認める状態。
  ・排便回数減少型：糞便が大腸内に滞った状態
  ・排便困難型：直腸にある糞便が快適に排泄できない状態
- 『便通異常症診察ガイドライン2023 慢性便秘症』による診断基準を表5に示す[8]。

表4		
便失禁の種類 (文献7より引用)	無抑制排便障害	橋排便中枢を十分に抑制することができない場合にみられる
	上位運動ニューロン性排便障害	橋排便中枢と脊髄排便中枢の連絡が途絶えた場合，例えば，脊髄損傷の場合に見られる。通常の充満で反射的に括約筋が弛緩して便失禁を起こす
	下位運動ニューロン性排便障害	末梢神経障害による便失禁

表5

慢性便秘症の診断基準
(文献8, 9を基に作成)

BSFS : Bristol Stool Form Scale

1.「便秘症」の診断基準

以下の6項目のうち，2項目以上を満たす。
排便中核症状（defecation core symptom）
・C1（便形状）：排便の4分の1超の頻度で，兎糞状便または硬便（BSFSでタイプ1か2）である。
・C2（排便頻度）：自発的な排便回数が，週に3回未満である。
排便周辺症状（defecation peripheral symptom）
・P1（怒責）：排便の4分の1超の頻度で，強くいきむ必要がある。
・P2（残便感）：排便の4分の1超の頻度で，残便感を感じる。
・P3（直腸肛門の閉塞感・困難感）：排便の4分の1超の頻度で，直腸肛門の閉塞感や排便困難感がある。
・P4（用手的介助）：排便の4分の1超の頻度で，用手的な排便介助が必要である（摘便・会陰部圧迫など）。

2.「慢性」の診断基準

6カ月以上前から症状があり，最近3カ月間は上記の基準を満たしていること。ただし，「日常診療」においては，患者を診察する医師の判断に委ねる。

BSFS：ブリストル便形状スケール，図5参照

図5

ブリストル便形状スケール
(文献9を基に作成)

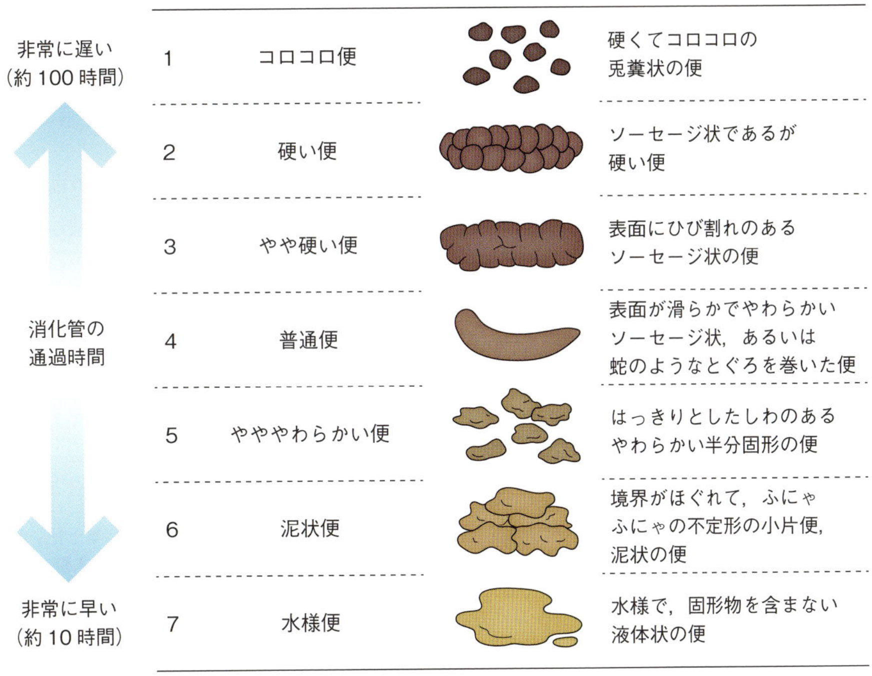

非常に遅い（約100時間）	1	コロコロ便		硬くてコロコロの兎糞状の便
	2	硬い便		ソーセージ状であるが硬い便
	3	やや硬い便		表面にひび割れのあるソーセージ状の便
消化管の通過時間	4	普通便		表面が滑らかでやわらかいソーセージ状，あるいは蛇のようなとぐろを巻いた便
	5	やややわらかい便		はっきりとしたしわのあるやわらかい半分固形の便
	6	泥状便		境界がほぐれて，ふにゃふにゃの不定形の小片便，泥状の便
非常に早い（約10時間）	7	水様便		水様で，固形物を含まない液体状の便

慢性便秘症

● 上記で定義される便秘が慢性的に続くことによって，学業，就労，睡眠といった日常生活に影響を及ぼす症状をきたし，検査，食事・生活指導または薬物治療が必要な病態[8]。

排便障害の評価と治療 [6] **（表6）**

- 脳卒中患者の排便について介入研究は少ない。Harariらは，診察や質問を通じた評価を行い，小冊子を用いた教育プログラムを実施することによって，介入群では非介入群に比べて有意な排便機能の改善効果が維持されていたという[6]。
- 脳血管障害は便秘の原因になる可能性のある疾患であり，急性期に用いる可能性のある向精神薬，循環器作用薬などに便秘の原因に，慢性期の消化性潰瘍治療薬（H_2受容体拮抗薬，プロトンポンプ阻害薬）では便秘・下痢の原因になり得るものがあるため内服薬に注意する必要がある。

表6 排便障害の評価と治療

項目			内容
身体機能検査	トイレ動作の問題があるか？		▶病院であれば，プライバシーの問題（ポータブルトイレ・おまるや尿瓶よりトイレの使用を促す） ▶自宅であれば，訪問リハスタッフによる評価を行う
直腸触診	肛門括約筋の筋力低下		肛門括約筋・骨盤底筋の筋力増強訓練
	直腸への便嵌頓		座薬，浣腸，足台の利用
腸管蠕動歴	直腸への便侵入の遅れ		
	便秘あり		センナ，ラクツロースなど下剤*の使用
	便失禁	便嵌頓（X線検査）	
		便嵌頓なし	ロペミン使用，括約筋筋力増強訓練
教育			▶腸運動の生理，脳卒中の影響 ▶症状 ▶食品，線維性食物，果物，野菜 ▶カフェイン摂取の回避 ▶水分摂取 ▶身体運動 ▶定期的なトイレ習慣，腹部マッサージ ▶スキンケア，その他，相談先 ▶医師・患者への注意：排便に影響を与える可能性のある薬剤

便秘の治療薬として『便通異常症診察ガイドライン2023』では，浸透圧性下剤，粘膜上皮機能変容薬，胆汁酸トランスポーター阻害薬について実施することを推奨している。

プロバイオティクス，膨張性下剤，刺激性下剤，消化管運動機能改善薬，漢方薬は推奨されていないが有効とされている[8]。

◆**文献**

1) 井口正典：内科医のための排尿障害の診かた，南山堂，2002.
2) Gelber DA, et al.：Causes of urinary incontinence after acute hemispheric stroke. Stroke 24：378-382, 1993.
3) 吉田正貴：総説 下部尿路機能障害（排尿障害）に対するガイドラインを踏まえた高齢者診療，日老医誌 59：115-130, 2022.
4) 影山慎二：排尿障害で患者さんが困っていませんか？ 羊土社，2016.
5) 高橋真司，藤田正明：回復期リハビリテーション病棟に入院した尿道カテーテル留置患者の予後検討，Jpn J Rehabil Med 55：61-67, 2018.
6) Harari D, et al.：Treatment of constipation and fecal incontinence in stroke patients. Randomized controlled trial. Stroke 35：2549-2555, 2004.
7) 中村隆一：入門リハビリテーション医学，第3版，医歯薬出版，2007.
8) 日本消化管学会 編：便通異常症診察ガイドライン2023 慢性便秘症，南江堂，2023.
9) Lacy BE, et al.：Bowel disorders. Gastroenterology 150：1393-1407, 2016.

痙縮

痙縮とは

- 痙縮とは筋の他動的伸展に伴ってみられる筋緊張亢進状態であり，検者は抵抗として感ずることができる。痙縮は伸張反射の亢進状態であり，上位運動ニューロン障害の結果である。
- 脳卒中にみられる痙縮は，通常，病変と反対側の上下肢に現れ，上肢は屈筋群，下肢は伸筋群に目立ち，慢性期には特徴的な姿勢（Wernicke-Mann肢位）を示すことがある。
- 脳卒中の急性期には筋緊張は低下し腱反射も消失していることが多い（脊髄あるいは大脳ショック）。数週間以内に腱反射の亢進とともに痙縮が顕著になる。
- 上位運動ニューロン障害では，伸張反射亢進である痙縮以外に，その他の脊髄あるいは脳幹部反射の亢進，筋力低下，運動調節の障害などが出現する。
- 臨床的には，皮膚の損傷や痛み（褥瘡，巻き爪，拘縮，使用しているカテーテルが屈曲して生ずる痛み，尿管結石，尿路感染症，異所性仮骨，便秘，敗血症，骨折）を予防して筋緊張亢進を軽減させ，再び運動コントロールを改善するように努める。
- 脳卒中発症後の筋緊張変化の推移，運動の随意コントロールの改善は図1のような経過をとる。

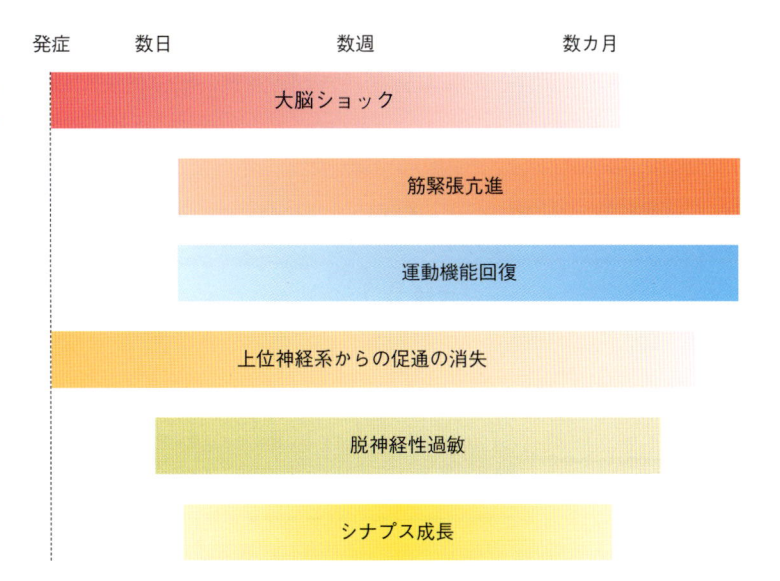

図1

上位運動ニューロン障害後の腱反射亢進（痙縮）と機能回復に関与する神経機構
（文献1を基に作成）

| 発症 | 数日 | 数週 | 数カ月 |

大脳ショック

筋緊張亢進

運動機能回復

上位神経系からの促通の消失

脱神経性過敏

シナプス成長

検査手技

- 脳卒中の痙縮を診断するには，上肢であれば上腕二頭筋・三頭筋，手根屈筋群・伸筋群，下肢であれば大腿四頭筋，下腿三頭筋の伸張によって検査を行う。図2のように患者を臥位あるいは座位で安静にして当該筋を検者が伸張して発生する筋緊張

の亢進状態を調べる。

- 固縮，関節拘縮，強直（関節が骨性に結合して硬直した状態）との鑑別が必要である。打鍵器による腱反射亢進やクローヌスの存在も重要な所見である。
- 抵抗の大きさは，伸張速度に依存して，速く伸張するほど抵抗は大きくなる。痙縮（spasticity）では，伸張に伴って増大した抵抗は急に減弱する（折りたたみナイフ現象）。
- 伸張速度に関係なく一様に持続する抵抗である固縮（強剛：rigidity）や拘縮と区別が必要である[3]（図3）。

図2 **検査手技**（文献2より引用）

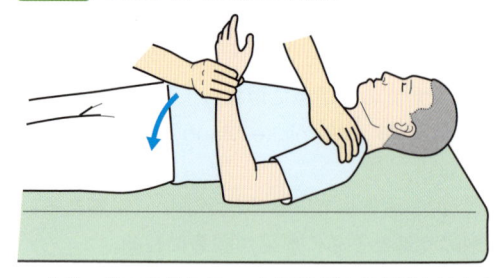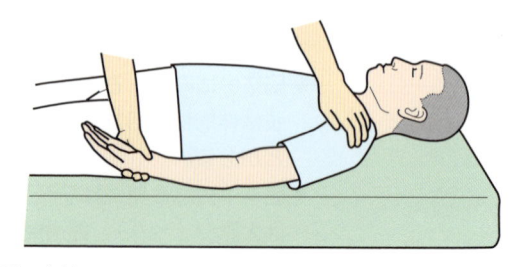

a. 上肢：肘の屈伸を行い，肘屈筋群と伸筋群を検査する。屈筋群の痙縮により，肘伸展の際に抵抗を感じることが多い。

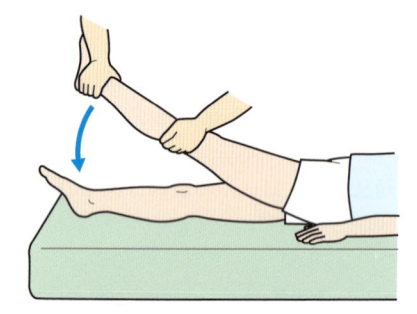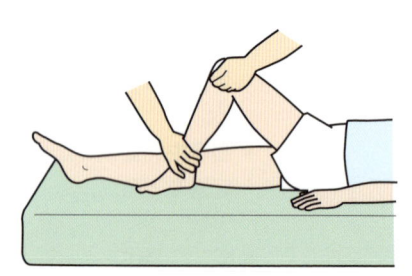

b. 下肢：膝の屈伸を行い，膝屈筋群と伸筋群を検査する。大腿四頭筋の痙縮により，膝屈曲の際に抵抗を感じることが多い。

図3 **表面筋電図による痙縮と固縮の違い**（文献3より引用）

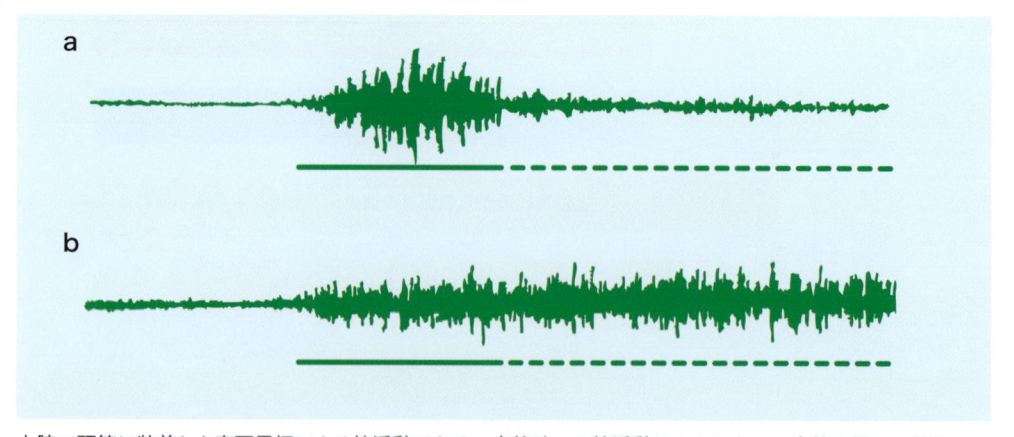

上腕二頭筋に装着した表面電極による筋活動である。安静時には筋活動はみられない。安静を保った状態で，検者が肘関節を伸展（実線部分）すると相的な筋活動の増強がみられる。伸張速度が速いほど筋活動は大きく検者の手に感じる抵抗も大きくなる。また，一過性の緊張亢進の後に抵抗は急に減弱する（点線部分）。これが痙縮の特徴である（a）。
一方，同じ手技を行った場合，伸張速度に依存せずに抵抗が増し，これに伴って筋活動が増加する。伸展が終了しても筋活動の増強した状態は，肘関節を屈曲し上腕二頭筋を弛緩させるまで持続する（点線部分）。これが固縮の特徴である（b）。

評価

● 痙縮の程度を評価するのに改訂Ashworthスケール（**表1**）が広く用いられる[4]。

表1

改訂Ashworthスケール
（文献4より引用）

グレード0	筋緊張の増加なし
グレード1	可動域の終わりにわずかな抵抗感がある
グレード1＋	可動域の1/2以下でわずかな抵抗感がある
グレード2	可動全域で抵抗感があるが，運動は容易である
グレード3	運動が困難なほど抵抗感がある
グレード4	屈曲/伸展位で拘縮状態

肘関節屈筋をテストする場合には，被検者を仰臥位として手関節の近位部の前腕を把持し，完全屈曲位から完全伸展位まで約1秒かけて伸展させる。上腕部は肘関節の上で固定し，前腕は回内・回外の中間位とする。この手技を5〜8回ほど行って評価する。

治療法

● 筋緊張亢進の分布，随意運動機能障害の程度に応じて**図4**のようなアルゴリズムが提案されている。
● 筋緊張亢進は，立位・歩行といった運動機能にとって重要な役割もあり，治療の選択にあたっては運動機能を低下させないような方法，あるいは回復可能な方法を選択することが大切である。

図4　**種々の筋緊張亢進状態を治療するためのステップ**（文献1より引用）

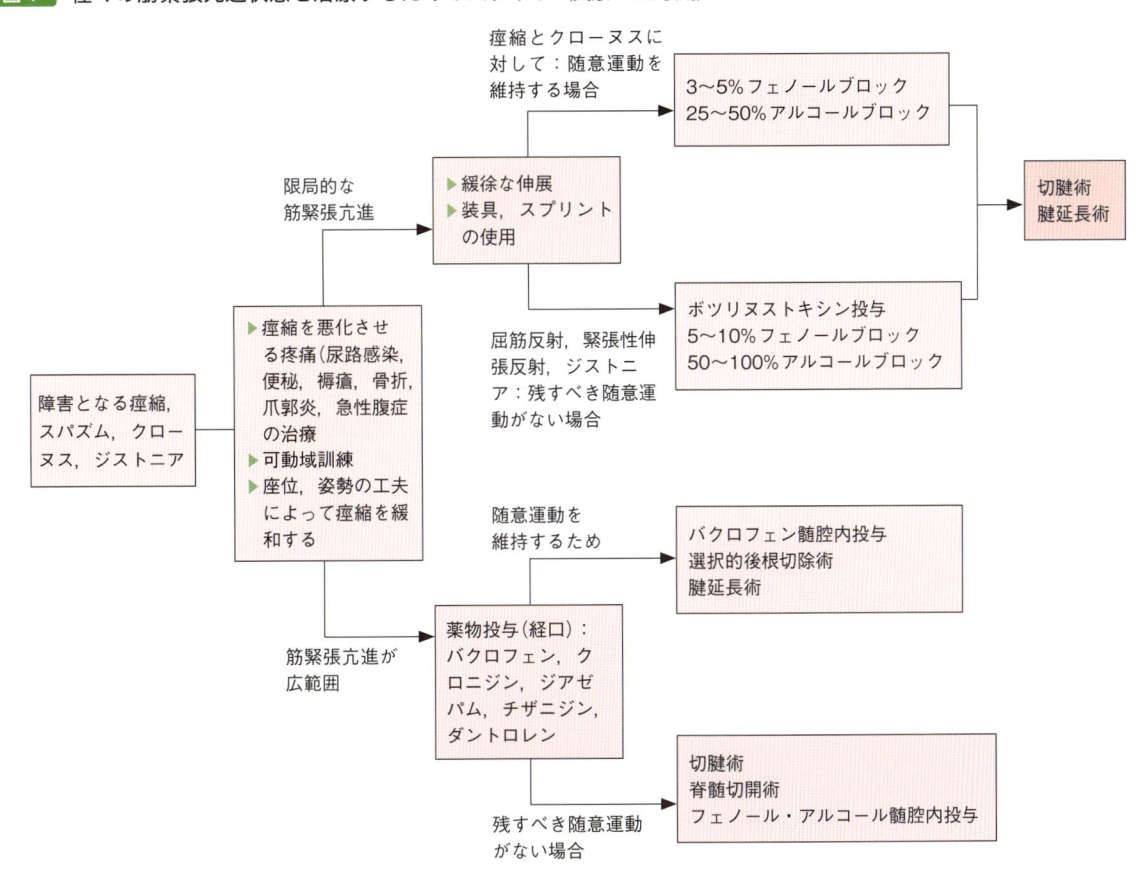

ボツリヌス毒素療法

- 上肢痙縮に対して長期的に投与した場合，手指衛生や痙縮に関連する疼痛の緩和に対して患者満足度が高くなる。
- ボツリヌス毒素は注射した筋の筋力低下を利用して，痙縮のもたらす運動障害を軽減することを目標としている。したがって，筋電図やエコーガイドで目標とする筋に正確に施注することが重要である[5]。
- 従来，生活期の治療に用いられているが，亜急性期（発症後3カ月以内）の使用により痙縮の発生を減らすとされる[5]。
- フェノールやアルコールブロックは，従来から行われ使用する薬剤の濃度によって痙縮・クローヌスや屈筋反射・緊張性伸展反射に対して異なる効果が期待できるが手技が困難であり，簡便なボツリヌス毒素治療に取って代わられている。

経皮的末梢神経電気刺激 (TENS)

- 下肢痙縮に対するTENSは痙縮を有意に軽減させ，静的バランスおよび歩行速度を改善させる[5]。

TENS：transcutaneous electrical nerve stimulation

髄腔内バクロフェンポンプ療法 (ITB)

- バクロフェンは経口投与で痙縮軽減に有効であるが，痙縮の軽減やADL向上に有効であるが投与量の増加によって眠気，低血圧，脱力などの副作用がみられる。
- 皮下に埋めたポンプによりバクロフェンを髄腔内投与する場合は，経口投与量の1％に投与量を減少できることから全身的な副作用を減らして痙縮に対する効果を得ることが期待できる。
- 一方，手術，感染症への注意，継続的管理の必要性などの問題もある[5]。

ITB：intrathecal baclofen

経口筋弛緩薬

- 痙縮が広範囲に及び，機能障害をきたしている場合には経口筋弛緩薬の適応がある。
- バクロフェン，ジアゼパム，ダントロレンナトリウム，チザニジンが用いられるが，運動機能に対する改善についての有効性は確認されていないとされる[5]。

◆文献

1) DeLisa JA：Physical Medicine and Rehabilitation: Principle and Practice, 5th and 6th ed, Lippincott Williams & Wilkinson, 2010 & 2020.
2) 中村隆一：入門リハビリテーション医学，第3版，医歯薬出版，2017.
3) Shimazu H, et al.：Rigidity and spasticity in man. Electromyographic analysis with reference to the role of the globus pallidus. Arch Neurol 6：10-17, 1962.
4) Bohannon RW, et al.：Interrater reliability of modified Ashworth scale of muscle spasticity. Phys Ther 67：206-207, 1987.
5) 日本脳卒中学会脳卒中ガイドライン委員会：脳卒中治療ガイドライン2021（改訂2023），協和企画，2023.

中枢性疼痛

- 脳卒中に伴う疼痛は**表1**のような原因によって生ずる[1]。

表1

脳卒中に伴う疼痛の主な原因

RSD : reflex sympathetic dystrophy

▶ 中枢性疼痛（視床痛など）
▶ 反射性交感神経性ジストロフィー（RSD）
▶ 痙縮による痛み
▶ 障害肢の機能障害による痛み
▶ 腱板炎のような原因があらかじめあった場合

中枢性疼痛（視床痛など）

- 体性感覚神経系の病変や疾患によって引き起こされる疼痛は，神経障害性疼痛と定義される[2]。このなかで感覚の中継核である視床病変に伴って起こるのが視床痛である[3]。病変と対側の顔面・体幹・四肢に出現する。
- 触覚・温痛覚・振動覚などいずれも鈍麻していながら，鈍麻している部位に一定の閾値を超える強い刺激を与えると強い痛み（ヒペルパチー）を発生することが特徴で，脳卒中から数カ月後に発生することもある。
- 治療の第一選択肢は，アミトリプチン，イミプラミン，第二選択肢はガバペンチン，プレガバリンである[2]。

脳卒中にみられる肩関節痛

- 肩に痛みを生ずることが多くその発生は，急性期，亜急性期，慢性といずれの時期にも生ずるが，報告では72%になるという報告もあったものの，初期からROM訓練の導入で頻度は減少している。
- 肩関節の痛みの原因は，上腕関節窩の亜脱臼，痙縮，拘縮などの複合した関与が指摘されている[1]。
- 亜脱臼は理学的に確認することができ，亜脱臼に対する対策によってその後の肩関節痛の発生を抑えることができる。麻痺後で上肢の弛緩性麻痺が残っていて，まだ痛みのない時期であっても対策を講ずることが大切である。
- その対策は，患者の日常生活における正しい体位設定（ポジショニング）である。座位では腕置きで麻痺の腕を支え，移乗の際には腕が牽引されないように配慮する，立位や歩行では腕吊り（アームスリング）を用いることもある。
- 痙性が出現し肩関節の疼痛の原因になっていると予想される場合には，肩甲下筋など肩甲帯の筋へのボツリヌス毒素やフェノールの注射が有効なことがある。

肩手症候群あるいは複合性局所疼痛症候群

CRPS：complex regional pain syndrome

- 複合性局所疼痛症候群（CRPS）は，RSDあるいは肩手症候群として知られていたものだが，その出現頻度については議論がある。脳卒中発症後1〜4カ月で発生する。疼痛が共通する症状で，手は浮腫になり，肩，手に拘縮が生じる。骨萎縮をきたすこともある[4]。
- その発生予防は，他動的ROM訓練，マッサージの併用による脱感作，リハビリテーション訓練プログラムの対象として麻痺肢を積極的に取り入れることなどが重要である[4]。

痙縮に伴う痛み

- 痙縮改善のために用いる経口筋弛緩薬はチザニジン，バクロフェン，ジアゼパム，ダントロレンナトリウムが用いられ，ボツリヌス毒素療法，神経ブロックなども行われる。

運動療法

- 痛みが生じている部位は防御的に筋肉が収縮している。種々の原因で生じた急性期の痛みが軽減すると運動は制限から徐々に促進される。しかし，関節可動域制限があると，筋は短縮したままで運動によって，かえって痛みを生じてしまう。
- そのために適切なプログラムで運動療法を行う必要がある。筋緊張を正常に戻し，筋長を正常にし，筋力を回復し，関節可動域を確保する。運動療法は，他動運動，自動介助運動，自動運動，ストレッチ，リラックス訓練からなる。

行動療法

- 肩関節の腱板炎のように局所に炎症所見があって生じる痛みは，炎症治療を中心とする治療が有効である。
- しかし，脳卒中に伴う疼痛の多くは，肩関節や顔面の疼痛部位自体には原因のないこともある。また。不安，うつ，期待，その他の心理的変動で影響を受けることも少なくない。
- 一般に，痛みが長期化すると身体的にも行動のうえでも変化が生じて，痛みに対して患者は急性疼痛とは異なる対応をとることになる。このように長期にわたる疼痛に対して行動上不適切な対応をとる場合は，慢性疼痛症候群と呼ぶ。このような変化は3〜6カ月で現れることが多い。脳卒中に伴う痛みはこのような不適応行動を伴う場合もある。行動療法では，目標とする疾病行動に注目する（表2）。
- 行動療法では，侵害感覚入力のブロック，緊張や抑うつの軽減，強化要因の調整，

表2
行動療法の目標

目標	肩手症候群のある上肢の運動を促進すること
陽性強化	自助具や食器の工夫で，肩手症候群の上肢を用いる食事動作の自立をめざして，そのような自発的な取り組みを褒める
陰性強化	看護師が行っていた食事介助の介助量をへらす（自分でできることを増やす）

新しい行動様式の学習を援助することによって実現する。
- バイオフィードバック，認知行動療法，オペラント療法，催眠，オペラント疼痛催眠，リラクセーション訓練も有効である。

集学的治療

- 薬物療法，理学療法，生活指導などを集学的に，時期に応じて実施することが重要である（図1）。
- 脳卒中後の中枢性疼痛に用いられる薬剤として下記のものがある（表3）。

III

C
その他，主な障害別治療介入 ▼ 中枢性疼痛

図1
急性および慢性期における神経障害性疼痛の治療
（文献3より引用）

NSAIDs（特に神経根性疼痛の場合）
手術療法
プレガバリン
神経ブロック　抗うつ薬：三環系，SNRI
オピオイド　オピオイド
理学療法（物理療法，運動療法）
集学的治療

急性　1カ月　3カ月　慢性

NSAIDs：nonsteroidal antiin-flammatory drugs
SNRI：serotonin-noradrenaline reuptake inhibitor

表3
脳卒中の疼痛に効果が期待される薬剤

薬剤	推奨度*	特徴と副作用
プレガバリン	B	30％以上の鎮痛効果，めまい，眠気，浮腫，体重増加に注意（適応）
ガバペンチン	C	めまい，傾眠，浮腫
ラモトリギン	C	皮膚の発疹，頭痛
アミトリプチリン	C	倦怠感，口渇（適応外）
選択的セロトニン再取り込み阻害薬（SSRI）	C	パキシル，ジェイゾロフトなど
カルバマゼピン		症例ごとに効果を検討すべき（適応外）

SSRI：selective serotonin reuptake inhibitor

＊『脳卒中ガイドライン2021』[4]における推奨度

B	行うことは妥当である
C	考慮してもよい，有効性が確立していない

ただし，中枢性疼痛に適応のある薬剤はプレガバリンのみで，アミトリプチン，カルバマゼピンは適応外として記載がある。他は保険適応の記載がない。

◆文献
1) DeLisa JA：Physical Medicine and Rehabilitation：Principle and Practice, 6th ed, Lippincott Williams & Wilkinson, 2020.
2) 日本ペインクリニック学会：神経障害性疼痛薬物療法ガイドライン改訂第2版，2016.
3) 平山惠造：神経症候学II，改訂第2版，文光堂，2010.
4) O'Young BJ et al.：61. Complex regional pain syndrome. Physical Medicine and Rehabilitation Secrets, 2nd ed（O'Young BJ,et al. eds），Hanley & Belfus, Inc, 2002.
5) 山下敏彦ほか：脊椎脊髄疾患に伴う痛み・しびれの治療戦略．日整会誌 87：1147-1150，2013.
6) 日本脳卒中学会脳卒中ガイドライン委員会：脳卒中治療ガイドライン2021〔改訂2023〕，協和企画，2023.

フィットネス

フィットネスとは

- フィットネス（physical fitness）とは作業や運動を行う身体活動能力を意味する。身体活動能力は文字どおり身体を動かすための能力であり，有酸素運動能力や等尺性筋力，バランス能力，柔軟性などの多くの能力が評価されるが，それら多くの機能の総合的な結果として身体活動能力が形成される。
- 身体活動能力は最大運動能力，運動耐容能とほぼ同義であり，心血管系が運動筋に酸素を運搬することができる最大の能力と，骨格筋が酸素を利用する最大の能力の両者によって規定される。
- 運動筋への酸素運搬能は，呼吸器疾患や貧血の合併がない場合は，最大心拍出量，動脈血の酸素含量，最大心拍出量に占める運動筋への血流の配分比で決定される。したがって身体活動能力は，自覚的最大負荷または負荷中止基準に該当するまで仕事率を増加させる最大運動負荷試験によって評価される。
- 一般的には心肺運動負荷試験（CPX）を行い，最大負荷時に得られる酸素摂取量（$\dot{V}O_2$）によって身体活動能力が表される。
- 身体機能を測定・評価することは運動療法を開始する際にきわめて重要である。身体機能のうちどこが阻害されているかによって，トレーニングすべき部位や改善すべき機能が異なるからである。身体機能の測定には多くの方法が存在するが，表1に汎用される各種身体機能評価法・指標の特徴を示す[1]。

CPX：cardiopulmonary exercise testing

心肺運動負荷試験（CPX）とは（図1）

- CPXは，運動中の心電図と血圧を評価しながら，酸素摂取量（$\dot{V}O_2$），二酸化炭素排出量（$\dot{V}CO_2$），呼吸数，一回換気量などを呼気ガス分析法にて測定する。本法により心機能，心筋虚血，末梢循環，骨格筋機能，血管内皮細胞機能，貧血，自律神経活性などの状態を把握できる。

CPX の意義

- CPXの意義は，
  1. 労作時呼吸困難や運動制限の原因の検索
  2. 最も信頼できる運動耐容能の客観的指標として
  3. 運動プログラムにおける運動処方の決定
  である[1]。

脳卒中患者の運動の注意点

- 脳卒中患者は高齢であることが多く，虚血性心疾患，高血圧，糖尿病，腎疾患などの疾患を合併していることが多いため，あらかじめ運動負荷試験や血液生化学検査で，運動の適否に関して慎重に検討し，適切な運動許容範囲を決定する必要がある。実際，上月らの調査[2,3]によれば，脳卒中リハビリテーション（リハ）患者に

対する下肢（または上肢）エルゴメータによる運動負荷試験では，18％に虚血性心疾患の合併を認めた。

- 運動耐容能や心血管リスクを把握し，適切な運動許容量の指導を行うために，CPXは不可欠なものになってきている。

表1 **各種身体機能評価法・指標の特徴**（文献1より許諾を得て転載）

評価法・指標	特徴・利点・欠点
身体活動能力に基づいた分類	
NYHA心機能分類	運動耐容能，予後との関連が強く，日常臨床で汎用され，簡便で有用性が高い。分類が大まかで，細かい症状の変化が反映されにくい。客観性に乏しい
SAS（Specific Activity Scale）	NYHA心機能分類を補完する目的で作成され，症状発現時の酸素摂取量をMETで定量化した。NYHA心機能分類Ⅱ度の評価に適する
筋力・筋量の評価	
膝伸展筋力測定	歩行やADLに直接影響するため，現在の筋力水準を評価することが重要。レジスタンストレーニングの効果判定にも有用
下肢筋肉量測定	サルコペニア，フレイルのスクリーニングが可能。二重エネルギーX線吸収測定法（DXA），生体インピーダンス法（BIA），MRIやCTなど多くの測定方法があり，それぞれの特性を理解して行う必要がある。異なる測定方法での比較は困難
握力	比較的簡便な機器で測定可能で，大規模臨床試験でも予後を推定する因子としての有用性が報告された。わが国のサルコペニア，フレイルの診断基準にも含まれている
包括的下肢機能評価法	
SPPB（Short Physical Performance Battery）	特にフレイル状態かそのリスクがあると予想される高齢者の包括的下肢機能の評価が可能。生命予後や，今後数年で歩行不能になるなどのADLの予測能に優れ，臨床の現場で汎用されている。3つの異なる測定を行うためやや煩雑
歩行テスト	
歩行速度	歩行という生理的な運動で，特別な機器などを必要としない。心疾患患者や高齢者は快適歩行速度を用いることが多く，サルコペニア，フレイルの基準としても用いられる
バランス能力（身体活動の安定性を評価するために重要な検査）	
片脚立位	時間通常は開眼で行い，運動器不安定症の診断に用いられる。簡便で有用性が高い
Functional Reach試験	高齢者における転倒リスクのスクリーニングとしても有用
Timed Up and Go試験	運動器不安定症の評価に用いられ，転倒のリスク評価や簡易的にフレイルのスクリーニングにも用いられる
運動耐容能評価法	
6分間歩行試験	6分間歩行距離（6MWD）を測定する最大運動負荷試験。方法については米国胸部学会から詳細なステートメントが出されている。心肺運動負荷試験で求めたpeak $\dot{V}O_2$ との相関が高く，予後の推定にも用いられる。問題点は施設間の比較が困難，施行法の影響を受けること，検査のたびに成績が良くなることである
シャトルウォーキング試験	6分間歩行試験と同様に多段階漸増の最大運動負荷試験。$\dot{V}O_2$ 動態は6分間歩行試験と同等で，信頼性，再現性とも優れている
運動負荷試験（いわゆる運動負荷心電図）	呼気ガス分析を同時に行わない運動負荷試験で，運動による心拍数，血圧反応の評価や虚血の心電図診断に用いられる

日本循環器学会／日本心臓リハビリテーション学会. 2021年改訂版 心血管疾患におけるリハビリテーションに関するガイドライン. https://www.j-circ.or.jp/cms/wp-content/uploads/2021/03/JCS2021_Makita.pdf（2024年10月閲覧）

図1

運動負荷試験の実際
（伊佐治，2003）
（東北大学病院内部障害学教室のご厚意による）

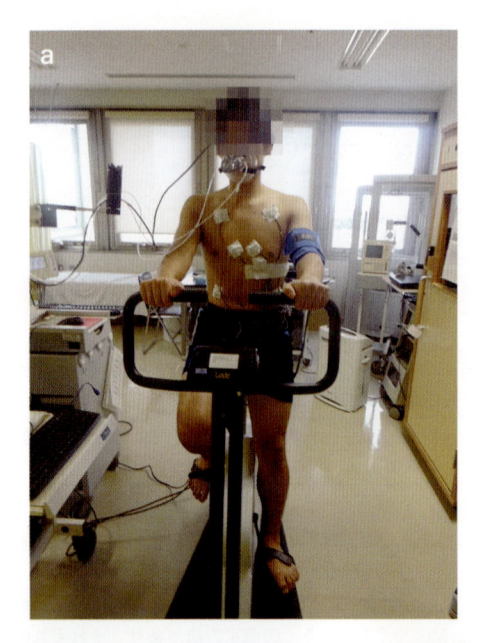

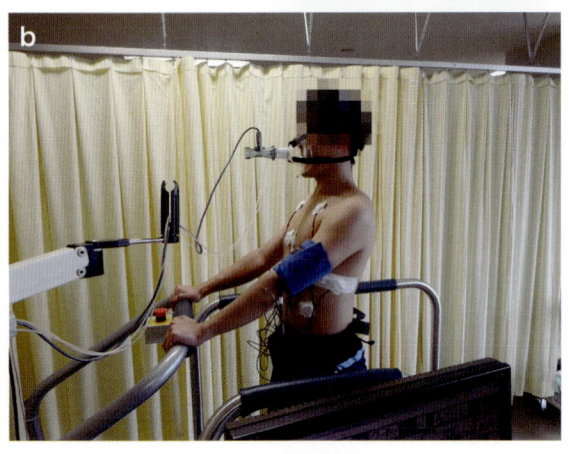

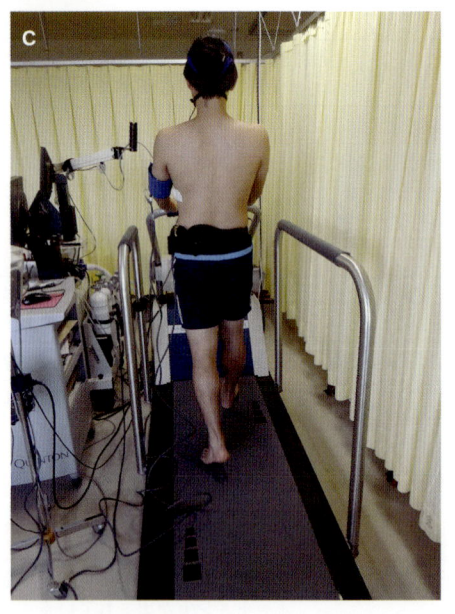

a. 自転車エルゴメーターによる心肺運動負荷試験
b. トレッドミルによる心肺運動負荷試験（呼気ガス分析のためのマスク装着の様子）
c. トレッドミルによる心肺運動負荷試験（全景）

心肺運動負荷試験の行い方と適応・禁忌（表2）・中止基準

運動耐容能の評価

- ゴールドスタンダードは最大酸素摂取量（$\dot{V}O_2max$）とされている。
- $\dot{V}O_2max$を測定するためには，症候限界性の負荷を行う必要があるが，障害者や高齢者に症候限界性の負荷をかけることは危険であり，むしろあらかじめ決めた目標心拍数や運動量に達ししたら負荷を中止する負荷（亜最大負荷）「最高酸素摂取量（peak $\dot{V}O_2$）」を採用するほうが安全である。
- 目標心拍数は，年齢別予想最大心拍数（「220－年齢」で算出）の70〜80％，あるいは簡易計算法として「190－年齢」とすることが多いが，何％までにするかは厳密には患者の病態によって異なる。また，運動負荷中も中止基準（表3）に該当しないか慎重に観察することが必要である。

| 運動負荷の方法 | ● 運動負荷の方法としては自転車エルゴメーターやトレッドミルによって行われる。自転車エルゴメーターは車輪に対する摩擦荷重で一定の負荷量を持続的にかけるramp（直線的漸増）負荷である。トレッドミルは速度と傾斜で負荷量多段階に挙げていく多段階負荷である。 |

AT：anaerobic threshold

● 運動強度を増加させていく際，有気的代謝に無気的代謝が加わる直前の$\dot{V}O_2$を嫌気性代謝閾値（**AT**）とよぶ。ATはpeak $\dot{V}O_2$のおよそ50〜55％にあたり，このレベル以下では代償性過換気は起こらないため，日常活動レベルを表す指標である。

● AT以上の活動ではアシドーシスが進行するとともにカテコラミン分泌が亢進するため，心血管疾患患者の運動許容範囲としてATレベルが推奨されている。

● 高齢者は「潜在的な心不全患者」であるという考え方もあり，疾患のスクリーニングを注意深く行ったうえで適切な運動許容範囲を指導する必要がある。

● ramp負荷試験中の各指標の変化を**図2**に示す。

表2 運動負荷試験が禁忌となる疾患・病態

（文献1より許諾を得て転載）

絶対的禁忌
1. 2日以内の急性心筋梗塞
2. 内科治療により安定していない不安定狭心症
3. 自覚症状または血行動態異常の原因となるコントロール不良の不整脈
4. 症候性の重症大動脈弁狭窄症
5. コントロール不良の症候性心不全
6. 急性の肺塞栓または肺梗塞
7. 急性の心筋炎または心膜炎
8. 急性大動脈解離
9. 意思疎通の行えない精神疾患

相対的禁忌
1. 左冠動脈主幹部の狭窄
2. 中等度の狭窄性弁膜症
3. 電解質異常
4. 重症高血圧*
5. 頻脈性不整脈または徐脈性不整脈
6. 肥大型心筋症またはその他の流出路狭窄
7. 運動負荷が十分行えないような精神的または身体的障害
8. 高度房室ブロック

＊：原則として収縮期血圧＞200mmHg，または拡張期血圧＞110mmHg，あるいはその両方とすることが推奨されている。

日本循環器学会／日本心臓リハビリテーション学会．2021年改訂版 心血管疾患におけるリハビリテーションに関するガイドライン．
https://www.j-circ.or.jp/cms/wp-content/uploads/2021/03/JCS2021_Makita.pdf（2024年10月閲覧）

表3 運動療法実施中の中止基準

（文献1より許諾を得て転載）

絶対的中止基準
▶ 患者が運動の中止を希望
▶ 運動中の危険な症状を察知できないと判断される場合や意識状態の悪化
▶ 心停止，高度徐脈，致死的不整脈（心室頻拍・心室細動）の出現またはそれらを否定できない場合
▶ バイタルサインの急激な悪化や自覚症状の出現（強い胸痛・腹痛・背部痛，てんかん発作，意識消失，血圧低下，強い関節痛・筋肉痛など）を認める
▶ 心電図上，Q波のない誘導に1mm以上のST上昇を認める（aVR，aVL，V1誘導以外）
▶ 事故（転倒・転落，打撲・外傷，機器の故障など）が発生

相対的中止基準
▶ 同一運動強度または運動強度を弱めても胸部自覚症状やその他の症状（低血糖発作，不整脈，めまい，頭痛，下肢痛，強い疲労感，気分不良，関節痛や筋肉痛など）が悪化
▶ 経皮的動脈血酸素飽和度が90％未満へ低下または安静時から5％以上の低下
▶ 心電図上，新たな不整脈の出現や1mm以上のST低下
▶ 血圧の低下（収縮期血圧＜80mmHg）や上昇（収縮期血圧≧250mmHg，拡張期血圧≧115mmHg）
▶ 徐脈の出現（心拍数≦40/min）
▶ 運動中の指示を守れない，転倒の危険性が生じるなど運動療法継続が困難と判断される場合

日本循環器学会／日本心臓リハビリテーション学会．2021年改訂版 心血管疾患におけるリハビリテーションに関するガイドライン．
https://www.j-circ.or.jp/cms/wp-content/uploads/2021/03/JCS2021_Makita.pdf（2024年10月閲覧）

図2

ランプ（直線的漸増）負荷試験中の各指標の変化

（文献1より許諾を得て転載）

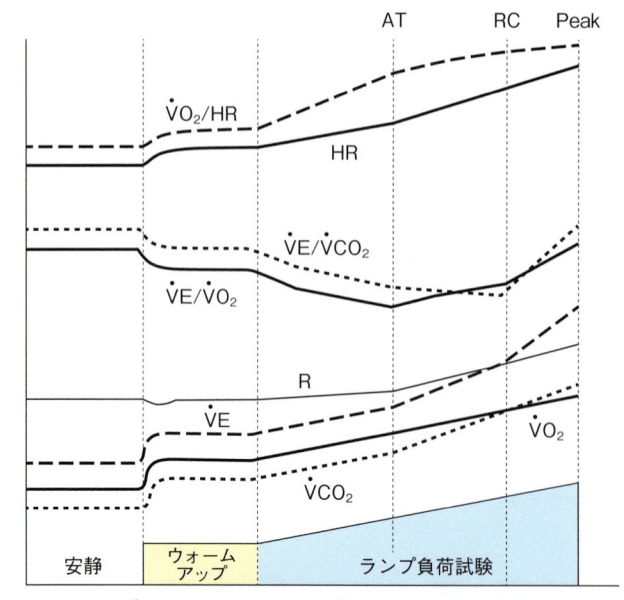

酸素摂取量（$\dot{V}O_2$）は直線的に増加。$\dot{V}CO_2$（二酸化炭素排出量）は嫌気性代謝閾値（AT）で，$\dot{V}E$（分時換気量）はATと呼吸性代償開始点（respiratory compensation point：RC）で，それぞれ増加割合が強まる。

$\dot{V}CO_2$と$\dot{V}O_2$の比であるガス交換比（R）はATで増加しはじめる。

AT付近で酸素脈（$\dot{V}O_2/HR$）の増加割合は減少し心拍数（HR）の増加率は増大する。

$\dot{V}O_2$に対する換気当量（$\dot{V}E/\dot{V}O_2$）はATに変曲点を有し，$\dot{V}E/\dot{V}CO_2$はRCに変曲点をもつ。

日本循環器学会/日本心臓リハビリテーション学会. 2021年改訂版 心血管疾患におけるリハビリテーションに関するガイドライン.

https://www.j-circ.or.jp/cms/wp-content/uploads/2021/03/JCS2021_Makita.pdf（2024年10月閲覧）

運動療法の適応と禁忌

- 運動療法の有効性はその危険性を遙かに上回って初めて認められるべきものであり，薬物治療などにより十分疾患がコントロールされていなければ勧められるものではない。
- 積極的な運動療法を行ううえでの絶対的禁忌と相対的禁忌について**表4**に示す。

障害者における運動耐容能向上の必要性

- 長期の安静臥床などの精神・身体活動の不必要な制限や身体非活動によって生じる筋力低下を廃用症候群（あるいは脱調節）という。
- 廃用症候群では，運動耐容能の低下のみならず，全身臓器の機能低下を合併し，肥満，インスリン抵抗性，糖尿病，脂質異常症，動脈硬化につながり，心血管系疾患などに罹患して寿命を短縮するという悪循環に陥りやすい。この悪循環を予防し断ち切るために，運動耐容能を維持，向上させる必要がある[4]。
- 上月らの調査[2,3]によれば，脳卒中回復期リハ患者の24%に糖尿病を，76%に耐糖能異常を認め，特に歩行困難例において耐糖能異常の割合が高く，脳卒中発病前からの糖尿病などによる耐糖能異常に加えて，脳卒中に起因する身体障害により運動量が低下して，発病後にインスリン抵抗性が増した可能性が考えられる。
- 脳卒中患者は，リハを終了した後も脳卒中再発や心血管系疾患発症の高いリスクに

表4 積極的な運動療法が禁忌となる疾患・病態（文献1より許諾を得て転載）

絶対的禁忌
1. 不安定狭心症または閾値の低い（平地のゆっくり歩行［2MET］で誘発される）心筋虚血
2. 過去3日以内の心不全の自覚症状（呼吸困難，易疲労感など）の増悪
3. 血行動態異常の原因となるコントロール不良の不整脈（心室細動，持続性心室頻拍）
4. 手術適応のある重症弁膜症，特に症候性大動脈弁狭窄症
5. 閉塞性肥大型心筋症などによる重症の左室流出路狭窄
6. 急性の肺塞栓症，肺梗塞および深部静脈血栓症
7. 活動性の心筋炎，心膜炎，心内膜炎
8. 急性全身性疾患または発熱
9. 運動療法が禁忌となるその他の疾患（急性大動脈解離，中等症以上の大動脈瘤，重症高血圧[*1]，血栓性静脈炎，2週間以内の塞栓症，重篤な他臓器疾患など）
10. 安全な運動療法の実施を妨げる精神的または身体的障害

相対的禁忌
1. 重篤な合併症のリスクが高い発症2日以内の急性心筋梗塞[*2]
2. 左冠動脈主幹部の狭窄
3. 無症候性の重症大動脈弁狭窄症
4. 高度房室ブロック
5. 血行動態が保持された心拍数コントロール不良の頻脈性または徐脈性不整脈（非持続性心室頻拍，頻脈性心房細動，頻脈性心房粗動など）
6. 最近発症した脳卒中[*3]
7. 運動負荷が十分行えないような精神的または身体的障害
8. 是正できていない全身性疾患[*4]

禁忌でないもの
1. 高齢者
2. 左室駆出率低下
3. 血行動態が保持された心拍数コントロール良好な不整脈（心房細動，心房粗動など）
4. 静注強心薬投与中で血行動態が安定している患者
5. 補助人工心臓（LVAD），植込み型心臓電気デバイス（永久ペースメーカ，植込み型除細動器［ICD］，両室ペーシング機能付き植込み型除細動器［CRT-D］など）装着

＊1：原則として収縮期血圧＞200mmHg，または拡張期血圧＞110mmHg，あるいはその両方とすることが推奨されている。
＊2：貫壁性の広範囲前壁心筋梗塞，ST上昇が遷延するものなど。
＊3：一過性脳虚血発作を含む。
＊4：貧血，電解質異常，甲状腺機能異常など。
（日本循環器学会. 2018, Fletcher GF, et al. 2013, 日本循環器学会. 2019より作表）
日本循環器学会／日本心臓リハビリテーション学会. 2021年改訂版 心血管疾患におけるリハビリテーションに関するガイドライン.
https://www.j-circ.or.jp/cms/wp-content/uploads/2021/03/JCS2021_Makita.pdf（2024年10月閲覧）

さらされているといえる。また，糖尿病を合併した脳卒中患者は一般の脳卒中患者と比較して脳卒中再発率が高い。再発予防対策をおろそかにすると，リハによって運動機能を改善させても，脳卒中の再発で一気にADLやQOLを低下させてしまう。

- このように，脳卒中リハ患者の管理において，脳卒中の再発予防とその他の心血管系疾患の発症予防はきわめて重要である。
- 有酸素運動を中心とした運動療法による身体運動能力向上により，動作の安定感の維持や転倒防止，関節可動域の維持に繋がる。さらに，体脂肪の減少，肥満の予防・解消，心・肺機能の向上，血圧の低下，耐糖能改善・インスリン抵抗性改善・HDLコレステロールの増加などの糖・脂質代謝の改善，血小板凝集能の低下，不安感や抑うつ感の軽減，QOLの改善をきたし，免疫機能の強化にもつながり，生命予後も改善する[5]。
- 『脳卒中治療ガイドライン2021〔改訂2023〕』においても，生活期の脳卒中後片麻痺患者の心肺持久力の向上のために，有酸素運動もしくは有酸素運動と下肢筋力増強訓練の併用療法を行うことが推奨されている[6]。

障害者への運動負荷の際の注意点

- 脳卒中片麻痺患者や失語症患者での運動耐容能の評価には多くの困難がつきまとう。
- 困難の第一点として，四肢の機能障害が制限因子となって通常の負荷方法を施行することが困難なうえに，負荷の意義の理解不足や注意力低下のために診断や評価をするに足るほどの十分な負荷量がかけられないことが多い。そのためリハ訓練の内容や患者の麻痺の部位や程度を勘案しながら，負荷方法を選択する必要がある[8]（表5）。
- 上肢エルゴメーターは下肢障害者の評価に用いられ，$\dot{V}O_2max$は下肢の64～80%で，同一負荷量における心拍数，血圧，血中乳酸値は上肢のほうが大きく，効率は下肢のほうが良い。
- 困難の第二点としては，麻痺患者や整形外科疾患患者では患肢を用いる動作の運動効率が低下し，かつ等尺性運動の要素が大きくなるため，心肺への負荷が大きくなり，狭心症や心不全症状が誘発されやすくなる危険がある。
- したがって，十分な負荷をかけることが可能な部位での負荷試験の結果であっても，それが実際に患肢を使って行うリハの訓練や日常生活での循環呼吸応答を正確には示さないことも考えられる。
- 困難の第三点は，失語や他の認知障害により患者が負荷中の自覚症状を適切に訴えられずに診断や評価にとって重要な情報が見逃されてしまう危険である。そのため，このような患者に接する検者や治療者は日頃から慎重な対応が要求される[7]。
- 患者に対しては実際のリハ訓練諸動作や日常労作時に心電図モニターやホルター心電図記録などを行い評価することも必要となる。

表5

脳血管疾患患者で可能な運動負荷法
（文献8より引用）

1. 臥位下肢自転車エルゴメーター	両脚使用，健側脚使用
2. 座位下肢自転車エルゴメーター	両脚使用，健側脚使用
3. 臥位上肢自転車エルゴメーター	両腕使用，健側腕使用
4. 座位上肢自転車エルゴメーター	両腕使用，健側腕使用
5. 車椅子エルゴメーター	ホルター心電図使用
6. トレッドミル	運動障害が軽度な場合
7. 日常生活でのホルター心電図	すべての患者に適応あり

運動負荷試験ができない状況下での対応

- 失語症や注意障害などのため運動負荷試験そのものに難渋する症例の場合や，運動負荷試験が施行できない施設の場合は，リハ実施前後や実施中もバイタルサインや必要に応じて心電図モニターによる観察を行う[7]。
- 歩行可能な対象者に関しては，安全性が確認されるまでの間は，当面これまでの歩行スピードを増加させず，その代わり運動時間や運動距離を伸ばすように指導する[5]。
- 心血管リスクがある場合は，表6のうちのいずれかの方法でトレーニング強度を決定する。
- 自覚的運動強度（RPE）を評価指標とする場合には，Borg指数を用いる（図3）。一般的にBorg指数によるRPEの12未満は心拍数予備能（HRR）の40%未満，12～13は40～59%，14～17は60～89%に相当する。
- Talk Testは運動強度を推定する簡便な方法の一つである。快適に会話しながら行える運動強度はおおむね安全に実施できることが知られている[1]。

RPE：rate of perceived exertion

HRR：heart rate reserve

表6 運動負荷試験を実施できない場合の運動強度の設定方法（文献1より許諾を得て転載）

	簡易心拍処方	自覚的運動強度（RPE）	Talk Test
方法	安静時心拍数＋30/min（β遮断薬投与患者では20/min）の強度	Borg指数12〜13，ただし心不全例では11〜13	快適に会話しながら行える運動強度
注意点	最大120/min以下を許容範囲とする	運動中頻回に問診が必要	
適応外	変時性応答不全を認める患者，心房細動患者，ペースメーカ植込み患者	無症候性心筋虚血など症状の乏しい患者，認知症などコミュニケーションに問題のある患者	

日本循環器学会／日本心臓リハビリテーション学会．2021年改訂版 心血管疾患におけるリハビリテーションに関するガイドライン．
https://www.j-circ.or.jp/cms/wp-content/uploads/2021/03/JCS2021_Makita.pdf（2024年10月閲覧）

図3

Borg指数
（文献9を基に作成）

指数	自覚的運動強度	運動強度
20	もう限界	100%
19	とてもつらい	95%
18		
17	かなりつらい	85%
16		
15	つらい	70%
14		
13	ややつらい	55%（嫌気性代謝閾値に相当）
12		
11	楽である	40%
10		
9	かなり楽である	20%
8		
7	とても楽である	5%
6		

◆文献

1) 日本循環器学会／日本心臓リハビリテーション学会合同ガイドライン．2021年改訂版 心血管疾患におけるリハビリテーションに関するガイドライン，pp18-38，2021．https://www.j-circ.or.jp/cms/wp-content/uploads/2021/03/JCS2021_Makita.pdf（2024年10月閲覧）

2) 上月正博：脳卒中患者における虚血性心疾患の発病の背景．Jpn J Rehabil Med 35：209-212，1998．

3) Kohzuki M, et al.：Heart disease and hyperlipidemia in Japanese stroke patients. In：Proceedings of the 1st World Congress of the International Society of Physical and Rehabilitation Medicine, Monduzzi ed, pp531-535, 2001.

4) 上月正博ほか編：リハビリテーションにおける評価 Ver.3，pp34-43，医歯薬出版，2023．

5) 上月正博：フィットネス向上．運動障害のリハビリテーション（岩谷 力ほか編），p105，南江堂，2002．

6) 日本脳卒中学会 脳卒中治療ガイドライン委員会 編：脳卒中治療ガイドライン〔改訂2023〕，p168，協和企画，2023．

7) 上月正博 編著：新編 内部障害のリハビリテーション，第2版，pp40-50，医歯薬出版，2018．

8) 上月正博，長坂 誠：脳血管疾患の予防と治療における身体活動の位置づけ．臨床スポーツ医学 24：175-182，2007．

9) Borg GA：Perceived exertion. Exerc Sport Sci Rev 2：131-153, 1974.

Ⅲ

C | その他，主な障害別治療介入 ▼ フィットネス

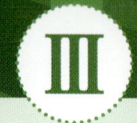

CI療法

メカニズムと臨床応用

CI療法：constraint induced movement therapy

- CI療法は，脳卒中片麻痺患者の非麻痺側肢（特に上肢）の運動をスリングなどで制限して麻痺側肢の機能回復を促す治療法であり，行動変容を期待して行われる，学習理論を応用した行動学的アプローチである。
- 麻痺側肢に対して細かく段階的に使用を促すような「shaping」とよばれるトレーニング方法を用いることによって，日常生活における麻痺側肢の有効な利用を促す。Shapingとは個体の行動のうち正しい反応に近いものを強化することによって，次第にその反応を増加させる手続きである。課題は**表1**のような実用的なもので，上肢で複数の項目がある。
- CI療法では，麻痺側肢の運動麻痺や感覚障害などによってエラーや疼痛を経験し，それによって生じる不利益を記憶・学習し，次第に麻痺側肢の使用を抑制される（学習性不使用状態：learned non-use）と仮定する。
- 学習性不使用状態による悪循環を断ち切るために，CI療法は非麻痺側肢を拘束し，強制的に麻痺側肢を使用するように誘導する[1]。動作を繰り返すことでADL自立への有効な転移を図る。
- CI療法は主に，慢性期の脳卒中患者の麻痺側上肢回復に対して行われており，数多く治療効果が紹介されている[2,3]。ここでは臨床応用に関する，麻痺側上肢への機能回復（主に慢性期）について述べていく。

適応基準（表2）

- 一般的に，CI療法は自宅に暮らし，自らCI療法について理解し，希望している人が対象となる。基本的には学習性不使用状態に対する治療であり，重度の随意運動障害を有する脳卒中患者などすべてのケースに有効なものではない。また，長期間さらに長時間集中トレーニングを強いられるため，ストレスなどを考慮しそれに耐

表2

CI療法の適応基準例

MP：metacarpophalangeal

MMSE：Mini-Mental State Examination

項目	内容	備考
ADL自立度	歩行自立	杖，装具許可
	身辺処理動作自立	
上肢動作	手関節背屈が随意運動で20°以上可能	上肢随意性は必然
	I～Ⅲ指のMP関節伸展が10°以上可能	軽度疼痛は許可
	肩亜脱臼なし・肩手症候群なし	
精神機能等	MMSE 20点以上	認知症は除外
	著明な高次脳機能障害なし	失語・失行・失認など
	精神症状（疾患）なし	
※禁忌事項	転倒危険性ありと判断される者	
	以下の症状が不安定： ▶高血圧，不整脈，けいれん発作，糖尿病，未破裂脳動脈瘤，虚血性心疾患など	

表1 shaping項目例

shaping項目選択評価表　　　　　　　　　　　　　評価日 ：　　　年　　月　　日

1. 麻痺手への体重負荷		7. 手指分離運動	
頬杖をつく		ボールの縫い目を親指でなぞる	
患側横に置いた椅子に手をつき，体重支持		軽い木片をはじく	
2. リーチ動作		直径5cm程度のボトルの蓋を開閉する	
前腕を机上のタオルに乗せる		スティック糊のキャップを開閉する	
手を机上のタオルに乗せる		ティッシュでこよりを作る	
手を机上のタオルに乗せて前方に伸ばす		机に貼ったテープを剥がす	
前腕を机上のタオルに乗せて円を描く		そろばんをはじく	
机の縁をタオルで拭く		複数枚のトランプを持ち，1枚ずつ机上に置く	
手関節掌背屈運動（アームトレーナー）		8. 空間で物を把持しての物品使用	
前腕回内外運動（アームトレーナー）		A4大クリップボードを立てて机上で支える	
穴あけパンチで紙に穴を開ける		食べ物に塩を振る動作	
3. 自己身体へのリーチ動作		盆上でボールを時計回り・反時計回りに回す	
反対側の肩をリズミカルに叩く		うちわで手前や前方に向かってあおぐ	
反対側の肩の埃を払う		ネジ付きブロック	
手を腰に回して叩く		お手玉を投げる ⇔ 受ける	
頭を掻く		9. 協調動作	
4. 物の把握・運び		肘で，時計回り・反時計回りに円をなぞる	
机上のボールに手を伸ばす ⇔ 戻す		人差し指で，時計回り・反時計回りに円をなぞる	
机上のボールを掴み，患側横の容器に入れる		ボードトレーナー	
お手玉を口元に持ってくる ⇔ 机上に置く		定規の目盛を5cm刻みに指腹ではじく	
アクリルコーンを運ぶ		電卓のキーを人差し指で押す	
輪をポールに掛ける		ブロックを積み上げる	
ボールをボードに貼り付ける		スプーン，箸操作	
引き出しの開け・閉め		書字	
5. 物のつまみ・運び		10. 両手動作	
ペンをつまんでペン立てに立てる		両手でタオルを握り，ピンと張る	
クリップをつまみ容器に入れる		タオルを絞る	
ペグボード		はさみで紙を切る	
ショルダーアーク		紙で箱を包む	
クリップをつまみ紙を挟む		蝶結びをする	
洗濯バサミで挟む		袖口や襟元のボタンを掛ける・はずす	
小銭をつまむ		（男性）ネクタイを締める　（女性）エプロンを結ぶ	
雑誌のページをめくる		11. 立位でのリラクセーション，バランス訓練	
紙を手前から2つに折る		輪投げ	
6. 手指屈伸動作		お手玉を前方のかごに投げ入れる	
スポンジの握り・離し		手を前後に振りながら足踏みをする	
紙を握りつぶす		10cmの段差を昇降する（両手でバランスをとる）	
握りつぶした紙のしわを伸ばす		傘を差して歩く	
		ボールを持ったままで壁に当てる	
		両手を広げて深呼吸をする	

秋田県立・リハビリテーション精神医療センター

＜評価基準＞
3：楽にできる　2：少しの努力を要す　1：かなりの努力を要す　0：できない

《備考》

CRPS：complex regional pain syndrome

えられるケースに実行する。そのため，適応者は基準を設け選択する（**表2**）。

- この他，初発発症や肩亜脱臼・**CRPS**の有無，片麻痺回復段階指標，改訂Ashworth Scaleなどを用いた基準を使用する場合もある。
- リハビリテーション実施計画書とは別に，治療中のストレスやリスク，過剰な期待は意欲を減退させるなどの説明を含む，同意書を作成して行うことが望ましい。
- CI療法を改良した「修正CI療法」も行われており，1日3～4時間と時間を短く，制約の程度も緩和された（ミトンなどを着けない）アプローチも選択されている。

CI療法の内容

- 介入は3つの要素からなる。
  1. 訓練室で行われる麻痺側上肢による実用的課題の集中的訓練（平日10日間・数時間程度）
  2. 非麻痺側上肢の拘束（覚醒時間の90%程度）
  3. 訓練室で行われるtransfer packageとよばれる行動的手法（治療日に30分程度）
- Transfer packageは訓練室での治療効果を実際の日常生活活動に移行することを促進するよう計画される。麻痺側上肢の生活場面での使用を毎日モニターすること，上肢を使用するうえで感じている障壁に打ち勝つためにセラピストと問題解決を図ること，などが含まれる。
- 非麻痺側上肢の集中的訓練はshapingの原則に従って行われ，transfer packageと関連させて実際の生活に反映される。覚醒時間の非麻痺側上肢拘束も実生活での使用を促進させるものである。

CI療法の実践例

- CI療法のトレーニング量や期間，拘束方法，shaping項目などは，ケースによって異なると思われる。実施基準については施設の特徴を考慮し設定する。ここでは典型的な実例を紹介する。

トレーニング時間

- 1日5時間（午前2時間，午後3時間，病棟では非麻痺側肢を使える）

トレーニング期間

- 原則的に2週間であり，平日10日間実施。前後に，評価のための2日間（約1～2時間程度）を設定する（期間は他に20日間コースなどがある）。

非麻痺側肢の拘束方法

- 拘束は三角巾や市販のアームスリング，グローブ・ミトン（**図1ab**）もしくは指間を縫い合わせた軍手を利用する。休憩中や病棟，外泊中などの生活では非麻痺側肢の拘束は行わず，使用については自由に行わせるようにする。

shaping項目の評価と選択

- Shapingの項目を評価して，実施項目を選択する（**表2**）。
- 考慮すべき事項として，次の4項目が挙げられる。
  1. 日常的な動作を含む
  2. 個々の動作が目的的である
  3. 粗大動作・巧緻動作・両手動作・協調動作・立位バランスなど（**図1**）の要素があり，ターゲットが明確である
  4. 項目内で段階付けが可能

動画1 アクリルコーン

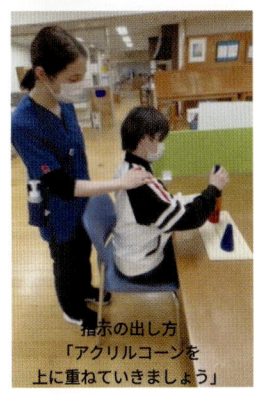

指示の出し方
「アクリルコーンを
上に重ねていきましょう」

動画2 紙を2つに折る

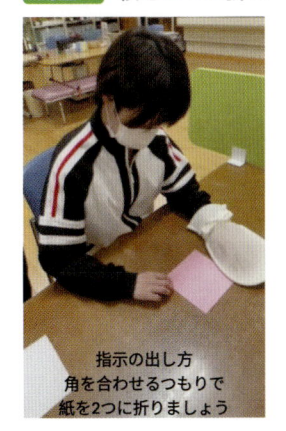

指示の出し方
角を合わせるつもりで
紙を2つに折りましょう

図1 右片麻痺患者に対するshaping項目の実例

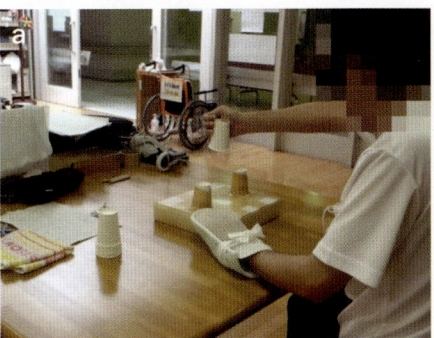

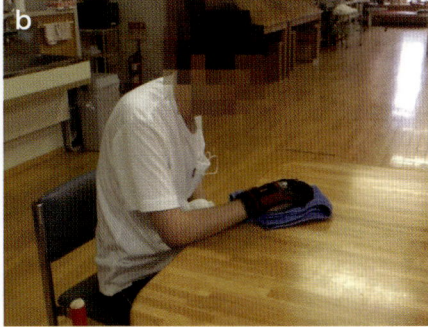

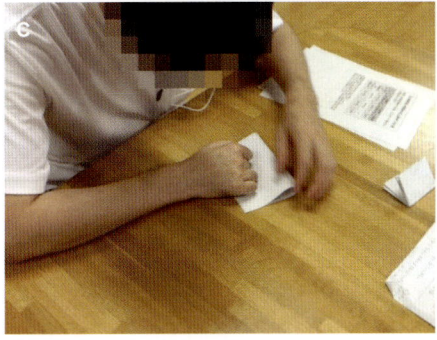

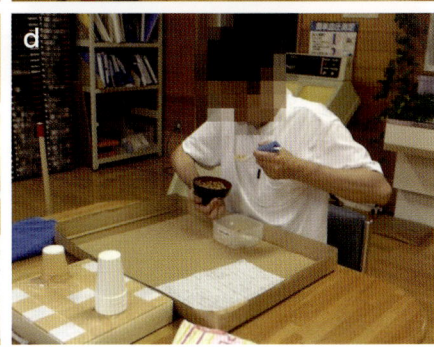

麻痺側の右手を積極的に使わせるための方法。
左手をグローブで拘束している：**a.** 紙コップを把持し移す　　**b.** タオルでテーブルを拭く
両手動作で左手を使わせる：　　**c.** 両手を使い紙を折る　　　**d.** お椀を持ち水平を保つ

- Shaping項目は，ニーズを把握し初期評価時のグレードを用いて選択される。
  Shaping項目自体は一通り実施し，
  - 0：できない，
  - 1：かなりの努力を要す，
  - 2：少しの努力を要す，
  - 3：楽にできる，
  の4段階評価を行う。

実行手順

- 手順は決まった定型的パターンはなく，個々に順番や量を検討する（表2）。
- トレーニングは原則マンツーマンで行い，治療者による直接的介入を最小限にする。
- 推奨される実施例としてまず，「2：少しの努力を要す」に該当した項目を（＋数項目）選択し，訓練の回数や時間を設定する。これらの項目が楽にできる（グレード3レベル）ようになったら，「1：かなり努力を要す」項目を追加（または変更）する。
- 指示の出し方：指示は的確かつ明確に行う。表3にフィードバックの仕方を中心とした留意点をまとめる。

**トレーニング中の
注意点**

- リスク管理：トレーニング実施・中止基準（118ページ参照）を実行する。
- 疲労，過緊張への配慮：他動的ストレッチやリラクセーションを心がける。適宜，水分補給やトイレ休憩，気分転換に散歩などを取り入れる。

表3	フィードバック内容	備考
CI療法の指示例（留意点）	原則フィードバックは口頭の指示で行う	感覚入力等で実現可能か評価する
	細かい指示よりも単純な動作指示を的確に行う	「脇を閉めて！」「あごを引いて！」など
	個々の関節運動よりも動作が環境に与える最終目的への意識を促す	「机の端まできれいに拭く！」
	動作が可能になったら，段階的に量的・質的向上を意識づける	量：「連続して10回！」 質：「できるだけ滑らかに！」
	進行状況に合わせ，指示の頻度を，徐々に少なくする	明らかなエラー，成功に対して明確に評価する

必要以上の体幹代償は抑え，適宜指示する。

効果判定例

FMA：Fugl-Meyer Assessment
MFT：Manual Function Test
ARAT：Action Reseach Arm Test
STEF：Simple Test for Evaluating Hand Function
FIM：Functional Independent Measure
BI：Barthel Index
MAL：Motor Activty Log

- 運動機能評価は，CI療法のプランニングに有用であるが，効果判定としてshaping項目の評価以外に推奨すべき項目を述べる。前項の上肢検査項目（**FMA**，**MFT**，**ARAT**，**STEF**，Motricity Indexなど）の他，関節可動域，更衣動作などの動作分析（ビデオ），**FIM**や**BI**などのADL評価を行う。
- CI療法の論文で汎用されている項目（Wolf Motor Function Test[4]：課題遂行能力や**MAL**[5]：課題遂行頻度）を行うことで，共通認識を得られやすい。
- 終了後のフォローアップを可能な範囲で行い，長期の効果を調査する。必要があればshaping項目を在宅用に組み替え指導する。

Transfer packageについて

- 獲得した活動が日常生活への定着を促進するためtransfer packageという手法が補足練習として実行される[6]。行動変容を目的としたもので，麻痺側上肢の現状や問題を患者に理解させ，それらの問題を解決するための手法である。
- 患者に日常での使用を必要とする上肢の動作を10項目選択させ，簡易にクリアできるものと，難しいものを5つずつセラピストと選ぶ。その後，解決方法を患者との協議のうえ，実施内容を決定する。その後同意を得る。
- 毎日30分の自主練習を実施させる。8〜10課題を提示し1日1〜2種類実施させる。その際，写真や絵などでトレーニングマニュアルを作成する。
- 具体的なADLやIADLにおけるニーズや使用状況を毎日確認する。トレーニング経過記録やビデオでのフィードバックを行う。

◆文献

1）道免和久ほか：講座 −脳の可塑性シリーズ6 運動療法．総合リハ 30：1389-1395，2002.
2）Wolf SL, et al：Forced use of hemiplegic upper extremities to reverse the eff ect of learned nonuse among chronic stroke and head-injured patients. Exp Neurol 104：125-132, 1989.
3）Taub E, et al：Technique to improve chronic motor deficit after stroke. Arch Phys Med Rehabil 74：347-354, 1993.
4）Wolf SL, et al：Assessing Wolf Motor Function Test as outcome measure for research in patients after stroke. Stroke 32：1635-1639, 2001.
5）Uswatte G, et al：Reliability and Validity of the upper-extremity Motor Activity Log-14 for measuring real-world arm use. Stroke 36：2493-2496, 2005.
6）竹林　崇ほか：CI療法における麻痺側上肢の行動変容を促進するための方策（Transfer Package）の効果．作業療法 31：164-176，2012.

ロボット治療（1）HAL®

- ロボットは「センサ，知能・制御系，駆動系の3つの要素技術を有する，知能化した機械システム」と定義されている[1]。その形態は一様ではなく，幅広い分野で活用されている。
- 現在，医療においてもさまざまなロボットが活用されている。近年ではリハビリテーション場面でもロボットの活用に関する報告が増えており[2,3]，その効果が注目されている。
- 本稿では，ロボットを活用した歩行練習について述べつつ，わが国での歩行練習用ロボットの先駆けである**HAL®**の特徴と活用方法を紹介する。

HAL：Hybrid Assistive Limb

ロボット活用のメリット

- リハビリテーションにロボットを活用することは，次のようなメリットがある。
  - ・定量的なアシストが可能。
  - ・失敗の少ない練習を繰り返し行うことができる。
  - ・安全性に優れている。
  - ・使用者や介助者の身体的負担を軽減できる。

ロボットを活用した歩行練習

RAGT：robot assisted gait training

- ロボットを活用した歩行練習（**RAGT**）は，運動麻痺や筋力低下によって運動機能が低下した下肢をロボットによるアシストで補うことにより，身体に負担の少ない，効率的な歩行練習が可能である。
- 歩行練習用ロボットには，対象者の下肢に装着する外骨格型と，足部のみに作用するエンドエフェクター型がある。
- 歩行練習に使用している機器にはHAL®（CYBERDYNE社，**図1**）や，Locomat®（Hocoma社），ウェルウォーク（TOYOTA社），Gait Trainer GT（Reha Stim社）などがある。各機器の特徴を**表1**に示す。

表1 各機器の特徴

タイプ	機器	特徴
外骨格型	HAL®	装着者の生体電位信号を検知し，随意運動に合わせて歩行をアシストする
	Locomat®	下肢の可動域やアシスト量を個別に設定し，生理学的な歩行動作を提供する
	ウェルウォーク	下肢のアシスト量と歩行練習速度を調整可能。多様なフィードバック機能も備える
エンドエフェクター型	Gait Trainer GT	足部を操作することで歩行動作を再現する

脳卒中に対するRAGTの効果

- 『脳卒中治療ガイドライン2021』において，歩行が自立していない発症3カ月以内の脳卒中患者に対して，歩行補助ロボットを用いた歩行練習を行うことは妥当であるとされている（推奨度B，エビデンスレベル中）[4]。
- また，脳卒中治療ガイドラインの改訂（2023年）により，通常の歩行訓練に体重免荷付きトレッドミルトレーニングとロボットを用いた歩行訓練の両者を追加することは妥当である（推奨度B，エビデンスレベル高）と追記された[5]。
- ロボットを用いることで，早期から安全な歩行練習が可能である[4]。

HAL®

- 下肢に装着して使用する外骨格型ロボットである（図1）。
- サイバニック随意制御（cybernic voluntary control），サイバニック自律制御（cybernic autonomous control），サイバニックインピーダンス制御（cybernic impedance control）からなるハイブリッド制御で運動をアシストする。

HAL®の特徴

- HAL®は，身体に貼付した電極（図2）で，身体を随意的に動かすときに発生する微小な電位（生体電位）を検出して，身体の運動をサポートする[6]。そのためHAL®の最大の利点は装着者の意志通りに運動できる点にある[7]。

HAL®の種類

- HAL®には下肢タイプ・腰タイプ（図3a）・単関節タイプ（図3b）があり，医療用下肢タイプと医療用単関節タイプは医療機器に認定されている。
- 医療用下肢タイプは，神経・筋疾患の歩行耐久性を向上させる効果があり，2016年4月から8種類の神経筋難病の治療に対して医療保険が適用されている。

図1 HAL®

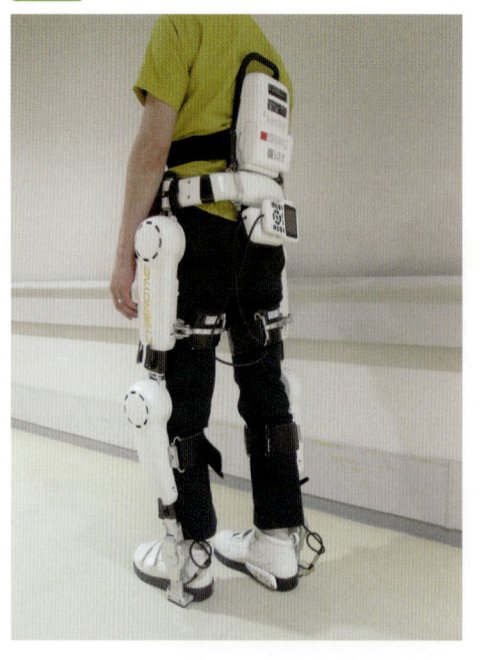

図2 電極の貼付

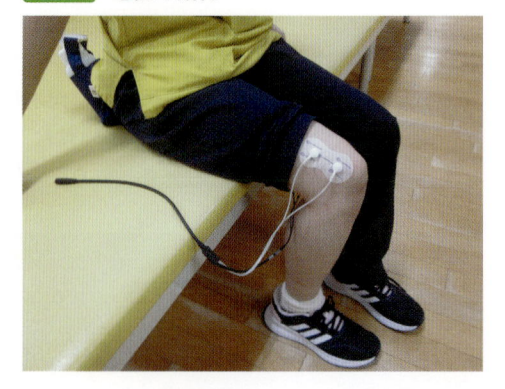

図3 HAL®
（CYBERDYNE社
提供）

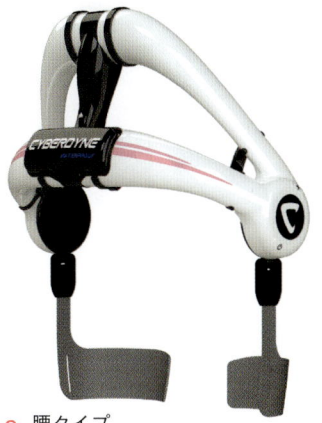
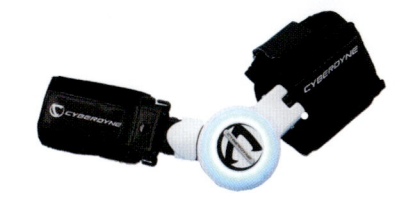

a. 腰タイプ　　　　　　　　　　**b.** 単関節タイプ

脳卒中とHAL®

- HAL®自立支援用下肢タイプは医療機器ではないが，脳卒中リハビリテーションの歩行練習に使用可能である。一方，HAL®医療用下肢タイプは適応疾患が限られている医療機器で，現在脳卒中に対する適応はない。HAL®は関節ごとにアシスト量を設定できるため，左右の非対称性を認める片麻痺にも対応できる。
- HAL®下肢タイプは，股関節・膝関節の運動をアシストすることができるが，足関節に対するアシスト機能はないため，足関節の随意的な制御が不十分な場合は装具を併用する必要がある。
- 基本的な練習方法を以下に示す。

練習頻度・回数

- 脳卒中患者に対する練習プロトコルは，他の歩行練習用ロボットと同様まだ明確となっていない。
- これまでの報告では，1回の練習時間が20分以上，練習頻度は週2回以上，練習期間は4週以上行われていることが多い[8]。

適応基準（HAL®自立支援用 下肢タイプ pro に基づいた基準）

- 立位，歩行の練習を実施可能な人。
- 歩行，起立，着座動作のいずれか，あるいはすべてに補助具や介助を要する人。
- 身長は150～190cm，体重は40～100kg。
- 機器の性能を理解したうえで使用することが望まれるため，認知機能が保たれていることも大切である。

動画1 HAL®装着

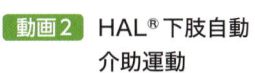

トレーニングの実践例

- HAL®下肢タイプでのトレーニング方法を紹介する。（HAL®の装着：**動画1**）
- 下肢自動介助運動（**図4**，**動画2**）：座位にて股関節屈曲，膝関節伸展を行う。
- 起立練習（**動画3**）：起立時の下肢の運動をアシストする。HAL®モニターを活用すると，起立時の重心位置を視覚的に確認することができる。
- 立位保持：「stand」モードに設定すると，股関節・膝関節を伸展位に保つことができる。

動画2 HAL®下肢自動
介助運動

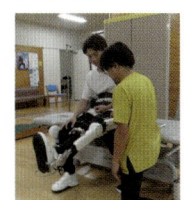

- 歩行練習（**図5**，**動画4**）：股関節・膝関節の運動をアシストする。
  ：遊脚／支持脚切り替えのタイミングを調整する5段階の設定値があり，歩行速度に応じて選択が可能。左右それぞれでアシスト量が設定できる。

動画3 HAL® 起立練習 　　図4　膝の屈曲・伸展運動 　　図5　歩行練習

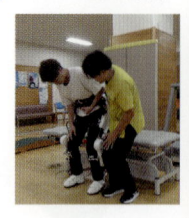
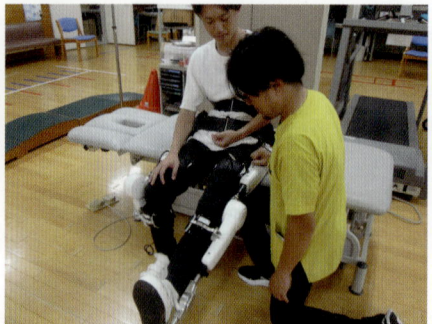
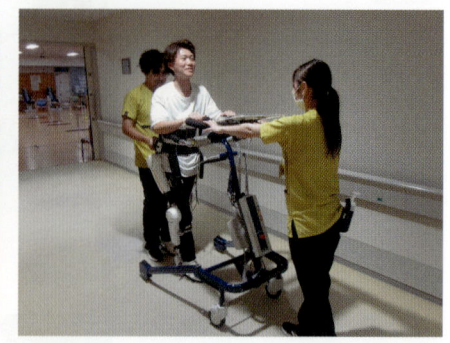

動画4 HAL® 歩行練習

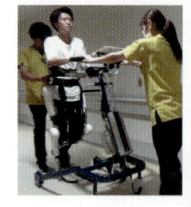

図6　フィードバック場面 　　図7　階段昇降練習

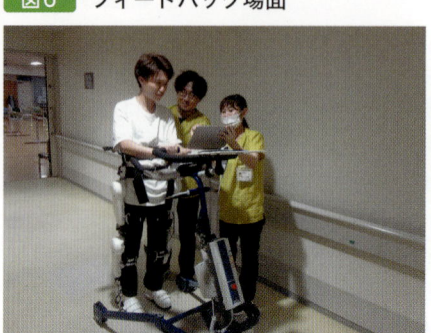
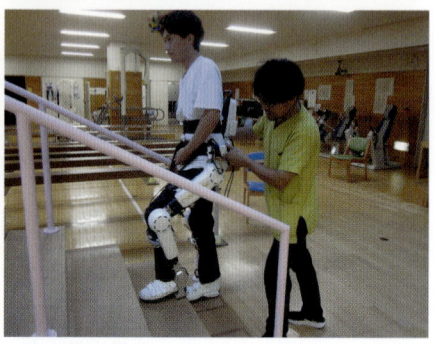

動画5 HAL® 階段昇降

※医療用下肢タイプは，免荷装置との併用が必須のため，階段は適応不可。

　　：アシスト量や重心の軌跡，歩容をリアルタイムにフィードバックできる（図6）。また，設定を保存できるため，翌日以降も同様の設定で練習を行える。

● その他：HAL®は平地歩行以外に階段の昇降等の練習にも活用できる（図7，動画5）。設置型ではないので，生活場面を想定した動作練習にも応用が可能である。

トレーニングにおける留意点

● HAL®下肢タイプのアシストは，生体電位信号だけでなく足圧荷重や関節角度によって適切に調整されている。そのため，姿勢が不良な場合や重心移動が不十分な場合は，安全のためにアシストが作動しないこともある。

● HAL®は運動をアシスト補助する機器であり，転倒を防ぐには十分でない可能性がある。手すりなどで安全を確保してトレーニングを行うことが必要である。

安全性

● HAL®による重大な有害事象の報告はない。転倒予防として免荷式歩行器や免荷式トレッドミルを併用することが一般的であり，安全に歩行練習を行うことができる。

● ただ，HAL®は身体に装着して使用するため，固定箇所の圧迫や機器との接触による擦過傷を招くおそれがある。練習中に疼痛が出現する場合は，直ちに練習を中断し当該箇所を確認する必要がある。

HAL®の効果

● 装着者の随意的な運動とHAL®によるアシストが合わさることで，神経可塑性や運

動学習効果が得られる随意運動を行うことができる。

- 脳卒中患者においては，歩行練習により歩行速度や歩行自立度が向上すると報告されている[9, 10]。
- その他に立位姿勢や歩数，ケイデンス，下肢運動機能，バランス能力といった歩行に関与するさまざまな評価に対する効果も報告がある。
- HAL®を活用した歩行練習は，筋疲労が出現しやすい神経・筋疾患において，歩行耐久性の有意な改善が認められている[11]。脳卒中患者でもHAL®のアシストにより身体的負担を軽減したうえで練習を行うことから，歩行耐久性の向上も期待できる。

RAGTの課題

運用費用
- 歩行練習用ロボットは大型なものが多く，機器が高額である。そのため簡単に導入することが難しい。また，修理や消耗品の交換など，メンテナンスにも費用を要する。一般的な練習方法として普及するためには，導入支援や導入後の診療報酬算定など，さまざまな取り組みが必要と思われる。

対象疾患および練習プロトコル
- さまざまな機器が開発されているが，対象となる疾患やその重症度，効果的な練習頻度や練習回数は定まっていない。
- ロボットにはそれぞれ特性があり，その特性を適切に活用することで効果が得られる。適応となる対象者を選定し，目標をもって活用することが大切であるが，そのための情報はまだまだ不足しているのが現状である。
- 今後，ロボットの効果判定や適応となる疾患等に関する質の高い研究が増えることを期待する。

◆文献

1) 国立研究開発法人 新エネルギー・産業技術総合開発機構：NEDOロボット白書2014，（https://www.nedo.go.jp/content/100563895.pdf）2023年8月参照
2) Moucheboeuf G, et al.：Effects of robotic gait training after stroke: A meta-analysis. Ann Phys Rehabil Med 63：518-534, 2020.
3) Mehrholz J, et al.：Electromechanical-assisted training for walking after stroke. Cochrane Database Syst Rev 10（10）, 2020
4) 日本脳卒中学会 脳卒中ガイドライン委員会 編：脳卒中治療ガイドライン2021，協和企画，2021.
5) 日本脳卒中学会 脳卒中ガイドライン委員会 編：脳卒中治療ガイドライン2021〔改訂2023〕，協和企画，2023.
6) 鶴嶋英夫：脳卒中患者に対するHAL医療用下肢タイプの可能性．日本義肢装具学会誌 39：164-168, 2023.
7) 塩田悦仁：脳卒中 急性期〜HAL®〜．MB Med Reha 194：5-9, 2016.
8) Wall A, et al.：Clinical application of the Hybrid Assistive Limb（HAL）for gait training-a systematic review. Front Syst Neurosci 9：48, 2015.
9) Watanabe H, et al.：Locomotion improvement using a hybrid assistive limb in recovery phase stroke patients: a randomized controlled pilot study. Arch Phys Med Rehabil 95：2006-2012, 2014.
10) Mizukami M, et al.：Gait training of subacute stroke patients using a hybrid assistive limb: a pilot study. Disabil Rehabil Assist Technol 12：197-204, 2017.
11) Nakajima T, et al.：Cybernic treatment with wearable cyborg Hybrid Assistive Limb（HAL）improves ambulatory function in patients with slowly progressive rare neuromuscular diseases: a multicentre, randomised, controlled crossover trial for efficacy and safety（NCY-3001）. Orphanet J Rare Dis 16：304, 2021.

ロボット治療（2）ReoGo®-J

ロボット療法

- 近年，脳血管障害後の上肢麻痺を呈する対象者へのアプローチとして，ロボット療法が行われている。介助機構の搭載されたロボットデバイスが，対象者の麻痺側の上肢運動を補助することで，随意的な上肢の反復運動が可能となり，上肢機能の改善が期待できる治療法である。

- 『脳卒中治療ガイドライン2021』では，重度から中等度の上肢麻痺患者に対するロボットを用いた上肢機能訓練を行うことが妥当（推奨度B，エビデンスレベル高）とされている[1]。診療報酬において2020年4月より「運動量増加機器加算」が新設され，発症から60日以内で付与されている。

- 現在，国内で最も利用されている上肢用ロボットは，コンピュータ技術とロボット工学を応用したReoGo®-J（帝人ファーマ株式会社，**図1**）という三次元の運動が可能な上肢用ロボット型運動訓練装置である。

- 本製品はメーカーによる販売・レンタルを既に終了しているが，製品保守契約に基づき定期点検・故障修理および付属品の提供など保守業務は従来通り実施されている。

- ReoGo®-Jは，主に回復期の脳卒中患者の麻痺側上肢回復に対して行われており，特に重度から中等度の脳卒中患者で数多くの治療効果が報告されている[2,3]。しかし，手指の機能やADLでの麻痺手の使用頻度・質には有意な効果は認めなかったと報告されている[2]。対象者の目標とする活動やADLの獲得のためには，ロボット療法は単独ではなく，CI療法や課題指向型訓練との併用が不可欠である。

- ロボット療法は，療法士の代替手段としてロボットを使用するのではなく，より質の高い練習量を確保するために補助的な運動療法として活用することが望ましい。そのため，療法士がロボットの練習プログラムを設定し自主訓練として提供することで，対象者の練習量を確保することができる。

図1

ReoGo®-Jの外観
（帝人ファーマ株式会社HPより）

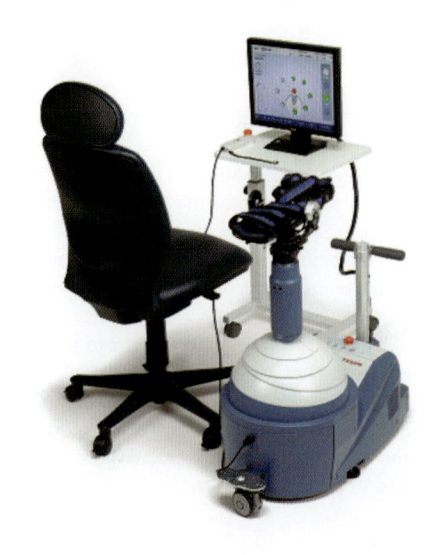

ReoGo®-Jの対象と使用方法

- ReoGo®-Jの適応基準は,
  1. 訓練中の座位保持が可能であること,
  2. 訓練上肢への外力に対して, 疼痛が生じないこと,
  3. 対象者が療法士やロボットの指示, 操作の理解が可能であること,
  4. 集中して練習に取り組めること,
  が挙げられる。

FMA：Fugl-Meyer Assessment

MAL：Motor Activty Log

- 上肢機能の効果判定には, **FMA** 上肢項目（肩・肘前・腕）を用いる。また, 改善した上肢をADLでの使用に繋げるため, ARATやSTEF, MFT, **MAL**[3], ADLでの麻痺側上肢の使用なども合わせて評価を行うことが望ましい。

練習プログラムの難易度設定

- ReoGo®-Jの練習プログラムの難易度設定は「練習の種類」「介助量と負荷」「リーチ範囲」の3つの因子を対象者の状態に合わせて調整する。

練習の種類

- 練習の種類は17種類あり, その中から竹林らが推奨する練習課題の組み合わせを目安として設定する[4]（表1）。
- ReoGo®-Jの特徴として外旋方向へのプログラムが多く内蔵されている。課題の難易度は, 共同運動パターンと逆の動作になるほど上がっていくため, 上肢機能に合わせプログラムに追加・変更していくことで, 上肢の耐久性向上や中枢部の安定性向上に繋がり, 上肢機能の改善が期待できる。

介助量と負荷

- 介助量の設定は5つのモードで調整することができる（図2）。麻痺が重度で連合反応レベルでは, 全介助や自動介助（初動時負荷）モードから開始し, 筋出力の向上を図りつつ, 随意性の向上を目指す。
- 異常な共同運動パターンが出現した頃より自動介助（段階的）または自動運動（軌道アシスト）モードへ移行し, 随意性を促していく。比較的空間保持能力がある対

表1

具体的な練習課題の組み合わせ

（文献5より引用）

FMA	訓練	訓練モード	リーチ範囲
10点未満	前方リーチ	全介助	50〜70%
	回旋リーチ		
10〜15点	前方リーチ	自動介助(初動時負荷)〜自動介助(段階的)	50〜70%
	回旋リーチ		
15〜20点	前方リーチ	自動介助(段階的)〜自動運動(軌道アシスト)	50〜70%
	回旋リーチ		
20〜30点	前方リーチ	自動介助(初動時負荷)〜自動運動	100%
	回旋リーチ		70〜80%
	放射リーチ	自動介助(初動時負荷)〜自動介助(段階的)	50〜60%
	外転リーチ		
30点以上	前方リーチ	自動介助(初動時負荷)〜自動運動	100%以上
	回旋リーチ		80%以上
	放射リーチ		60〜100%（場合によっては100%以上）
	外転リーチ		

図2

ReoGo®-Jの運動モード
（帝人ファーマ株式会社HP
より）

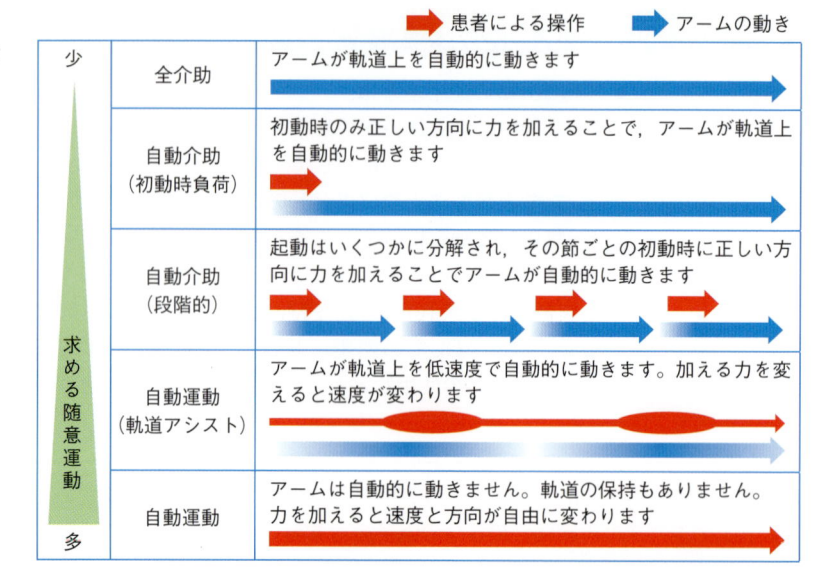

		患者による操作 → アームの動き →
少 ▲ 求める随意運動 ▼ 多	全介助	アームが軌道上を自動的に動きます
	自動介助（初動時負荷）	初動時のみ正しい方向に力を加えることで，アームが軌道上を自動的に動きます
	自動介助（段階的）	起動はいくつかに分解され，その節ごとの初動時に正しい方向に力を加えることでアームが自動的に動きます
	自動運動（軌道アシスト）	アームが軌道上を低速度で自動的に動きます。加える力を変えると速度が変わります
	自動運動	アームは自動的に動きません。軌道の保持もありません。力を加えると速度と方向が自由に変わります

図3

付属の前腕サポート

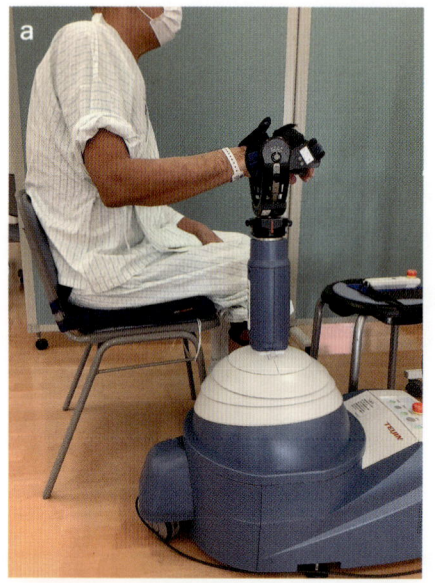
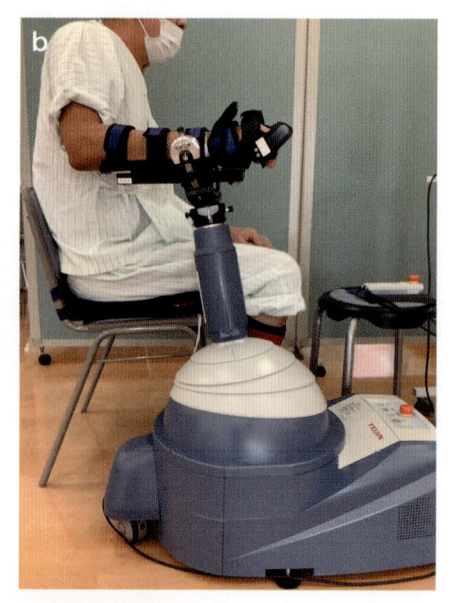

a. 前腕サポートなし
右上肢が下垂し運動時痛が生じる。

b. 前腕サポートあり
右肩痛なく動作可能。

象者は，自動運動モードを追加し随意運動で行っていく。
- 麻痺が重度な対象者の場合は，付属の前腕サポート（図3）をロボットアームに装着することで，上肢が下垂しないよう補助し肩痛を予防しながら行うことができる。

▌▌ リーチ範囲

- リーチ範囲は，対象者からみて動作の質が主観的に動かしやすい範囲内とし，目安としてMALのQOMが3.5程度となるよう設定する[5]。
- アームの持ち手部分のジャイロアダプタは，前腕や手関節の自由度を調整が可能である。前腕や手関節に異常な共同運動パターンが出現する場合は，手関節背屈位で固定するなど，調整しながら目標動作の反復運動を行う。

<table>
<tbody>
<tr><td>**所要時間の目安と
自主訓練**</td><td>
</td></tr>
</tbody>
</table>

所要時間の目安と自主訓練

- ReoGo®-Jの1回の所要時間の目安は，対象者の上肢機能にもよるが，まずは訓練内で疲労に配慮しながら1回20分程度から開始する。
- ReoGo®-Jを用いた自主訓練が適応の対象者においては，30分〜1時間程度の自主訓練に移行し練習時間を確保していく。
- 自主訓練の適応基準は，
   1. 院内歩行が自立している，
   2. 機器の操作が自身で可能なこと，
   3. 体調不良や機器の不具合時に助けを求められること，
   4. 訓練内で1.〜3.のすべてが可能なこと，
   が挙げられる。

ReoGo®-J実践例

- 60歳代男性，脳出血（右視床出血）。介入開始時FMA上肢（肩・肘・前腕）7/36点，手指6/30点。上肢挙上時には屈曲の共同運動パターンが出現し，空間での前方リーチは困難で，ADLでの麻痺手の使用はほとんどなかった。
- まずは肩・肘の共同運動パターンの改善を目的に軌道アシストモードで前方リーチ（図4b）のみを行い，徐々にリーチ範囲を拡大した。共同運動パターンが軽減した頃から回旋や外転リーチ（図4c）を追加し，肩外旋筋群を促通した。
- ReoGo®-J開始から2週間後には三次元の放射リーチ（図4d）を追加し，中枢部の耐久性向上を図った。3週間後にはADLでの麻痺手の使用もみられ始めた（図4e）。
- 上肢機能評価としてARATを用いた。ブロックを棚の上に置く課題では，介入開始時は屈曲の共同運動パターンにより肩屈曲位での肘の伸展が困難（図5a）。ReoGo®-J開始から3週間後には，肩と肘の分離運動が可能になり，ブロックを棚の上に置くことが可能になった（図5b）。

図4 左片麻痺患者に対するReoGo®-Jの実例

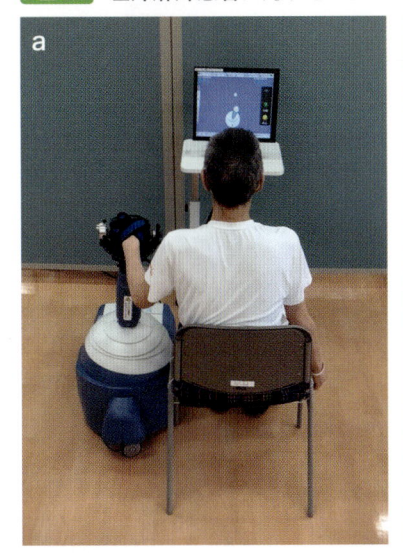 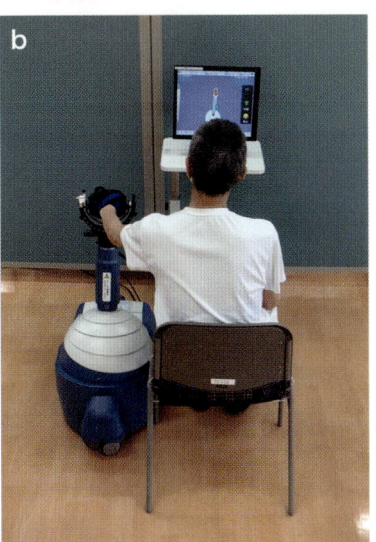 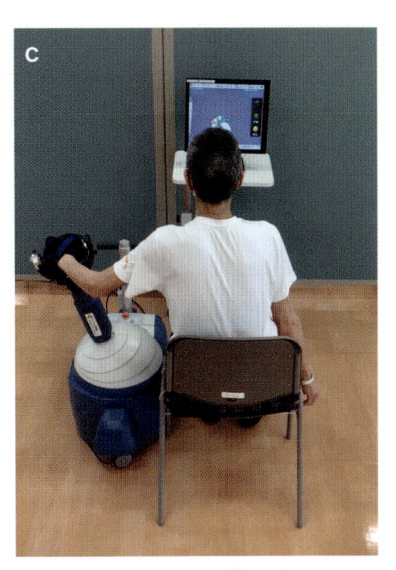

a. 開始肢位

b. 前方リーチ。軽微な共同運動パターンや代償運動は許容し，まずは出力の向上を図る。

c. 外転リーチ。ReoGo®-J開始から1週間後。肩甲骨内転下制し肩外旋運動を引き出しつつ側方リーチを促す。

（次ページに続く）

図4　左片麻痺患者に対するReoGo®-Jの実例（続き）

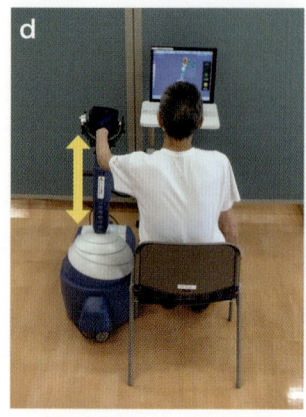 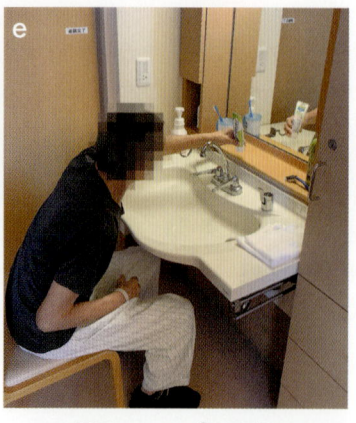

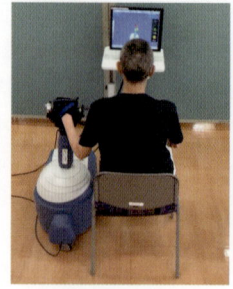 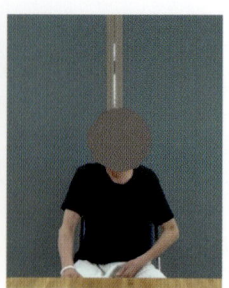

（40病日目）前方リーチ
最初は代償動作が出ない範囲
に設定して行う。
肩屈曲と肘伸展の分離を促通
し出力の向上を図る。

（40病日目）
左上肢　Br. stage Ⅲ　grade 6
手指　　Br. stage Ⅳ　grade 5
FMA　肩/肘/前腕　　7点
　　　　手関節　　　0点
　　　　手指　　　　6点

d. 三次元放射リーチ。ReoGo®-J
開始から2週間後。ロボット
アームが伸び，上方へのリー
チ運動により，空間へのリー
チ動作で中枢部の安定性向上
を図る。

e. ADL場面。ReoGo®-J開始から3週
間後。整容動作における左上肢の使
用の様子。左手で前方の歯磨き粉を
取ることが可能に。

図5　ARAT評価の1例（※動画も参照のこと）

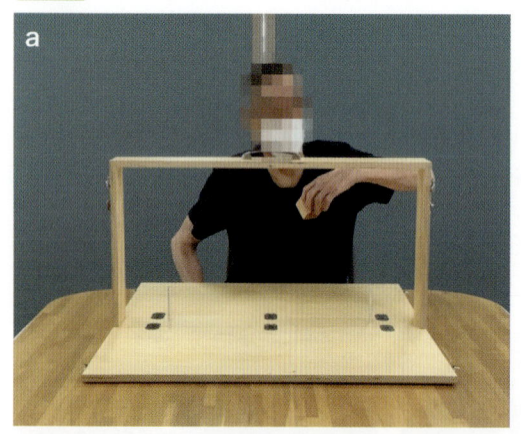 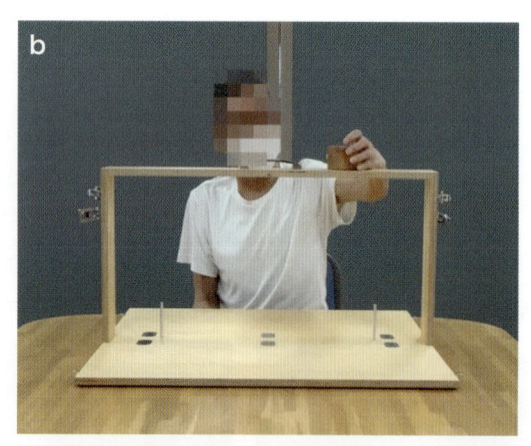

a. ブロックを棚の上に置く。屈曲の共同運動パターン
が出現し前方へのリーチが困難。

b. ReoGo®-J開始3週間後。共同運動パターンは軽減
し，空間での前方リーチが可能に。

◆文献

1) 日本脳卒中学会 脳卒中ガイドライン委員会：脳卒中治療ガイドライン2021，協和企画，2021.
2) Takahashi K, et al.：Efficacy of upper extremity robotic therapy in subacute poststroke hemiplegia: an exploratory randomized trial. Stroke 47：1385-1388, 2016.
3) 高橋佳代子ほか：新しい上肢運動機能評価法・日本語版Motor Activity Logの信頼性と妥当性の検討．作業療法 28：628-636，2009.
4) 石垣賢和ほか：回復期の脳卒中患者における上肢用ロボット型運動訓練装置ReoGo®-Jの有用性の検討．作業療法 38：575-583，2019.
5) 竹林　崇：上肢運動障害の作業療法 麻痺手に対する作業運動学と作業治療学の実際．pp152-156，文光堂，2018.
6) 竹林　崇ほか：重度から中等度上肢麻痺を呈した慢性期脳卒中患者に対する多角的介入におけるロボット療法の実際．作業療法 36：148-158，2017.

促通反復療法

概要

- 促通反復療法とはいくつかの促通手技を組み合わせて患者が意図した筋に収縮（運動）を起こし，それを反復することで麻痺の改善を促す運動療法である[1]。
- 片麻痺の回復には，大脳皮質から脊髄前角細胞までの新たな神経路の形成と強化が必要であり，目的の神経路に繰り返し興奮を伝えることでより強固な神経路が構築される[1]。

治療の機序

- 目的とする運動を高頻度に反復することで，意図した運動に必要な神経路を強化するといわれている。示指の伸展を例に促通反復療法の機序のイメージを図1に示す。
- 患者は自身の意図だけでは示指の伸展が難しいが，
  1. 運動を実現しやすくするため，患者の意図に先立って促通手技を用いて示指伸展に必要な神経路の興奮水準を高める
  2. 促通手技のタイミングに合わせて患者が運動を意図する
  3. 実際に示指が伸展する

図1

促通反復療法のイメージ

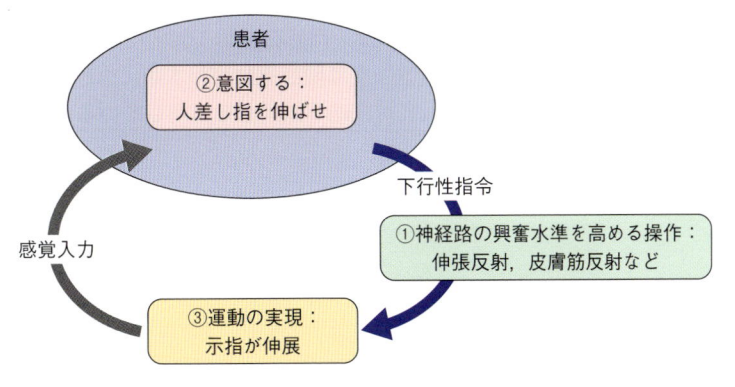

患者

②意図する：
人差し指を伸ばせ

下行性指令

①神経路の興奮水準を高める操作：
伸張反射，皮膚筋反射など

感覚入力

③運動の実現：
示指が伸展

①〜③を高頻度に反復し，意図に関係する神経路を強化する

治療方法

- 治療プログラムは患者の動作能力向上を主目標に優先順位をつけて選択する。上肢であれば「麻痺手を何に使うのか（何なら使えそうか）」，体幹・下肢であれば必要な歩行パターンの確立を考慮し，適切なものを選択する。
- 身体部位ごとに各種の運動パターンがあり，重度運動麻痺から軽症例まで使用できる（表1）。

表1	主な治療プログラム

上肢	肩甲骨外転・外旋⇔内転・内旋 肩関節屈曲 肩関節屈曲・内転 肩関節屈曲・外転・外旋 肘関節屈曲⇔伸展 前腕回内⇔回外 手関節背屈
体幹	側屈 回旋

手指	2指〜5指同時屈曲⇔伸展 個々の指の伸展 個々の指の屈曲⇔伸展 母指掌側外転 母指・小指対立
下肢	股関節屈曲・内転⇔伸展・外転 股関節屈曲⇔伸展 足関節背屈

- 必要な神経路の興奮水準を高めるために皮膚筋反射（指で筋を擦る，叩くなど）や伸張反射（筋を素早く伸張する）などを用いる。
- 目的の神経路を効率的に強化するため，過剰な努力を避けてスムーズな運動が実現できるように治療者による介助量を調整する。
- 一つの運動パターンは50回〜100回反復する。

促通反復療法を行ううえでの留意点

- 関節可動域訓練は完全な他動運動によるものは最低限に止め，促通反復療法による運動に加えて最終可動域まで他動運動を行う形にする。
- 促通反復療法の効果を高める目的で持続的電気刺激や振動刺激痙縮抑制法を併用する。

持続的電気刺激

- 脳からの少ない刺激でも意図した運動を実現しやすいよう低周波電流による刺激下で促通反復療法を行う。
- 電流の周波数は50Hz，パルス幅は150〜250μsecで患者の不快感の程度に合わせて調整し，刺激強度は関節運動がわずかに生じる程度に設定する[1]。手関節，手指伸筋群に対して持続的電気刺激を使用している例を図2に示す。

図2

持続的電気刺激

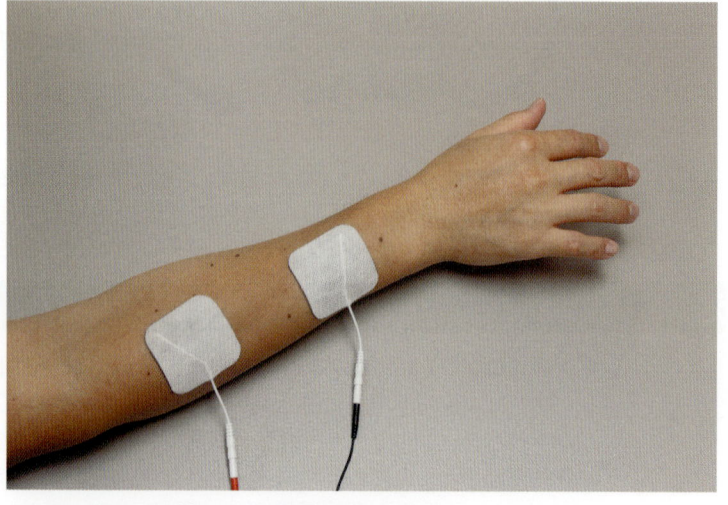

モーターポイントを挟むように電極を貼り付ける。

<table>
<tr><td>

振動刺激痙縮抑制法

</td><td>

- 振動刺激痙縮抑制法は痙縮筋を伸張しながら直接刺激を加えることで痙縮の減弱を図るものである[2]。
- 手関節・手指屈筋群に対する実施例を図3に示す。刺激開始時は緊張性振動反射による筋収縮が出現するが，5分程度刺激を続けると緊張性振動反射の抑制が生じ，刺激を止めると刺激前に比べ痙縮が軽減する[1]。
- 反復運動の前に実施することで痙縮筋の影響を少なくし，目的の運動が実現しやすくなる。

</td></tr>
</table>

図3

振動刺激痙縮抑制法

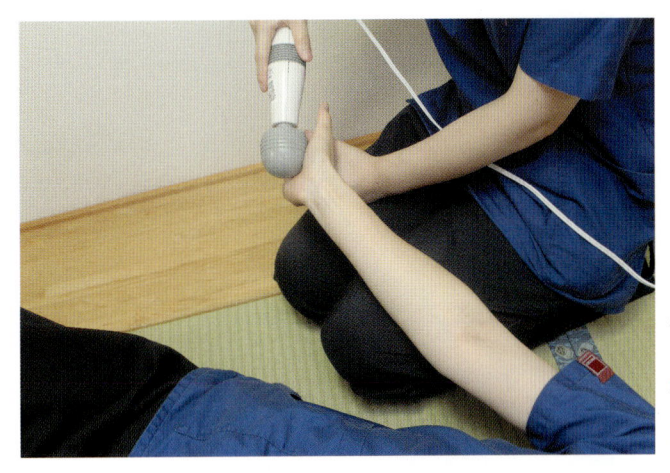

痛みに留意しながらできるだけ手関節・手指を伸展（痙縮筋を伸張）し，バイブレーターを前腕や手掌に当てる。

促通反復療法の一例（図4・5）

- 促通反復療法の一例として，肩関節屈曲と足関節背屈を図4・5に示す。
- 振動刺激痙縮抑制法と手関節背屈の実施例を動画1に示す。

図4

上肢屈曲パターン

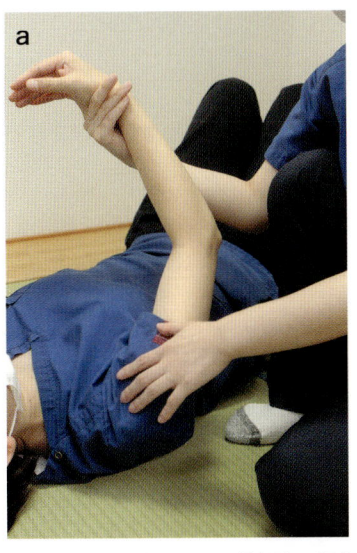
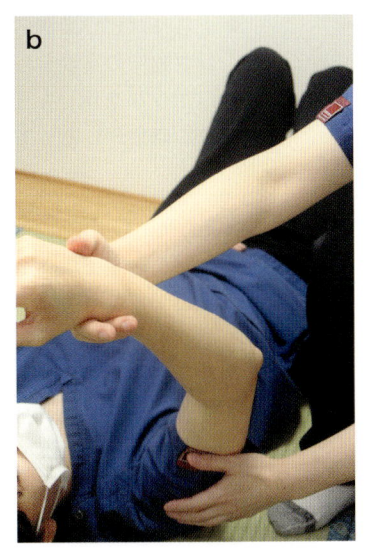

a

b

a. 肩関節の屈曲に関わる神経路の興奮水準を高めるため，三角筋の前部線維をタップし「上げる」と指示をする。

b. 共同運動パターンを強めないよう，麻痺の状態に合わせて介助量を調整し滑らかな運動を心がける。インピンジメント症候群を予防するため，肩関節の軽度外旋位を維持しながらタップした指で上腕骨の上昇を抑える。

図5

足関節の背屈

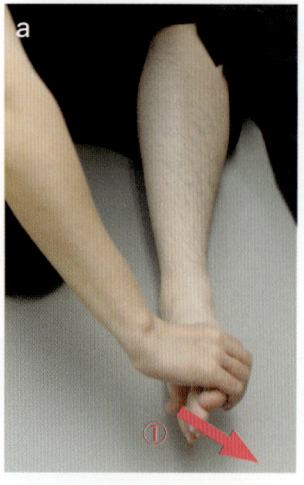
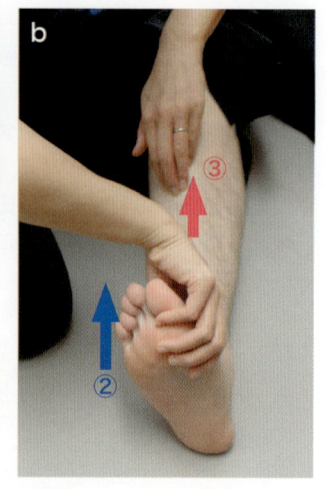

a. ①小趾の付け根付近をすばやく押し込んで内がえし，底屈させる。
b. ②患者は足関節の外がえし，背屈を意図する。
③自動運動に合わせて前脛骨筋を擦り上げる。

動画1

振動刺激痙縮抑制法と
手関節背屈

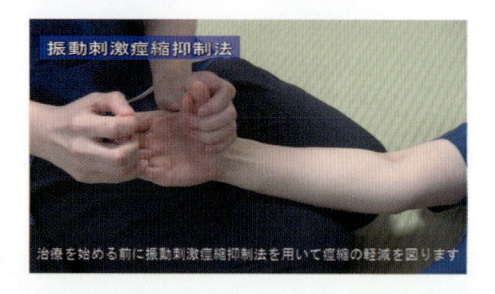

上肢リハビリ装置CoCoroe AR^2

概要	● 上肢リハビリ装置CoCoroe AR^{2}は促通反復療法の理論を元に開発された，リーチング動作の実現を目的とした上肢用リハビリテーションロボットである。 ● ロボットを用いた上肢機能トレーニングは麻痺の改善に関する報告がなされており，自主トレとしての導入も可能で運動量を増加できるなどの利点がある。
特徴（図6）	● 2カ所に設置した色の異なるボタンを交互に押す動作を繰り返す。 ● 上部から伸びたワイヤーで免荷することで過剰な努力を要さずにリーチング練習の反復が可能である。 ● ボタンの配置や高さを調整することで日常生活を想定したさまざまなリーチング運動を設定できる。 ● 促通反復療法の理論と同様に意図した運動を助けるため，低周波刺激や振動刺激が同期するように設定されている。
方法	● 免荷量は過剰な努力を避けてスムーズに反復運動が行える程度に設定する。 ● プログラムの設定は上肢を何に使うのかを考慮して設定する（図7）。 ● 訓練プログラムや機器の設定が決まれば自主トレとしても利用でき，治療者のマンパワーに依存することなく，運動量を増やすことができる。 ● 機器の設定とトレーニングの実施例を動画2に示す。

図6
CoCoroe AR²

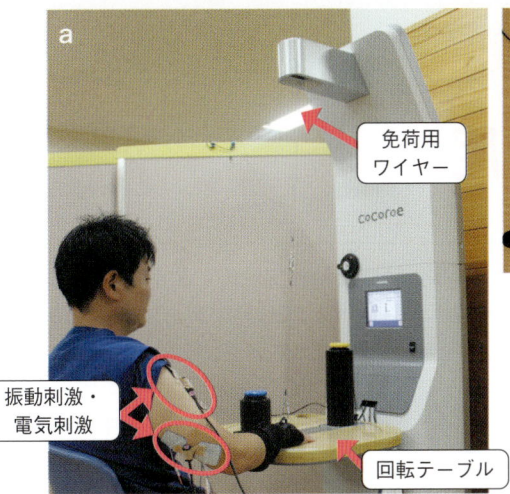
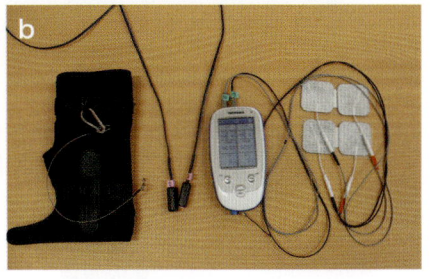
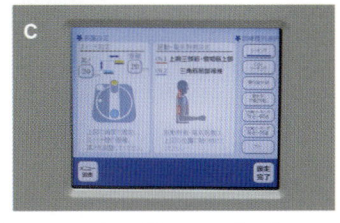

免荷用ワイヤー

振動刺激・電気刺激

回転テーブル

a. 患者の手に装具Bを装着し，上部から伸びた免荷用ワイヤーを取り付ける。プログラムに応じて低周波刺激，振動装置を取り付ける。

b. ①手装具，②振動刺激，③低周波刺激。手装具はワイヤー取付位置を遠位部と近位部で選択できる。ワイヤー取り付け部分のリングは固定を解除することで前腕の回内外を運動に取り入れることができる。

c. 操作画面。治療プログラムの選択や免荷量，訓練時間の設定，振動刺激，低周波の有無を操作する。

図7
訓練プログラムの例

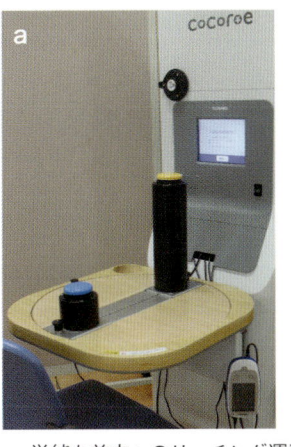
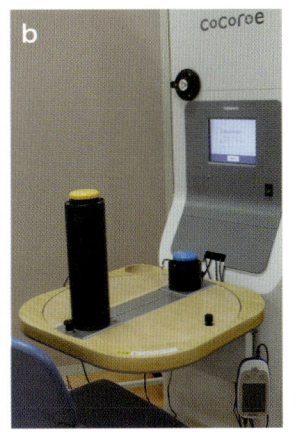
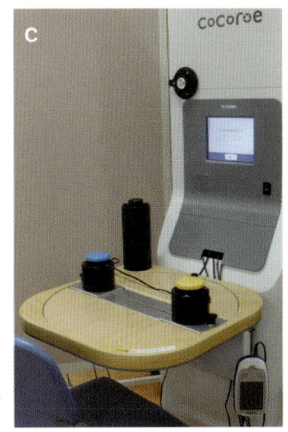

a. 単純な前方へのリーチング運動。
b. 食事を意識したリーチング運動。手前（口元）が高くなっている。
c. 前腕の回内外を伴うリーチング運動。

動画2
機器設定とトレーニングの実施例

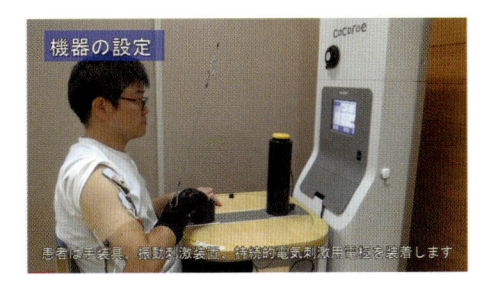

機器の設定

患者に手装具，振動刺激装置，持続的電気刺激用電極を装着します

◆文献

1）川平和美ほか：片麻痺回復のための運動療法-促通反復療法「川平法」の理論と実際，第3版，医学書院，2017.

2）野間知一ほか：脳卒中片麻痺上肢への痙縮筋直接振動刺激による痙縮抑制効果，作業療法 27：119-127，2008.

Ⅲ

D｜動画・画像で見る具体的な治療法　▼　促通反復療法

VR・AR 活用

VR：virtual reality
AR：augmented reality
AV：augmented virtuality
MR：mixed reality

- 仮想現実（**VR**）は，使用者がビデオディスプレイを通じて提示される仮想空間内で，視覚だけでなく聴覚や触覚（触覚デバイスがさらに必要）などの，複数の感覚環境をリアルタイムで経験できる技術である。脳卒中治療ガイドライン2021〔改訂2023〕において，上肢機能障害（推奨度B，エビデンスレベル高）と日常生活活動（ADL）障害（推奨度C，エビデンスレベル中）で言及されている[1]。
- 実在空間内に仮想オブジェクトを提示する拡張現実（**AR**）や仮想現実空間の中に現実のイメージを重ね合わせる拡張VR（**AV**）という技術もある。
- これら複数の技術を組み合わせる方法が複合現実（**MR**）とよばれ発展を遂げてきており，リハビリテーション分野でも応用されている[2]（**図1**）。

図1

Reality-virtuality スペクトラム

（文献3を基に作成，和訳は筆者による）

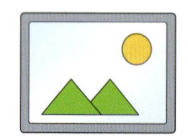 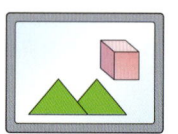 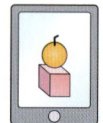 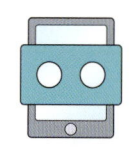

現実世界　　拡張現実（AR）　　拡張VR（AV）　　仮想現実（VR）

複合現実（MR）

現実性　　　　　　　　　　　　　　　　　　　　　　仮想性

VR

- 中枢神経疾患はリハビリテーション医療におけるVRの応用として最も盛んな領域である。その中では，立位バランス・歩行・上肢機能の改善に焦点を当てているものが多い。
- VRを用いるメリットとしては，患者が意欲的に取り組むことのできるゲーム性に富む介入内容が多い点が挙げられる。楽しいから続けられるという単なる量的効果だけでなく，適切な難易度設定と報酬のフィードバックにより，質的にも高い治療効果が期待できる[3]。
- また脳神経系の可塑性を生かし，中枢神経系の再構築が可能であることなども挙げられる。
- 半側空間無視の評価においては，従来の検査では評価できなかった三次元的な空間の無視の評価が可能となっている[4]（**図2**）。

VRの効果発現機序

- 脳神経系の可塑的変化を生じるVRの効果発現機序としては，随意運動を行う過程と運動学習の理論から考えられる。
- 実際の運動を行う際には，運動の「計画」と「遂行」という2つの過程が含まれる。両者における脳内処理はおおよそ重なり合うが，運動の計画には頭頂葉や運動前野が，運動の遂行には一次運動野が関与することが知られている。

図2

VR空間上での線分二等分線試験

（文献4より許諾を得て転載）

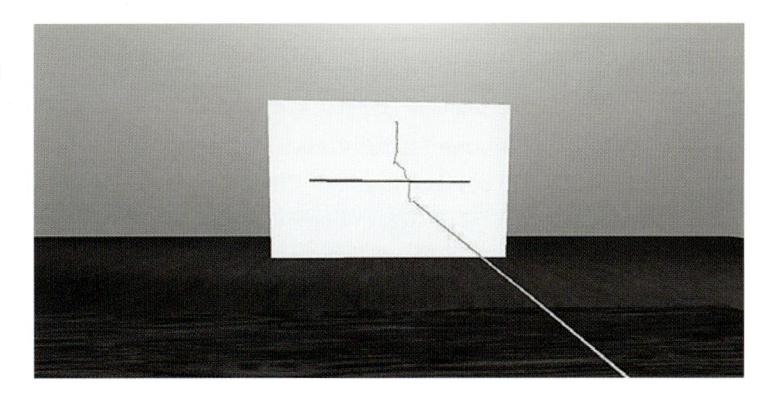

- 脳卒中患者においては，通常のトレーニングでは，運動の計画もしくは遂行の障害によって運動が失敗するために負のフィードバックが起こり，身体運動がより代償的なものに変化すると考えられる。とりわけ脳卒中患者は運動機能の障害が生じやすく，「遂行」にあたる部分の障害が問題となりやすい。
- この問題に対して，VRでは治療者が任意の運動を設定することができ，仮想空間内で補助化において遂行されることでそれに伴う感覚フィードバックも得ることができる。この場合には実際の運動と異なり，運動障害による負のフィードバックが起こらないために障害側の使用が抑制されにくく，損傷半球が活性化されることが想定される（図3）。

図3

トレーニングでの脳内での作用機序仮説

（文献5より引用）

フィードバック

運動意図 ━━▶ 運動計画 ━━▶ 運動遂行 ━━▶ 結果

| 頭頂葉，運動前野 | 一次運動野 | 筋，感覚受容器 |

a. 身体運動の反復と学習

負のフィードバック

運動意図 ━━▶ 運動計画 ┈┈┈▶ 運動遂行 ┈┈┈▶ 結果

b. 通常のトレーニング

実際の運動の失敗経験からの負のフィードバックにより，運動計画が代償的なものに変容する。

仮想空間内での正のフィードバック

運動意図 ━━▶ 運動計画 ┈┈┈▶ 運動遂行 ━━▶ 結果

Virtual Reality

c. Virtual reality

VRによる補助により運動経験を成功させ，正のフィードバックを伴う運動計画を実行させる。

実際の介入

- 実際の介入には，Wii Fit™（Nintendo社）やXbox®（Microsoft社）といった市販のビデオゲーム機器やmediVRカグラ®（mediVR社）などのリハビリテーション機器が用いられる。
- 歩行介入にはGRAIL（Motek Medical社，オランダ）を代表とする，VR環境を付与したトレッドミルシステムが使用されることが多い。

GRAIL：Gait Real-time Analysis Interactive Lab

● VRのデバイスについては市販のソフトウェアを用いることが多いと述べたが，スマートフォンを使用した介入も可能である。

● 筆者らはiPhone®と市販のHMDを用いて，脳卒中患者を対象にVR後進歩行を体験させ，トレッドミル上での実後進歩行と組み合わせた介入を行い，歩行パフォーマンスとバランスにおいて従来の治療よりも高い改善効果を示すことを報告した[5]（図4・5）。この際，歩行映像は360°カメラで撮影したものを使用し，アプリケーションを用いて再生した。

● 任意の速度設定が可能なVRのメリットを利用することで，有益な効果をもたらすことができる。

図4 HMDを装着しVR後進歩行を体験

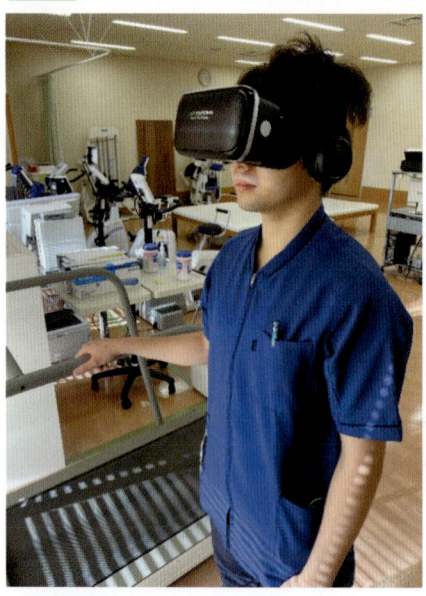

快適速度よりも高速の後進歩行を体験。体験中は運動関連領野の脳賦活が生じることがわかっている[6]。

図5 トレッドミル後進歩行

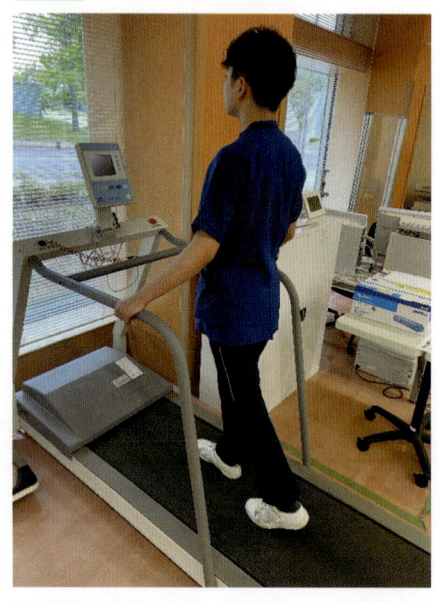

VR後進歩行後に実施。VR体験による脳賦活が歩行中にも持続し，パフォーマンスの向上につながると考えられる。

● VRを使用する際には，いわゆる「VR酔い」に注意する必要がある。VR酔いの原因としては，提示された空間情報と現実とのミスマッチ[7]や仮想空間の臨場感や楽しさといった環境特性が挙げられる[8]。

● VR酔いの評価視標としては，SSQがよく用いられる[9]。SSQはVR酔いで発症する16の症状に対して4段階評価で申告させる主観的評価法である。

● VRを用いた治療の限界としては，実際の運動を併用することが必要となることが考えられている。VRを体験することで実際の運動時と同じような脳活動が得られることがわかっているが，VRを体験するだけで得られる結果は実際の身体運動による練習を超えるものではなく，使用の際は留意が必要がある。

AR

● ARはVRに比べると臨床応用されている報告は少ない。そのなかでも視覚誘導性

KiNVIS：kinesthetic illusion induced by visual stimulus

自己運動錯覚（KiNVIS™，インターリハ社）を用いた治療は，その効果が報告されている[10]。

● KiNVIS™の実施方法は，被験者の麻痺肢の末端近くにモニターを設置し，あらかじめ録画しておいた関節運動（手関節掌背屈や足関節底背屈）の動画を再生するものであり，「あたかも自分の手足が動いている」かのように錯覚を生じさせて随意運動を引き出す治療方法である。

実際の方法

● 実際の方法としては，安静にしている被験者の四肢末端近くにモニターを設置し，あらかじめ録画しておいた動画を再生する。

● このとき，提示された動画に対して，あたかも自身の身体が運動しているかのような自己身体所有感を保有することが重要である。被験者が映像と自己運動のミスマッチを自覚すると，自己身体所有感は低下しやすい。

● 自己身体所有感は四肢末梢から感覚入力されている状況と，視覚情報とが一致することで生じるものであり[11]，モニターの角度や位置を調整することで，現実の四肢と映像の四肢が連続して見えるようにするなどの工夫が必要になる（図6）。

図6

KiNVIS™の外観
（インターリハ社製）

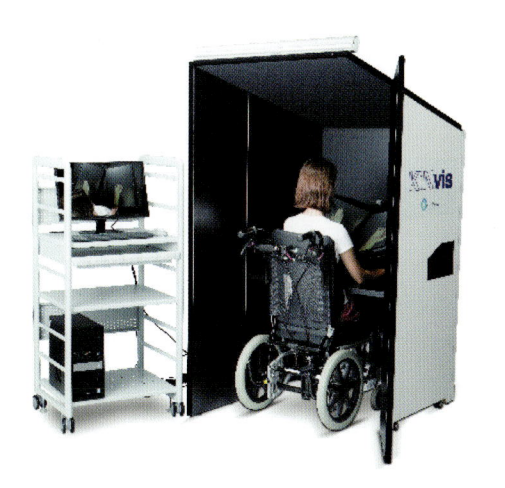

◆文献

1）日本脳卒中学会 脳卒中治療ガイドライン委員会 編：脳卒中治療ガイドライン〔改訂2023〕，協和企画，2023.

2）道免和久：Virtual reality（VR）を用いたリハビリテーション治療．Jpn J Rehabil Med 59：313-321，2022.

3）Lovreglio R：A Review of Augmented Reality Applications for Building Evacuation. Conference：17th International Conference on Computing in Civil and Building Engineering, 2018.

4）田澤昌之：リハビリテーション医療と先端テクノロジー—VR（virtual reality）を用いた半側空間無視におけるリハビリテーション評価法の開発—．Jpn J Rehabil Med 58：1288-1290, 2021.

5）阿部浩明ほか：脳卒中片麻痺者に対する歩行リハビリテーション，メジカルビュー社，2016.

6）Taguchi J, et al.：Changes in cerebral blood flow before, during and after forward and backward walking in stroke patients trained using virtual reality walking videos with deliberately induced inaccuracies in walking speed estimations. J Phys Ther Sci 34：668-672, 2022.

7）Groen EL, et al.：Simulator Sickness Depends on Frequency of the Simulator Motion Mismatch：An Observation. Prense 17：584-593, 2008.

8）Ruddle RA：The Effect of Environment Characteristics and User Interaction on Levels of Virtual Environment Sickness. IEEE Virtual Reality, 141-285, 2004.

9）Kennedy RS, et al.：Simulator Sickness Questionnaire：An Enhanced Method for Quantifying Simulator Sickness. The International Journal of Aviation Psychology 3：203-220, 1994.

10）金子文成：拡張現実による自己運動錯覚の誘導．Jpn J Rehabili Med 53：234-240, 2016.

11）Botvinick M, et al.：Rubber hands 'feel' touch that eyes see. Nature 391：756, 1998.

電気刺激療法

電気刺激療法とは

- 電気刺激療法とは，生体に電流を流すことにより，神経の興奮等の作用で治療効果を得ようとするものである。
- 脳卒中急性期のリハビリテーションでは，十分なリスク管理のもとに座位・立位，装具を用いた歩行訓練，摂食・嚥下訓練，セルフケア訓練などを含んだ積極的なリハビリテーションを，発症後できるだけ早期から行うことが勧められている[1]。また回復期リハビリテーション病棟では，その施設基準にアウトカム評価として実績指数が導入され，患者を短期間で高いADLレベルへと改善させることが求められている[2]。
- 脳卒中リハビリテーションにおける電気刺激療法は，これまでの運動療法と併用することで，より訓練効果を高め機能回復に繋げることを期待されている。

電気刺激療法の種類（図1）

TES：therapeutic electrical stimulation

FES：functional electrical stimulation

NMES：neuromuscular electrical stimulation

TENS：transcutaneous electrical nerve stimulation

- 脳卒中リハビリテーションでの臨床上，電気刺激は主として治療的電気刺激（**TES**）と機能的電気刺激（**FES**）に分類される。
- TESは主に電気刺激により痙縮と麻痺肢の随意性を改善させる治療であり，さらに神経筋電気刺激（**NMES**）と経皮的電気神経刺激（**TENS**）に分けられる。NMESは神経筋機能の改善を目的とするものであり，TENSは疼痛や痙縮軽減を目的とするものである。
- FESは失われた運動機能に対し電気刺激を用いて動作の再建を目的とするものである。しかしFESが装具的効果（orthotic effect）だけではなく，機能改善を生じ治療的効果（therapeutic effect）が得られることもあり，現在は治療的な意味合いも含まれるためTESとの区別は曖昧なものとなっている。

図1 電気刺激療法の種類

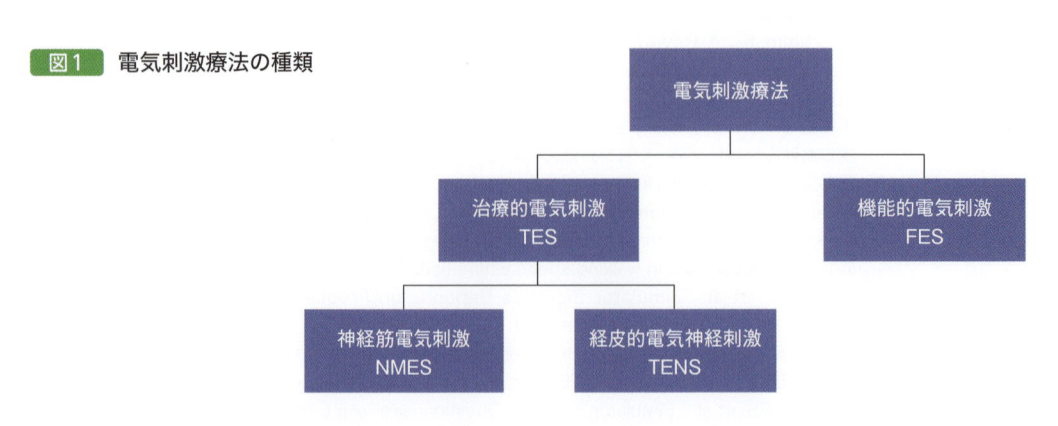

電気刺激の作用メカニズム（図2）

- 体表面に置いた電極からの電気刺激は，その直下の運動神経を脱分極させ，その興奮が遠位に伝わり神経筋接合部に達すると筋収縮を得ることができる（遠心性効果）。脳卒中患者で重度麻痺などにより随意的に筋収縮を起こすことができない状態が続くと筋は萎縮してしまうが，電気刺激の遠心性効果による筋収縮は，筋萎縮の進行防止の目的で行われる。
- 電気刺激による求心性の入力は脊髄で抑制介在ニューロンを介して拮抗筋を抑制する（相反抑制）。このため電気刺激療法は拮抗筋の痙縮を減弱する目的で用いられる。
- 電気刺激による感覚神経の興奮は上行し視床を経由して一次感覚野に伝わる。この一次感覚野の入力は皮質間線維を通じて一次運動野の興奮性を修飾し，運動野の興奮性が増大して下行性出力が増大する（中枢性効果）。この効果を利用し，電気刺激療法と随意運動を併用した訓練が行われる。

図2 電気刺激の作用メカニズム（文献3より許諾を得て転載）

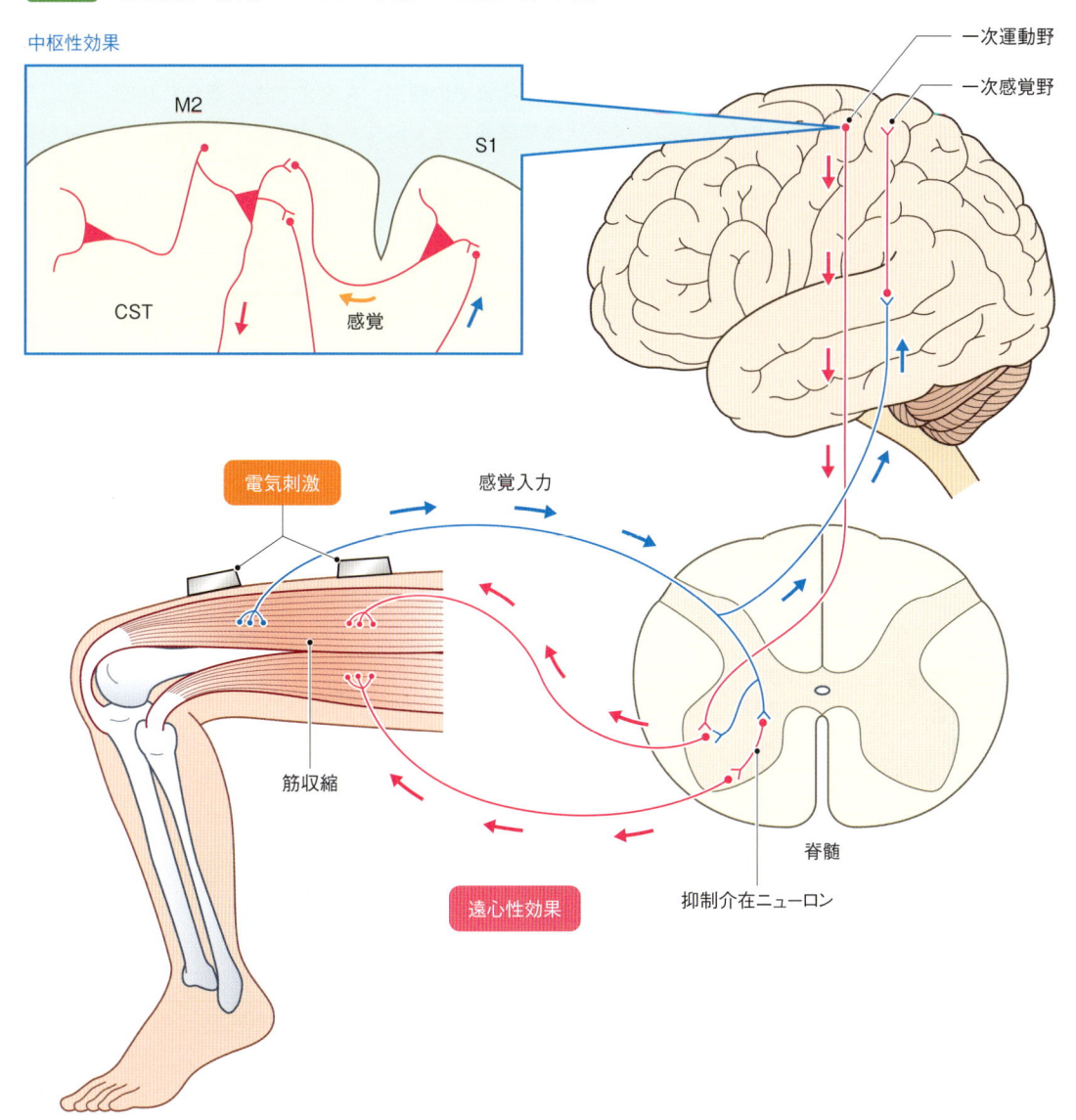

電気刺激療法の実際

電気刺激パラメータの設定（図3）

- 電気刺激療法では，主にパルス波が用いられる。パルス波とは，ごく短時間に生じる一定の幅を持った電気信号の波のことである。パルス波では，パルス幅，周波数，パルス振幅（刺激強度）を設定する。
- パルス幅とは，パルス波が生じている時間である。パルス幅を大きくすると運動神経は低い強度でも強い筋収縮を起こすが，疼痛も引き起こしやすくなるため，一般的には200～300µsecの範囲で行われる（**図4**）。
- 周波数とは，1秒あたりのパルス波数である。周波数が増えることで収縮が加重され大きな筋収縮を生じることができるが，同時に筋疲労も増大させるため長時間の電気刺激では注意が必要である。一般的にFESでは20～50Hz，NMESでは20～80Hzで用いられることが多い。
- パルス振幅（刺激強度）とは，電流または電圧の強度である。電気が流れた感覚はあるが筋収縮はない感覚閾値，筋収縮が生じる運動閾値，疼痛や不快感に耐えられる最大強度などで設定する。感覚障害のある患者に使用する場合は強度の設定に注意が必要である。
- その他，ランプアップ（電流強度がピークになるまでの時間）・ランプダウン（電流強度がピークからゼロになるまでの時間）を設定できる場合もある。ランプアップを長くすることで不快感や疼痛を生じにくくすることができる。

図3
電気刺激パラメータ

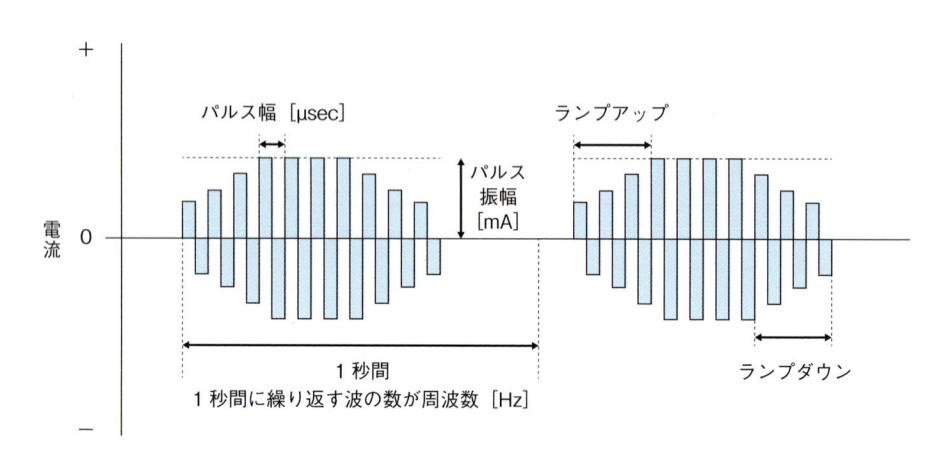

図4
神経線維の興奮閾値によるパルス波と電流強度の関係
（文献4より引用）

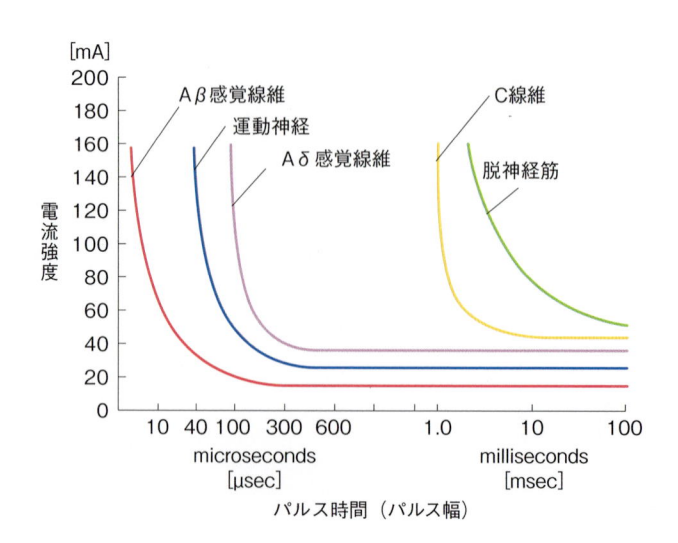

症例1：立ち上がり・立位ステップ練習にNMESを併用した症例

- 60歳代女性。脳梗塞を発症して約4カ月経過し，回復期リハビリテーション病棟入院中である。下肢Br.stageⅣであり，T字杖と短下肢装具を使用し病棟内歩行は自立しているが，独歩自立に向けて麻痺側立脚期の支持性低下が課題となっている。
- 麻痺側大腿四頭筋の強化を目的に，大腿四頭筋へNMESを併用し立ち上がり練習（動画1）と立位ステップ練習（動画2）を行った。
- 使用機器は低周波治療器イトーESPURGE（伊藤超短波株式会社，図5）。

動画1　立ち上がり練習

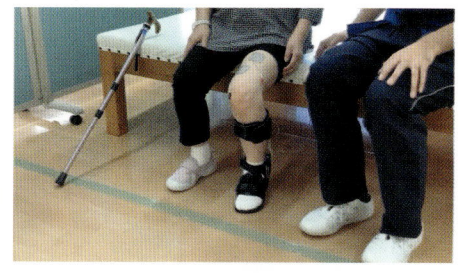

動画2　ステップ練習

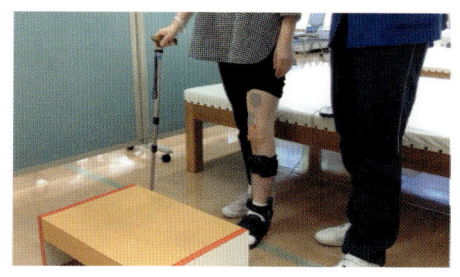

図5　イトーESPURGE

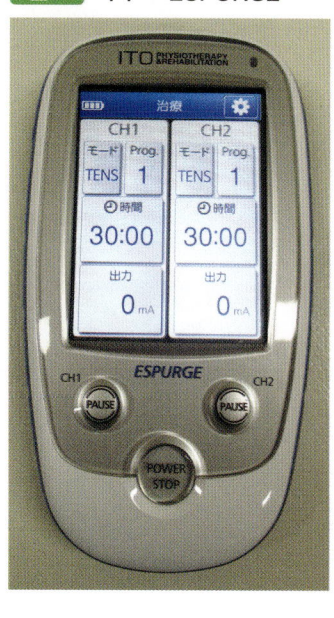

小型で携帯しやすい。TENS，EMS，MCRの3つの電気刺激モードがある。周波数など詳細な設定が可能であり，また2ch完全独立出力により多様な症状に応じた治療が可能である。

▐▐ 症例2：歩行時の下垂足に対してFESを使用した症例

- 80歳代女性。脳梗塞を発症して約3カ月経過し，回復期リハビリテーション病棟入院中である。下肢Br.stage IVで足関節背屈は足部内反を伴いながらわずかに可能であるが，股関節屈曲もみられ分離運動は不十分である（動画3）。
- 歩行はT字杖と短下肢装具を使用し見守りで可能であるが，装具なしでは遊脚期に足部内反と下垂足がみられ前足部から接地する（動画4）。時々つまずくため一部介助が必要である。
- 適切な歩行パターンの学習を目的として，ハンドスイッチを用いて歩行周期に合わせて遊脚相のタイミングで総腓骨神経を刺激し，足関節背屈を生じさせる（動画5，動画6）。
- 使用機器は歩行神経筋電気刺激装置ウォークエイド®（帝人ファーマ株式会社，図6）。ウォークエイド®は既に新規販売を終了している。

動画3 足関節背屈（ウォークエイド®なし）

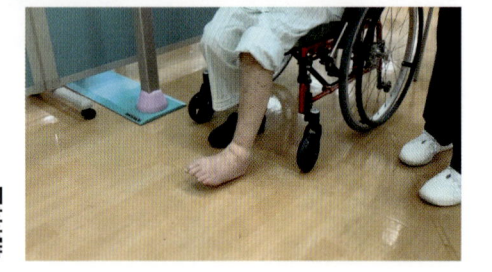

動画4 裸足歩行（ウォークエイド®なし）

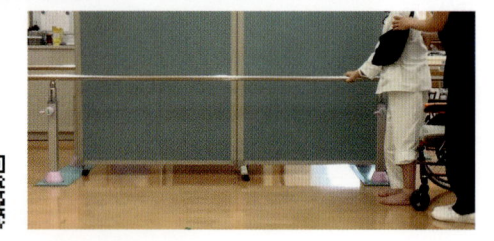

動画5 足関節背屈（ウォークエイド®使用）

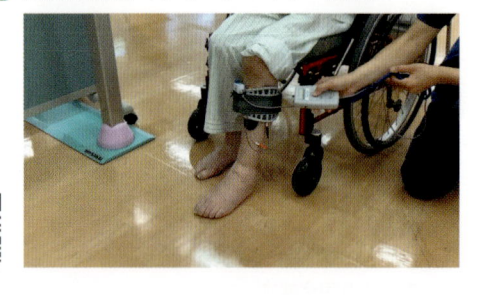

動画6 裸足歩行（ウォークエイド®使用）

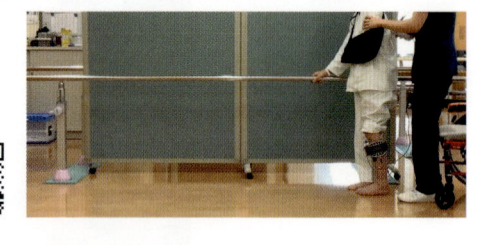

図6 ウォークエイド®

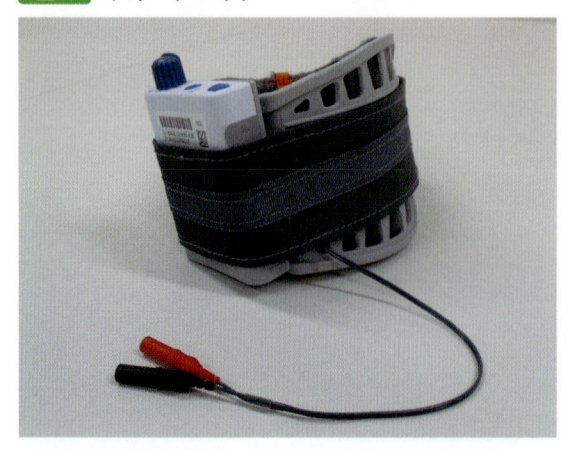

下垂足・尖足を呈する患者の歩行再建を使用目的とする。本体に傾斜センサを内蔵し，使用者の歩行周期に合わせた電気刺激により背屈を補助する。エクササイズモードで廃用性筋萎縮防止・関節可動域改善の目的でも使用できる。

▌▌ 症例3：手関節背屈筋の随意性低下に対してFESを使用した症例

- 60歳代男性。脳梗塞を発症して約2カ月経過し，回復期リハビリテーション病棟入院中である。上肢Br.stage Ⅳであり，手関節の背屈は可能であるがすぐに疲労し自動運動範囲が減少するため日常生活上は使用が制限されている（動画7）。
- 訓練課題における運動回数を増加させ訓練効果の増大を目的とする。パワーアシストモードで随意収縮に合わせて電気刺激を出力し背屈運動を補助しながら課題を行う（動画8）。
- 使用機器は随意運動介助型電気刺激装置IVES®（オージー技研株式会社，図7）。

動画7 手関節背屈（IVES®なし）

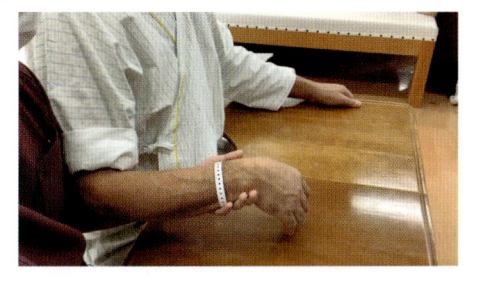

動画8 手関節背屈（IVES®使用）

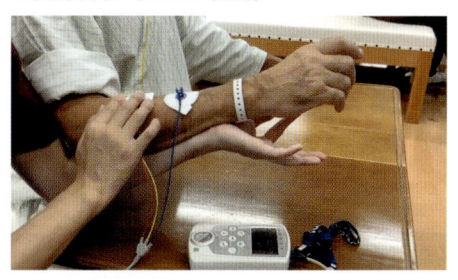

図7 IVES®

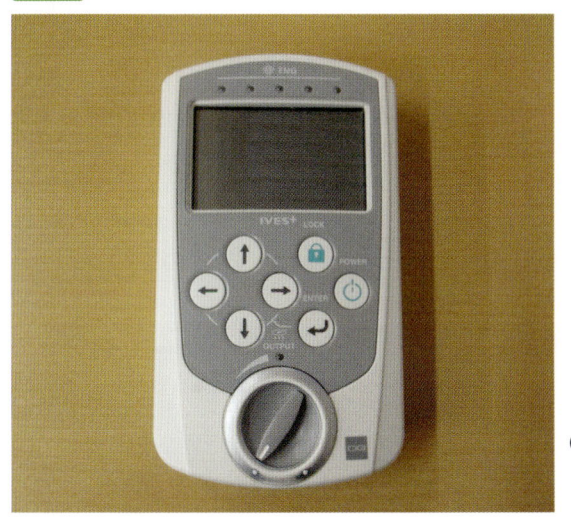

6種類の治療モードがあり，重度から軽度の麻痺まで対応可能である。随意収縮の筋活動電位に比例した電気刺激を出力できるパワーアシストモードが特徴である。

電気刺激療法の注意点

- 心臓ペースメーカーなど体内植込型の医療機器を使用している場合は禁忌である。
- 電気刺激をする部位に皮膚損傷や悪性腫瘍がある場合にも使用できない。

◆文献

1）日本脳卒中学会 脳卒中ガイドライン委員会 編：脳卒中治療ガイドライン2021〔改訂2023〕，協和企画，2023.
2）中央社会保険医療協議会総会第365回議事録，厚生労働省，2017.（https://www.mhlw.go.jp/file/05-Shingikai-12404000-Hokenkyoku-Iryouka/0000182077.pdf）.
3）原　寛美ほか 編：脳卒中理学療法の理論と技術，第4版，メジカルビュー社，2022.
4）Cameron MH：EBM物理療法（渡部一郎 監訳），原著第4版，p245，医歯薬出版，2015.

長下肢装具を用いた理学療法アプローチ

脳卒中治療ガイドライン

- 『脳卒中治療ガイドライン2021〔改訂2023〕』[1] において「歩行機能を改善するために，頻回な歩行訓練を行うことが勧められる（推奨度A エビデンス高）」と記載されており，歩行能力改善のために歩行の頻度を増やすことが推奨されている。
- また長下肢装具の使用に関して「脳卒中後片麻痺で膝伸展筋筋力もしくは股関節周囲筋筋力が十分でない患者に対して，歩行機能を訓練するために長下肢装具を使用することは妥当である（推奨度B エビデンスレベル低）」と記載されており，重度な片麻痺を呈した患者に対しては長下肢装具を用いた歩行練習が推奨されている。

長下肢装具の概要・構造

KAFO：knee-ankle-foot orthosis

- 長下肢装具（KAFO）は運動麻痺が重度で著明な膝折れを呈する症例やプッシャー現象を呈する症例に対し，立位，歩行練習を行うためのひとつのツールとして用いられることが多い。重度な介助を要する症例であっても，十分な練習量を担保し，急性期では廃用症候群を予防するために用いる。
- 図1にKAFOの構造について示す。当院で使用しているKAFOの特徴としては大腿カフに付いている介助ベルトにより，歩行介助をしやすくしている。
- 膝継手は膝関節を伸展位で固定するため，リングロックを採用している。また膝関節継手固定のみでは対象者の膝関節が装具の中で屈曲することがあるため，膝パッドにてさらに膝関節が屈曲しないようにしている。

図1 長下肢装具の構造

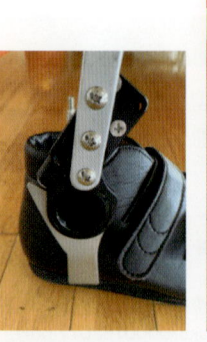
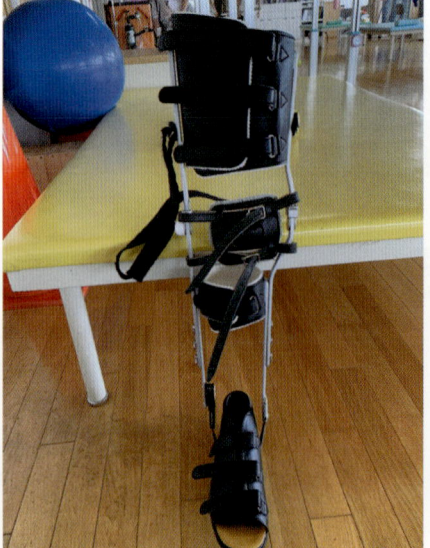
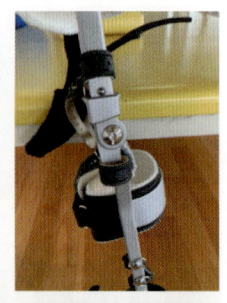
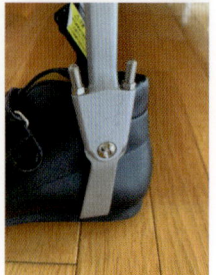

大腿部に介助ベルト，膝継手：リングロック
足継手外側：Gait Solution　足継手内側：ダブルクレンザック

- 足継手外側はGait Solution継手（GS継手），内側はダブルクレンザック継手を採用し，対象者の身体機能に合わせて，調節可能となっている。

長下肢装具を用いた介助歩行の理論背景

- 大鹿糠ら[2]は，GS継手付KAFOを用いた後方介助無杖二動作前型歩行は杖を用いた三動作揃え型歩行よりも麻痺側筋活動が増加したと報告している。
- またAbeら[3]はGS継手付KAFOを用い，倒立振子モデルを形成した後方介助二動作前型歩行練習を行うと，従来の歩行練習を実施した群と比べ，早期に歩行能力が改善すると報告されている。倒立振子モデルの詳細は図2に示す。
- これらの報告を踏まえると，GS継手付KAFOを用い倒立振子モデルを形成した後方介助二動作前型歩行練習が，歩行能力の改善に寄与する可能性が高いと考えられる。

図2
倒立振子モデル

運動エネルギー　位置エネルギー

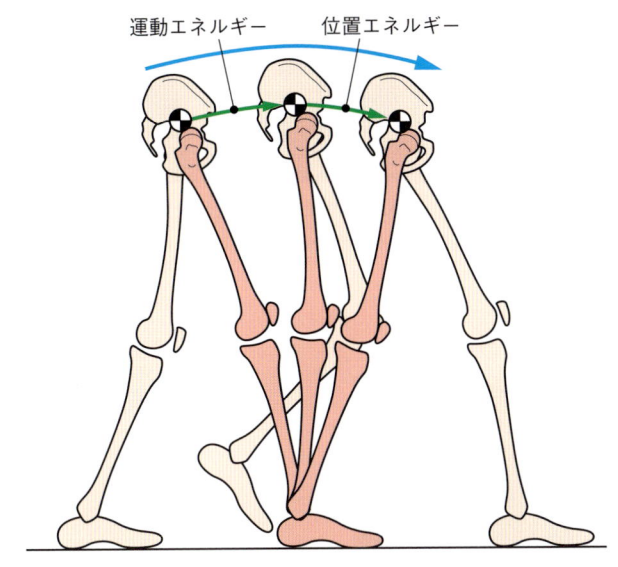

立脚初期に生じた運動エネルギーが立脚中期には位置エネルギーへ変換され，その後，再度運動エネルギーへと置き換わるこのエネルギー変換が円滑に行われることで，効率的な歩行を可能としている。

長下肢装具を用いた歩行練習の実際

AFO：ankle-foot orthosis

- KAFOで歩行練習を行ううえで重要となるのが運動課題の難易度調整である。課題難易度が高すぎると異常歩行パターンとなり，効果的な運動学習には繋がりにくい。個々の症例の身体機能に応じて，実際に用いる歩行補助具や介助方法を変更しながら，短下肢装具（AFO）へカットダウンを段階的に進めていく。
- カットダウンの遅延により，麻痺側筋活動が低下し，膝関節の異常運動などが起こる可能性もあり，KAFOのロックを適宜外しながら，動作を確立しつつ進めていく。
- 図3にKAFOを用いた歩行練習の実際について示す。これらの介助方法は個々の症例の身体機能や体幹，股関節の支持性，プッシャー現象の有無や半側空間無視の有無，歩行介助量に応じて歩行補助具使用は検討していく。
- 臨床上，歩行補助具の使用はプッシャー現象や半側空間無視を呈する症例では歩行補助具の使用は二重課題となり，むしろ介助量が増大するケースもある。そういった症例ではあえて歩行補助具は使用せず，後方介助による歩行練習のほうが，有効である可能性がある。

● **動画**にてKAFOを用いた後方介助歩行の実例を示す。本症例はブルンストロームステージ右下肢Ⅱレベル，体幹機能低下，歩行全介助レベルの症例である。後方から体幹を保持し，重心移動の介助，麻痺側振り出しを介助し，リズミカルかつ倒立振子モデルを形成した歩行練習を実施している。あくまで症例に応じて，目的とする動作を引き出すために選択していくべきと考える。

図3 長下肢装具を用いた歩行練習の実際

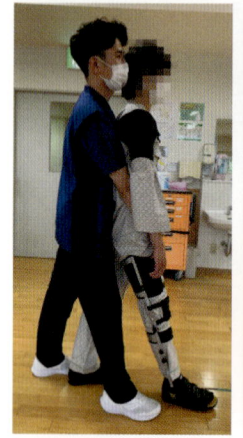 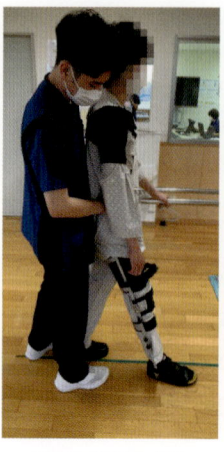 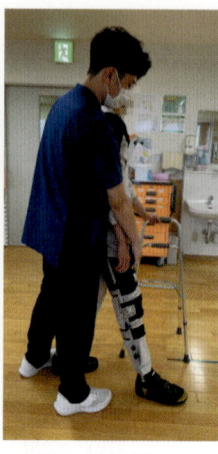 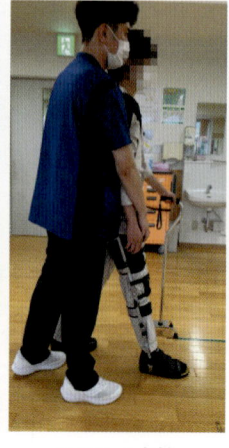 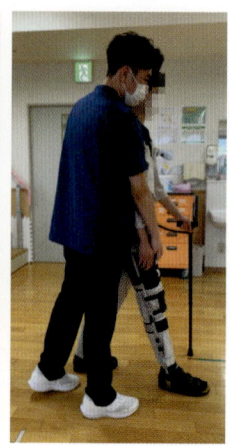

| KAFO後方介助 | KAFO平行棒介助 | KAFOサイドケイン | KAFO 4点杖 | KAFO T字杖 |

KAFOを用いた歩行介助の例を示す。対象者の身体機能や動作介助量に応じて介助方法は適宜変更しながらカットダウンへ向け，進めていく。

動画 KAFOを用いた後方介助歩行の一例

 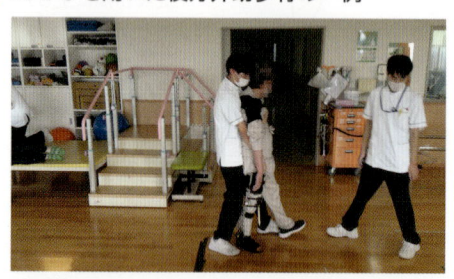

◆文献

1) 日本脳卒中学会 脳卒中ガイドライン編集委員会：脳卒中治療ガイドライン2021〔改訂2023〕，協和企画，2023.
2) 大鹿糠徹ほか：脳卒中重度片麻痺者に対する長下肢装具を使用した二動作背屈遊動前型無杖歩行練習と三動作背屈制限揃え型歩行練習が下肢筋活動に及ぼす影響，東北理学療法 29：20-27，2017.
3) Abe H, et al.：Impact of Alternate Gait Training Using Knee-Ankle-Foot Orthosis with Oil Damper Ankle Hinge in Patients with Subacute Severe Hemiplegia. Brain Sciences 11：1420-1430, 2021.

ADL 検査の概念

日常生活活動（ADL）とは

ADL : activities of daily living

- 日常生活活動（ADL）とは，一人の人間が独立して生活するために行う基本的な動作であり，しかも各人が共通に毎日繰り返す一連の身体動作群をいう[*1]。
- ADLの範囲は，家庭における身の回り動作（self care）と移動（mobility）とされ，標準ADL（basic ADL）とよばれる。
- 広義のADLと考えられる応用動作（交通機関の利用，家事動作など）は手段的ADL（IADL）とよばれ，生活の目的や役割を果たすための手段と考えられている。

IADL : instrumental ADL

- 標準ADLの具体的な範囲は移動・食事・整容・更衣・排泄・入浴であり，手段的ADLには買い物，炊事，掃除，洗濯などが含まれる。

ADL評価

医学的リハビリテーションの領域でのADL評価

- 医学的リハビリテーションの領域でのADL評価は，治療による機能的状態の変化を把握して治療内容を検討することが目的の一つとなる。ADL測定尺度は，再現性がある，スコア化して比較できる，身体機能が低い段階でも感受性がある，などの特徴をもつことが必要であり，標準ADL尺度が適している。
- 脳卒中の回復期では，ADL訓練などによって実際の病棟生活におけるADLを高めていくために，ADLを遂行する時間や場所を考慮して評価し，リハチームで情報共有することが必要となる（表1）。

社会的リハビリテーションの領域でのADL評価

- 社会的リハビリテーションの領域でのADL評価は，身体機能の改善を捉えるというよりも，現在の機能的状態で地域生活がどの程度可能かを判定したり，どのような代償機能を加えると地域生活が可能となるかを決定したりすることが目的となる。身辺処理だけでなく，買い物，公共交通機関の利用，その他の生活行動の遂行状況が測定の対象となる。手段的ADLを測定することが必要な場合に遭遇する。福祉用具や環境の改善がADL遂行にどう影響するかを検討することも重要となる。

[*1] 日本リハビリテーション医学会が1976年に提示した概念である。

表1　ADL訓練評価表

表1　ADL訓練評価表

ADL訓練評価表　患者氏名：　　　主治医：　　　Nrs：　　PT：　　OT：　　ST：

左段

〈記入方法〉可能なものにチェック		入院時	カンファ	2カ月目	3カ月目	4カ月目	5カ月目
ADL	FIM自立度・下位項目	/	/	/	/	/	/
食事	自立	/7	/7	/7	/7	/7	/7
	修正自立(自助具箸・先割れスプーン)						
	見守り(常食, 一口大, 刻み, とろみ)						
	食べこぼしなし						
	食べ忘れなし						
	一部自力で可能						
	(胃ろう・経管)						
整容	自立	/7	/7	/7	/7	/7	/7
	修正自立(自助具・長柄など)						
	見守り・物品の準備						
	歯を磨く　20%						
	洗顔　20%						
	手洗い　20%						
	整髪　20%						
	ひげを剃る／化粧　20%						
入浴(清拭)	自立	/7	/7	/7	/7	/7	/7
	修正自立(ループタオル・ブラシ)						
	上肢(非麻痺側)　10%						
	上肢(麻痺側)　10%						
	大腿(麻痺側／非麻痺側)　10%, 10%						
	下腿(麻痺側／非麻痺側)　10%, 10%						
	体幹前面(胸部／腹部)　10%, 10%						
	会陰部／殿部　10%, 10%						
更衣(上衣)	自立	/7	/7	/7	/7	/7	/7
	修正自立(義肢装具を使用しての更衣)						
	見守り(指示, 衣服の準備)						
	衣服の下ろし／ボタンはめ　25%						
	衣服かぶる／背中で回す　25%						
	非麻痺側を通す　25%						
	麻痺側の袖通し　25%						
更衣(下衣)	自立	/7	/7	/7	/7	/7	/7
	修正自立(義肢装具を使用しての更衣)						
	見守り(指示, 衣服の準備)						
	ジッパー・ボタン留め　25%						
	ズボン／スカートを上げる　25%						
	非麻痺側を通す　25%						
	麻痺側を通す　25%						
トイレ	自立	/7	/7	/7	/7	/7	/7
	修正自立(手すり・尿器・時間超過)						
	見守り(口頭指示・紙の準備)						
	上げる　33%						
	拭く　33%						
	下げる　33%						

右段

排尿	自立	/7	/7	/7	/7	/7	/7
	修正自立(器具・薬剤の使用)						
	月1／週1／日1／毎回／尿意なし						
排便	自立	/7	/7	/7	/7	/7	/7
	修正自立(器具・薬剤の使用)						
	月1／週1／日1／毎回／便意なし						
ベッド・車椅子移乗	自立	/7	/7	/7	/7	/7	/7
	修正自立(手すり・トランスファーボード)						
	見守り						
	触る程度						
	軽く持ち上げる						
	しっかり持ち上げ, 回す						
	全介助もしくは2人介助						
トイレ移乗	自立	/7	/7	/7	/7	/7	/7
	修正自立(手すり・トランスファーボード)						
	見守り						
	触る程度						
	軽く持ち上げる						
	しっかり持ち上げ, 回す						
	全介助もしくは2人介助						
浴槽移乗 *1	自立	/7	/7	/7	/7	/7	/7
	修正自立(手すり・バスボード・滑り止め)						
	見守り						
	浴槽から出る　25%						
	浴槽から上がる　25%						
	浴槽に浸かる　25%						
	浴槽に入る　25%						
車椅子	自立(50m以上)　6点	/6	/6	/6	/6	/6	/6
	修正自立(15m以上)　5点						
	50m以上, 狭い曲がり角は介助　4点						
	50m以上直進可能　3点						
	15m直進可能　2点						
	車椅子全介助　1点						
歩行	自立(50m以上)	/7	/7	/7	/7	/7	/7
	修正自立(杖, 装具など)						
	見守り, 補助具の装着介助, 15m自立						
	触る程度						
	軽度介助						
	中等度～重度介助						
	全介助, 2人介助						
階段	自立	/7	/7	/7	/7	/7	/7
	修正自立(手すり, 歩行補助具)						
	12～14段を見守り						
	12～14段を触る程度で昇降						
	12～14段をしっかり支えられ昇降						
	4～6段をしっかり支えられ昇降						
	4～6段の昇降が不可 or 2人介助						

＊1　シャワー浴の場合はシャワーチェアへの移乗を評価

初回カンファレンスから1カ月ごと実施可能な項目に〇を付け, チームアプローチの指標とする。表はFIMの項目に基づいて作成しFIM得点が算出できる。

ADL 評価

標準ADL

FIM : Functional Independence Measure

- ADL評価法には，複数項目を採点し合計点で表記する方法（Barthel index，FIM）と複数項目を難易度により配列し階層的に表記する方法（カッツインデックス）があるが，近年は前者が広く使用されている。
- 評価結果に影響している筋力低下や高次機能障害などの機能障害を分析し，原因となる機能障害へ直接アプローチするのか（治療的アプローチ），動作学習（代償動作も含む）や福祉用具の利用などにより活動そのものへ焦点を当ててアプローチするのか（機能的アプローチ）を決める。
- 対象者の要望や生活歴，価値観などもアプローチ決定に影響を及ぼす。

Barthel Index

- 10項目から構成され，100点を満点としている[1]（**表1**）。
- 介護に要する時間・量など介護者の負担度に基づき各項目の得点が重みづけられている。尺度が3段階であり，変化に対する感度が低いという問題がある。

機能的自立度評価法（FIM）

- 介護量測定を目的として18項目を介護の度合いに応じて，完全自立から全介助までの7段階で評価する[2]（**表2**）。
- コミュニケーション，社会的認知の項目を含んでいる。

手段的ADL

- 食事の用意，洗濯，庭掃除などの屋内外家事や交通機関，郵便局利用などの屋外活動，読書や旅行などの余暇活動が含まれる。
- 環境（家庭内，周辺地域，職場，など），性別，経済状況，価値観の差などに大きく影響される。標準ADLよりもさらに標準化が難しい。結果に関してもスコアの比較には十分な解釈が必要である。
- ある環境での活動状況の評価に用いられる。退院後1年後，5年後などに評価して，個人のライフスタイルを経時的変化として捉えることもできる。
- ライフスタイルに影響する因子として，年齢層，性別，診療状況，居住形態と標準ADLが挙げられている[3]。

Lowtonの手段的ADL（IADL）

- 実施している活動を測定し，実際の生活状況を評価する[4]（**表3**）。
- 評価項目は8つの項目で構成されている。
- 原典では性差を勘案し女性は8項目だが，男性は「食事の支度」「家屋維持」「洗濯」を除外した5項目となっている。採点は実行できると各項目で最大1点入る。女性は0～8点，男性は0～5点に得点分布することになる（ただし，最近は性差を考

表1 Barthel Index

評価基準						
摂食	10：リーチ内に食物を置けば摂食できる。自助具を使ってもよい。 　　　適当な時間内に食べ終わる。※適当な時間……20〜30分以内。 　5：ある程度の介助が必要（食物を切り刻む）。 　　　例：半分以上自分で食べられるが，時間がかかり過ぎたり，こぼす量 　　　が多い。 　　　※時間がかかりすぎる……30分以上。 　　　※こぼす量が多い……1/3以上。						
更衣	10：上衣・下衣とも自立。通常に着けている衣類，靴，靴下，装具の着脱 　　　が行える（ブラジャー，ファスナー，ガードルを含まない）。 　　　※紐は結べなくてもよい。 　5：半分以上適当な時間内で可。 　　　※適当な時間内……一番着やすいもので15〜20分。 　　　※ズボンははけるが靴下不可。 　　　※ズボンに両足を通せる。						
整容	5：手洗い，洗顔，整髪，歯磨き，ひげ剃りが自立。髭剃りは道具はどの 　　　ようなものでもよいが，引き出しからの出納も含めて道具の管理が行 　　　えること。女性は化粧も含む。						
入浴	5：シャワーのみ，スポンジでの洗体のみも可。 　　　※洗体は健側上肢以外をすべて洗えること。						
尿失禁	10：日中，夜間とも失禁なし。自己導尿できる。 　　　集尿器の着脱，管理ができる。 　5：ときに失禁。夜間失禁。トイレに行くのが間に合わない。 　　　自助具の使用に介助要。						
便失禁	10：失禁なし。必要なときには座薬，浣腸の使用可。 　　　※少しの便汚染は可。 　5：ときに失敗。座薬，浣腸の使用に介助要。						
移乗	15：安全に車椅子でベッドにアプローチし，移乗する。 　　　必要なら車椅子の位置を変え，ベッドから車椅子に乗り移る。 10：移乗は要監視または少しの介助要。 　5：臥位から起き上がって座位可能。しかし椅子への移乗にかなりの介助 　　　必要。						
トイレ	10：安全にトイレに移乗できる。手すり，その他安定したものを使用して 　　　よい。衣服の上げ下げ，服を汚さない，ペーパーを使用する。尿器を 　　　使用しても，その管理ができれば可。 　5：要監視または少しの要介助。						
歩行	15：45m歩行可。義肢，装具，松葉杖，杖，歩行器（車なし）の使用可。歩 　　　行器の使用不可。装具の装着，片付け可。 10：上記のいずれかに介助，指導を要す。少しの介助で少なくとも45m歩 　　　けること。 　　　※訓練で自立していて，病棟で車椅子を使用している。						
車椅子	（歩行できない場合） （5）：少なくても45m移動可。角を曲がる，向きを変える，ベッド・トイレ 　　　へ近づける。 　　　45m歩けること。 　　　※角を曲がる，向きを変える……時間をかければできる。急ぐとき間 　　　に合う。						
階段昇降	10：介助なく階段昇降ができる。手すり，杖，松葉杖の使用可。 　5：要監視または少しの要介助。 　　　※少しの介助要……腰紐でささえ介助。						
100点満点 （アンダーラインは自立，それ以外は要介助）			**点数**				
			施行者				

表2 FIM

( )病棟　ID( )　氏名( )　男・女　年齢( )　担当( )
疾患名( )　麻痺( )　失語( )　失認( )　失行( )
採点	7：完全自立　6：修正自立（時間がかかる，安全性の考慮，補装具・自助具の使用） 5：監視　4：最小介助（患者75%以上，触れる程度）　3：中等度介助（50%以上） 2：最大介助（25%以上）　1：全介助（25%未満）

		年　月　日		年　月　日		年　月　日	
		評価者：		評価者：		評価者：	
		得点	コメント	得点	コメント	得点	コメント
セルフケア	食事						
	整容						
	清拭						
	更衣（上半身）						
	更衣（下半身）						
	トイレ動作						
排泄コントロール	排尿コントロール						
	排便コントロール						
移乗	ベッド・椅子・車椅子						
	トイレ						
	浴槽・シャワー						
移動	主移動手段	□歩行	□車椅子	□歩行	□車椅子	□歩行	□車椅子
	歩行・車椅子						
	階段						
コミュニケーション	理解						
	表出						
社会的認知	社会的交流						
	問題解決						
	記憶						
合計点	総点［点］						
	身体項目［点］：						
	認知項目［点］：						

秋田県立リハビリテーション・精神医療センター

えない傾向にある）。

● 5〜10分程で実行できる。

● 基礎的資料として有用だが，軽症例では天井効果のため分布が偏る。

Frenchay Activities Index (FAI)

● Holbrook らによって考案された，「社会生存」を反映する評価法である[6]。

● 測定結果はスコア化されるが，必ずしも活動能力の優劣を示すものではなく，個人のライフスタイルを表現する意味合いをもっている。

● 15項目で各項目0〜3点の配分となっている（45点満点）。

● 日本語版FAI自己評価表（表4）が作成され，郵送法でしかも同居家人の記入でも

表3 Lowtonの手段的ADL（IADL）（文献6より引用）

項目		得点
A. 電話を使用する能力	1. 自分から積極的に電話をかける－電話番号を調べてかける，など	1
	2. 知っている2〜3の番号へ電話をかける	1
	3. 電話を受けるが自分からはかけない	1
	4. 電話をまったく使用しない	0
B. 買い物	1. すべての買い物をひとりで行う	1
	2. 小さな買い物はひとりで行う	0
	3. すべての買い物に付添を要する	0
	4. 買い物はまったくできない	0
C. 食事の支度	1. 献立，調理，配膳を適当にひとりで行う	1
	2. 材料があれば，適切に調理を行う	0
	3. 調理済み食品を温めて配膳する，また調理するが栄養的配慮が不十分である	0
	4. 調理，配膳を他者にしてもらう必要がある	0
D. 家屋維持	1. 自分で家屋を維持する，または重度作業のみときどき援助を要する	1
	2. 皿洗い，ベッドメーキング程度の軽作業を行う	1
	3. 軽作業を行うが，十分な清潔さを維持できない	1
	4. すべての家屋維持作業に援助を必要とする	1
	5. 家屋維持作業にはまったくかかわらない	0
E. 洗濯	1. 自分の洗濯は自分で行う	1
	2. 靴下程度の小さなものは自分で洗う	1
	3. すべてを他人にしてもらう	0
F. 外出時の移動	1. ひとりで公共交通機関を利用する，または自動車を運転する	1
	2. タクシーを利用し，他の公共交通機関を利用しない	1
	3. 介護者または付添がいるときは公共交通機関を利用する	1
	4. 介護者つきでのタクシーまたは自動車の利用に限られる	0
G. 服薬	1. 適正量，適正時間の服薬を責任をもって行う	1
	2. 前もって分包して与えられれば，正しく服薬する	0
	3. 自分の服薬を管理できない	0
H. 家計管理	1. 家計管理を自立して行う（予算，小切手書き，借金返済，請求書支払，銀行へ行く）	1
	2. 日用品の購入はするが，銀行関連，高額な買い物には援助を必要とする	1
	3. お金を扱うことができない	0

信頼性，妥当性があることが示されている[3]。健常者でも25点〜30点に分布し，天井効果は少ない。最近3カ月程度の状況を調査する。

● 10〜15分ほどで実行可能である。

◆文献

1) Mahoney FI, et al.：Functional evaluation：The Barthel Index. Md St Med J 14：61-65，1965.
2) 道免和久ほか：機能的自立度評価表（FIM）．総合リハ 18：627-629，1990.
3) 蜂須賀研二ほか：応用的日常生活活動作と無作為抽出法を用いて定めた在宅中高年齢者のFrenchay Activities Index標準値．リハ医学 38：287-295，2001.
4) Lawton MP：Assessing the competence of older people. Research planning and action for the elderly（Kent D, et al eds），Behavioral Publications, 1972.
5) 松澤 正：理学療法評価学 第2版，225-244，金原出版，2004.
6) Holbrook M, et al：An activities index for use with stroke patients. Age Ageing 12：166-170, 1983.

表4　日本語版FAI自己評価表 (文献3より引用)

氏名：　　　　　　　　　年齢：　　　性別：（　　）男，（　　）女

最近3ヵ月間の生活を振り返り，最も近い回答を1つ選び○印を記入してください。

1. 食事の用意：買い物はこれに含めない。
   （　）していない。（　）まれにしている。（　）週1〜3回程度している。（　）1日に1回以上している。
2. 食事の後片付け
   （　）していない。（　）まれにしている。（　）週1〜3回程度している。（　）1日に1回以上している。
3. 洗濯
   （　）していない。（　）まれにしている。（　）月1〜3回程度している。（　）週1回以上している。
4. 掃除や整頓：ほうきや掃除機を使った清掃，衣類や身の回りの整理・整頓など。
   （　）していない。（　）まれにしている。（　）月1〜3回程度している。（　）週1回以上している。
5. 力仕事：布団の上げ下ろし，雑巾で床を拭く，家具の移動や荷物の運搬など。
   （　）していない。（　）まれにしている。（　）月1〜3回程度している。（　）週1回以上している。
6. 買い物：自分で選んだり購入したりすること。
   （　）していない。（　）まれにしている。（　）月1〜3回程度している。（　）週1回以上している。
7. 外出：映画，観劇，食事，酒飲み，会合などに出かけること。
   （　）していない。（　）まれにしている。（　）月1〜3回程度している。（　）週1回以上している。
8. 屋外歩行：散歩，買い物，外出などのために，少なくとも15分以上歩くこと。
   （　）していない。（　）まれにしている。（　）月1〜3回程度している。（　）週1回以上している。
9. 趣味：園芸，編み物，スポーツなどを自分で行う。テレビでスポーツを見るだけでは趣味には含めない。
   （　）していない。（　）まれにしている。（　）月1〜3回程度している。（　）週1回以上している。
10. 交通手段の利用：自転車，自動車，バス，電車，飛行機などを利用すること。
    （　）していない。（　）まれにしている。（　）月1〜3回程度している。（　）週1回以上している。
11. 旅行：自動車，バス，電車，飛行機などに乗って楽しみのために旅行すること。
    （　）していない。（　）まれにしている。（　）月1〜3回程度している。（　）週1回以上している。
12. 庭仕事：草抜き，芝刈り，水撒き，庭掃除など。
    （　）していない。（　）庭仕事をときどきしている。
    （　）庭仕事を定期的にしている。（　）庭仕事を定期的にしている。必要があれば掘り起こし，植えかえなどの作業もしている。
13. 家や自動車の手入れ
    （　）していない。（　）電球その他の部品の取り替え，ネジ止めなどをしている。
    （　）電球その他の部品の取り替え，ネジ止め，ペンキ塗り，室内の模様替え，自動車の点検，洗車などもしている。
    （　）上記の他に，家の修理や自動車の整備もしている。
14. 読書：通常の本を対象とし，新聞，週刊誌，パンフレット類はこれに含めない。
    （　）読んでいない。（　）まれに読んでいる。（　）ときどき読んでいる（月1回程度）。（　）読んでいる（月2回程度）
15. 仕事：常勤，非常勤，パートを問わないが，収入を得るもの。ボランティア活動は仕事に含めない。
    （　）していない。（　）週1〜9時間働いている。（　）週10〜29時間働いている。（　）週30時間以上働いている。

健康関連 QOL 評価

- 健康関連QOL（Health Related Quality of Life）は，健康に関わる生活充実感を表現する。
- 包括的健康関連評価と脳卒中に関わる疾患特性評価の，両側面から捉えるのが望ましい。
- 健康「観」をみるもので，評価結果が最上のQOLを示すものではない。

SIP

SIP：Sickness Impact Profile

- 質問紙法による自己記入方式もしくは面接法で行う。身体領域，心理社会領域，独立領域の3領域12部門，136項目からなる[1]。
- SIPの得点は，0～3点：障害なし，4～9点：軽度障害，10～19点：中等度障害，20点以上：重度障害を示すとされている。
- 項目が多く，20～30分ほど費やす。得点化にも5～10分かかる。

SF-36

SF-36：Medical Outcomes Study Short-Form 36-Item Health Survey

- 36項目で8つの下位尺度得点と身体・精神的健康の2要約尺度得点を算出する[2]。
- 項目の最後には1年間の健康推移の設問もある。
- 基本的に自己記入方式で行われる。インタビューも可能とされるが，高めに出る傾向があり注意する。計算式は日本方式が用意されていて，その入手先を以下に記す。
- 10～15分ほどで実行可能である。
  http://www.outcomes.jp/　専用E-mail：sf-36japan@nifty.com

SS-QOL

SS-QOL：Stroke-Specific Quality of Life Scale

- 包括的な健康関連QOLではなく，脳卒中用の疾患特異的QOLである。
- 12部門49項目からなる。SF-36やNIHSS，Barthel Indexなどとの関連から，妥当性のある評価とされる。感度や信頼性の検証もなされている評価指標である[3]。

◆文献

1) Bergner M, et al.：The Sickness Impact profile：development and final revision of a health status measure. Med Care 19：787-805, 1981.
2) Ware JE, et al.：The MOS 36-Item short-form health survey (SF-36)：I. Conceptual framework and item selection. Med Care 30：473-83, 1992.
3) Williams LS, et al.：Development of a Stroke-Specific Quality of Life Scale. Stroke 30：1362-1369, 1999.

治療（1）標準 ADL

- 看護師，理学療法士，作業療法士，言語聴覚士などが連絡を密にとり，できるだけ早期に自立できるよう指導していく。あらかじめADL訓練についての定期的なミーティングの時間を設けておくと連携がとりやすい。
- ADLを向上させるために，姿勢保持能力や下肢運動機能の改善を目的とした訓練が有効である（『脳卒中治療ガイドライン2021〔改訂2023〕』）。
- ADL訓練は「統一した方法で」「急がせず」「少しずつ介助を減らし」「退院後の生活を想定して」実施する。必要に応じて家族指導をする。

食事動作

姿勢

- ギャッチベッド60°程度での座位保持が可能になれば自分で摂食するように促し，車椅子座位での食事へと進める。
- 座位バランスが不良でもリクライニング・ティルト機能付き車椅子を用いると，安定した座位の角度に調整でき早期に自力摂取が可能となる（図1）。

食事用具・方法

- 利き手が麻痺側の場合，運動麻痺の程度が軽度で患者に意欲があればスプーンや自助具箸，割り箸などを段階的に使用する（図2）。
- 非利き手での箸操作獲得には個人差が大きく，基本パターンの練習が必要なことが

図1 リクライニング・ティルト機能付き車椅子での座位

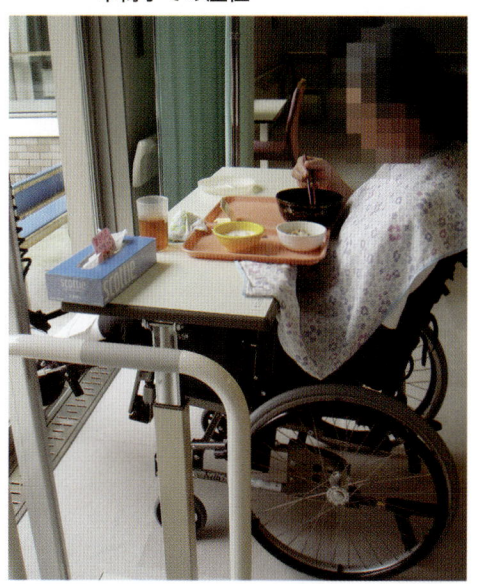

図2 自助具箸の模擬練習

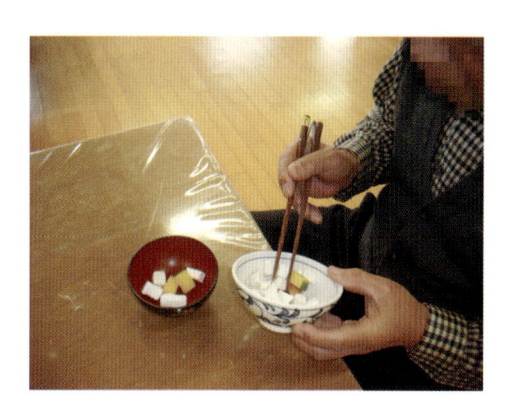

多い。スプーンを使う場合には皿からすくいやすいように，すべり止めマットを皿の下に敷き皿を固定するなどの工夫をすることも必要である（図3）。

● 作業療法での上肢機能訓練で，箸やその他食事用具の選定，または使用する用具や方法の時期を考慮するとよい（図4）。

MFS：Manual Function Score

● 麻痺手で箸を使用する場合には，上肢機能検査スコア（MFS）が概ね81点以上，握力は10kg程度が必要とされる[1]。

||| 認知機能障害への対応

● 半側空間無視が重度の場合，無視側の食物を見落とすことがある。その場合は皿を認識できる位置まで移動する，一つの皿に盛りつける，誘導や声を掛けるなど，回復に合わせて介入する（図5）。

● 失行で道具がうまく使えない場合は正しくスプーンを持たせ，対象者の手を持って誘導するなどの介入を行う。

● 食事に集中できない場合は刺激の少ない環境を設定する。

図3 皿の固定（すべり止めマット）

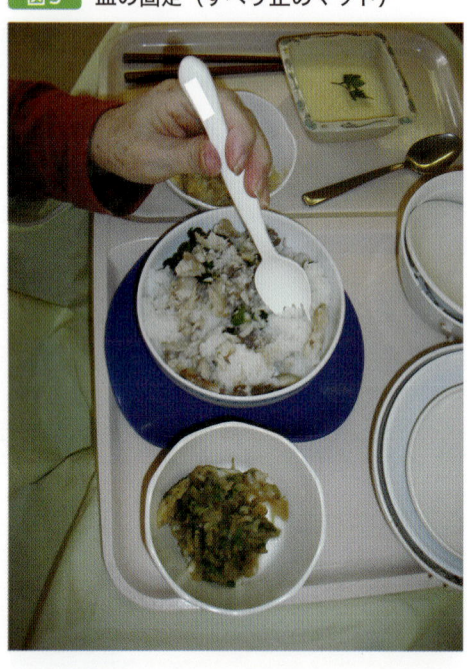

図4 ケンジースプーン（ピンセット型スプーン，非利き手）

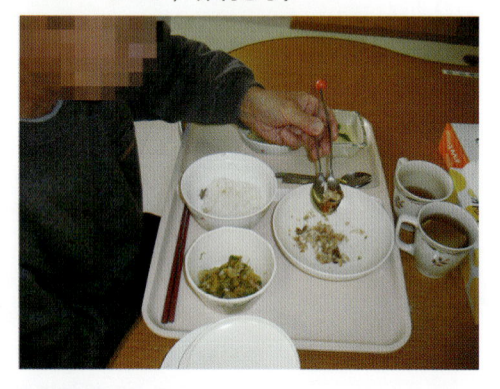

図5 食器の配置（左半側空間無視例）

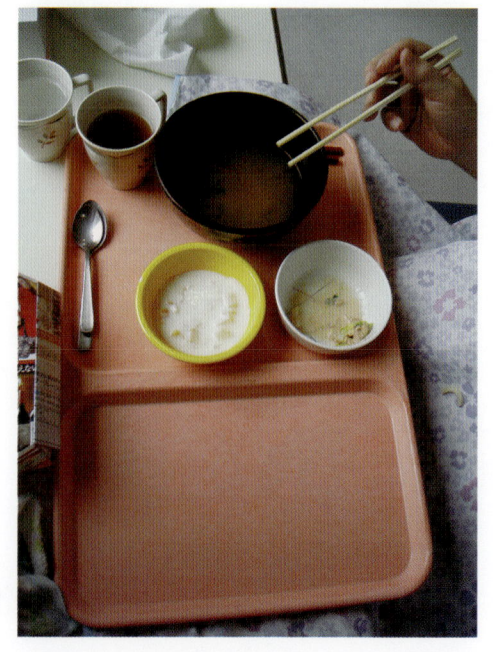

重度の半側空間無視の場合，食器を非無視側に寄せておくこともある。

更衣動作（動画1）

姿勢

- ベッド端座位・車椅子座位が安定してきたら上半身衣の着脱練習から始め，ズボン，パンツ，靴下，靴，と進める。必要な場合は補装具の着脱も練習する。

動画1　更衣

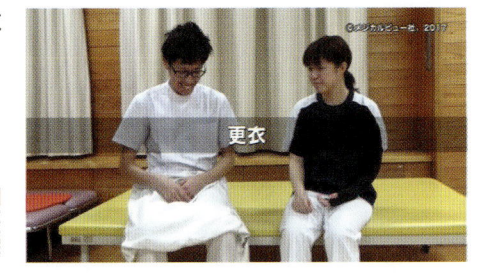

指導方法

上半身衣の着衣

- 基本的には麻痺側袖から通し，肘の上まで衣服を持っていき，肩に少しかぶせることを指導するとよい（図6）。
- かぶり型，前あき型の順で進める。
- 麻痺側の上肢機能検査スコア（MFS）が63点以上あれば，前あきのシャツはボタンかけも含めて90秒以内で着ることができる[2]。

上半身衣の脱衣

- 先に衿の後ろをつかんで頭を出してしまうと楽な場合が多い（図7）。

ズボン，靴下，靴，補装具（動画2）

- 座位で麻痺側下肢を組むことができるように練習する（図8a）。
- 股関節の可動域制限があり不可能な場合は，麻痺側下肢を軽く外転・外旋させベッドに乗せ，足を床から浮かせると着脱できる（図8b）。
- 靴や装具の置き場所も工夫する（図8c・d）。

図6　着衣（左片麻痺例）

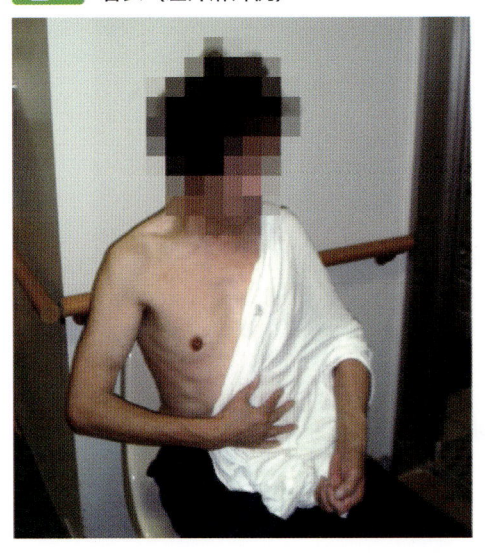

図7　脱衣（左片麻痺例）

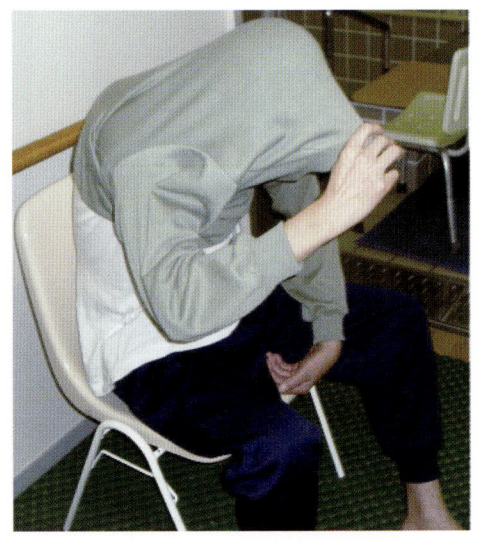

頭から脱ぐと比較的容易である。

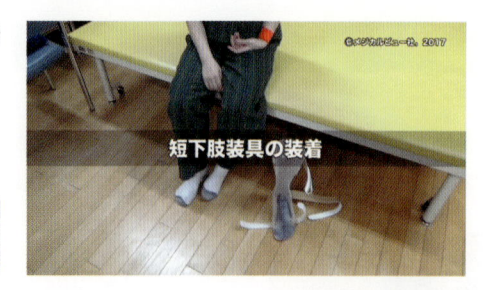

図8 靴・補装具の着脱（右片麻痺例）

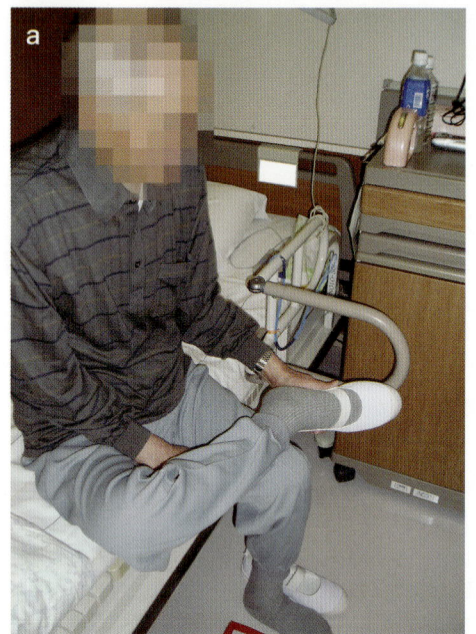

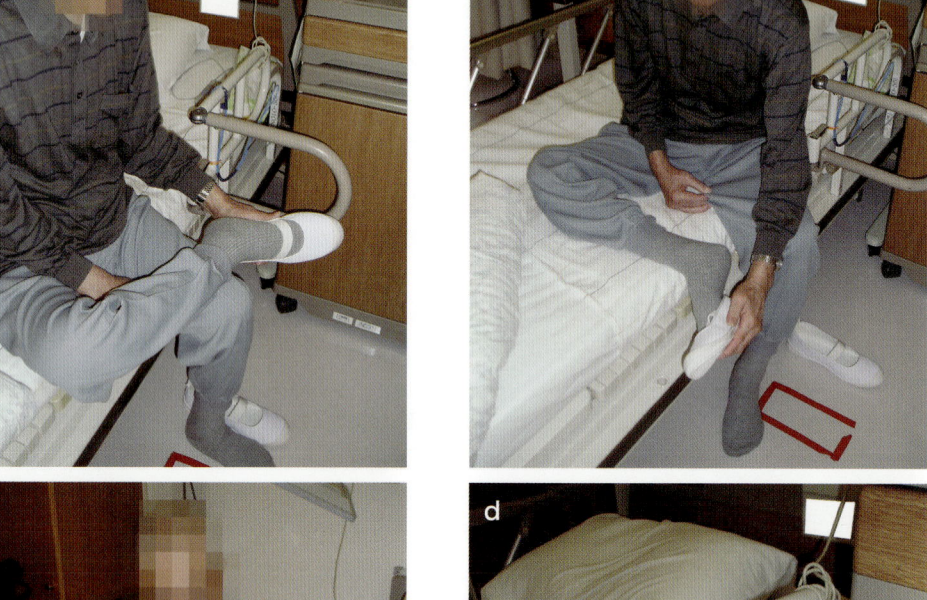

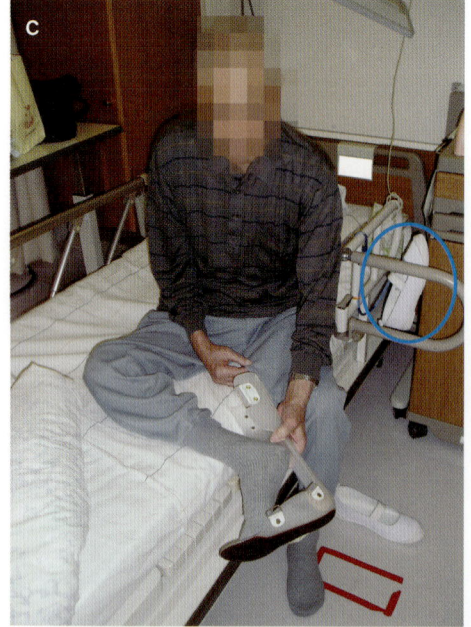

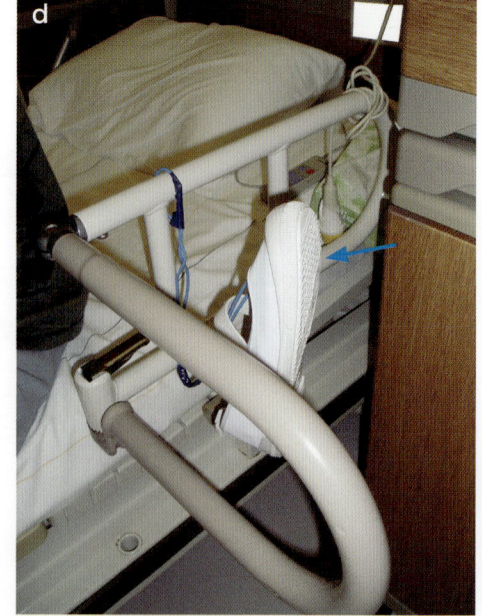

a. 麻痺側下肢を非麻痺側大腿の上に持ってくる。

b. 麻痺側下肢を股関節外転・外旋位でベッド上に置く。

c・d. 靴をベッド柵につるす（c：○, d：→）。

▌▌▌ 認知機能障害への対応

- 動作手順をできるだけ簡略化し，対象者を混乱させないように常に一定の方法で指導する。たとえば最初は衣服を膝の上に広げ，麻痺側袖をみつけるところから練習し，次に麻痺手を入れるところまでというように学習すべき行程を徐々に増やす（図9）。
- 半側空間無視例では，言語化し声に出しながら動作練習する，麻痺側の袖が認識しにくい場合は目印を付ける，VTRや鏡でフィードバックするなどが有効な場合がある。
- 1カ月以上練習を継続し不可能な場合，獲得は難しいことが多いため訓練方針を再検討する必要がある[2)]。

図9 着衣（左片麻痺例）

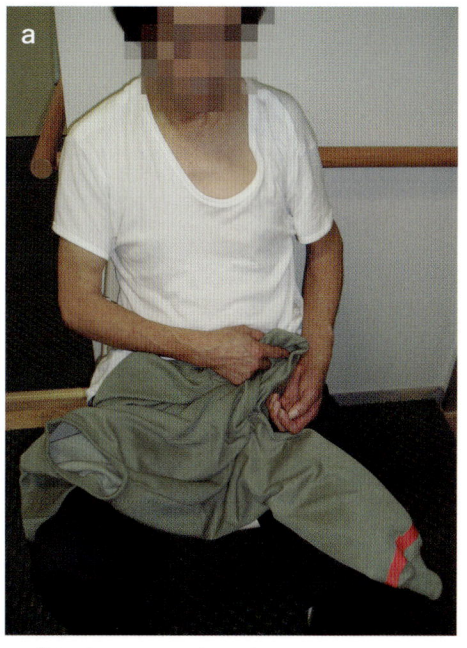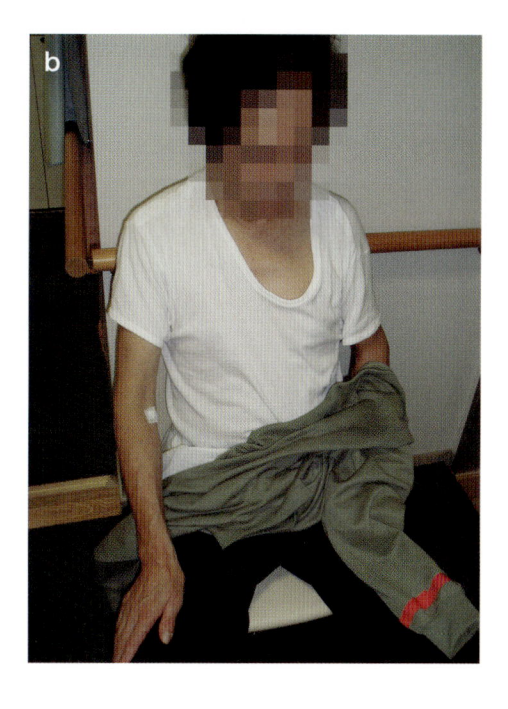

a. 袖をポインティングしてもらう。
b. 次に左手を入れる練習を加える。

姿勢・用具

- おしぼりで顔を拭くことから始め，車椅子座位可能になれば洗面所に向かい洗顔，歯磨き，ひげそり，整髪などを行う。
- 洗顔では小さなタオルを用うと片手で握れ，絞りやすい。非麻痺側の手を洗うには吸盤付きのブラシを取り付けておくと便利である（図10）。吸盤付きブラシは義歯を洗うこともできる。
- 在宅においては車椅子や椅子を使用できるように洗面台を設定する（図11）。

認知機能の障害への対応

- 観念失行がある場合，歯磨きで誤操作や混乱が多い。動作練習の際はあらかじめ動作手順をできるだけ簡略化し一定に決めておく（表1）。
- 物品は一つずつ手渡し，対象者が混乱しないよう，誤操作する前に正しい方法を誘導し反復練習する（図12）。

図10 洗面台の工夫：吸盤付きブラシ（→）

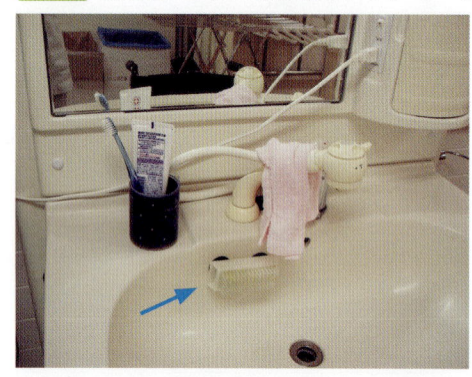

図11 洗面台の工夫

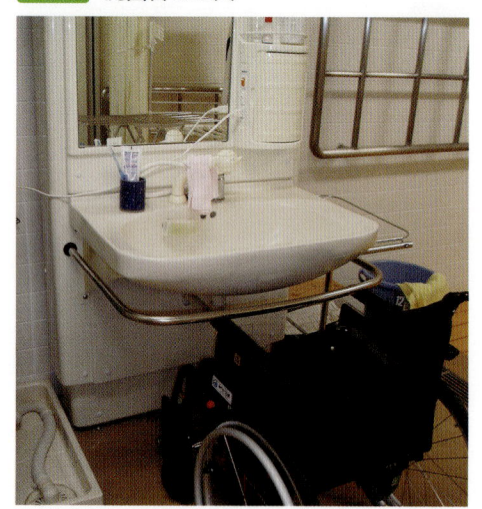

洗面台の下へ車椅子が入るようにする。

表1 歯磨き動作手順の例

①歯磨きチューブを持ちキャップを開ける	⑦コップを持ち水を汲む
②キャップを置く	⑧うがいをする
③チューブを絞る	⑨歯ブラシを洗う
④歯ブラシをとり，歯磨き粉を付ける	⑩コップに歯ブラシを立てる
⑤チューブを置く	⑪歯磨きチューブのキャップを閉めコップに立てる
⑥歯を磨く	

動作手順を一定に決めておく。

図12 歯磨き動作の反復練習（失行例）

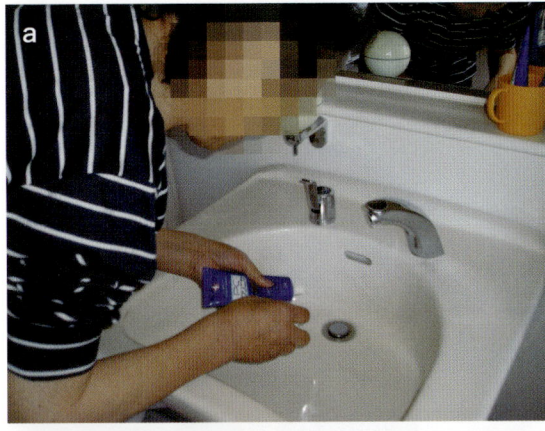
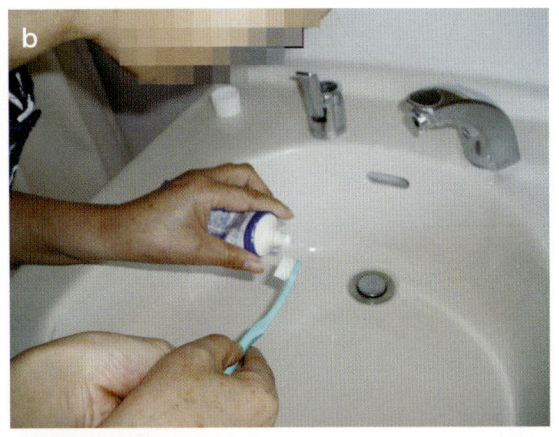
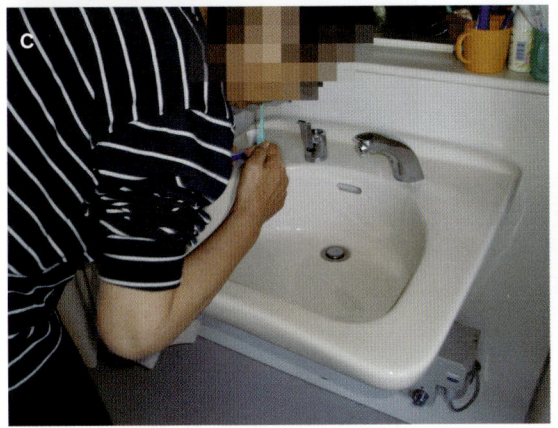
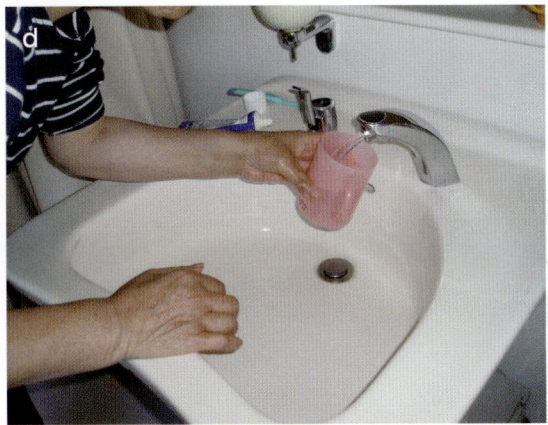

a. 歯磨きチューブを手渡し，キャップを開けさせる。
b. 歯ブラシを持つ手を誘導し，正しく歯磨き粉をつける。
c. 歯を磨くことが適切に行えるよう見守る。
d. コップを手渡し，水を汲ませる。

入浴動作（動画3）

▍▍ 移動・浴槽出入りの方法

● 浴室内の移動は裸足であり，床が濡れていてすべりやすいことなどから安全性を考慮しながらの訓練となる。

● 看護師，理学療法士，作業療法士が連携をとりながら移動手段を決定していくことが必要である。

● 浴槽の出入りは対象者の立位バランスや歩行能力によって，座位で足を入れるか立位でまたいで入るかに分けられる。

● 座位で足を出し入れする方法は，慣れないうちは非麻痺側から入れるほうが恐怖感も少なくスムーズである（図13）。

● 股関節の屈曲制限や肥満により下肢が上がりにくい場合では，壁などに寄りかかるように座位をとり体幹を後傾しながら下肢を入れるとよい（図14）。

▍▍ 洗体・洗髪

● 洗体は，上肢の運動麻痺の程度に応じてループ付きタオルや洗体ブラシを用いる。

● ループ付きタオルは，上肢の運動麻痺がBr.stageⅡ以上で動作時に肩の痛みがな

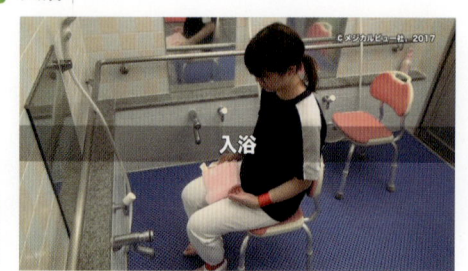

図13　浴槽出入りの指導方法（右片麻痺例）

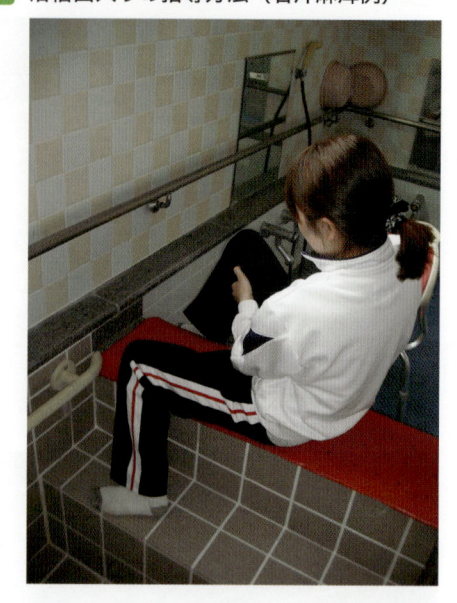

非麻痺側下肢から入る
（手前が浴槽）。

図14

浴槽出入りの指導方法
（左片麻痺例）

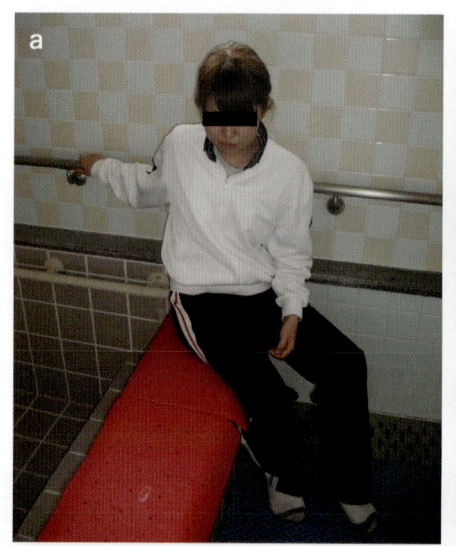

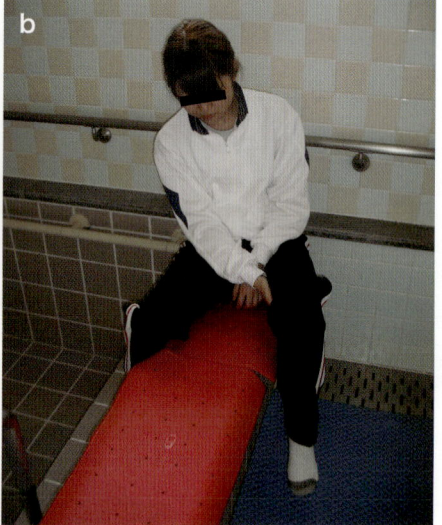

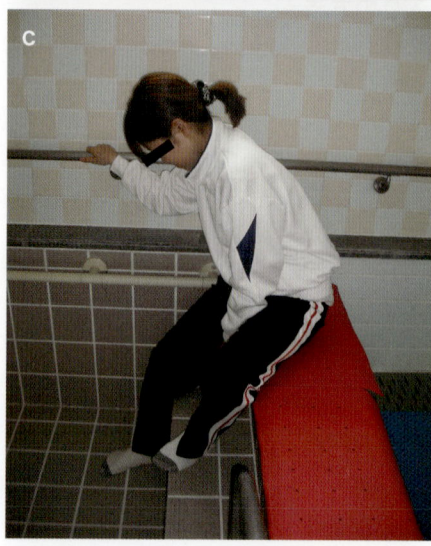

壁に寄りかかって下肢を出し入れする
（a→b→c）。

い場合に用いることが多い（図15a）。

- 痩せ型の対象者では，非麻痺側の片手動作で浴用タオルを体に巻き付けて背中や上肢を洗うことができる（図15b）。

認知機能障害への対応

- ボディソープやシャンプー・コンディショナーなどは見分けにくいものが多いため，区別できない場合は，目印を付けておく（図16）。
- 失行の場合は動作手順を簡略化し一定に決めておく。シャワー操作も含め，物品は一つずつ手渡し，対象者が混乱しないように誤操作が出現する前に正しい方法を誘導し反復練習する。

図15　洗体

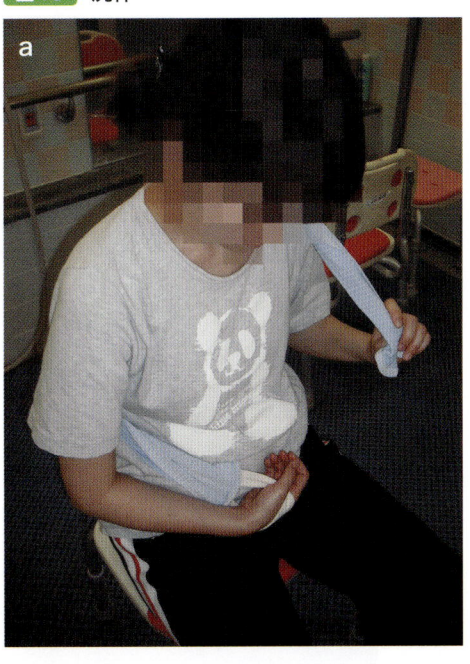
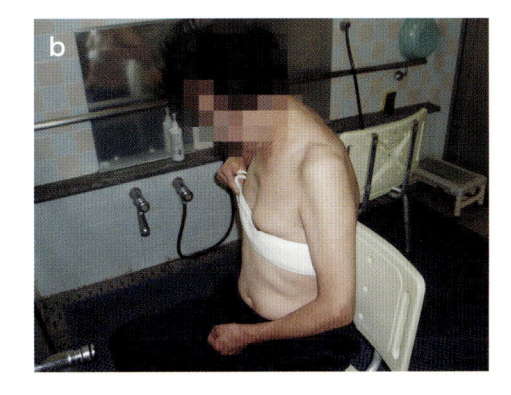

a. ループ付きタオルを利用して洗体する（右片麻痺例）。
b. 身体にタオルを巻き付けて洗体する（左片麻痺例）。

図16　シャンプー，ボディソープの目印

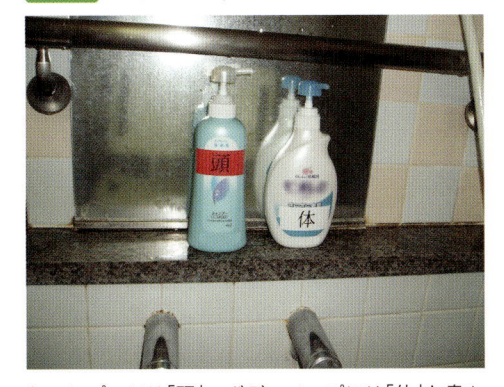

シャンプーには「頭」，ボディソープには「体」と書かれている。

姿勢

- 介助して座位が保持できるようになれば，ポータブルトイレか車椅子用トイレを使用する。
- 尿意を伝えない場合は一定の時間に誘導する。
- 立位保持がある程度可能になったら便座への移乗，ズボンの上げ下ろしの練習を行う。
- 麻痺側下肢の支持力が不十分だが知的機能に問題がない場合は，壁や手すりへ寄り掛かってズボンの上げ下ろしを指導し，安全に素早くできるようにしていくこともある（図17）。

動画4 排泄

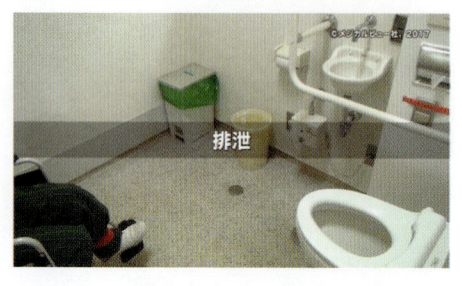

図17 トイレ動作（右片麻痺例）

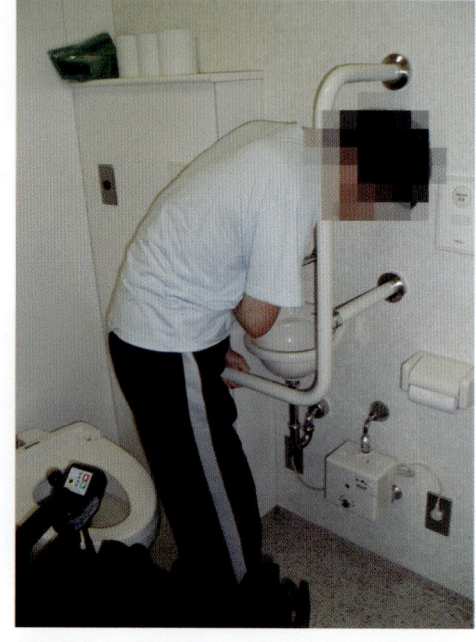

壁や手すりに寄り掛かってのズボンの上げ下ろしを指導する。

認知機能障害への対応

- 半側空間無視や知的機能低下がある場合は，車椅子のブレーキをかけない，設置位置が不適切などで安全に動作遂行ができないことがある。注意喚起のための張り紙をする，車椅子の設置位置の目印を付けることなどが有効なことがある（図18a・b）。
- 失語・失行でトイレットペーパーの巻き取りや拭くこと，水を流すことなどができず口頭での指示が理解されにくい場合は，トイレットペーパーはあらかじめ巻き取ったものを箱に入れておくなど行為を簡便にする。イラストを貼ったり，動作一つひとつをジェスチャーで示し反復練習する（図18c）。

図18 注意喚起のための目印

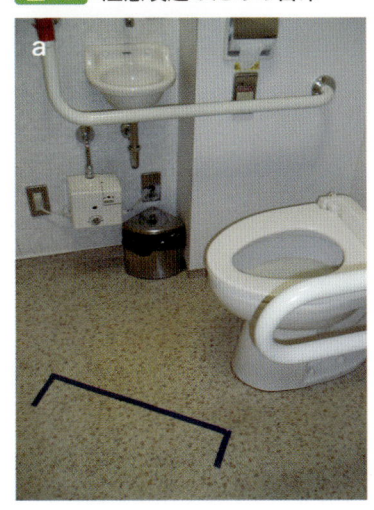
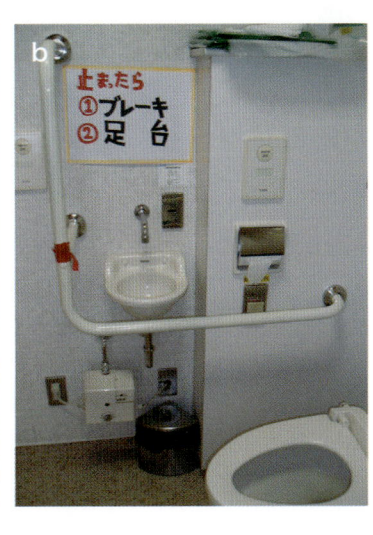
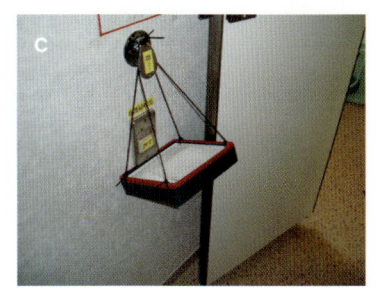

a. 車椅子の設置場所の目印。
b. 車椅子から移乗時，注意喚起のための張り紙。
c. トイレットペーパーを見やすい位置に置く。

おわりに

- ADLが自立していない原因を分析し，身体機能や認知機能への介入と併せて実際場面での動作の反復練習をタイミングよく実施していくことが重要である。
- 病院内のADL自立に留まらず，最終的には退院後の生活場面への定着を念頭に介入を行う。

◆文献

1）髙見美貴ほか：片麻痺患者の包丁操作能力．作業療法 17：144，1998.
2）髙見美貴ほか：脳卒中片麻痺患者の上着着脱速度に関する検討．作業療法 18：387，1999.

Ⅲ　E｜日常生活活動（ADL）制限　▼治療（1）標準ADL

治療（2）手段的 ADL

● 病院での手段的ADL訓練は，ADL訓練室や病棟での生活のなかで，可能な範囲で実生活を想定して行われる（図1）。以下の項目に関する評価や訓練が必要となる。
  - ・運動機能面：上肢機能（利き手交換も含む），安定した移動手段の確保，立位作業能力（安定性・耐久性），体力
  - ・認知機能面：コミュニケーション能力，管理・運営能力（手順・計画性，作業速度，注意・安全への配慮，清潔に対する配慮）
  - ・その他　　：家族背景，住居，性別，年齢といった生活習慣や環境
● 対象者の機能状態が低い場合でも，第三者（家族・ヘルパーなど）の力を借りて，対象者が部分的に課題に関わることができれば，家庭内での役割確保や活動性の維持につなげることができる。また，自助具や家庭環境の整備といった代償的な手段を利用することで対象者の生活への適応の幅を大きく広げることも可能である。
● 場合によっては，外泊時の評価を計画する。また外泊に合わせて訪問し，助言を行うことも有用である。必要な自助具の紹介や環境調整の相談がその場で可能となり，調整が円滑に進められる。

図1

家事動作評価表

家事動作評価表

氏名			歳	男／女	記号	○：問題なし　　×：不可　△：指導を要す

病前経験：　有・無　　　　移動手段：　歩行・車椅子

項目		日付 / / /			コメント
お茶入れ	水道栓の開閉				
	ガスの点火・消火				
	やかんの湯をポットに移す				
	お茶を入れる				
食事の支度と後片付け	材料を見積もる				
	米を洗い，炊く				
	野菜を洗う				
	野菜の皮を剥く				
	野菜を切る				
	野菜をおろす				
	卵を割る				
	水の入った鍋をコンロに運ぶ				
	フライパンで妙める				
	油で掲げる				
	味付け，火加減				
	食器を戸棚に出し入れする				
	食器を食卓へ運び並べる				
	盛り付けをする				
	食器を洗う				
	食器を拭く				
	調理台や食車を拭く				
	布巾を洗い，干す				
	ゴミを始末する				
その他の作業	電気掃除織の使用				
	電気洗濯織の使用				
	洗濯物の乾燥・収納				
	アイロン掛け				
	ボタン付け				
	つくろいもの				
作業習慣	手順・計画性				
	作業速度				
	注意深さ・安全への配慮				
	清潔に対する配慮				
	整理・整頓				
	創意工夫				
	耐久性				

秋田県立リハビリテーション・精神医療センター

調理

- 台所での作業は基本的に立位で行うことが多いが，対象者の身体状況によっては調整が必要となる。刃物や火気を扱うため，十分な安全性を確保する意味で立位バランスや歩行の安定性は重要な要素である。
- 仮に立位での安定や耐久性に問題があっても台所の縁にもたれることで作業時間の延長を図ることできる。ただし疲れたらすぐに座れるように後方に椅子を設置したり，キャスター付きワゴンを適切に利用することも有用である（図2）。
- イスに座っての作業も可能ではあるが，流し台が高く作業しにくい場合が多い。その場合はワゴンや食卓台を使うことで一部の作業は座って行うことができる（図3）。
- また対象者が部分的に関与するのであれば，食卓台を利用した下準備を担当するなど，対象者の作業能力に合った作業分担を行う方法もある（図4）。

図2　休憩用イス，キャスター付きワゴンの設置

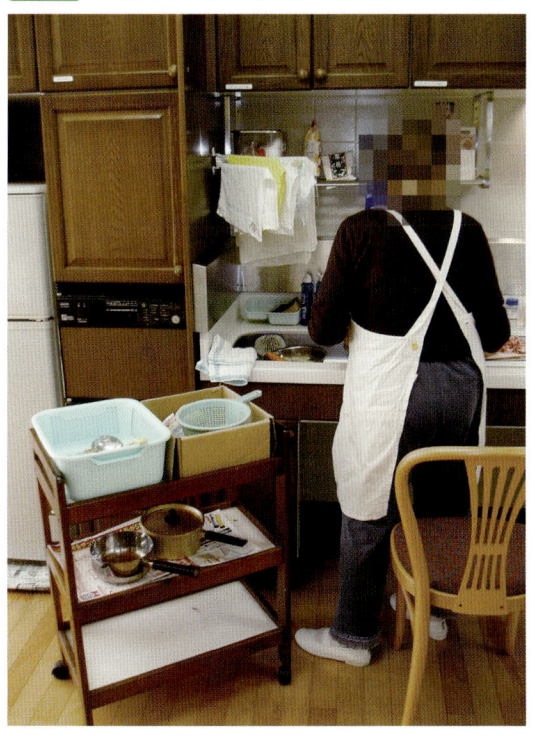

ワゴンによく使う調理用具や調味料を載せておくと使いたいときに取りに行く手間がなく楽である。キャスターがついているため，物を持っての移動が大変な場合も，食材や食器を載せて移動するのに活用できる。

図3　ワゴンを作業台として活用

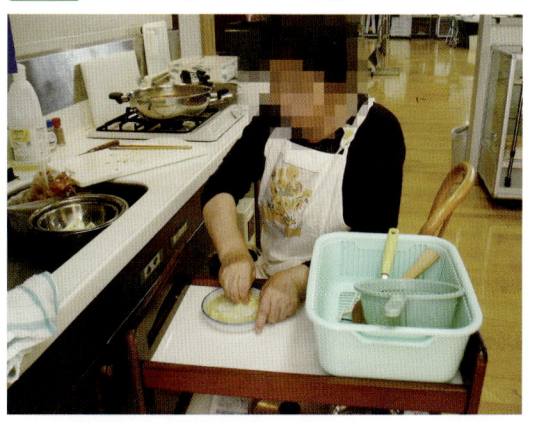

イスに座っての作業では流し台が高く作業しにくいため，ワゴンの上部を利用するときもある。

図4　食卓台での作業

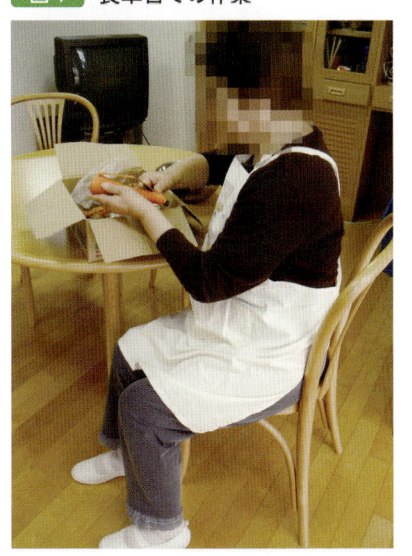

調理のうち，座って可能な作業を分担するのであれば，食卓台を作業台として利用することもある。

- 車椅子での作業も十分可能ではあるが，狭い台所での動線の確保，シンクの高さ調節，流し台下のスペース確保など十分な環境調整が必要である（図5）。
- 麻痺側手で食材などを固定できるのであれば両手動作での訓練を行う。しかし，多くは片手動作で包丁操作を行うことになるため，まな板に固定用の金具が必要である（図6）。
- 片手では，他の作業でも固定が難しく苦労することがある。野菜の皮むき（図7）や袋の開封，びんや缶切りで問題となる。袋の開封では開封用カッターをシンクに固定して使ったり（図8），はさみ（調理用でも可）を利用して開封する（図9）。
- びんの開閉はフタ開け器（図10）でも可能であるが，すべり止めを利用して台と腰部で挟み込むようにして固定して開ける方法もある（図11）。
- 調理機器は，ガスだけではなく電子レンジを利用することで調理時間の短縮につながる。
- ガスとともにIHクッキングヒーターの利用も増えてきている（図12）。火を使わずに調理できることや温度設定が可能という点で火事ややけどの心配がなく安全であるが，対象者にとっては使い慣れたガスのほうが勝手を知っていて使いやすいという場合があり，導入には慎重に対応する必要がある。費用は卓上タイプが1万円台〜，据え置きタイプが数万〜10万円程度，埋め込みタイプは15〜20万円程度である[1]。

図5 流し台下のスペース

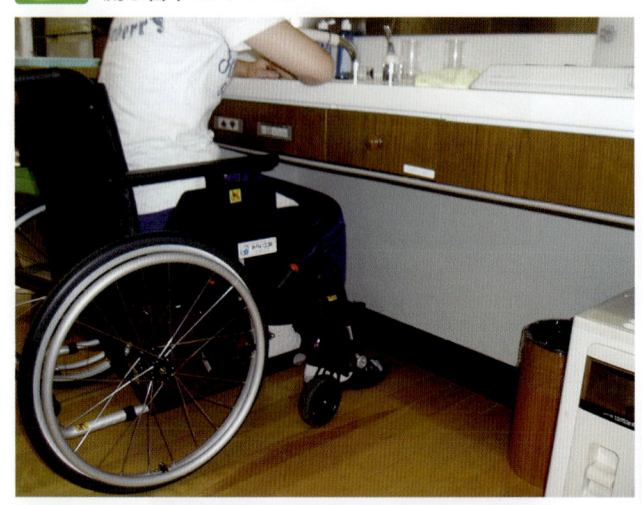

高さの調節が可能な流し台で適切な高さにしたり，足下のスペースを確保することにより車椅子での作業が可能になる。

図6 釘付きまな板

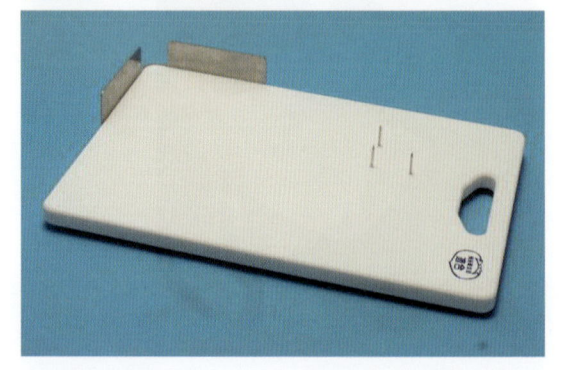

はじめから金具が付いている。底に滑り止めの付いていないものもあり，ロール式の滑り止めをまな板の下に敷いて固定している。

図7 固定野菜皮むき器

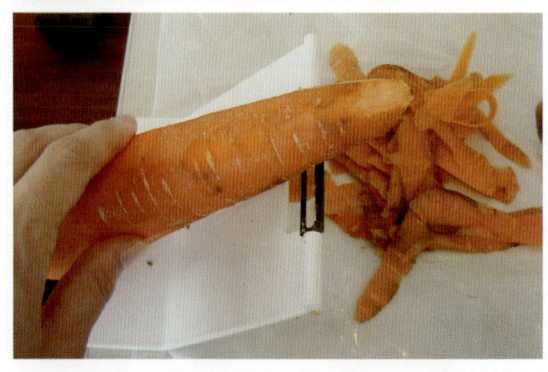

まな板に固定して野菜を引くだけで容易に皮を剝くことができる。

図8　袋の開封①－開封用カッター使用

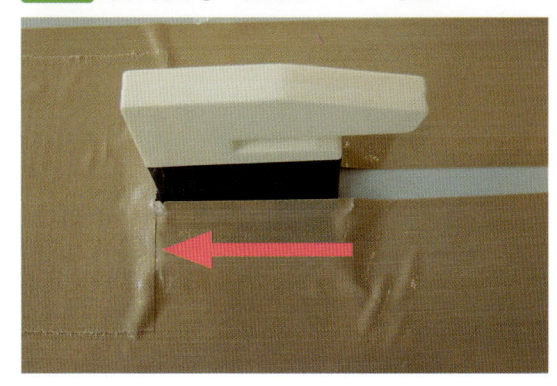

図9　袋の開封②－調理用はさみ使用

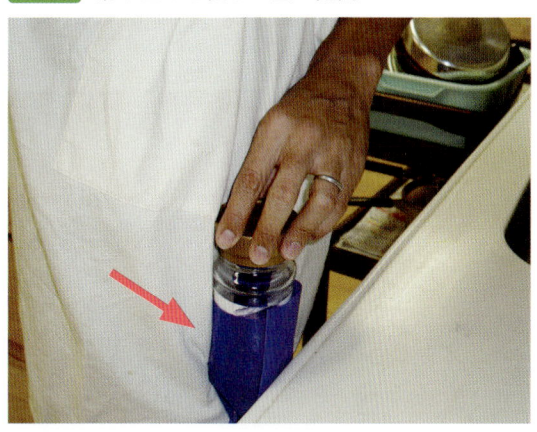

内容物が液体でなければ，まな板の上に袋を置いて切ることができる。液体の入った袋はシンクの中でザルやボールのなかに立てて切れる。

図10　びんフタ開け器

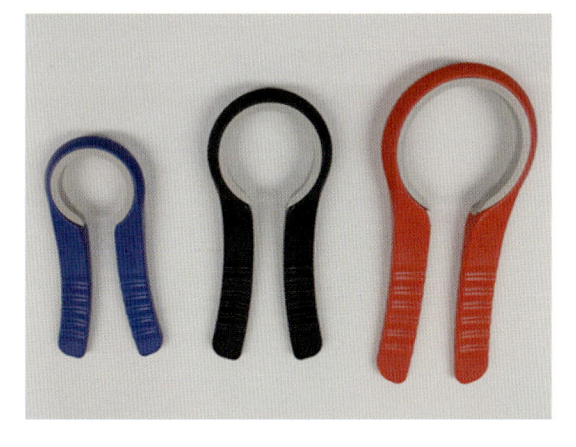

図11　滑り止めを使った蓋の開閉

内容省略

滑り止めをびんに巻きつけ，身体と流し台で挟むようにして固定し，蓋の開閉を行う。

図12　IHクッキングヒーター

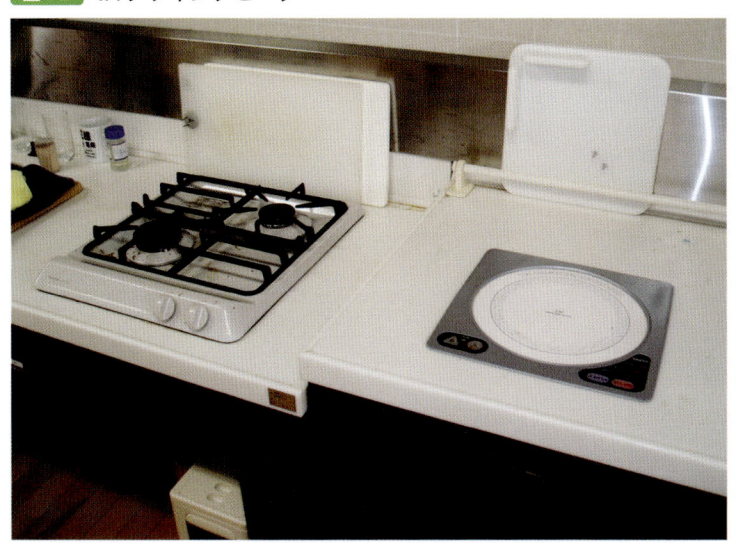

左がガス台で右がIHクッキングヒーターである。家庭の状況に合わせて選択し，訓練する。

洗濯

- 洗濯は干す際に困難が生じることが多い。自宅では物干し場が屋外やベランダに設置されているケースもあり，自宅状況を確認しながら訓練を行う必要がある。物を持っての移動となるため，短い距離の範囲に設置することが理想である。病院の洗濯場を利用して訓練を行うこともある。背の低い室内干しであれば座位や車椅子での作業も可能で（図13），自宅でも十分利用できる。
- 洗濯物を持っての移動は危険が多く，車椅子に乗ったまま膝の上に載せたり，車椅子をワゴン替わりに押して洗濯物を移動することもある。物を持っての移動であり十分な移動手段の評価と練習が必要である。
- 洗濯機の深い洗濯槽からの衣服の取り出しは転倒の危険もある。手前に床設置の手すりをつけると，寄りかかりながらの取り込みが可能である（図14）。また車椅子のときに，立ち上がりの際につかまるところがなく苦労することがあり，この手すりが有用なこともある。最近はドラム式洗濯機も普及し，座ったままでの取り込みも可能である。
- 物干しに比べると衣服の取り込みや洗濯物たたみ（図15）は危険も少なく，洗濯の工程のなかでも，対象者の関与が比較的容易である。

図13 座位での洗濯物干し

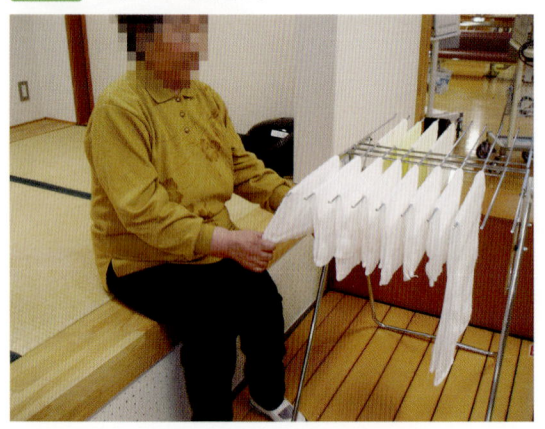

衣服など大きい物はハンガーにかけて干すことになるが，タオルや下着類であれば十分利用可能である。

図14 洗濯機前の手すり

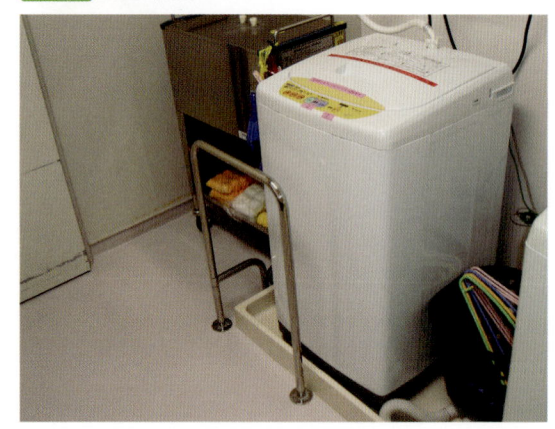

座った状態で中から衣服を取り出すのは難しい。立ち上がりや衣服の取り出しの際に手すりを利用する。

図15 洗濯物たたみ

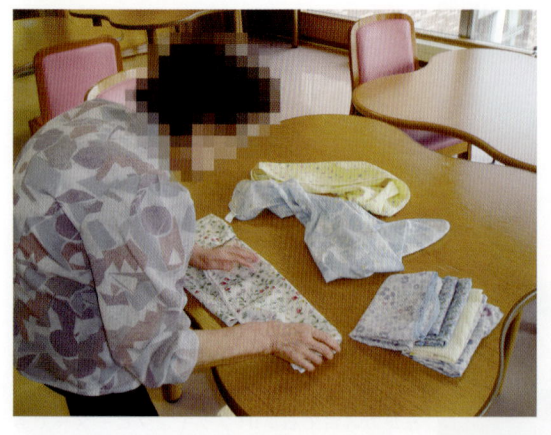

棟内にて洗濯されたエプロンを利用して，洗濯物のたたみ練習を行う。

掃除

● 電気掃除機，フロアワイパーなどを利用すると，机の下や部屋の隅などの部分を除けば掃除は可能である。電気掃除機は先端が床と接し杖代わりに使用することができるので，比較的安全に作業が可能となる（図16）。ただしコンセントを移したり，移動の際に床面が変化するため，転倒には十分注意する必要がある。掃除機はハンディタイプやコードレスクリーナーなど，使用場所や使用者の能力に応じて機器を検討することがある。

外出

● 個人差はあるが買い物や通院のために外出する機会がある。一人での外出となれば移動手段の選択は重要である。外泊や退院の前には屋外での段差や不整地の移動を練習したり（図17），状況によって杖や靴の選択も指導する。誰かと一緒に外出する場合を想定し，車の乗り降りや車椅子の扱いを介助者も一緒に練習することがある。

図16 掃除機使用の練習

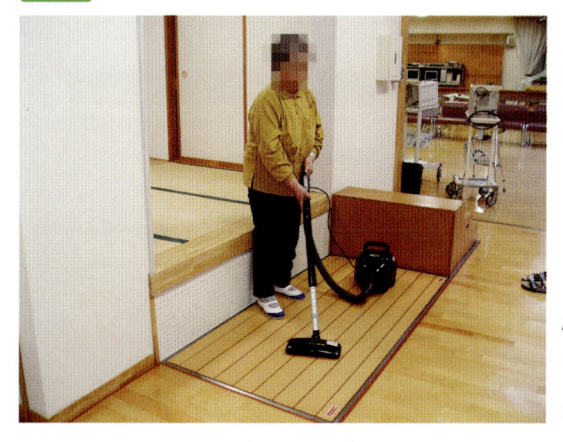

ADL訓練室の畳や床を実際に掃除する練習をすることで，掃除機使用の際の注意事項を確認する。転倒しないように，ホースに注意することや先端部分がいくらか支持として利用できることを実感させる。

図17 屋外での歩行訓練

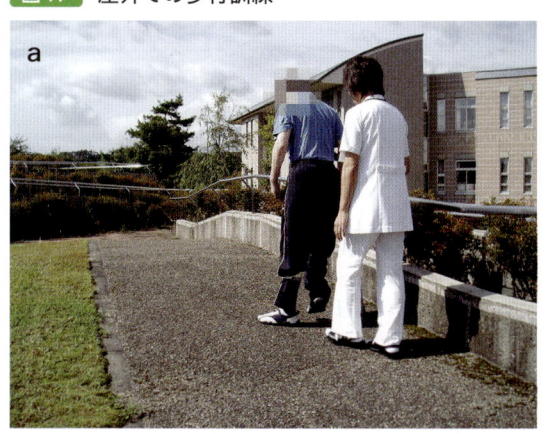
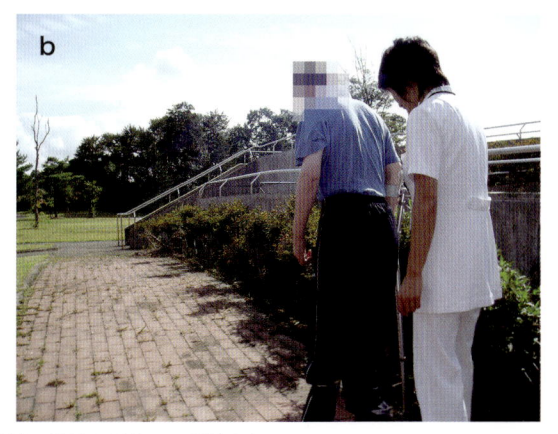

舗装路（a）や煉瓦敷道路（b）での移動の練習，坂道や段差など実際の移動を想定して訓練を行う。

◆文献

1）高岡　徹ほか：在宅障害者に役立つ住環境整備－キッチンの整備，臨床リハ 14：576-579，2005.

職業前評価・指導

- 脳卒中患者の就労支援は，2018年に成立した「脳卒中・循環器病対策基本法」の中に，治療と仕事の両立支援，就労支援が個別の施策項目として明確になり，行政，医療機関，ハローワークや障害者職業センターなどの就労支援機関との連携が今後さらに重要となる。
- 脳卒中患者の場合は，在職中に発症して休職している場合（中途障害者）が非常に多く，現職の内容が復帰に際し大きな影響を与えることも少なくない。復帰率は67.7%で，そのうち88%が，発症12カ月までに復職しているという報告がある[1]。
- 障害の程度や職場の環境にもよるが，新規雇用よりは現職への復帰が有利である[2]。以下の理由による。
  - ・長期勤続や発症前の実績が考慮されること

表1 障害者用就職レディネス・チェックリスト

領域		項目		設定段階	領域		項目		設定段階
番号	名称	番号	名称	段階数	番号	名称	番号	名称	段階数
I	一般的属性	1	現在の年齢	6	V	社会生活や課題の遂行	23	課題の遂行	5*
		2	就業経験	3			24	社会生活の遂行	5*
		3	運転免許	2	VI	手の機能	25	手指の動作	3*
		4	資格免許	2			26	手指の運動速度	4*
		5	職業訓練	2			27	肩・肘・前腕の動作	2*
II	職業への意欲	6	働くことへの関心	5			28	肩・肘・前腕の運動速度	4*
		7	本人の希望する進路	5			29	巧緻性	3
		8	職業情報の獲得	3			30	上肢の筋力	4
		9	経済生活の見通し	5	VII	姿勢や持久力	31	姿勢の変化	3*
III	職業生活の維持	10	身辺の自立	3			32	持ち上げる力	3*
		11	症状の変化	3			33	座位作業の持続	3
		12	医療処置	3			34	立ち作業の持続	3
		13	医療の自己管理	3	VIII	情報の受容と伝達	35	視覚機能	5
		14	健康の自己管理	3			36	視覚弁別機能	5
		15	体力	4			37	聴覚機能	4
		16	勤務体制	4			38	コミュニケーションの方法	5
		17	本人を取り巻く状況	4			39	書字表現の方法	5
IV	移動	18	外出	4	IX	理解と学習能力	40	言語的理解力	5
		19	交通機関の利用	4			41	話す能力	5
		20	平地の移動	6			42	読解力	5
		21	階段昇降	4			43	書く能力	5
		22	歩行技術	3*			44	数的処理能力	5

9領域44項目によって構成される。職場の物理的，心理的，社会的環境に適応して成果をあげていくのに必要な心理的・行動的条件を，必要最小限に網羅している。採点には付属の採点盤を使用する。脳卒中患者の場合は，運動機能障害者用を用いて判定される。判定の段階はA：準備は整っている，B：準備は一応整っている，C：準備不足の傾向にある，D：準備は整っていない，の4段階で表される。
＊の評定段階は，動作（行動）の特性を示す下位項目の個数で示してある。

- ・高齢や障害のため，離職すると再就職が困難になること
- ・元の職場のほうが休職後の再適応に要する時間的・精神的な負担が少なくなること
- ・元の職場の人間関係が良好であれば発症後の復職も円滑に進むこと
- ・復職後の職務内容の検討に際して発症前の経験や希望が考慮しやすいこと

評価・指導方法

- 職業前評価・指導は，職種に限らず，人が職業生活で最低必要とされる基本的能力（体力，耐久力，一定の作業速度，基礎学力）や態度（作業習慣，協調性，コミュニケーション）を養うものである[3]。脳卒中患者の場合，こうした潜在的な能力が運動麻痺に加えて，失語，失行，失認といった高次脳機能障害により障害されることがあり，十分な対応が必要となる。

- 評価は，障害者用就職レディネス・チェックリスト（ERCD）（表1）や障害者職業センターで使われる厚生労働省編 一般職業適性検査（GATB）といった標準化された検査もあるが，すべての職業へ反映するのは難しい。多彩な障害を複数有している脳血管障害者には適さない場合も多く，職業指導や相談を進めるうえでの参考として活用する。

- 復職に際しては移動手段の確保が重要である。通勤時の移動手段を選択したり，職場内環境に応じて，狭い場所の移動や階段の上り下りに対応することが必要となる。

- 作業耐久性や正確性，速度といった基本的作業能力は作業療法室での訓練で十分に目標達成が可能である。しかし，一般就労時間である8時間就労を想定して体力向上訓練を行うが，病院で就労可能な体力を十分に獲得するには限界もあり，復帰後の状態を確認する必要がある。できれば半日出勤から始めるといった配慮ができれば，肉体的および精神的にも復帰が容易となる。

- 前述した潜在的な能力を高め就労に向けて準備をするともに，職種に応じた技術面の評価や訓練も重要である。
    - ・事務関係：職場復帰後の作業内容が比較的想定しやすく，本人や家族から情報を聞きながら段階を踏まえ訓練を進めていくことができる。デスクワークでは片手動作もしくは患側手が補助的に使用できたとしても，作業効率は低下する。特に利き手が麻痺側の場合，利き手交換による書字訓練（図1）や，パソコンのキーボード，マウスの操作練習が必要である。慣れることから始めて，より精度を高め実用性の向上を促す必要がある（図2・3）。

ERCD：Employment Readiness Checklist for the Disabled

GATB：General Aptitude Test Battery

図1 書字訓練

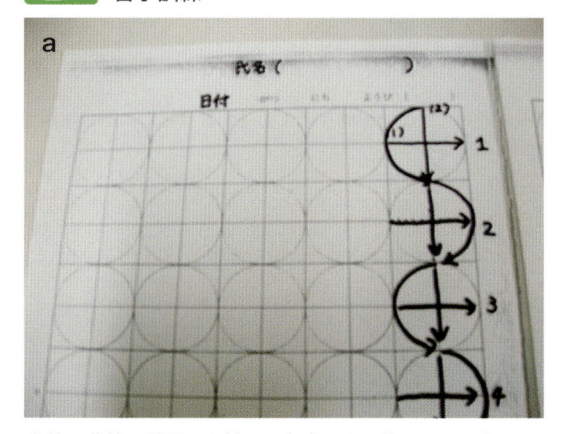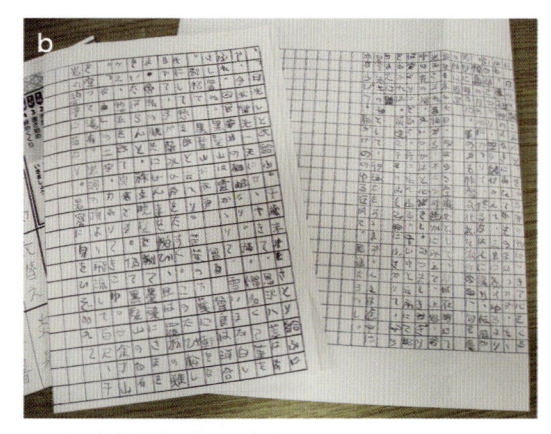

直線や曲線の練習から始めて（a），その後，マスの大きさを変更しながら書字訓練を進める（b）。

・ワークサンプル幕張版[4] [*1] は評価に加え，障害の補完手段や対処行動を習得し，職務遂行に必要なスキル向上を可能にする訓練ツールである。OA作業，事務作業，実務作業の3作業領域，13ワークサンプルから構成され，段階付けも容易である。

・技術関係：個々の職業を想定しての訓練は特殊性が高いため，各職業個有の作業訓練は難しい。仕事によっては重い物を持っての移動（図4）など部分的に可能な範囲で訓練を行い，外泊時に試してもらう。

---

*1　ワークサンプル幕張版：障害者職業総合センターで開発された，職場適応促進のためのワークサンプルである。OA作業，事務作業，事務作業に大別された13種類で構成され，職業的課題の評価ツール，作業遂行力向上の支援ツールとして用いる。

図2　左手でのマウスの練習

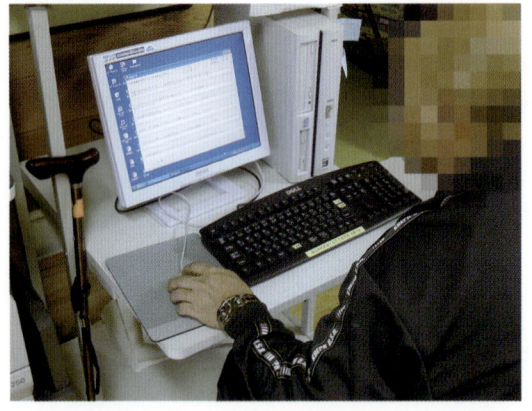

マウスの練習のため，パソコン内蔵のゲームなどを行わせる。

図3　キーボード操作の練習

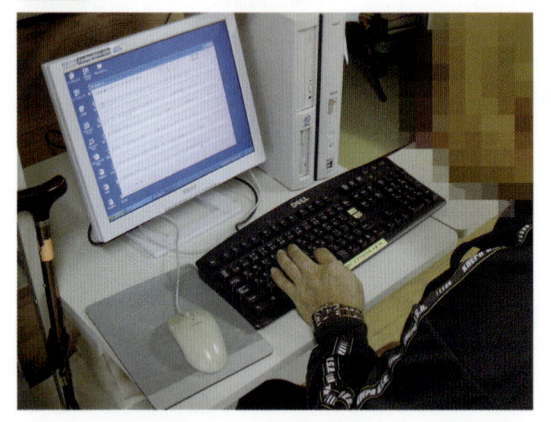

ワークサンプル幕張版のOA作業を利用して，片手での入力操作を練習する。なるべく毎日継続して，習熟度を高める。2キー同時押しはパソコン内の付加機能（Windows：固定キー機能）を利用すると便利である。

図4　物を持っての移動練習

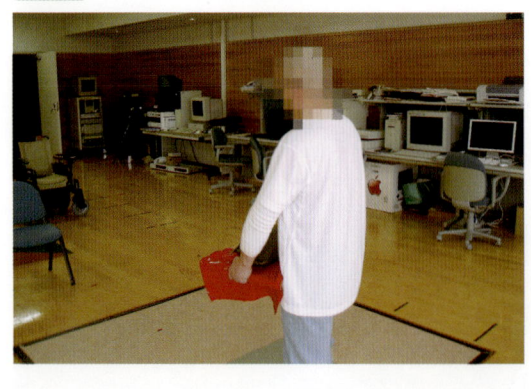

現職復帰に向けて，重い機材を運ぶ必要がある場合，板に重錘を置いて移動練習を行う。

◆文献

1) 松為信雄：高次脳機能障害を伴う中途障害者の職業復帰の課題と対策．リハビリテーション研究 87：14-19，1996.
2) 菊池恵美子：職業前訓練．リハビリテーション研究 68：45，1991.
3) 豊田章宏ほか：両立支援コーディネータ介入による脳卒中患者の復職状況 〜復職支援データベースによる検討〜．脳卒中 44：259-267，2022.
4) 独立行政法人 高齢・障害・求職者雇用支援機構 障害者職業総合センター：ワークサンプル幕張版 MWSの活用のために，2010.

自動車運転

- 自動車運転は脳卒中患者において重要な交通手段として，運転再開を望む者は多い。公共交通機関の少ない地域では，買い物や余暇，通院などで利用され，生活の質を高める一手段である。また就労支援の観点では，通勤の際に利用する場合も多く，重要な課題となることがある。

- 自動車運転に関する関連法でいうと，2002年6月に施行された改正道路交通法第90条および同法施行令第33条に記載されている「運転免許が許可されない，もしくは保留される可能性がある疾患」のなかに脳卒中，てんかん，認知症の記載がある。そのため，免許申請・更新時の際の病状申告や運転的相談窓口への相談・申告について説明する必要がある。

- 各都道府県公安委員会にて行われている臨時適性検査（相談）は，各県で内容が違うため，免許取得県の内容を必ず確認して支援する必要がある[1]。電話相談は全国統一の専用相談ダイヤル（♯8080）があり，発信場所を管轄する都道府県警察の安全運転相談窓口につながる。

- 脳血管障害者の運転取得・再開における条件を各医療機関で設定し，上記関連法などを十分説明を行ったうえで，再開を検討すべきである。
  - ・一側の上肢・下肢機能が，ハンドル操作やアクセル操作に支障がない
  - ・明らかな知的機能低下や半側無視や注意障害といった高次脳機能障害がない
  - ・身辺処理動作は自立しており，屋外歩行が安定している
  - ・運動や余暇，仕事や社会活動への参加など，明確な使用目的を有している

- 2021年5月に日本リハビリテーション医学会より『脳卒中・脳外傷者の自動車運転に関する指導指針』[2]が発刊された。運転指導にあたる専門職の実践的な手引き書となることを目的に作成され，医療職だけではなく，幅広い職種で活用できるように作られている。脳卒中に加え，脳外傷，てんかん，併存疾患の記載もあり有用である。

| 評価 |

- 自動車運転の評価は身体機能，認知機能の評価に加え，必要があれば自動車運転シミュレーターを用いた評価や指定自動車教習所と連携した実車評価が検討される。シミュレーターの評価は，模擬的な運転状況を自由に設定でき，比較的短時間に対象者の運転行動や能力が評価でき有用である。また適性検査として視覚検査や視覚反応検査が行えるものがあり，判断の一助となる。シミュレーターの導入施設は少しずつ増えており，関与するリハ専門職が増えている（図1）。

- 運転に関する神経心理学的検査は大事な判断指標の一つである。各病院で再開基準を作成しているケースもある[3]が，日本高次脳機能障害学会にて2022年12月に改訂された『脳卒中，脳外傷などにより高次脳機能障害が疑われる場合の自動車運転に関する神経心理学的検査法の適応と判断』が学会Webサイトに公表されている[4]。フローチャート式となっており，失語症のあり，なしで2種類のチャートを使うことが特徴的であり，各検査の判定基準が明記され判断の一助となる。

J-SDSA：The Stroke Drivers Screening Assessment Japanese Version

- 脳卒中ドライバーのスクリーニング評価日本版（J-SDSA）は運転可否予測に特化した検査[5]で，検査時間は30分，4つの検査で構成されており，注意機能や空間認知機能，遂行機能を評価する（図2）。

図1

Hondaセーフティナビ

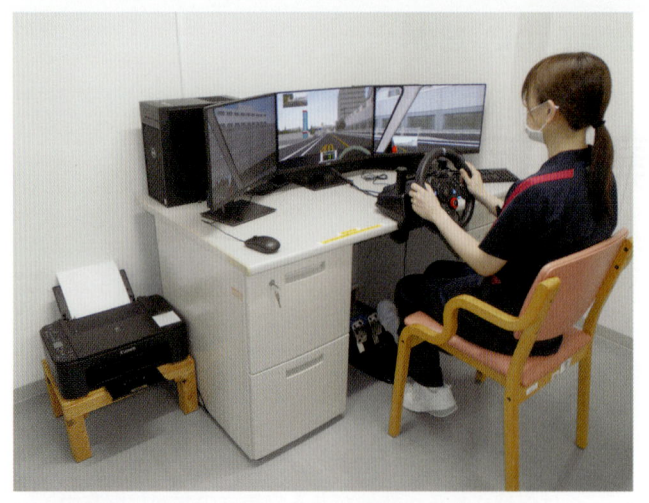

運転反応検査，運転操作検査，危険予測体験など多彩なメニューにて運転技能を評価できる。

図2

SDSA日本版

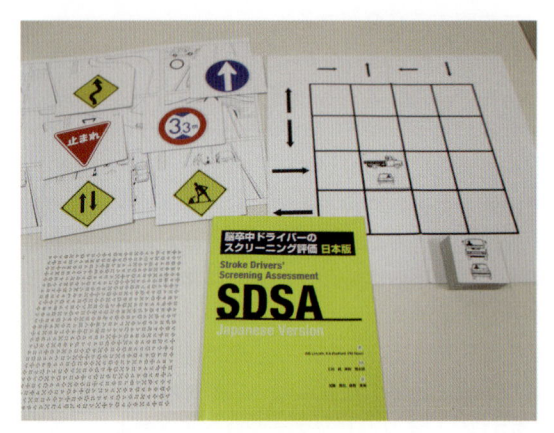

英国にて開発され，4つのサブテストから注意や非言語性
推論など，運転に関する認知機能を総合的に評価できる。

●片麻痺患者の運転再開については以下の運転装置を用いた改造を検討される。装置
については十分に吟味し，自動車販売店にまずは相談する。条件によっては税の減
免や助成制度があり，事前の情報収集が必要である。
・片手ハンドル用のノブ（図3a）
・右片麻痺患者のアクセル位置変換（図3b）
・右片麻痺患者のウインカー位置変更（図3c）

図3 自動車運転装置を用いた改造

a. ハンドルノブ

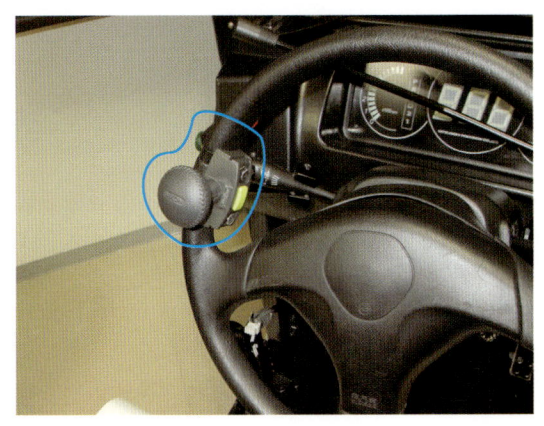

片手で大きくハンドルを切る際に使用する。クラクションが付いているタイプもある。部品の単価も安く1万円以内で設置できる。

b. アクセル位置変換（右片麻痺用）

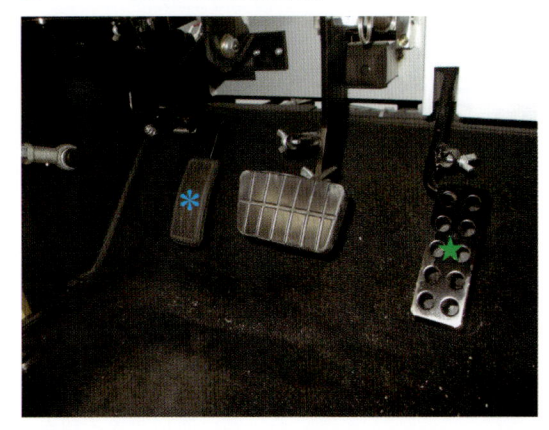

左側がアクセル（＊）となる。右側のアクセル（★）には誤操作を防ぐストッパーが取り付けられる。本人以外が使用する際は，脱着して通常の右側アクセルを使用する。

c. ウィンカー位置の変更（右片麻痺用）

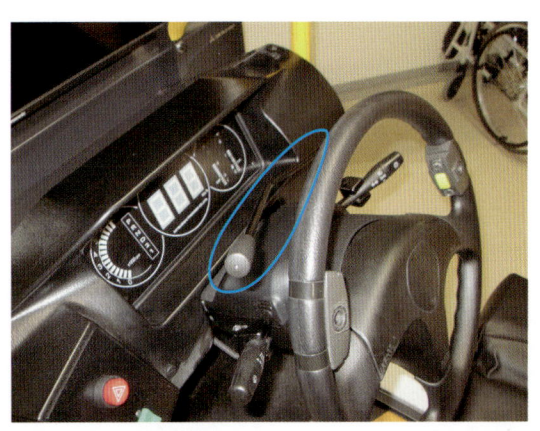

運転中に使用頻度の高いウインカーは，ハンドルから手を離さずに操作できるように，左側へ延長する。

◆文献

1）警視庁：安全相談窓口について．（https://www.npa.go.jp/policies/application/license_renewal/conferennce_out_line.html）2023年9月閲覧

2）日本リハビリテーション医学会 編：脳卒中・脳外傷者の自動車運転に関する指導指針，新興医学出版社，2021.

3）武原 格ほか：脳損傷者の自動車運転再開に必要な高次脳機能評価値の検討．リハ医学 53：247-252，2016.

4）日本高次脳機能障害学会BFT委員会 運転に関する神経心理学的評価法検討小委員会：脳卒中，脳外傷などにより高次脳機能障害が疑われる場合の自動車運転に関する神経心理学的検査法の適応と判断．（https://www.higherbrain.or.jp/wp/wp-content/uploads/2023/10/5a2f3a7873f997be6f1f39c6053a4af0.pdf）2024年10月閲覧

5）三村 将ほか監訳：SDSA 脳卒中ドライバーのスクリーニング評価 日本版，新興医学出版社．

自助具

- 自助具は日常生活場面で，可能な限り自身で行えるように補助し，快適に作業するために工夫された道具である。入院場面では食事，整容，入浴場面で利用する。
- 脳卒中患者の場合，両手動作が困難であるため行えないことに対して工夫することが多い。ADLの治療場面の項（311～327ページ）に多くの自助具が紹介されており，ここでは補足する形で自助具を何種類か紹介する。
- 最近は検索すると安価な市販品も散見する。今後も継続した利用が見込まれる場合，買い直しできる利点がある。
- 3Dプリンタを用いた自助具作成の報告が増えている[1]。2000年代後半より低価格の機器が販売され，研究所や企業でも検討されている。いまだ課題も多く，般化には時間を要すが，今後の可能性に注視する。

薬の開封台

- 両手動作が困難で，麻痺手での固定が難しい場合，傾斜台を作り薬の開閉を容易にする（図1）。
- ダンボール箱を利用し，手軽で安価に作成することもできる（図2）。

図1 薬の開封台①

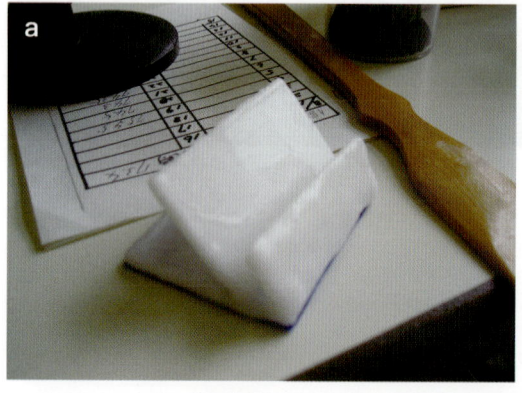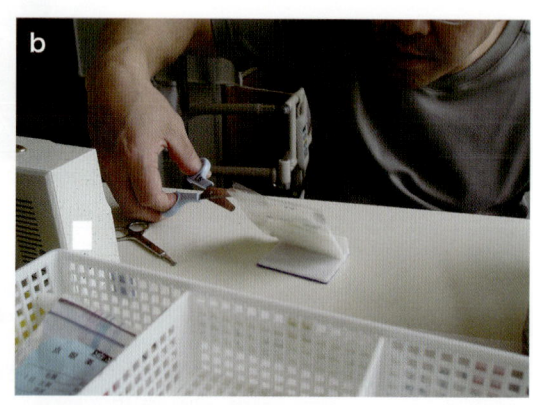

a. ポリキャストを一枚は角度をつけて折り曲げ，もう一枚を折り返し部に接着する。底部には滑り止めをつける。
b. 実際の使用場面。何種類かの薬をホチキスで留めておいてから傾斜台に載せ，はさみで切り込みをいれて開封する。何包かまとめることで重みが増し扱いが容易である。

図2 薬の開封台②

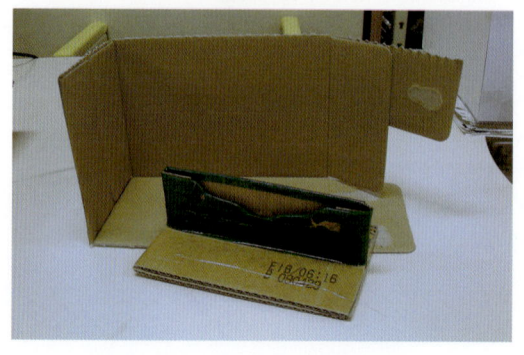

薬品の入っていたダンボール箱を利用して開封台を作成する。コストがかからず，誰でも簡単に作成できる。

| 爪切り | ● 健側肢の爪切りは片手では難しく，家族に介助してもらうと確実であるが，少しの工夫で自分で行うことができる。市販の爪切りに，木材やスプリントの端材を利用して作成できる（図3）。市販品の購入も可能で検討する。 |

| アームベスト | ● 歩行は自立しているが，上肢の運動麻痺が重度で，肩関節周囲の緊張が低く，上腕骨が下垂している患者には，入院中にアームスリングを着用することがある。退院後の管理を検討する際に，アームベスト（図4）の着用を勧めることがある。よくポケットに手を入れたり自分なりに工夫している患者もいるが，管理は容易で，外観上の利点もある。ポケットを家族につけてもらう患者もいる。 |

図3 爪切り台

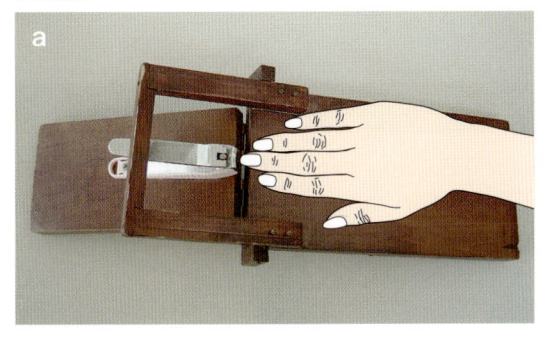 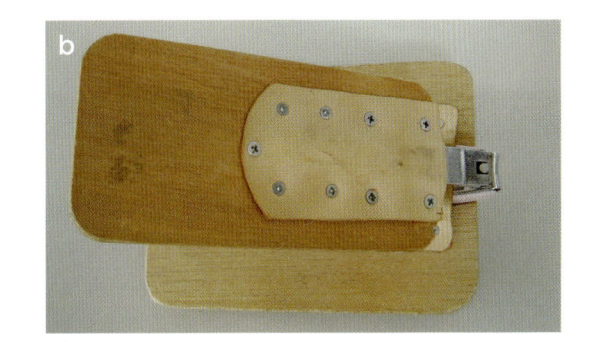

a. 右側の板部分に手を載せて，下に押しつけて切る。
b. 把持部分を広げることで麻痺側上肢（肘・前腕）や足を使って切ることもできる。

図4 アームベスト

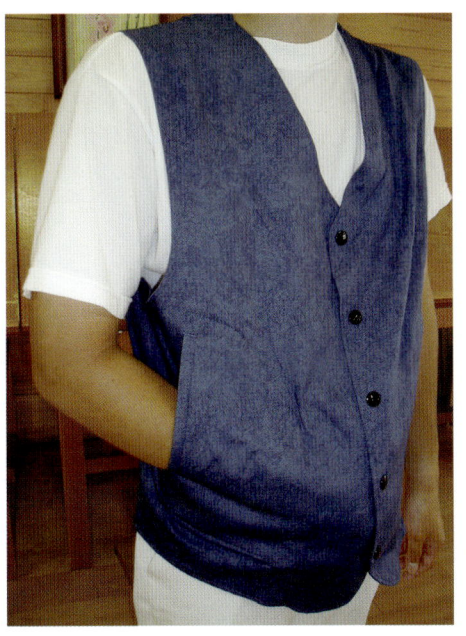

開口部が広く，奥行きがあり，運動麻痺が重度であっても出し入れが容易である。着用も楽で，外出着に合わせやすい利点もある。

◆文献

1）宇都宮裕人ほか：上肢機能の変化に伴い3Dプリンタで作製した自助具の変更が日常生活における麻痺手の習慣的使用を促した回復期脳梗塞患者の一例．作業療法 42：112-118，2023.

下肢装具・歩行補助具・アームスリング

- 脳卒中片麻痺では，発症後早期から，または後遺症が残存した後も，下肢装具・歩行補助具・アームスリングが使用される。
- 下肢装具は，立脚期の安定を得るため，爪先が床から離れやすくするため，正常歩行パターンに近づけるため，変形の矯正などの目的で使用される[1]。
- 杖などの歩行補助具は，安定した歩行を得るために使われる。
- アームスリングは，麻痺側肩の亜脱臼を極力悪化させないためにも，必須のツールである。

下肢装具

- 『脳卒中治療ガイドライン2021〔改訂2023〕』では，発症後できるだけ早期から装具を用いた早期歩行訓練を行うことを勧めている（推奨度A）。また，亜急性期以降の歩行障害に対しても長下肢装具および短下肢装具を用いた装具療法の実施を推奨している（推奨度B）。
- 脳卒中理学療法ガイドライン[2]では，立位・歩行障害を有する脳卒中患者に対する下肢装具療法（長下肢装具・短下肢装具）を条件付きで推奨している。
- 脳卒中片麻痺に対する下肢装具の使用目的は，治療用と生活用に分けることができる。
- 治療用は，すなわち治療用装具であり，機能回復など治療のために，急性期や回復期病院で処方される。健康保険などで費用の補助が受けられる。
- 生活用は，更生用装具といわれる。機能回復が落ち着き，運動麻痺などの後遺症を抱えたまま，日常生活を維持していくために使用される。身体障害者手帳（障害者総合支援法）などによって費用が支給される。
- 脳卒中片麻痺で使用される主な下肢装具には，長下肢装具，短下肢装具，足部装具がある。

長下肢装具

- 近年は，発症後早期の立位，歩行練習のためにも用いられる。
- 目的は，膝関節と足関節のコントロールである。つまり，膝関節と足関節の両関節に障害がある場合に適応となる。

‖ 両側金属支柱付き長下肢装具

- 体重を支えるために，丈夫な両側金属支柱付きタイプが選択される（図1）。
- 膝継手には，リングロックのついた伸展制限付き膝継手（図2a）と，ダイヤルロック式膝継手（図2b）が多く用いられている。
- これらの膝継手は，屈曲・伸展の一軸性の運動可動域をもち，立位や歩行時には，膝折れが起きないようにリングロックで固定される。座位をとるときは，リングロックを外し，膝を屈曲する。
- 膝の伸展角度は，伸展制限付き膝継手は0°である。支柱を曲げることで，多少の屈曲角度をつけることはできるようである。

図1
長下肢装具
（両側金属支柱付き）

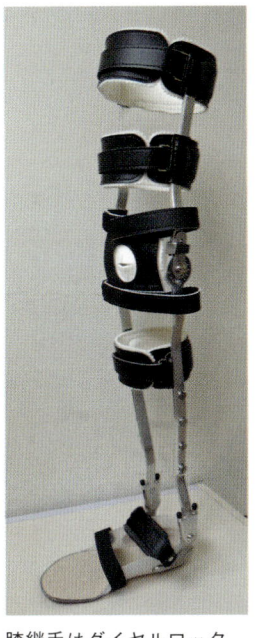

膝継手はダイヤルロック，足継手はダブルクレンザック（ロッド入り），足部はプラスチック，下腿支柱には，膝継手を含めた大腿部のパーツを取り外せるように，ネジ留めの工夫がなされている。

- ●ダイヤルロック式は，ダイヤルに差し込むネジの位置を変えることで，任意の屈曲角度で，膝をロックすることができる。膝の障害や長下肢装具の使用目的に合わせて，角度を変える。
- ●足継手には，長下肢装具の場合，金属製のロッドを入れたダブルクレンザック足継手（図3a）や底屈運動に抵抗を付けた油圧ダンパー式足継手（図3b）が多く用いられている。
- ●足継手には，そのほか，背屈をバネでアシストする（シングル）クレンザック足継手（図3c）などがある。
- ●金属製のロッドを入れたダブルクレンザック足継手は，前後のロッドをそれぞれ深くねじ込んだり浅くしたりすることで，足関節を任意の角度で固定したり，可動範囲を設けたりすることができる。
- ●油圧ダンパー式足継手，クレンザック足継手については，短下肢装具を参照。
- ●足部には，靴型，足部覆い型，プラスチック型がある。近年は簡便に製作できることから，プラスチック型が多い（短下肢装具を参照）。
- ●脳卒中発症後早期に製作される長下肢装具の多くは，膝関節の支持性の改善に合わせて短下肢装具へ変更できるように，膝継手より上部のパーツが短下肢装具にネジ留めされている（図1）。
- ●長下肢装具は膝関節を伸展位または伸展に近い角度で固定するため，歩行時に代償動作として分回し・健側への体幹側屈・健側の伸び上がりなどの歩行がみられる。

図2　膝継手

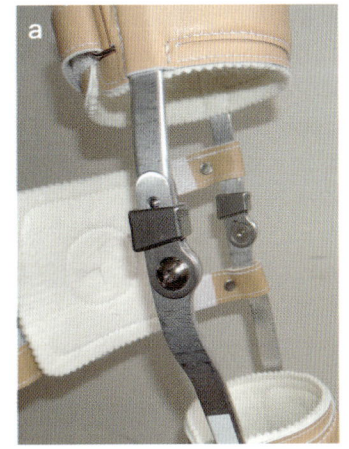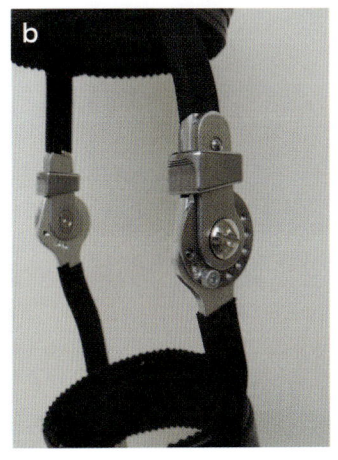

a. リングロックの付いた伸展制限付き膝継手
b. リングロックの付いたダイヤルロック式膝継手

図3　足継手

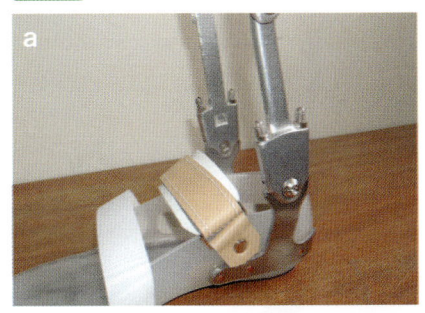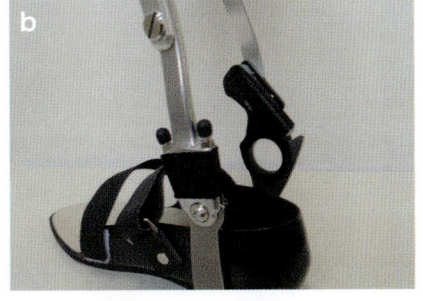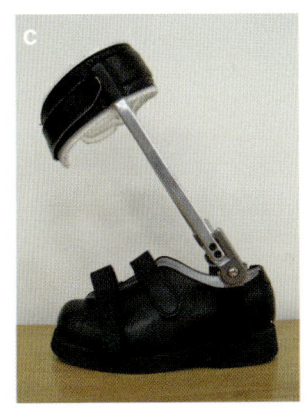

a. ダブルクレンザック足継手　　b. 油圧ダンパー式足継手（奥）
c. クレンザック足継手：バネが圧縮されて入っているので，装着していないときはバネの反発力で足関節が背屈している。

IC：initial contact

図4

セミ長下肢装具

河田雄輝 理学療法士（秋田県立リハビリテーション・精神医療センター）よりご提供，一部改変

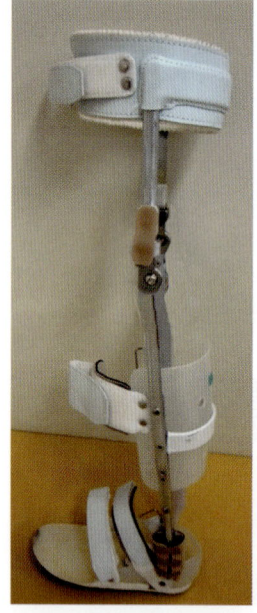

大腿支柱の長さを半分，大腿カフをひとつにすることで，装着とADLが楽に行える。

これらの代償動作を極力減らすため，ダイヤルロック式膝継手を用いて膝関節を軽度屈曲位としたり，健側靴底に補高したりする。

- 長下肢装具を長期に使用することにより，上記のような代償動作を伴う歩容が身に付いてしまう場合がある。こまめに膝関節の安定度（膝折れしないこと）を確かめ，膝の安定性が得られたら長下肢装具の膝・大腿部のパーツを取り外して（カットダウン），短下肢装具へと変更する。

- 一方で，早すぎる短下肢装具へのカットダウンは，膝周囲筋の活動が不完全であるため，初期接地（**IC**）後に急激に膝伸展が生じる（extension thrust）パターンを示したり，逆に初期接地後に膝が屈曲していく（buckling-knee）パターンを示したりする。

- カットダウンの明確な基準は示されていないが，毎日の歩行練習のなかで確認していくことが肝要である。

- 長下肢装具は，日常生活ではかなり使いにくい。しかし，大腿部の支柱の長さを半分にすることで，一人で装着できたり，トイレ動作ができたりする。このように日常生活でも使えるように工夫したセミ長下肢装具を作ることがある（図4）。

▌ ロボット機能を取り入れた長下肢装具

- 膝継手に用いられるリングロックやダイヤルロックは，歩行練習のときには，膝を一定の角度で固定して使用するため，歩きづらさが生じてしまう。しかし，近年，長下肢装具の膝継手部分に装着することで，遊脚相では膝を屈曲させ，立脚相ではブレーキがかかって膝折れしない，ロボット制御のデバイスが開発されている。

- RoboChemia（GS Knee）は，歩行介助者が，歩行のタイミングに合わせてスイッチをオン・オフすることで，立脚相の膝折れを防ぐデバイスである（図5a）。

- Orthobot（オルソボット）は，モーターと加速度センサーを内蔵した本体ユニットを膝継手部分に装着して使用する。歩行時の下肢の動きを加速度センサーで検知し，タイミングに合わせてモーターが，膝の屈伸をアシストする（図5b）。

- その他，ロボットによる支援を下肢装具に用いたものとして，バイオニックレッグ（図5c）やHAL（275ページ「ロボット治療（1）HAL」参照）など，種々の開発が進んでいる。

- いずれも高価で，個人で購入することは難しい。

図5 ロボット機能を取り入れた長下肢装具

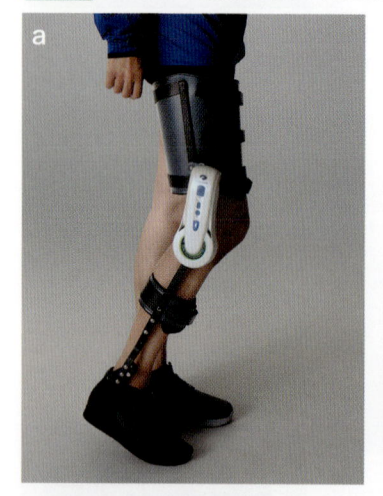

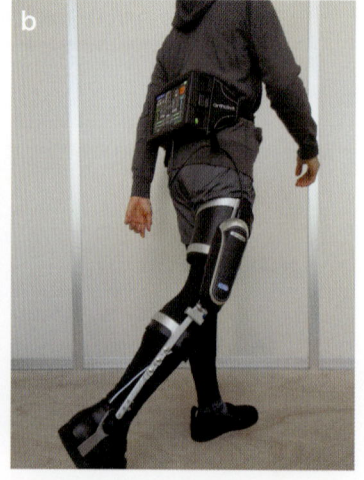

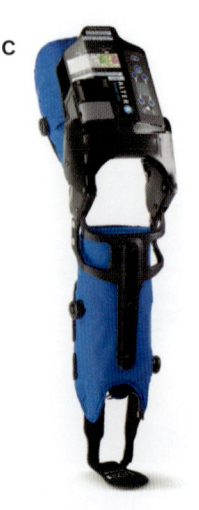

a. RoboChemia（GS Knee）
（アスラテック株式会社製）

b. Orthobot（オルソボット）
（フィンガルリンク株式会社製）

c. バイオニックレッグ
（インターリハ株式会社製）

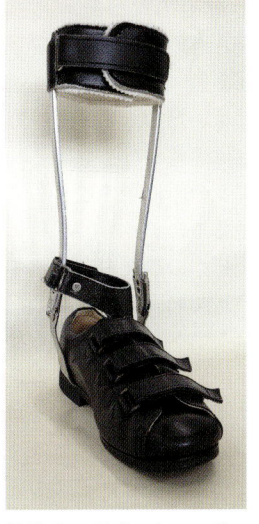

短下肢装具

- 短下肢装具は，足関節をコントロールするために用いられる。
- 短下肢装具は，金属支柱タイプとプラスチックタイプに分けられる。

図6

短下肢装具（両側金属支柱付き）

足継手はダブルクレンザック（ロッド入り），足部は靴型，ストラップ付き

IC：initial contact
LR：loading response
GS：Gait Solution

▎▎金属支柱付き短下肢装具

- 金属支柱タイプは矯正力が強い。したがって，足クローヌスが陽性など痙縮の強い尖足や内反尖足が適応となる（図6）。
- 金属支柱タイプには，下腿の内外側についた両側支柱と下腿後面についた単支柱が一般的である。
- 両側金属支柱タイプの足継手には固定や底屈制限などの可動域を制限できるもの，背屈をバネでアシストする（シングル）クレンザック足継手，底屈運動時に抵抗がかかる（底屈制動という）油圧ダンパー式などがある。
- ダブルクレンザックのロッド入りタイプ（長下肢装具の項で記載）は，足関節の底屈や背屈可動域を障害の程度に合わせて，その場で自由に変更できる特徴がある（図3a）。
- クレンザック足継手は，圧縮されたバネが反発して背屈補助となるが，一方で底屈時はバネを圧縮するため抵抗がかかる仕組みとなっている（図3c）。背屈補助と，油圧ダンパー式よりも弱いが底屈制動を兼ねた足継手である。
- 油圧ダンパー式は，底屈時には内蔵されたオイルにより抵抗がかかり，背屈にはまったく抵抗のない仕組みとなっている。この継手は，歩行時，初期接地（IC）から荷重応答期（LR）にかけて生じる足関節の底屈に対して，前脛骨筋が底屈運動に抵抗をかけている（遠心性収縮している）ことを再現している継手である。油圧による抵抗は強さを調節できる。本タイプは，ゲイトソリューション（GS）という名称で広く知れ渡っている（図3b）。
- 両側金属支柱タイプは，ストラップを取り付けることで，内反や外反変形にも矯正力を働かせることができる（図6）。
- 両側金属支柱タイプの足部には，靴型（図7a），足部覆い型（図7b），プラスチック（図7c）型がある。靴型は外注する義肢装具製作所も多く，一般的に通常の装具作製期間よりも長くかかる。足部をプラスチックにすることで履くことのできる靴の種類が少しは増える。

図7 足部の種類

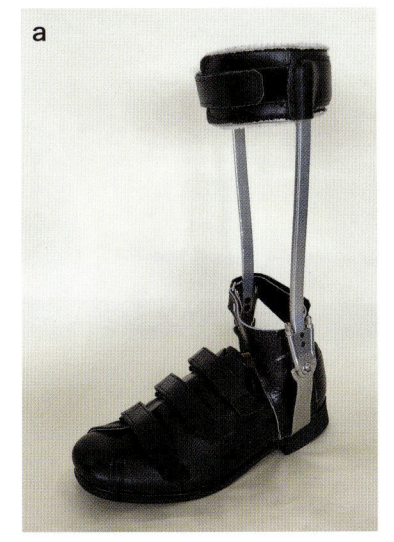

a

a. 靴型

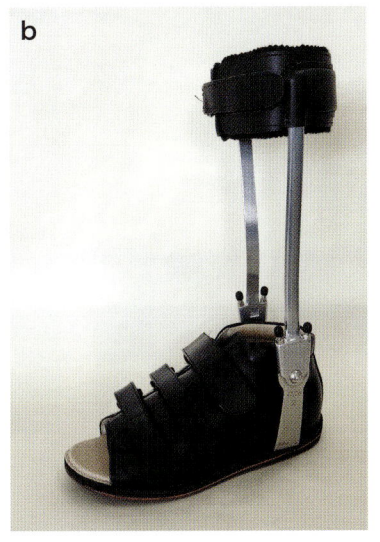

b

b. 足部覆い型

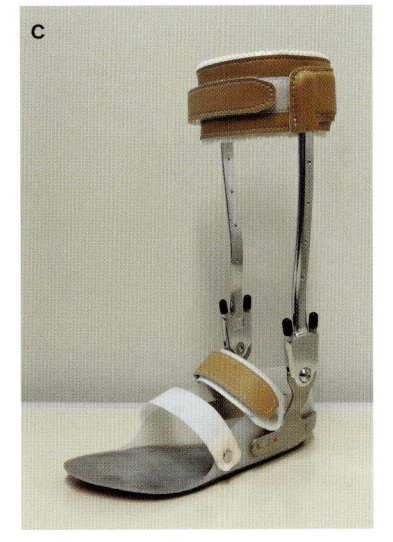

c

c. プラスチック型

APS-AFO : adjustable posterior strut-AFO

RAPS : remodeled adjustable posterior strut

図8

調整機能付き後方平板支柱型短下肢装具（RAPS）

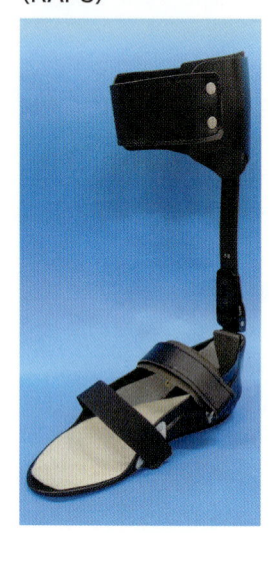

- 単支柱タイプのひとつに，調整機能付き後方平板支柱型短下肢装具（APS-AFO）用のモジュラーパーツで，RAPSとよばれる短下肢装具がある（図8）。足継手の角度が調整可能で，支柱の強度も4種類が用意されており，炭素繊維（カーボン）でできている。両側金属支柱タイプよりも矯正力は劣るが，外観にこだわる患者には選択肢のひとつである。

▎プラスチック短下肢装具

- プラスチック短下肢装具には，支柱と足部を一体化し足継手のない靴べら式（shoehorn type）と前方支柱タイプ（湯之児式），支柱の長さを短くしたタイプ，それに，支柱と足部を分離して足継手を取り付けたタイプがある（図9）。
- 一般的にプラスチック短下肢装具は，金属支柱ほど矯正力がないため，中程度や軽度の痙性麻痺や尖足に適応がある。足クローヌスがある場合は適応とならない。一方でプラスチック短下肢装具は軽量で見た目が良く，ズボンの下に隠すこともできるので目立たない。また，ある程度の好みの靴を履くこともできる。
- 靴べら式は，足首辺りのトリミング幅を変えることで，足関節への矯正力を調整することができ，下腿三頭筋の痙性や尖足の程度に合わせて，足関節固定からある程度の可動性を許すことができる。足関節固定とした場合にはたいへん歩きにくくなるので，立脚相での体重移動がスムーズになるよう靴底などに工夫が必要である。
- 靴べら式は足底全体をプラスチックが覆うので，左右同じサイズの靴を履くことができない。装具装着側の靴は，1サイズ大きくなる。麻痺が重度ではない人では，つま先部分のカットやかかと部分をくり抜くことで，なんとか左右同じサイズの靴を履くことができる（図10）。
- 湯之児式は，全面支柱タイプのプラスチック短下肢装具で，装着するときは装具を下腿前面に当てるので，装着しやすい利点がある。前方支柱をU字型にカットし背屈を容易にしたUDフレックスAFO（アドバンフィット株式会社製）という製品もある。リング状に作られた足部にて下垂足や弱い尖足を背屈位に引き上げて使用する。足部を覆うプラスチックが少ないので好みの靴を履くことができる。尖足に対する矯正力はさほど強くはない（図11）。

図9 プラスチック短下肢装具

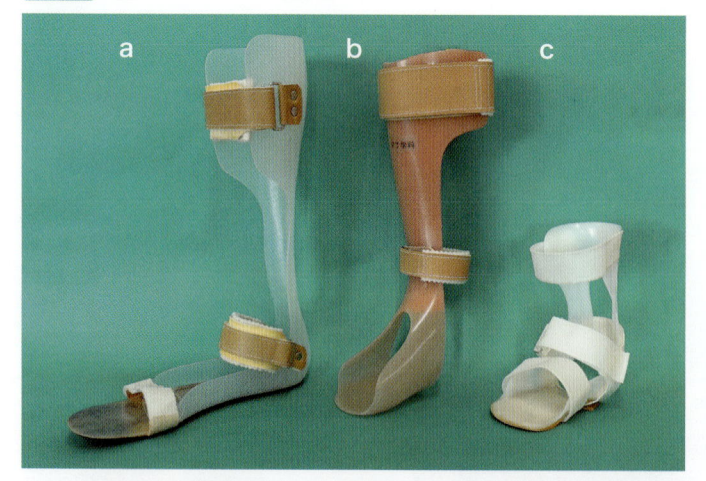

a. 靴べら式　　b. 湯之児式　　c. オルトップ

図10 つま先カットと踵をくり抜いたプラスチック短下肢装具（左）

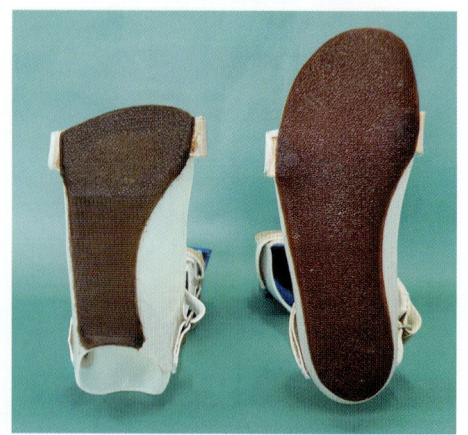

SPS-AFO：short posterior strut-AFO

- 支柱を短くしたプラスチック装具には，オルトップ®AFO（パシフィックサプライ株式会社製）やSPS-AFO，前方支柱タイプのUDフレックスショートタイプなどがある。いずれも，足関節への矯正力は強くないので，軽度の尖足や内反足，下垂足に適応がある。あまり目立たないこれらの装具を選ぶ患者は多いが，われわれ専門家は，歩容を見極めて，装具を選択しなければならない。
- 足継手付きのプラスチック短下肢装具は，足継手の軸と足関節の運動軸が近いため，歩きやすい（詳細は後記）。代表的な装具としてタマラック短下肢装具，底屈の一方向へのみ摩擦制動がかかるドリームブレース（Dream Plastic AFO）などがある（図12）。

図11 前方支柱タイプのプラスチックAFO（UDフレックス：前方支柱にスリットが入っている）

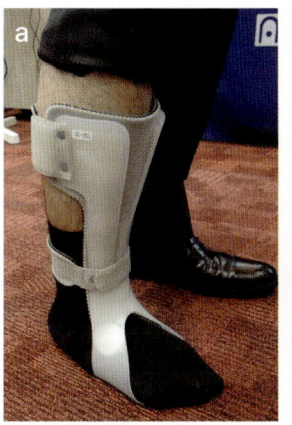
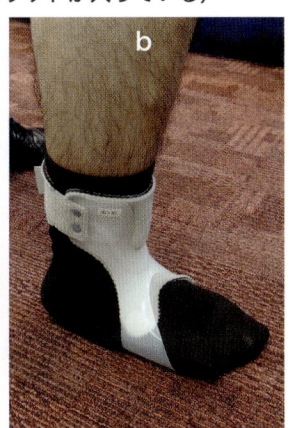

a. ロングタイプ　　　b. ショートタイプ

図12 足継手付きのプラスチック短下肢装具

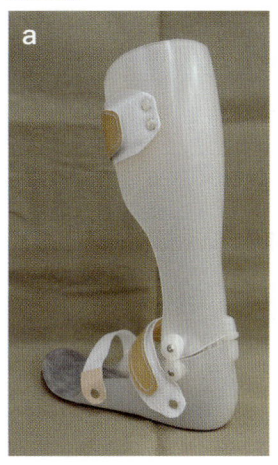
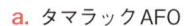
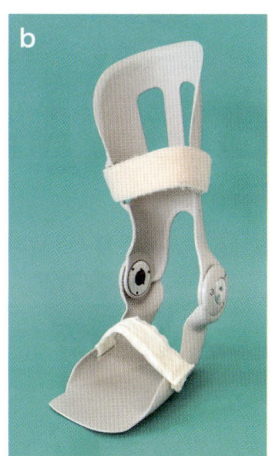

a. タマラックAFO　　　b. ドリームブレース

足継手の影響と新しい素材を用いた短下肢装具について

- 足関節の運動軸と足継手軸との関係について，両側金属支柱タイプや足継手付きプラスチック装具では，足継手軸が足関節の底背屈運動軸と近似しているため，カフや足部に無理な力がかかることはない。
- 一方で，後面支柱タイプである靴べら式装具（シューホーンタイプ）や後方平板支柱タイプは，装具の底背屈軸と足関節の底背屈運動軸が大きくずれているため，底背屈角度が大きくなればなるほど，カフや足部に強い力がかかったりすき間ができたりする。これらの装具では，足部や下腿などの傷に十分注意しなければならない（図13）。
- 短下肢装具は，足関節をコントロールするために使用されるが，膝関節をコントロールすることも多少，可能である。例えば，立脚相で膝が過剰に伸展する場合（extension thrust pattern），足継手が固定されていれば踵を補高する，背屈可動域が許されている場合は底屈制限（底屈マイナス5°など）を設けることで，膝関節は屈曲しやすくなる（図14）。
- 近年，チタンや炭素繊維（カーボン）を用いて，軽量でなおかつデザインの良い短下肢装具がみられるようになった（図15）。しかし，その多くは中程度から軽度の痙性麻痺が適応である。強い痙性麻痺や体重のある人には，両側金属支柱付き短下肢装具はまだまだ必要性がある。

III

E｜日常生活活動（ADL）制限　▼下肢装具・歩行補助具・アームスリング

341

図13 足継手の位置と下腿・足部への影響 （文献3より引用）

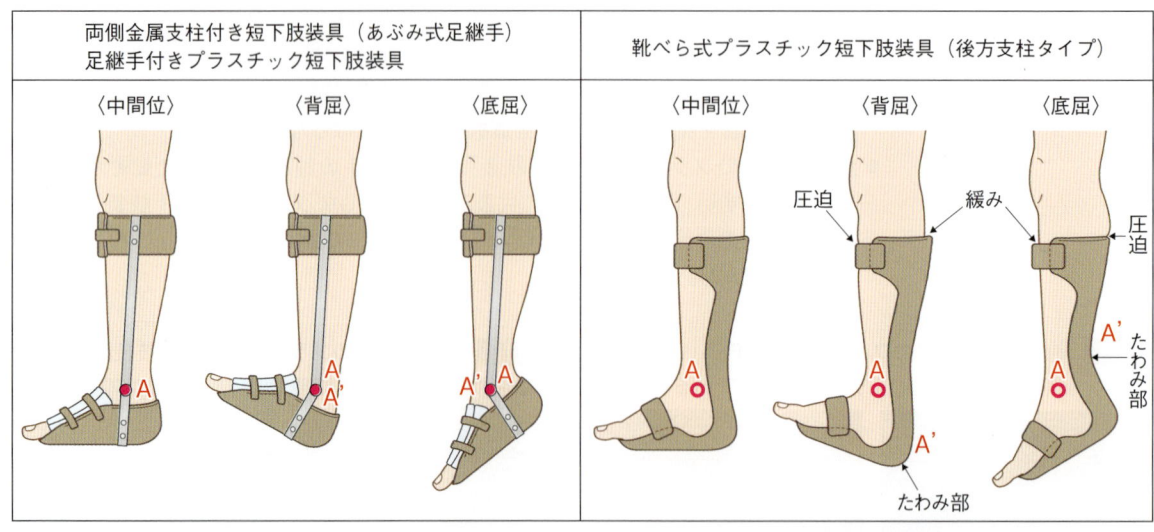

両側金属支柱付き短下肢装具（あぶみ式足継手） 足継手付きプラスチック短下肢装具	靴べら式プラスチック短下肢装具（後方支柱タイプ）
〈中間位〉　〈背屈〉　〈底屈〉	〈中間位〉　〈背屈〉　〈底屈〉

A：解剖学的足関節運動軸．A'：装具の足継手軸

図14 足継手角度が膝関節に及ぼす影響

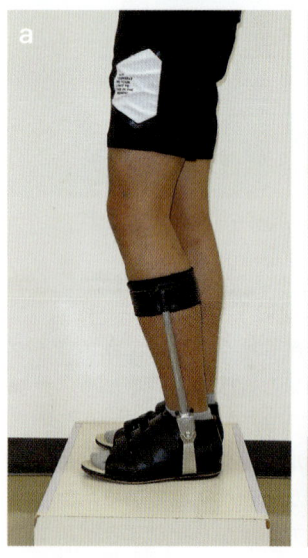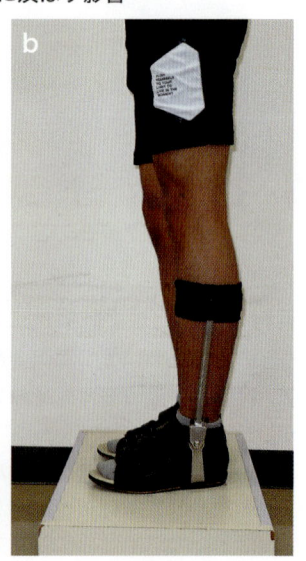

a. 足継手角を背屈位で底屈制限することで，膝関節は屈曲しやすくなる
b. 足継手角を底屈位で背屈制限することで，膝関節は伸展しやすくなる

図15 新しい素材を用いた短下肢装具

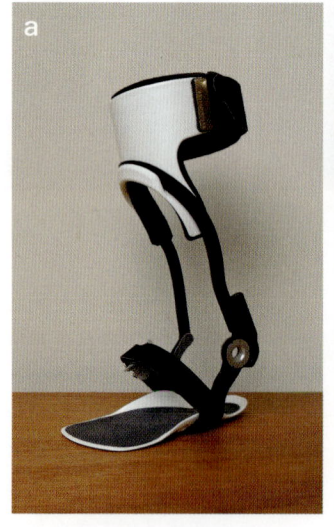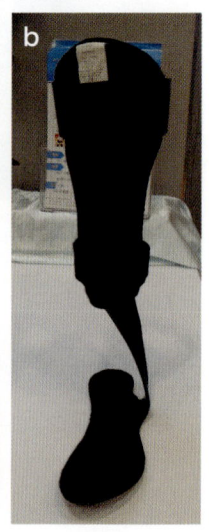

a. チタンを用いたゲイトソリューションデザイン（GAITSOLUTION Design）
（パシフィックサプライ株式会社製）
b. カーボン製短下肢装具：トーオフ（Toe OFF®）
（株式会社田沢製作所）

足部装具

CEPA：controlling equino-varus foot by the paralysis availably, clear eight plastic AFO

● 歩行時，足底外側からの接地にみられるような軽度の内反が残存している場合や軽度の下垂足がみられる場合には，足部装具が用いられる．布製のプロフッターや柔軟性のある厚手のプラスチックでできたセパ（CEPA）などがある（図16）．

下肢装具の選択について

● 脳卒中片麻痺に対する下肢装具の選択には，下肢運動麻痺の程度，下肢筋の痙縮の程度のほかに，感覚障害の程度などが関係する（図17）．プラスチック装具は基本

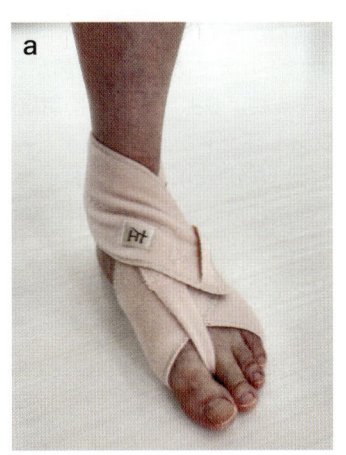
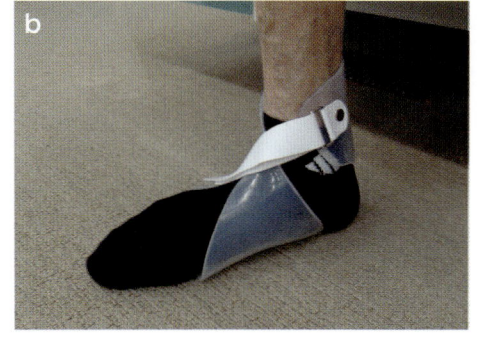

図16 足部装具

a. プロフッター（中村ブレイス株式会社製）
b. セパ（CEPA）（東名ブレース株式会社製）

図17
下肢装具の選択について

運動機能・痙縮		下肢装具			
膝折れ	尖足・内反尖足	長下肢装具	短下肢装具（金属支柱）	短下肢装具（プラスチック）	足部装具
	内反足のみ				

左列の「運動機能・痙縮」に対応した「下肢装具」の選択基準を示している。

的に全面接触の原理で製作される。したがって，重度な感覚障害がある場合，プラスチックの過度な圧迫に気付かず，傷が生じることもあるので，プラスチック装具はお勧めしない。

歩行補助具

- 歩行補助具とは，歩行バランスの不安定な方が身体を支えて歩くためのツールであり，田中は「上肢を用いて歩行を補助する用具」と述べている[4]。
- 歩行補助具には，杖，歩行器，歩行車，シルバーカーがある[5]。
- 脳卒中片麻痺者の場合，両手で使用する歩行器や歩行車，シルバーカーの使用は限られる。

杖

- 手のみの一点で支持するものをcane（ケイン），手と前腕や腋窩などの二点で支持するものをcrutch（クラッチ）という。
- 杖（ケイン）には，T字型，L字型（オフセット型）などがある。治療用ではT字型が一般的である（**図18a①**）。これらは杖先が一点であり，免荷機能はわずかで

ある。

- 多点杖（多脚杖）は，握りは１カ所であるが，脚部が３本，４本と分かれた杖である（図18a②）。安定性は一点杖よりも勝るが，使用場所が限られる。
- 杖（クラッチ）には，ロフストランドクラッチ（手と前腕で支持）や松葉杖（手と腋窩で支持）などがある（図18a③④）。支持性にも優れており，下肢の完全免荷が可能である。１本のみで使用したり，２本で使用したりする。
- 脳卒中片麻痺で松葉杖を使用することはほとんどない。失調症状のある人にはロフストランドクラッチを使用することがある。
- Hemiwalker や walker cane，side stepper などとよばれる片手で支持する歩行補助具が，片麻痺患者ではよく用いられる（図18b）。アルミでできたフレーム構造で，軽量で，ベースが広く，安定性が高いので，平行棒外歩行を始める際によく使われる。
- ヘミウォーカーは十分に体重をかけて歩くことができるため，頼りすぎると患側下肢への荷重量が増えず，立位・歩行バランスの改善が遅れる場合がある。患側下肢に荷重をかける練習を絶えず取り入れながら，ヘミウォーカーを用いるとともに，Ｔ字杖などのベースが狭い杖に移行するタイミングをこまめにチェックしながら使用することをお勧めしたい。

歩行器

- 歩行器は四脚のフレーム構造でできている歩行補助具で，両手でつかんで使用する。持ち手の高さは杖の持ち手と同じ高さに設定する。したがって片麻痺患者では，上肢や手の麻痺が軽い場合に用いることがある。一方で，失調症患者の歩行練習では選択肢の一つである。
- 車輪のついていない，両手で持ち上げて前に出して使う歩行器は持ち上げ型歩行器（pick up walker）という（図19）。
- その他，前方の二脚に車輪を付けた前輪歩行器，四脚すべてに車輪を付けた四輪歩行器があり，対象者の歩行能力や治療目的に合わせて使用する。

図18 杖の種類

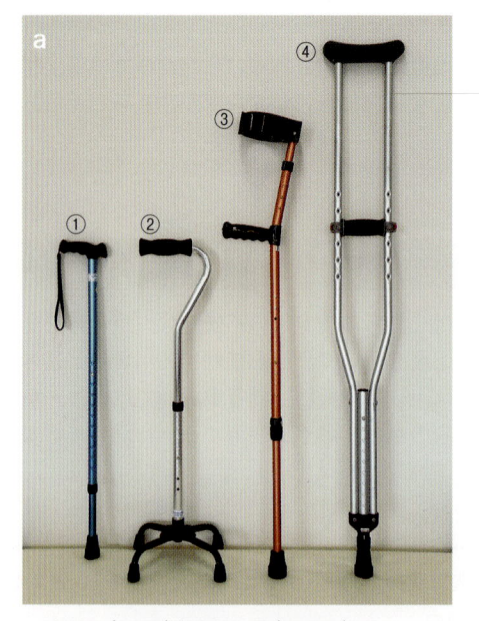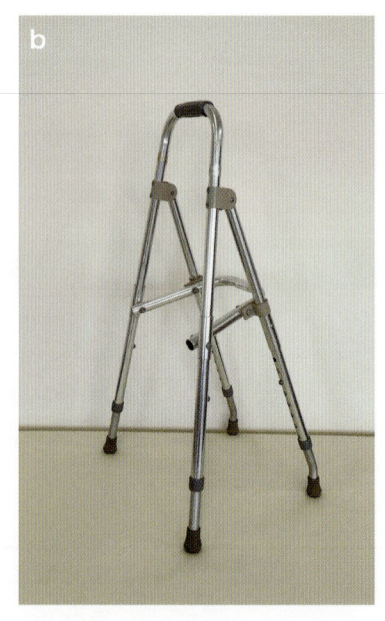

a. ケイン（cane）とクラッチ（crutch）
　（左から，①Ｔ字杖，②四脚杖，③ロフストランドクラッチ，④松葉杖）
b. ヘミウォーカー（hemiwalker）

歩行車

- 歩行車は，フレームの下端に２個以上の車輪の付いた，両手・両腕または上部体幹で身体を支え操作する歩行補助具をいう[6]。
- 主な使用目的は，歩行時の足腰の負担軽減であり，体重を預けながら歩行ができる構造が求められる。自立歩行の困難な人が，歩行の安定性の確保または支持のために用いる。
- 歩行車はISO（国際標準化機構）規格から，構造上rollators形とwalking tables形に分けられる。

ISO : International Organization for Standardization

- ロレータ形はハンドグリップによって，ウォーキングテーブル形はサポートテーブルまたは前腕サポートによって，体重を支える構造をしている[6]（図20）。
- 歩行車は，使用者を含めた重心が支持基底面内にある。
- 後述のシルバーカーよりも安定性が良く，強度が強い。

シルバーカー (walking trolleys)

- 自立歩行が可能な，主として高齢者が，屋外での歩行の補助や品物の運搬および休息に用いる歩行補助具で，車輪が４輪以上，ハンドル，フレーム，ストッパ等で構成されている（図21）。
- 通常，使用者を含めた重心が支持基底面外にある。
- シルバーカーの利用目的は歩行時のバランスを保持することで，自立歩行での行動範囲を広げることである。
- シルバーカーは構造的に強度が低く，ハンドル等に体重をかけて使用してはならない。

JIS : Japanese Industrial Standards

SG : Safe Goods

- シルバーカーと歩行車はISO，JIS（日本産業規格），SG（製品安全協会基準）マークそれぞれにより，製品の安全品質の基準が定められている。
- シルバーカーは，介護保険の適用外で，実費での購入になる。一方で，歩行車は介護保険貸与の対象である。

図19 歩行器（持ち上げ型）	図20 歩行車（ウォーキングテーブル型）	図21 シルバーカー

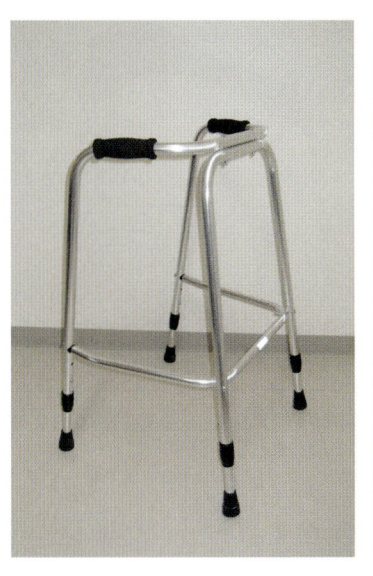

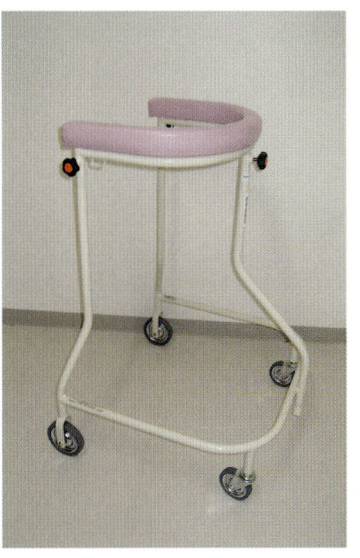

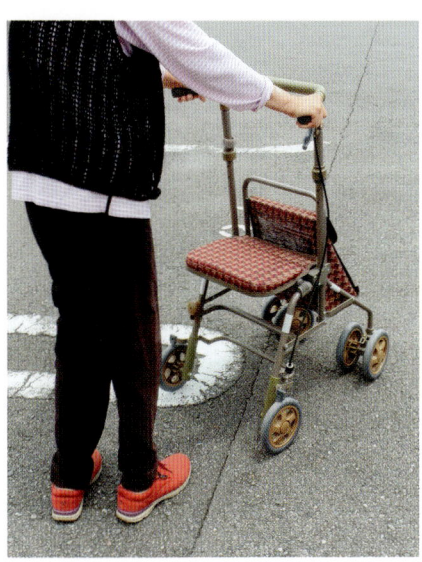

- 『脳卒中治療ガイドライン2021〔改訂2023〕』では，中等度から重度の上肢麻痺，もしくは肩関節亜脱臼に対して，神経筋電気刺激を行うことは妥当である（推奨度B）と書かれている。アームスリングについても，有用な場合もあるがその効果は装着している間に限られるとの報告がある，と記載されている。

- アームスリングにて弛緩性麻痺による亜脱臼を整復することはできない。上肢の重みで肩の亜脱臼が悪化することを防いだり，肩の痛みを軽減したり予防したりする程度である。

- アームスリングの長時間の使用は，肩関節や肘関節・手関節などの上肢の拘縮を生んでしまうので，日に何度か関節可動域練習を行うことを勧める。

- アームスリングは，肘関節を屈曲して保持するタイプと，肘関節を伸展して保持するタイプに分けられる。

- 肘関節屈曲タイプは，肩関節を内転・内旋位，肘関節を屈曲位で保持する。三角巾で上肢を吊る方法もあるが，種々の市販品がでるようになった（図22a）。

- 肘関節伸展タイプには，腋窩にパッドやロールを挟んで保持するタイプと，上腕あるいは前腕カフによって吊り上げるタイプがある（図22b）。

- 腋窩に挟んで保持するタイプは，腋窩の圧迫による血流障害を，上腕カフや前腕カフで吊り上げるタイプはこれらのカフによる締め付けでの血流障害を起こしやすいので注意が必要である。

- 肘関節伸展タイプは，患者自身で装着することが難しい。

- 肘関節屈曲タイプ，肘関節伸展タイプともに，装着後，亜脱臼が整復されているか，必ず確認しなければならない。

- アームスリングを使用することにより，異常な上肢と体幹の運動パターンが抑制され，重心の偏位が減少することで，正常歩行パターンに近付くといわれている。歩行速度が速くなるという報告もある一方で，バランス改善への影響は限定的でもある。

図22 アームスリング

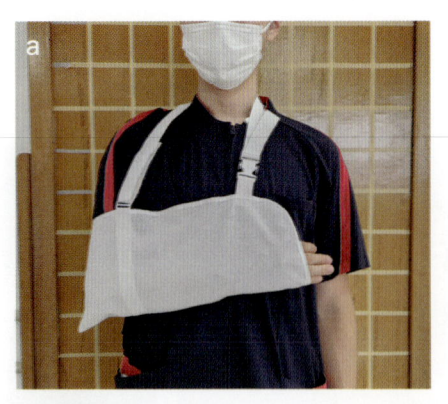
a. 肘関節屈曲タイプ

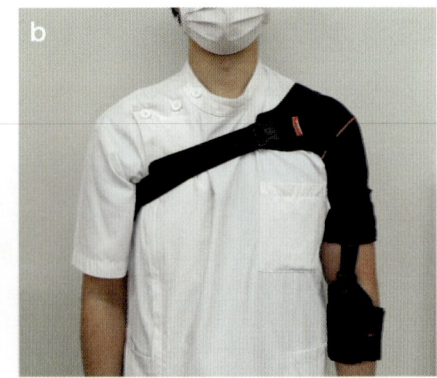
b. 肘関節伸展タイプ

◆文献

1) 大川嗣雄：脳卒中片麻痺患者に対する下肢装具の処方，脳卒中片麻痺患者の下肢装具（日本義肢装具研究会 編），医歯薬出版，1982.
2) 一般社団法人 日本理学療法学会連合：第1章 脳卒中理学療法ガイドライン，理学療法ガイドライン，第2版，2021.
3) 佐竹將宏 編：15レクチャーシリーズ 理学療法テキスト 装具学（石川 朗 総編集），第2版，p17，中山書店，2020.
4) 田中 繁：歩行補助具の規格－ISO，JIS，SG－．バイオメカニズム学会誌 44 (3)：147-151，2020.
5) 財団法人テクノエイド協会：福祉用具シリーズVol.12 歩行補助用具の活用．
6) 一般財団法人 日本規格協会：福祉用具－歩行補助具－歩行車．日本工業規格 JIS T9265，2019.

リハビリテーションの看護

リハビリテーション看護の考え方

リハビリテーションにおけるチームアプローチ

FIM：Functional Independence Measure

BI：Barthel index

SW：social worker

PT：physical therapist

OT：occupational therapist

ST：speech therapist

- 脳卒中による障害を背負った患者は片麻痺や運動失調といった運動障害，嚥下障害，さらに失語症，失行や失認などの高次脳機能障害をもち，ADLが困難となるだけでなく職業や経済的な面にまでも問題が及ぶことがある。このような複雑な問題を解決するには各リハビリテーション専門職が協力して介入する必要がある。介護保険サービス利用者も多く介護支援専門員（ケアマネジャー）と入院中からの調整が必要となることが多い。

- 組織的な取り組みでは，各専門職が各々の専門領域について障害の評価・訓練プログラム・結果予測を明らかにしたうえ，それぞれの役割を分担しチームが一体となりADL向上をめざすことが重要となる（図1）。訓練の成果やその後の計画については随時，患者・家族に説明を行い，新たな生活の再構築に向けた意思の確認がな

図1 リハビリテーションチームアプローチ（回復期）の実際

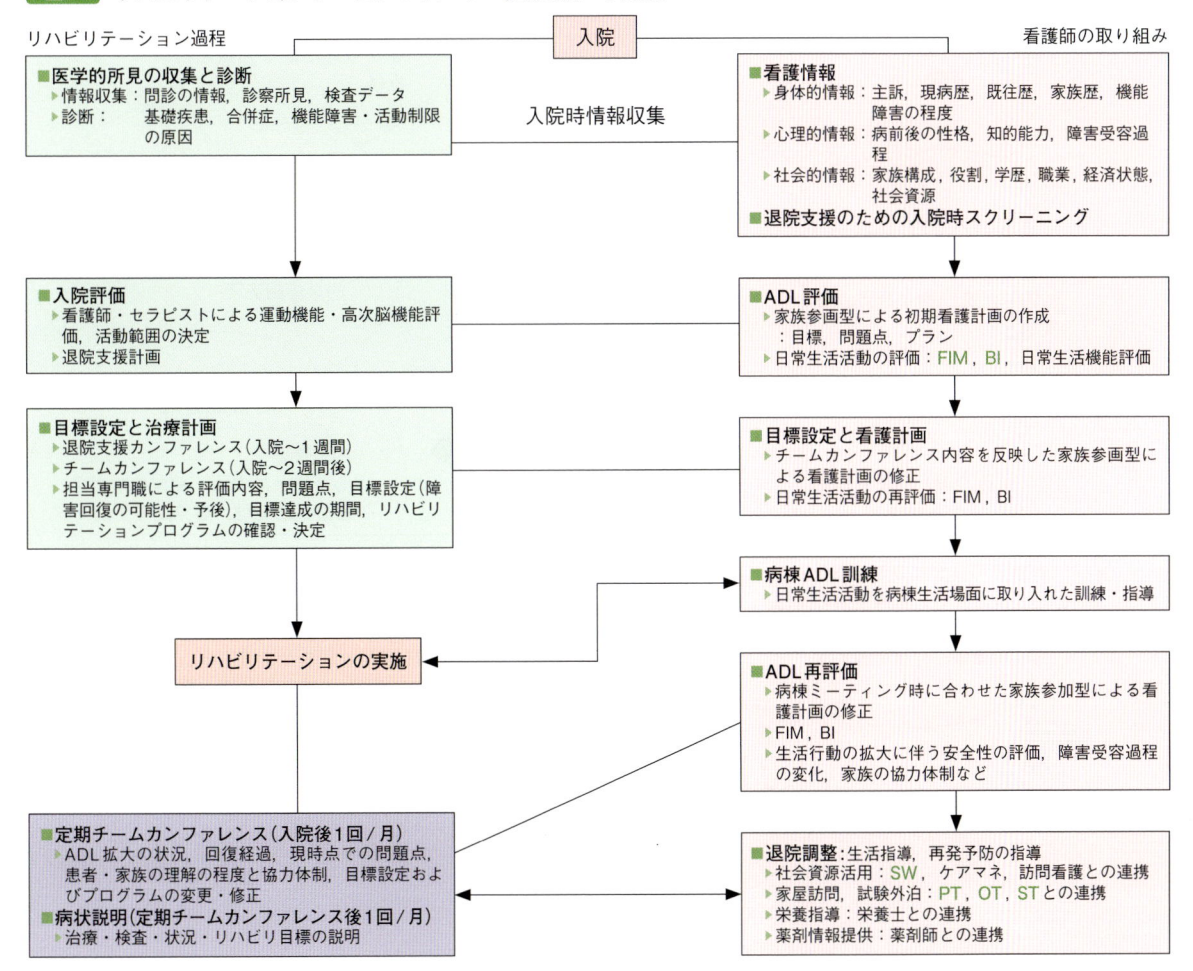

される。チームの一員として看護師は情報提供・連絡調整・患者の全身管理とともに，患者・家族のニードを取り入れた看護計画を立案しADL自立に向けた具体的な助言や援助を行う。

リハビリテーションチームメンバーとしての看護師の役割

● リハビリテーションチームにおける看護師の役割を図2に示す。

図2 リハビリテーションチームメンバーとしての看護師の役割

リハビリテーション病棟では患者・家族が主体的にリハビリテーションに取り組み「障害を持ちながらも新しい生活の再構築ができる」よう援助することが大きな目的です。その目的を達成するために看護師は次のような役割を担います。

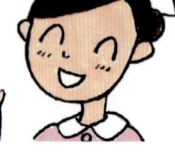

ADL評価
- FIM，バーセルインデックスの活用
- 「しているADL」と「できるADL」の共通理解
- ADL低下に影響する因子のアセスメント

連絡調整
- 患者がスムーズに活動できるよう，患者や多職種に情報を伝え，調整する

ADL拡大への援助
- 生活の再構築とQOL向上にむけ個別的な動作援助の展開
- 段階的カンファレンスを行いながら専門的な知識と技術の提供

障害受容へのアプローチ
- 患者や家族の障害受容の過程に応じた専門的な視点からの援助
- 障害受容を援助するために，多職種と連携

全身状態の管理
- より良い状態でリハビリテーションが進められるよう全般的な体調管理

合併症管理
- 内服管理
- 心疾患・高血圧・糖尿病などの基礎疾患管理，感染症の予防

家族への支援・指導
- 家族の反応や問題点についてチームメンバーと情報の共有
- 家族との良好なコミュニケーションを心がけ，病棟生活の情報を伝え患者理解を促し，自宅復帰への準備や介護指導する

転倒事故防止
- 麻痺の程度や高次脳機能障害・認知症などの転倒に関連する要因のアセスメント
- 転倒事故予防対策の施行

環境調整
- 障害とセルフケア能力向上・安全性を考慮した部屋の配置や用具の調整
- 安全で活気ある在宅生活のための家庭環境整備

回復過程に応じた看護

- 脳卒中患者は医療や看護を提供されながら，一連の回復過程をとって急性期から回復期，生活期へと経過する。
- 急性期は再出血や頭蓋内圧冗進によって生命の危機状況を招くことがある時期であり，患者は意識障害により適切な意思決定ができない状態に置かれる。
- 回復期は障害された機能や残された機能の回復を促し，日常生活の自立に向けた積極的なリハビリテーションが行われる時期である。しかし，運動障害や高次脳機能障害が残る場合が多く，患者はリハビリテーションを行いながらも自分の障害が完全に元には戻らないことを実感する時期でもある。
- 生活期は患者自身が生活を取り戻し，新たな生活を構築するためにリハビリテーションを行い，社会生活に参加しながら必要な自立へとつなげていく時期である。
- 患者個々のリハビリテーションの目標を達成するためには，このような各期別の問題点を知る必要があり，患者個々に応じたケアの優先度を見極め介入していかなければならない（図3〜5）。本項では入院での各期別のリハビリテーションの特徴を述べる。

図3 急性期リハビリテーション

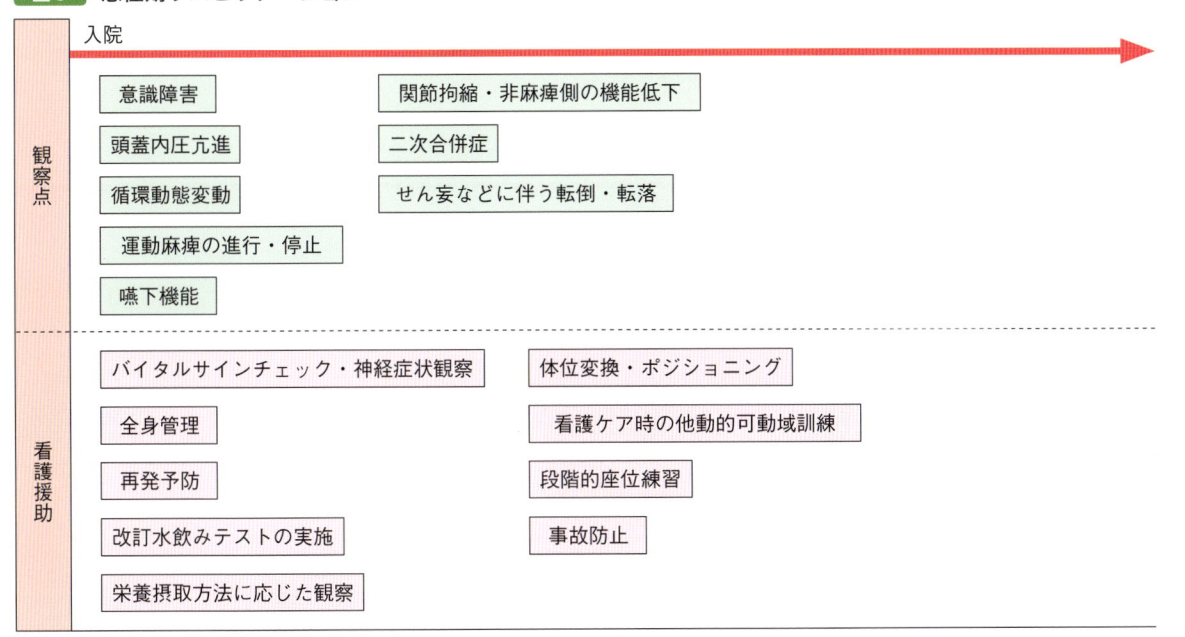

脳卒中の発症直後は全身状態が不安定で，水頭症や脳浮腫，脳ヘルニアにより状態が急激に悪化し，生命の危機に陥ることがある。しかし十分なリスク管理のもと，早期座位・立位，装具を用いた早期歩行訓練，摂食・嚥下訓練，セルフケア訓練などを含んだ積極的なリハビリテーションを，発症後できるだけ早期から行うことが大切である。

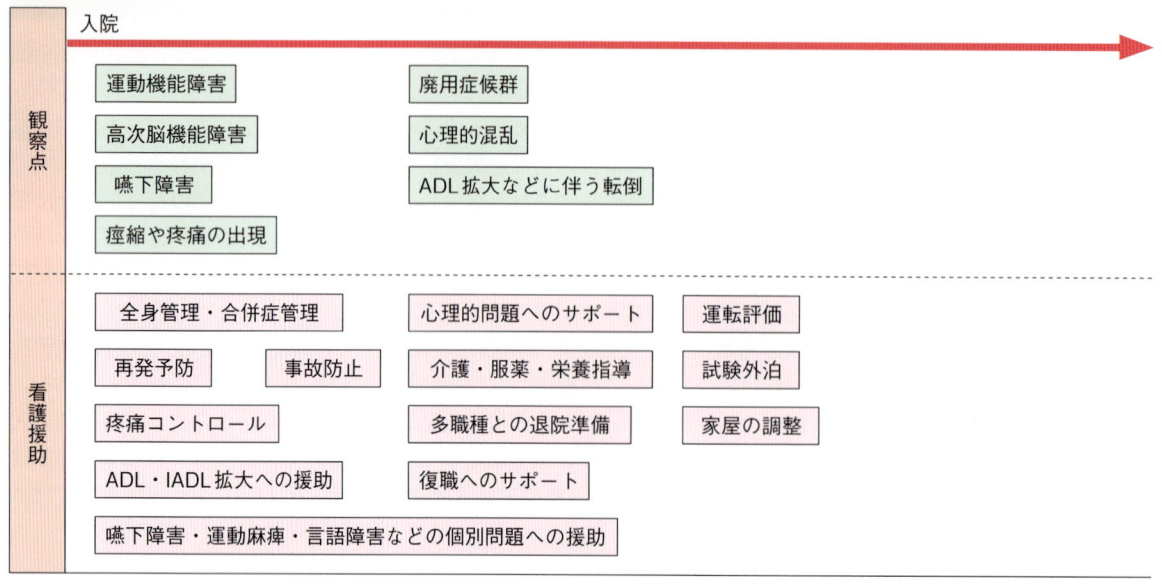

図4 回復期リハビリテーション

入院

観察点
- 運動機能障害
- 高次脳機能障害
- 嚥下障害
- 痙縮や疼痛の出現
- 廃用症候群
- 心理的混乱
- ADL拡大などに伴う転倒

看護援助
- 全身管理・合併症管理
- 再発予防
- 事故防止
- 疼痛コントロール
- ADL・IADL拡大への援助
- 心理的問題へのサポート
- 介護・服薬・栄養指導
- 多職種との退院準備
- 復職へのサポート
- 運転評価
- 試験外泊
- 家屋の調整
- 嚥下障害・運動麻痺・言語障害などの個別問題への援助

回復期リハビリテーションでは，ADLを向上させるために，もしくは在宅復帰率を高めるために，多職種連携に基づいた包括的なリハビリテーションを行う。残存機能を評価し，状況に合わせて退院後の生活や社会復帰も視野に入れた最大限のADLの自立を目指してチームアプローチが行われる。

しかし，この時期の患者は精神的混乱が大きいため，障害受容の状態も観察し，患者自身が意欲をもって主体的にリハビリテーションに取り組めるよう援助する。

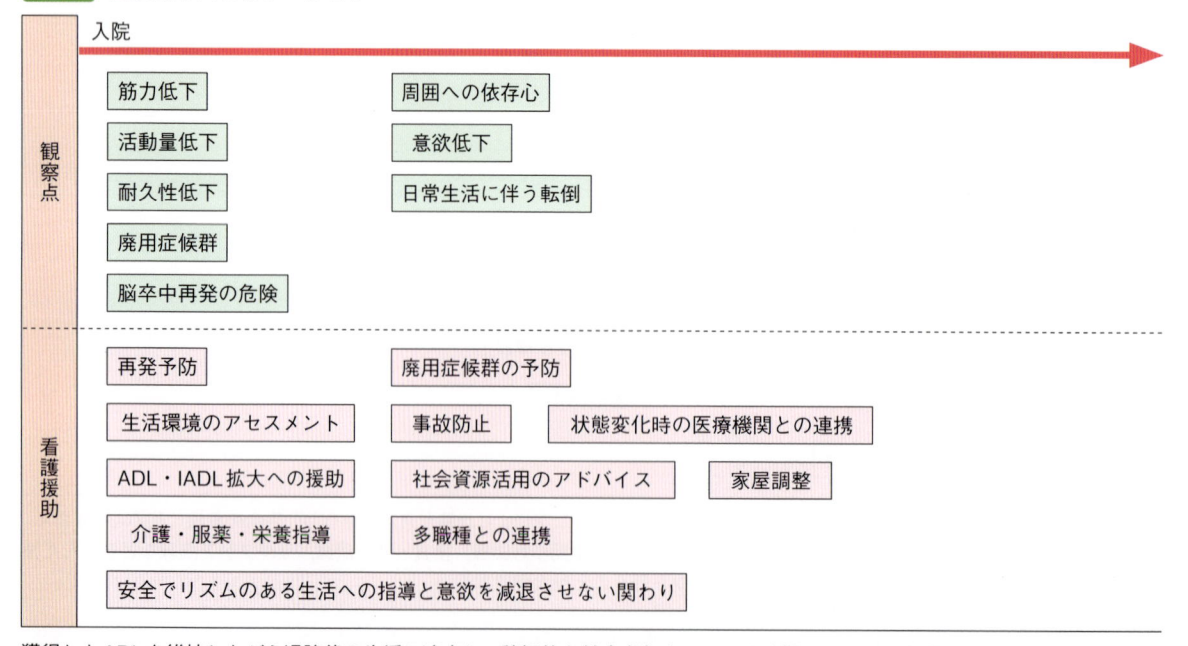

図5 生活期リハビリテーション

入院

観察点
- 筋力低下
- 活動量低下
- 耐久性低下
- 廃用症候群
- 脳卒中再発の危険
- 周囲への依存心
- 意欲低下
- 日常生活に伴う転倒

看護援助
- 再発予防
- 生活環境のアセスメント
- ADL・IADL拡大への援助
- 介護・服薬・栄養指導
- 廃用症候群の予防
- 事故防止
- 社会資源活用のアドバイス
- 多職種との連携
- 状態変化時の医療機関との連携
- 家屋調整
- 安全でリズムのある生活への指導と意欲を減退させない関わり

獲得したADLを維持しながら退院後の生活に適応し，積極的な社会参加をしていく時期であるが，過剰な介護や環境の変化，活動量の低下により全身の機能が低下することが少なくない。この場合，慢性期ではあるが再入院での回復的リハビリテーションが行われる。体力・活動量・獲得したADLを十分に維持し，安全で安定した生活を送れるよう生活全般においての援助・指導を行う必要がある。

ADL拡大・自立に向けての援助

- 脳卒中を発症すると，運動機能障害あるいは失語症，嚥下障害などさまざまな機能の障害を併発し，自立した生活が困難になる。脳卒中の障害レベルの軽重ではなく，患者はすべてにおいて能力や社会的役割の制限を受け，自覚的・他覚的に障害を受け止めながら生きなければならない状況に置かれる。
- 看護師は，生活を再構築しなければならない患者の状況を確認し，患者1人ひとりの状態に応じたセルフケア能力向上に向けた支援を行い，再発予防のための健康管理も含め，患者および家族へ援助することが必要である。

食事

- 食事は生命維持手段の一つであり，われわれの生活のエネルギーそのものである。また食事は日常生活のなかでの楽しみの一つでもある。脳卒中の患者においては意識障害や片麻痺などにより摂食動作に影響を及ぼす。
- 摂食・嚥下とは食欲や満足感を含めた食べること全体をさすことを念頭に，QOL向上にむけ自らの力で安全に楽しく経口摂取できるよう援助する。
- 援助の際には覚醒度，嚥下障害の有無と程度，運動麻痺，頸部および体幹四肢の筋力，可動域制限，高次脳機能障害の影響，発熱の有無など全身状態を把握しておく。
- 安定感ある姿勢の保持：不安定な姿勢は疲労を助長し食事量が低下するのみでなく誤嚥を起こしやすい。足底をしっかり床につけ，安全な姿勢を保持し覚醒を促す（図6）。

図6 食事自立に向けての工夫

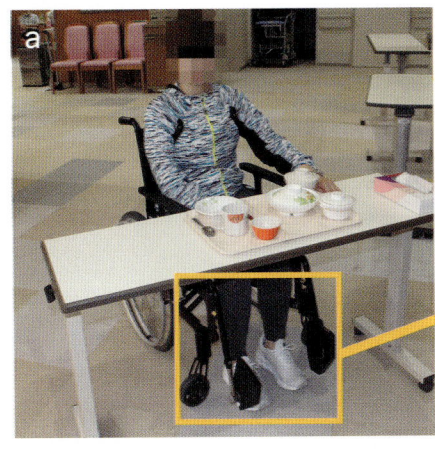
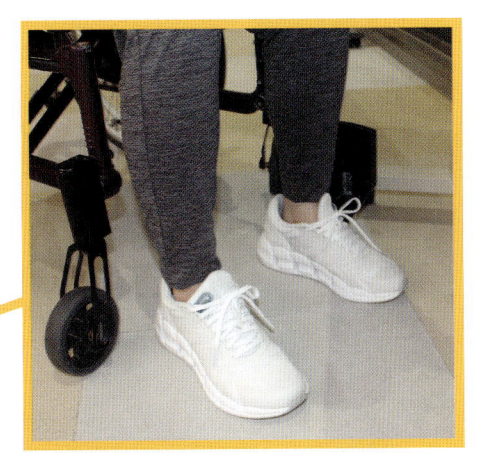
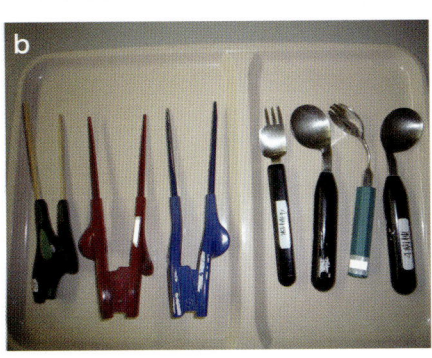
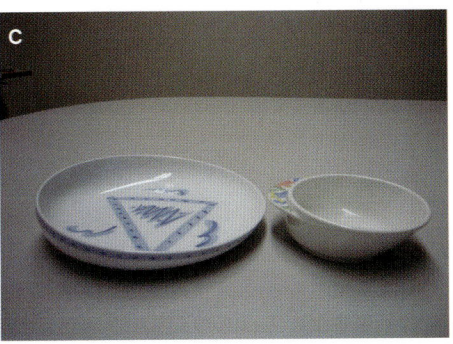

a. 足底をしっかり床につけ，姿勢を安定させる
b. 介助箸・スプーン
c. リハ食器

- 食事に集中できる環境づくり：注意障害や感情失禁などがある場合は，テレビの音や周囲の騒然とした雰囲気では注意が散漫となり，食事時間が延長しやすい。
- 安全な食べ方の指導：注意障害や認知症では次々と口に食べ物を詰め込んだり，1回の摂取量が多すぎたりして誤嚥につながることがあるため，量や時間の調整・指導を行う。
- 嚥下障害に応じた食形態の工夫：VF，VE実施後，医師の指示にて食形態を選択する。日々の補食や水分摂取ではとろみによる調整や形態に注意する。
- 間接訓練の援助：リラクセーション効果とともに嚥下反射誘発，呼吸と嚥下の協調運動の促進につながる。実施前には口腔内を清潔にする。
- 上肢・手指の運動能力に応じた自助具の工夫：片麻痺や運動失調の部位が利き手か否か，巧緻性はどうか，障害の程度に応じてOTとも情報交換し調整する。
- 食器の使用状況や食べ残しの確認：半側空間無視のある患者では麻痺側の食事を無視して残したり，非麻痺肢側にいる人の食事に手をつけたりするため，麻痺側から声掛けし，注意が向くよう働きかける。また失行のある患者では手づかみで食べたり，スプーンや箸をうまく使えないことがあるため，繰り返し指導する。
- 口腔ケアの徹底：誤嚥性肺炎予防の視点から口腔内の清潔保持は重要である。自力でのケアが困難な場合には適宜介助する。

VF：videofluoroscopic examination of swallowing

VE：videoendoscopic examination of swallowing

排泄

- 排泄は生理現象の一つで昼夜問わず起こるが，尿便失禁による臭気と他者による介助は羞恥心を伴い抵抗を感じるものである。そのためプライバシーに配慮するとともに自尊心を傷つけないよう援助しなければならない。また尿便失禁に伴う皮膚の湿潤は褥創の要因になることから早期にオムツをはずせるよう綿密な計画と援助を行う。
- 脳卒中による排尿障害の特徴と排尿動作に影響する要因を把握し，さらに年齢的な特徴や性別に応じた工夫も必要である。個々の排泄パターンを観察のうえ，患者自身で排泄動作が自立できるような援助をしていく。
- 排泄パターンを把握し，尿意のサインをみつけトイレへ誘導する：失語や認知症では尿意を訴えることができなかったり，ナースコールの使用法がわからなかったりすることもあるため，指導方法を考慮する（図7）。
- トイレまでの移動・道順の工夫：半側空間無視ではトイレの場所を見落としたり，記憶障害等があると場所がわからず失禁や放尿をしたりすることがある（図8）。
- 便座への安全な移乗：非麻痺肢側に便座があるように車椅子を固定するが（図9），注意障害などがある場合は動作が性急で安全確認をしないことがあり危険である。
- 安定した立位：下衣の下げ・上げ時は非麻痺側の壁や手すりにもたれ姿勢を安定させるが重度の片麻痺では麻痺側にバランスを崩すことがある。
- 衣服の下げ・上げ：失行ではどのように衣服を下ろせばいいかわからない，注意障害では動作が粗雑となるため，口頭指示で修正したり，さりげなく介助する。
- 安定した座位の保持：両足底をしっかり床につける。座位バランスが不安定な場合は動作の最後までそばに付き添う。
- 排泄後の後始末：トイレットペーパーは基本的に非麻痺側に置く。失行を伴う場合は繰り返し指導する。
- 排泄手段の選択：患者の状態に応じて，適切な手すりや排泄用具を選択し練習を行う（図10〜13）。

図7 ナースコール

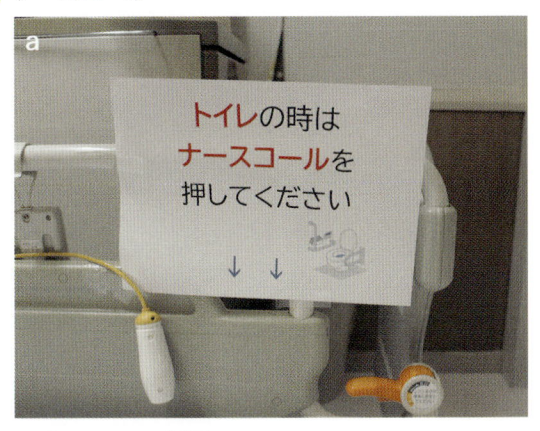

a. ナースコールを喚起

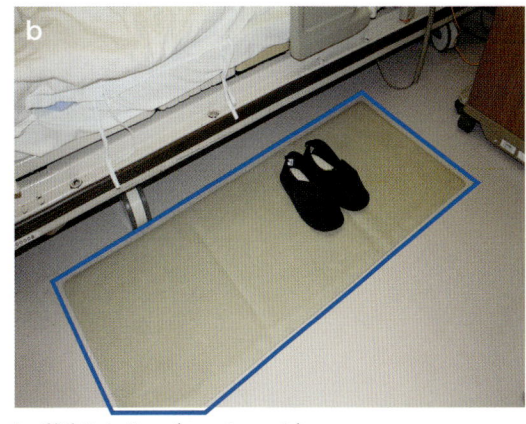

b. 離床センサー（コールマット）

図8 トイレの案内

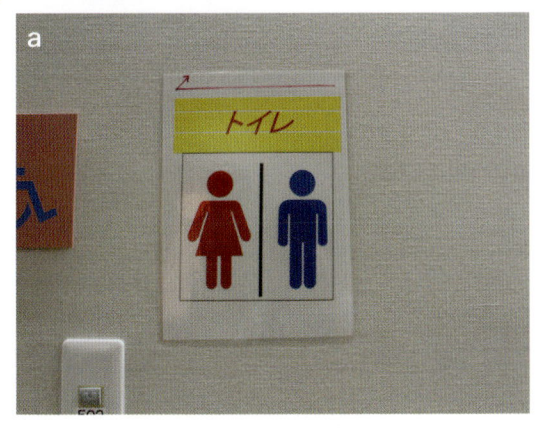

a. 半側空間無視の状態に合わせて使用

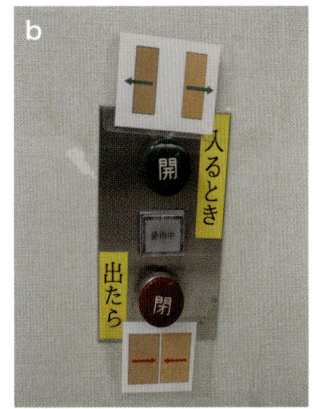

b. ボタン操作を文字と図で喚起

図9 トイレでの移乗（右片麻痺例）

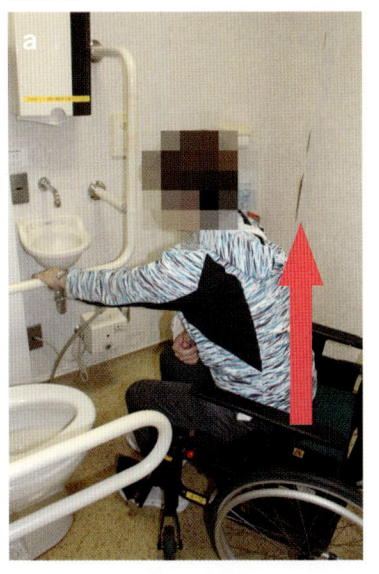

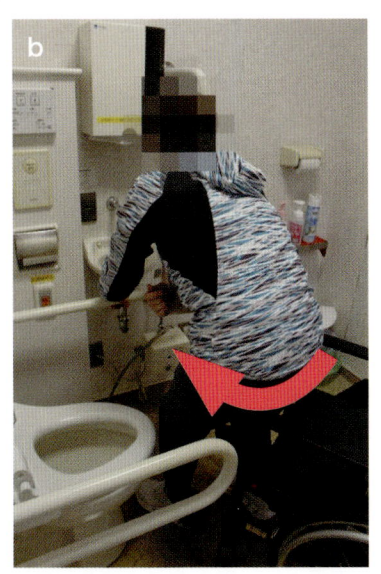

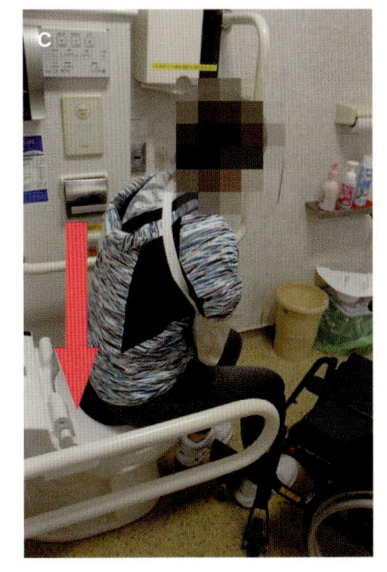

a. 便座が非麻痺側に位置するように車椅子を固定し，介助バーにつかまりゆっくり立ち上がる。
b. その後は非麻痺側の下肢を中心にゆっくり腰を回す。
c. 立位を保持したままズボンを下げてから，ゆっくり座る。

図10 男性用トイレ

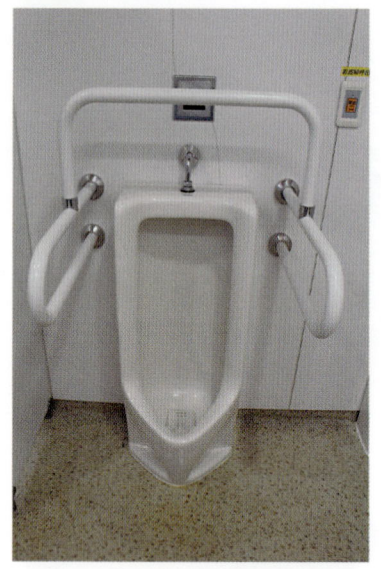

車椅子からの立位や排泄行動時に支えとなる手すりがあるトイレ

図11 車椅子用トイレ（右片麻痺用）

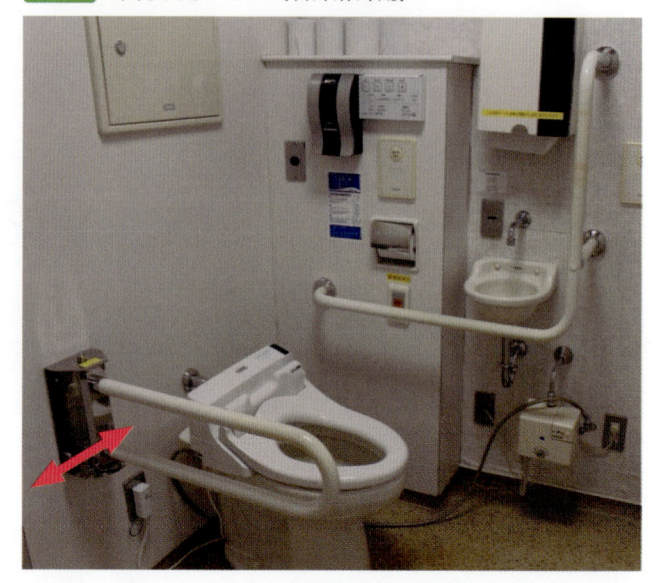

介助者が介助しやすいよう，開閉可能な手すり

図12 ポータブルトイレ

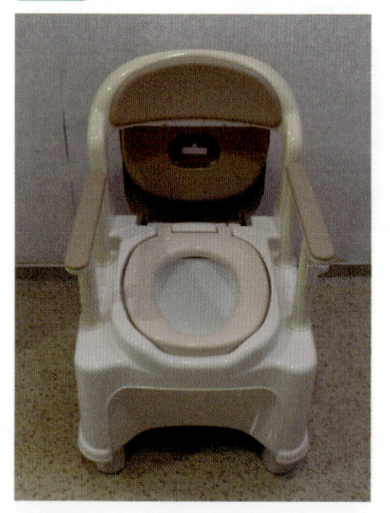

肘掛けがあり，安心して座れる。高さ調整ができ，立ち上がりの足引きスペースがある。

図13 手すり付きの流し

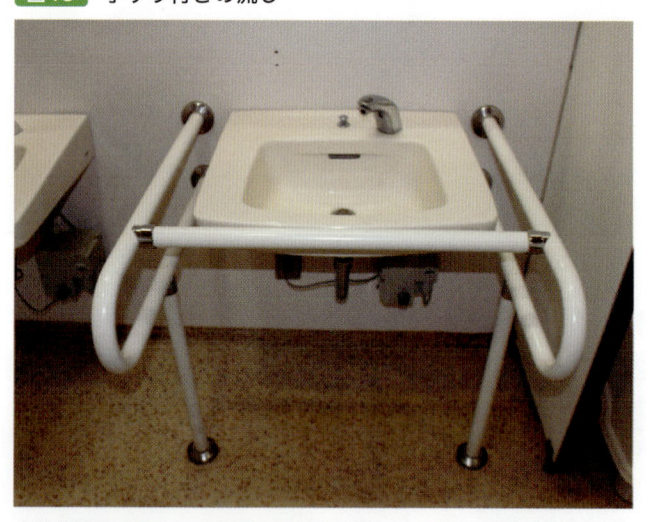

立位作業時に支えとなる手すりがある流し

起座・移乗・移動

- 起座・移乗・移動は日常生活で多用される動作であり，多くは無意識に行われる。しかし脳卒中患者では起き上がりから車椅子に移乗し，さらに車椅子を自ら操作し進むには段階的な練習が必要となる。
- 移動の自立は生活空間を拡大し意欲の向上にもつながる。しかし，車椅子や杖歩行での動作の拡大は回復への自信になるとともに転倒や転落などの事故を起こす危険があることも考慮しなければならない。
- 安全な動作獲得には，運動麻痺や関節拘縮，筋力の程度を観察しておくとともに，ベッドの高さや使用しているマットレスの影響，床や照明の整備が適切になされているかにも留意する。

▌▌ 起座・移乗動作

- 起座動作では，はじめに麻痺側の下肢の下に非麻痺側下肢を入れ両下肢をベッドから下ろす（133ページ図18）。半側空間無視では麻痺側の上下肢を忘れたまま動作しようとするため意識付けを行う。
- 次にベッド柵をつかみ，肘を支点に起き上がる。
- ベッド柵につかまり安定した座位をとる（図14a）。重度の片麻痺や運動失調を伴う場合はバランスを崩しやすいため注意する。
- 移乗動作では，はじめに座位（図14a）から非麻痺側の下肢に力を入れて立つ（図14b）。立位に移る前に麻痺側下肢がしっかり床に着いていることを確かめる。
- 非麻痺側下肢を中心に体を回し車椅子にゆっくり座る（図14c・d）。
- 車椅子からベッドに戻る際はベッドから車椅子への動作の逆を行う。
- 動作時は動作に集中するように促す。注意障害では集中力が持続せず，動作中に視野に入ったものに気をとられたり，話し始めたりして危険である。

図14　移乗（右片麻痺例）

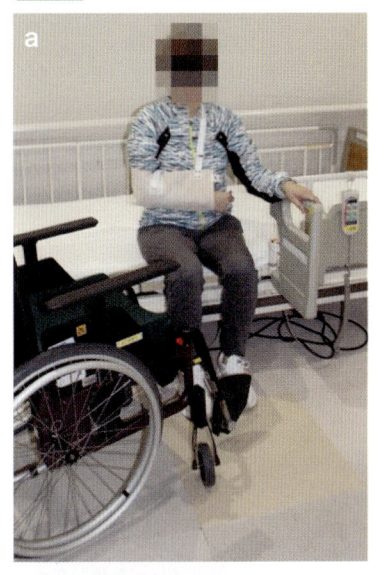
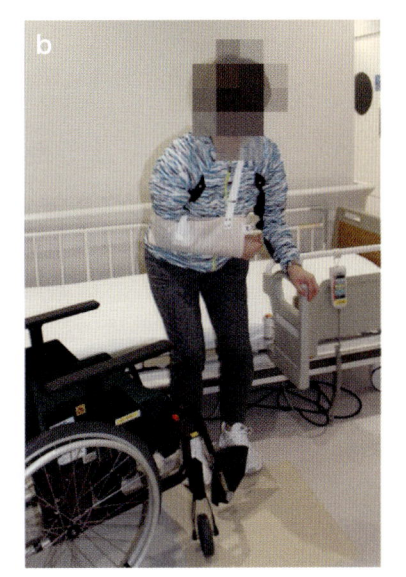
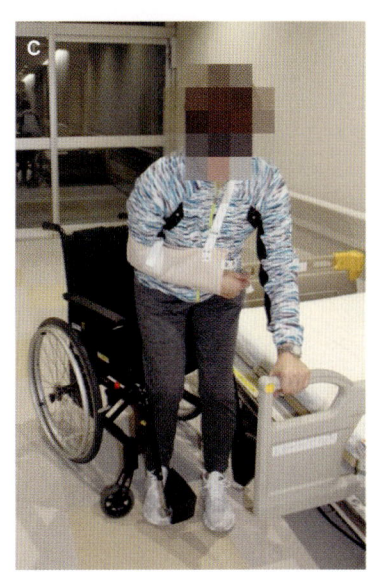
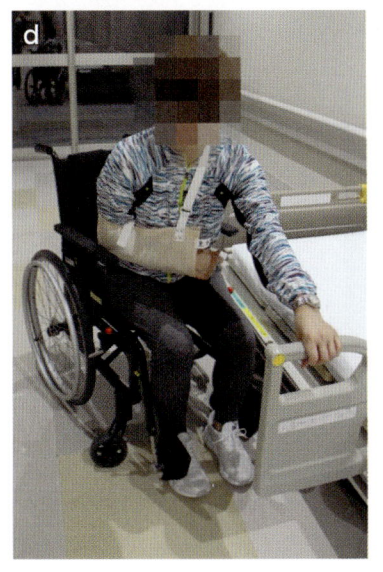

非麻痺側への移乗のほうが容易ではあるが，状況によっては図のように麻痺側の移乗も必要となる。
a. ベッド柵につかまり端座位をとる。
b. 非麻痺側上下肢に力を入れて立つ。
c. 非麻痺側下肢を中心に腰を回す。
d. ゆっくりと車椅子に座る。

- 高次脳機能障害がある場合は手順が混乱したり危険な行動をとったりすることがあり注意が必要である。ブレーキのかけ外しを忘れる場合はブレーキを目立たせる工夫をする。または自動ブレーキ付き車椅子を使用する（図15）。
- 車椅子の設置位置が修得できないときには床面に目印をつける（図16）。
- 自力での移乗が困難なときは，看護師が適切な介助を行う（図17）。
- 車椅子移乗後の安定した姿勢を確保する。自力での姿勢修正が困難なときは，看護師は患者の前方に立ち，自分の肩に非麻痺側の上肢を回させ，腰を低くし，患者の腰に手を回す。患者の膝と自分の膝を当て，患者を前屈させながら腰を浮かせ，膝を押して深く座らせる方法がある（図18）。

図15　ブレーキかけ忘れへの対応

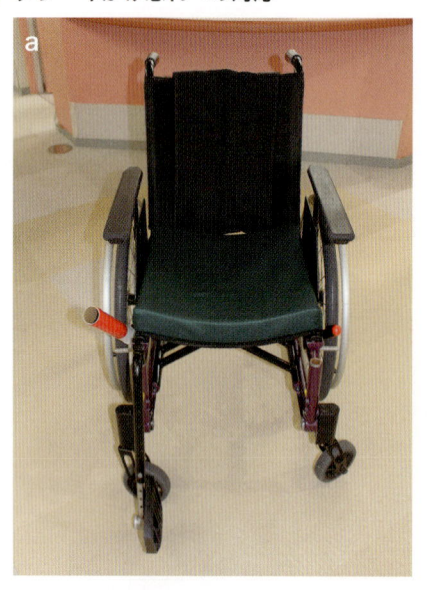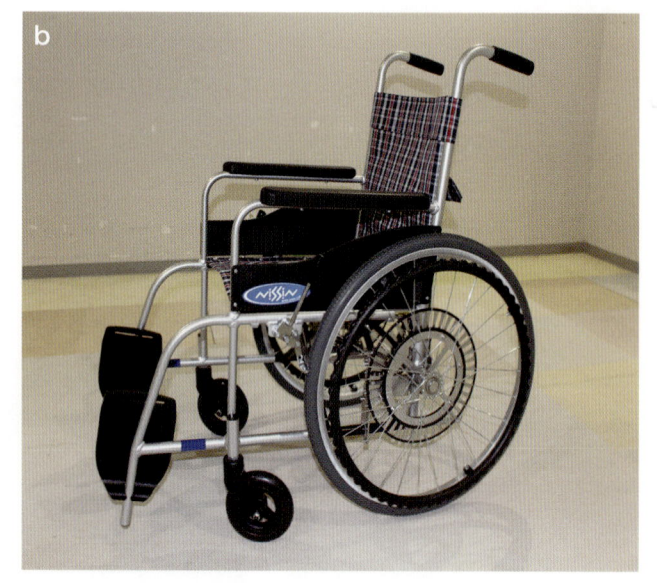

a. ブレーキを目立たせ，患側のフットレストをはずした車椅子　　b. 自動ブレーキ付き車椅子：立ち上がると自動でブレーキがかかる

図16　車椅子の停止位置（右片麻痺例）

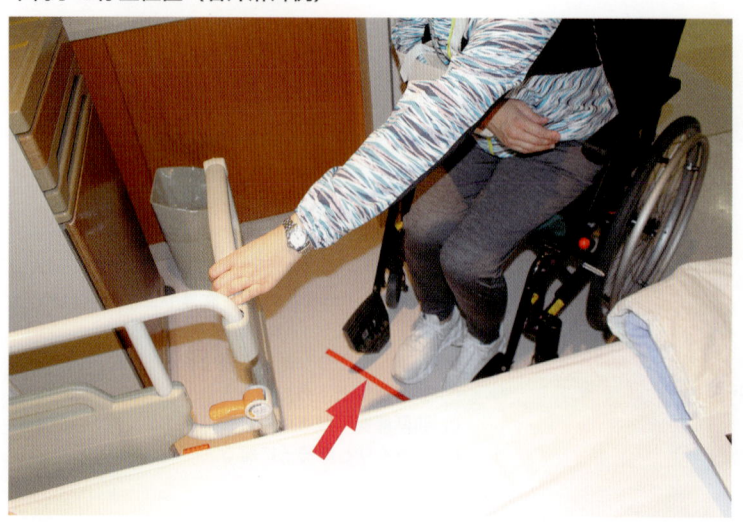

車椅子停止位置に目印を付ける

図17　移乗（右片麻痺例）

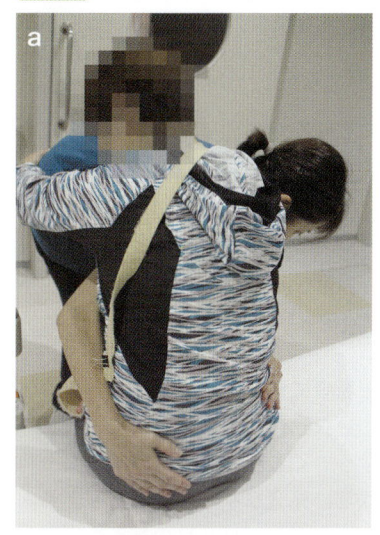

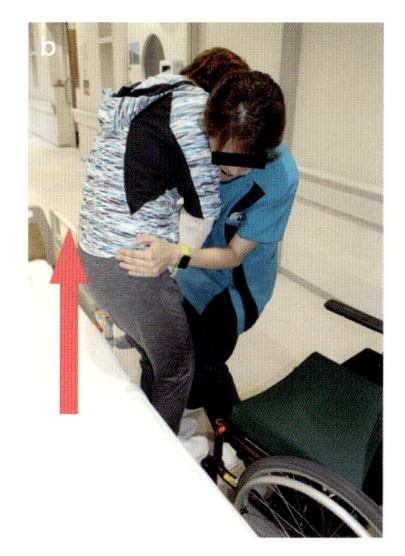

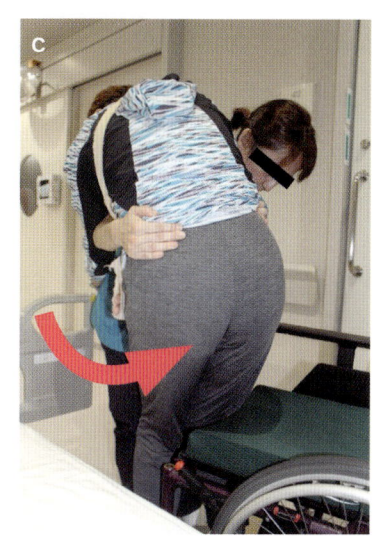

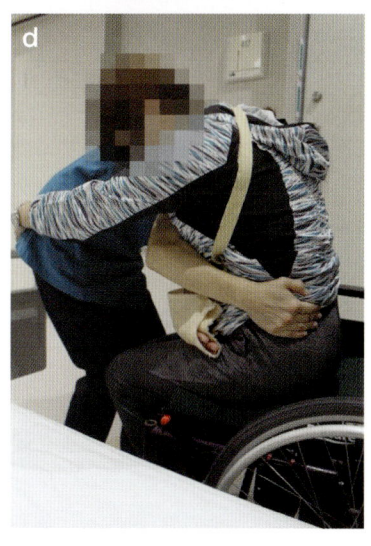

a. 看護師は自分の肩に患者の非麻痺側上肢を回させ，腰を低くして患者の体を自分にもたれかけさせる。
b. 患者の腰をつかみ，患者の膝に自分の膝をあてて膝を伸ばしながら立ち上がらせる。
c. その後，車椅子の方へ向きを変える。
d. ゆっくりと座らせる。

図18　姿勢修正

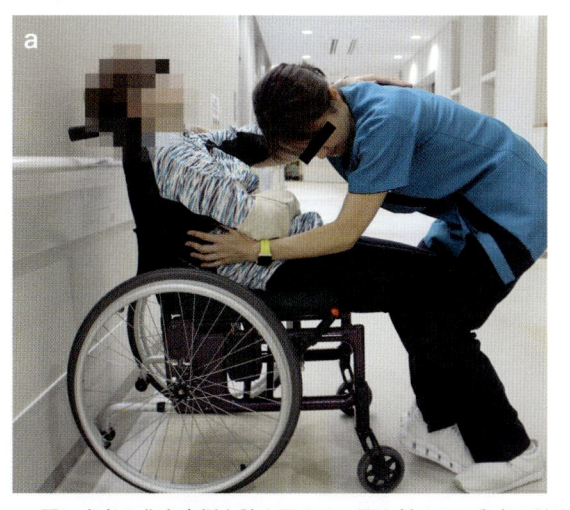

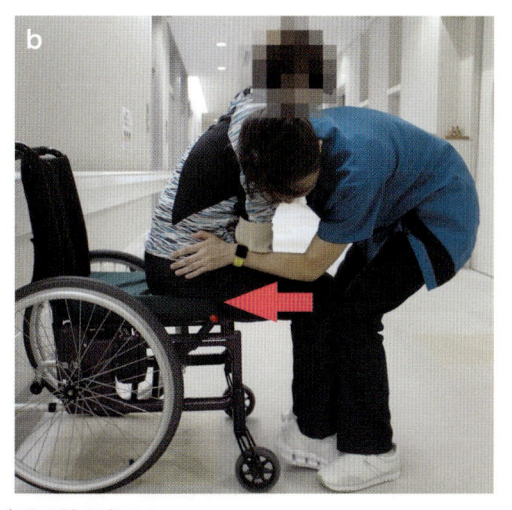

a. 肩に患者の非麻痺側上肢を回させ，腰を低くし，患者の膝に自分の膝を当てる。
b. 患者の腰に手を回し，患者を前屈させながら腰を浮かせ，膝を押して深く座らせる。

▌▌移動（車椅子駆動）

- 非麻痺側上下肢を協調させて駆動する。左半側空間無視があると左側の壁にぶつかっても気づかなかったり，麻痺側上下肢が車椅子から落ちていても気づかなかったりするため注意する。
- 駆動中の姿勢を正しく保持する。下肢の駆動により殿部が前進しずり落ちそうになる場合は，座面にすべり止めのためのマットを用いたり，体が落ちないよう工夫する。

> **更衣・整容**

- 衣服は個人の生活スタイルや四季に合わせたり，目的に応じた装いをすることでより活動的に動くことができる。またその人らしさが表現されるものでもある。しかし片麻痺患者にとっての更衣動作は容易ではない。
- 特に失行や半側空間無視，構成障害などを抱えた患者にとっては，統一した着脱方法を繰り返し練習していくことが大切なものの，更衣動作そのものが苦痛となる場合がある。衣服の工夫や精神的な支えが必要となってくる。整容は非麻痺側肢で行えるが，高次脳機能障害の影響を受ける場合には常に見守りが必要なこともある。
- いずれは家庭や社会に復帰することを念頭に，入院中からメリハリのある生活習慣を意識付けていくよう働きかける。

▌▌上衣の着脱

- 着衣の際には，原則的には先に麻痺側上肢を袖に通し，次に非麻痺側上肢を袖に通す（図19）。かぶり型では麻痺側の可動域の状態に応じ，麻痺側上肢の次に非麻痺側上肢を通すかあるいは頭を通すかは個々の状態に合わせて行う。
- 脱衣の際には，原則的には先に非麻痺側上肢を袖からはずし，次に麻痺側上肢を袖からはずす。場合によっては頭から先に脱ぎ，次いで非麻痺側上肢，麻痺側上肢の順のこともある。非麻痺側上肢の袖は膝の部分で押さえたり，歯でかんで引っぱり脱ぐ方法もある。
- 着衣後の修正介助を行う。高次脳機能障害ではボタンの掛け違いや表裏の誤り，左側の衣服の乱れなどがあっても気づかないことがあるため，口頭指示で修正を促す。その際は自尊心を傷つけないよう配慮する。

図19 前開き型上衣の更衣介助（右片麻痺例）

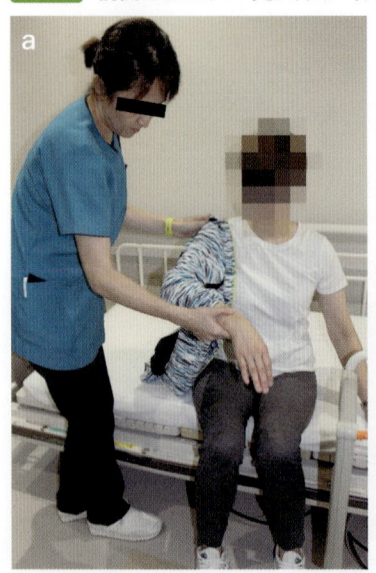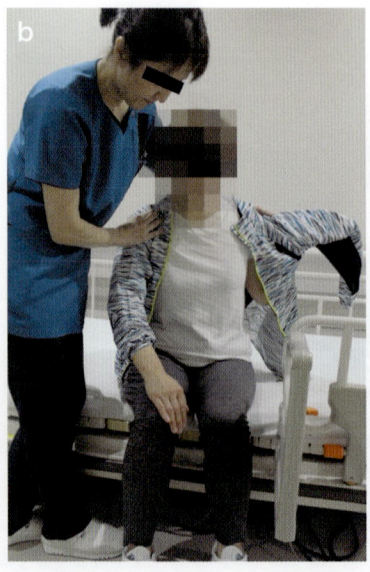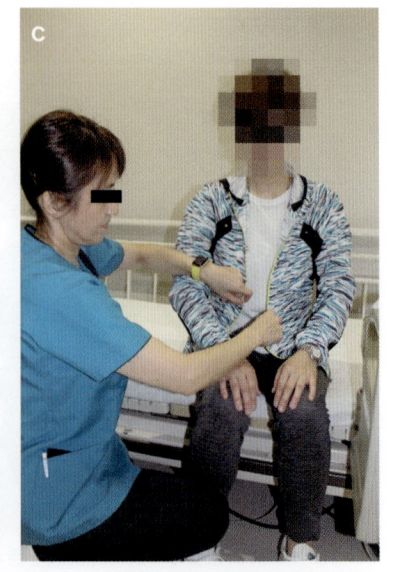

a. 袖に麻痺側上肢を通す。 b. 麻痺側肩まで上衣を十分に上げてから非麻痺側肩へ回す。 c. 袖に非麻痺側上肢を通す。

▐▐ 下衣の着脱

● 座位や立位の保持・バランスに応じ更衣姿勢を工夫する。
● 着衣の際には，原則的には麻痺側下肢から通し，次に非麻痺側下肢を通す。床上で行う場合には，膝上までウエスト部分を引き上げるのは長座位で行い，最後は臥位で腰を浮かせ引き上げる。
● 脱衣の際には，原則的には非麻痺側下肢から脱ぎ，次に麻痺側下肢を脱ぐ。

▐▐ 整容

● 洗面は可能なら車椅子に乗車し洗面所で行う。
● タオル絞りは蛇口の柄を用いて行う（図20）。
● 歯磨き動作は，失行などがあると動作に混乱をきたしやすいため手を添えるなどの介助が必要となる。また磨き残しがあっても気づかないこともあるため，確認を行う。
● 髭剃りは鏡の前で行う。半側空間無視があると麻痺側の剃り残しや全体が粗雑な仕上がりのことがあるため，鏡で動作をチェックさせるようにする。失行では電気かみそりを頭に当てたり，口にくわえたりすることがあるため注意する。

図20 蛇口を使ったタオル絞り（右片麻痺例）

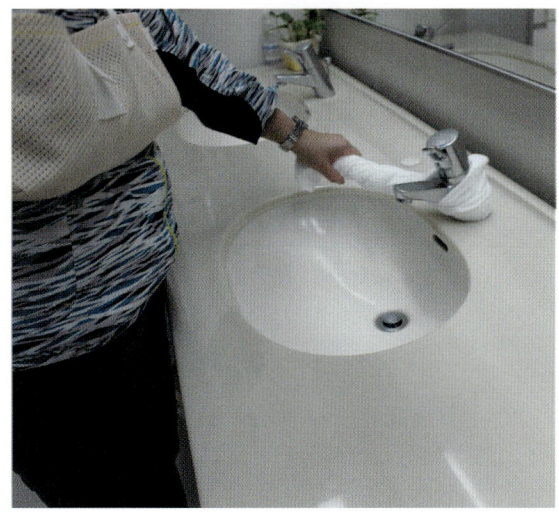

蛇口にタオルを掛け，ひねりながら絞る。

入浴

● 身体の汚れは免疫力を低下させ，また不潔感は社会生活にも影響を及ぼすことがある。入浴は身体の清潔を保つのみでなく血液循環を促進し，身体的・精神的な緊張を和らげ疲労回復にも効果がある。また介助する看護師にとっても全身状態を直接観察するひとつの機会となる。
● 浴室内はすべりやすく転倒の危険があり，運動麻痺を抱えた患者の多くは恐怖感や不安をもちやすい。看護師は患者が安全で安楽な入浴動作を習得できるよう，個々の状態に合わせた援助をしなければならない。また入浴動作は介助に力を必要とするため自宅復帰に際しては患者・家族双方が納得のいく介助方法を考慮する。
● 転倒防止のための環境調整を行う。脱衣所と浴室との間の戸の敷居，水でぬれた床，狭い浴槽の縁などの危険箇所に工夫をする（図21）。
● 自立にむけた道具の工夫をする。体を洗うタオルにループをつけたり，ブラシを使ったりする（図22）。
● 湯の温度確認を指導する。感覚障害がある場合は特に注意が必要である。確認は非

麻痺側で行う。

- シャワーチェアでの座位保持を行う。座位保持が不良な場合はそばを離れないようにする。
- 動作手順や洗い残しを確認する。半側空間無視では身体の半分を洗い残したり，失行では洗髪や体を洗う動作自体に混乱をきたしたりすることがある。
- 室内の温度調整を行う。浴室と脱衣所の室温の差が大きいと循環動態に影響することがあるため注意する。
- 浴槽の出入りのためにシャワーチェアと浴槽の高さはなるべく同じ高さにし，浴槽の出入りの際は浴槽の縁にいったん腰をかけ，一足ずつ出し入れする（図23）。

図21 浴室の環境調整

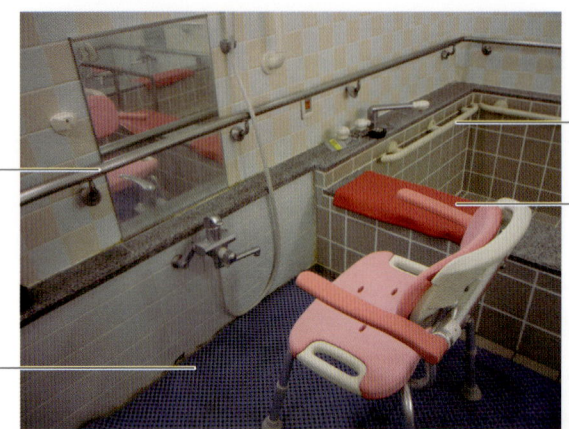

壁の手すり ──

浴室床の滑り止めマット ──

── 浴槽内の手すり

── 浴槽縁に敷いた滑り止めマット

図22 自助具

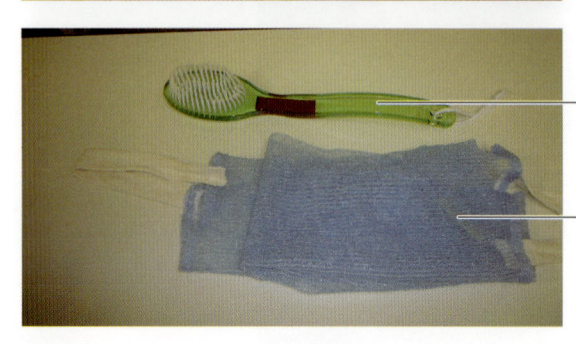

── ボディブラシ

── ループ付きタオル

図23 出槽の介助（右片麻痺例，a→b）

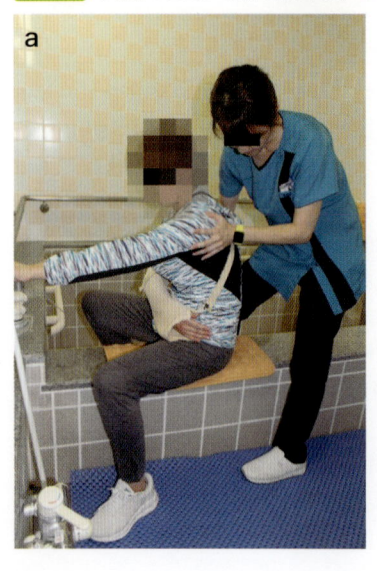 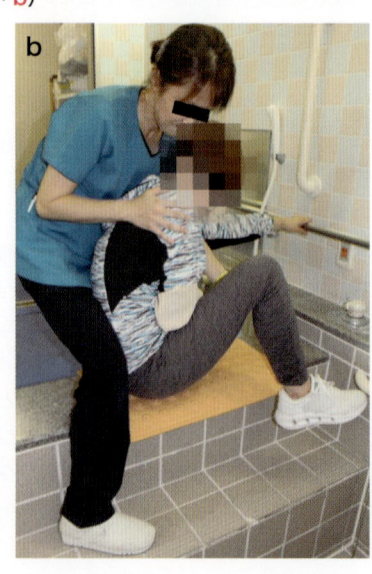

a. 浴槽の縁に腰をかけ，非麻痺側下肢を出す。
b. 非背を支えながら麻痺側下肢を出す。

家庭復帰支援の実際

- リハビリテーションの目標は，生活の場における機能維持向上や活動の拡大である。脳卒中患者は社会復帰まで長い期間を要することも多く，患者状況から必要な支援内容も変わるため，自施設内のチーム医療だけでなく，他機関や福祉・介護職など多職種との連携が必要である。これらの連携を整えるために支援していくことが，リハビリテーション看護の役割である（図24）。
- 脳卒中による障害の完治は困難であるため，患者とその家族は程度の差はあれ生活スタイルの変更を余儀なくされることも少なくない。患者の在宅生活における家族の関わりは影響が大きいため，家族のアセスメントを十分にしたうえでアプローチの時期と方法を考えていく。

患者教育（再発予防）・家族指導（介護指導）

- 脳卒中の危険因子には動脈硬化，高血圧，脂質異常症，糖尿病，肥満，不整脈などがあり，危険因子となる生活習慣には喫煙，大量飲酒，ストレス蓄積などがある。
- 一度脳卒中になると，再発するリスクは非常に高くなり，それも一度目とは異なる部位に再発することから，身体的・精神的・社会的影響は大きく，その後の人生を一変する可能性が高い。
- 再発は内服コントロールと生活習慣の改善によって8割程度減少するといわれており，患者およびその家族へ入院中からの継続した再発予防のための指導が重要である。
- 要介護等について，2022年国民生活基礎調査をみると，介護が必要になった主な原因は「脳血管疾患（脳卒中）」が19.0%と，認知症に次いで高い。在宅で介護す

III

F｜リハビリテーションの看護の実例　▼リハビリテーションの看護

図24　家庭・社会復帰支援の実際

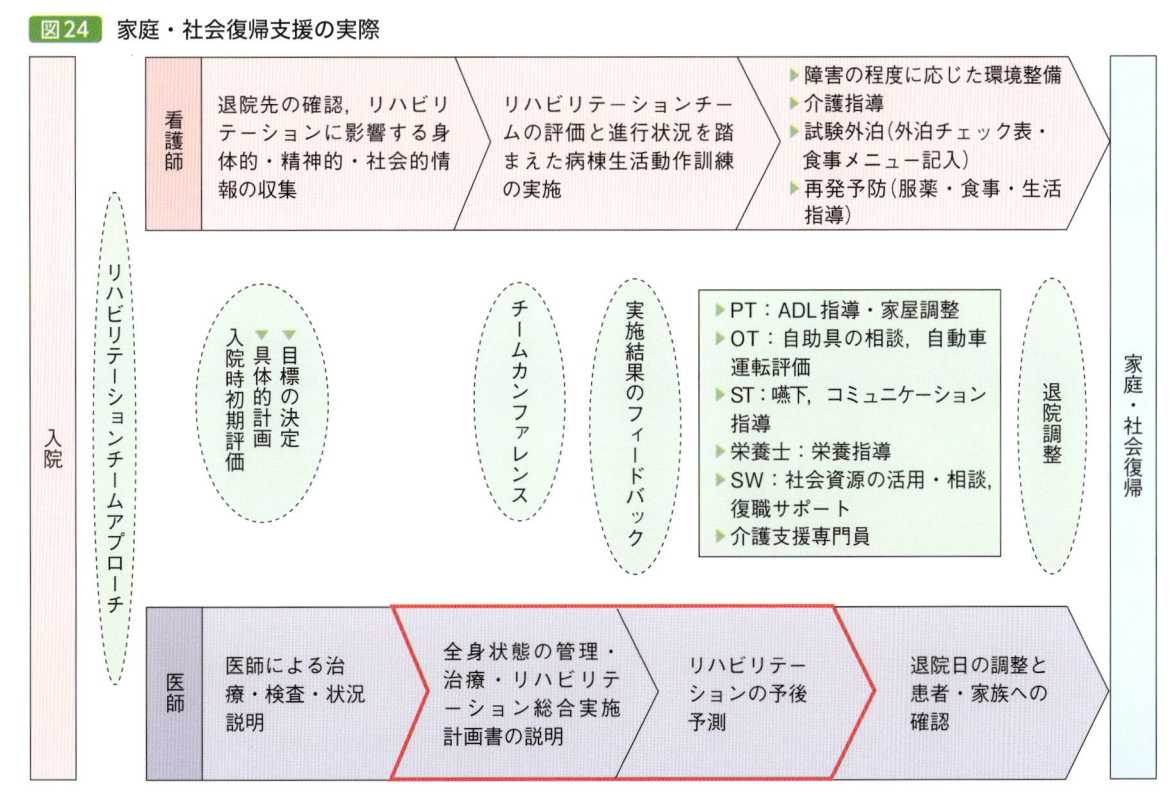

るケースは経済的な負担を理由に増加しており，また要介護者と同居している主な介護者の年齢は，男性で75.0％，女性で76.5％が60歳以上で，いわゆる「老老介護」のケースが相当数存在する。
- 家族は突然起こった事態に戸惑いや不安が大きく，危機的状況となっているため，看護師はそのような状況を理解し支援しなければならない。そのうえで，家族の支えと協力が，患者にとって回復意欲につながることを理解してもらい，移乗やトイレ動作などのADL介助，おむつ交換のケアなどを入院中の場面で一緒に実施したり，パンフレットを用いて指導することが必要となる（図25・26）。

図25 家庭指導用のパンフレット

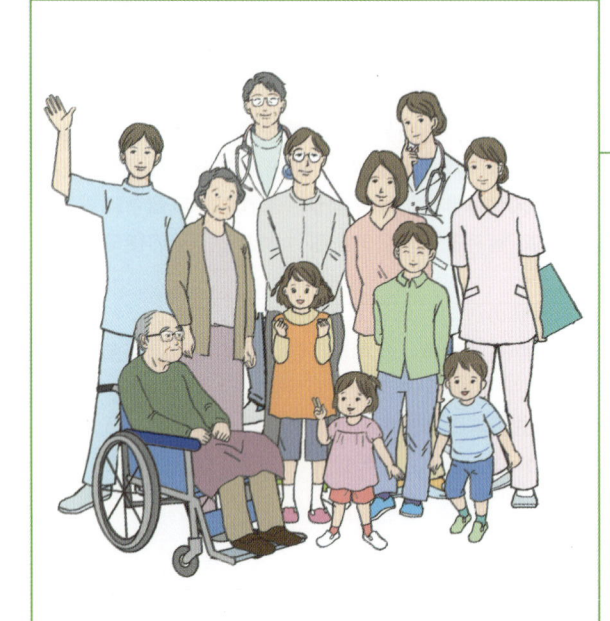

脳卒中で入院された方へ

秋田県立リハビリテーション・精神医療センター　4病棟

◆ 2 ◆　脳卒中を予防するための十カ条

この十カ条をもとに，自分の体調や生活習慣を見直してみましょう！！

- ㊀ 手始めに　高血圧　から　治しましょう
- ㊁ 糖尿病　放っておいたら　悔い残る
- ㊂ 不整脈　見つかり次第　すぐ受診
- ㊃ 予防には　たばこを止める　意志を持て
- ㊄ アルコール　控えれば薬　過ぎれば毒
- ㊅ 高すぎる　コレステロールも見逃すな
- ㊆ お食事の　塩分・脂肪　控えめに
- ㊇ 体力に　あった運動　続けよう
- ㊈ 万病の引き金となる　太りすぎ
- ㊉ 脳卒中　起きたらすぐに　病院へ

公益社団法人　脳卒中協会ホームページより抜粋

図26　在宅での介護技術ハンドブック

在宅での

介護技術ハンドブック

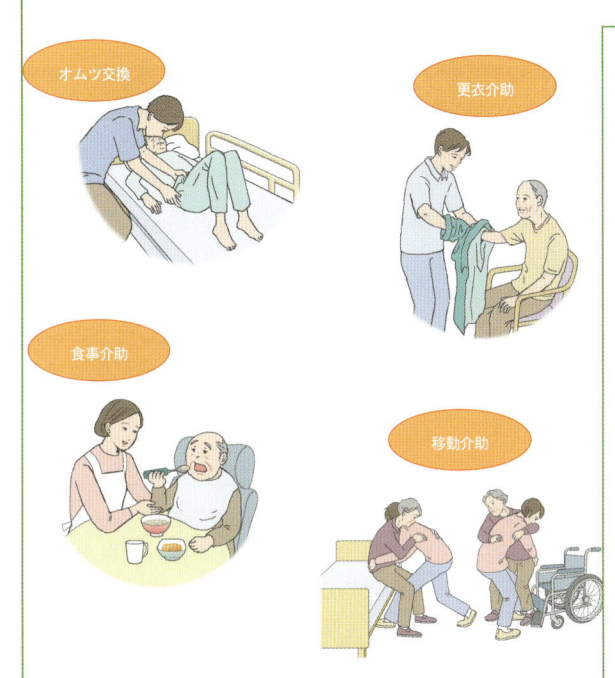

オムツ交換

更衣介助

食事介助

移動介助

<食事の介助>

・先に水分や汁物から口へ運びます。

・食べ物は横か下から口に入れましょう。

・一口目は誤嚥のリスクが高いため十分に注意します。

・食べ物はティースプーン1杯ほどの量を目安に口に運びます。

・飲み込んだことを確認してから次の分を口に運びましょう。

◎椅子に座って食事をする場合

座位
（ざ い）

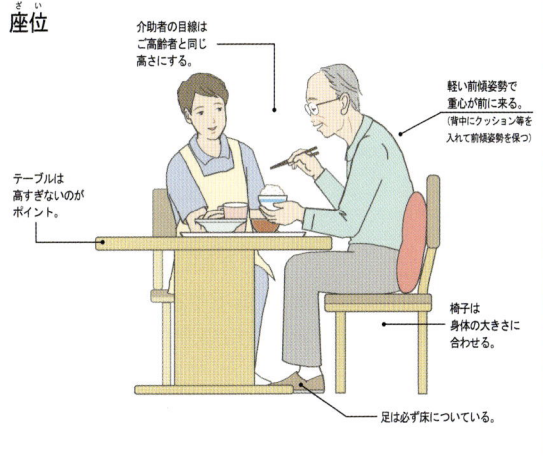

介助者の目線は
ご高齢者と同じ
高さにする。

軽い前傾姿勢で
重心が前に来る。
（背中にクッション等を
入れて前傾姿勢を保つ）

テーブルは
高すぎないのが
ポイント。

椅子は
身体の大きさに
合わせる。

足は必ず床についている。

在宅支援の進め方と地域医療連携

回復期リハビリテーション病棟退院後の機能・ADLの変化

- 回復期リハビリテーション病棟退院後1カ月からADLが低下する可能性があり，それ以降もさまざまな要因でADLが低下する可能性がある。特に，退院時のADLが低い，外出機会が少ない，高齢者や麻痺などの障害が重度の場合は，機能やADLが低下しないよう配慮する必要がある[1]。

- 退院後，リハビリテーション量が減るため，筋力低下，拘縮，褥瘡など廃用症候群となるおそれがある。患者に廃用症候群予防の教育や，退院後も継続し行うことのできる起立訓練や歩行訓練などのリハビリテーションプログラムの指導が重要である[1]。

退院後の機能・ADLの低下に関する調査

BI：Barthel Index

- 入院リハビリテーションを受け在宅復帰した脳卒中患者158名を対象とし退院時バーセルインデックス（BI）と退院後BIの時間的変化を調査では，退院時よりADLが低下した者が24.0%，低下しなかった者が76.0%であった。また，退院後2年間に退院時より機能レベルが低下する者の割合は少ないが，退院後2年以降に低下する者の割合が増加した[2]（図1）。

- リハビリテーション専門病院より自宅退院した脳卒中後遺症者130名を対象とした調査では，退院時よりBIが低下した者は33.1%，向上していた者は30.8%であった。非低下者の割合の時間的推移は，退院から1年で90.2%，2年で81.7%，3年で67.0%，4年で44.6%であり，非低下者の割合が75%となるのは退院から2年5カ月，50%となるのは3年10カ月であった[3]。

FIM：Functional Independent Measure

- 回復期リハビリテーション病棟より自宅退院した患者117名を対象とした，退院後1カ月後のFIM運動項目の調査では，セルフケア項目である整容・清拭・更衣上半身・更衣下半身と階段昇降において，退院1カ月後で低下し，脳血管障害患者の退院後FIMの平均値は低下していた[4]。

- 回復期リハビリテーション病棟から自宅退院した脳卒中者40名を対象とし，退院時ADLの6カ月後を調査し，FIM運動項目の平均得点が低下したものは43%で

図1　ADLの時間的推移 （文献1より引用）

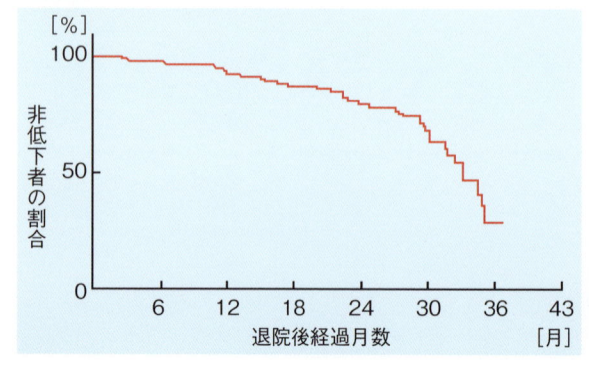

退院時バーセルインデックスを100として，その後の機能低下者の推移を示す。
退院後2年程度は機能低下者は少ないが，2年以降で機能低下者が増加する。退院時機能的状態が低いほど機能低下しやすい。機能的状態が低い患者が生活環境上の種々の問題に2年間さらされて機能低下することが推定されている。

あった[5]。

- 回復期リハビリテーション病棟から在宅復帰した75歳以上の脳卒中患者24名を対象とした調査では，退院6カ月後のADLが退院時に比べて低下したものは20.8％であった[6]。

- ADL低下に関わる要因として以下のような点が報告されている。
- 退院時の機能レベルの低さが退院後の機能レベルを低下させる重要な要因であり，この機能低下は退院後2年以降に顕著である[2]。
- 入院期間，家屋周囲の環境，退院後にケガや骨折をするような転倒の有無，退院後の入院・入所の有無が要因として挙げられ，ADLが低下した者は低下しなかった者と比較し入院期間が長く，家屋周囲の環境が外出しにくく，退院後に入院・入所を経験している者の割合が多い[3]。
- 年齢，下肢の中枢運動麻痺の程度，屋外歩行の頻度を挙げ，高齢で運動麻痺が重度な者ほどADL低下が急速に起こり，屋外歩行の頻度が高い者ほどADL低下が緩やかである[7]。
- 在宅復帰後のADLに影響する因子として，家族参加型リハビリテーションの有無，性別，在院日数，自主訓練の頻度が挙げられる[6]。
- 在宅脳卒中患者に対してADL能力を維持・向上させるためには，町内までの活動を1〜3回／週以上を行うことが必要である[8]。

脳卒中治療ガイドライン2021〔改訂2023〕

- 『脳卒中治療ガイドライン2021〔改訂2023〕』[9] における生活期リハビリテーション診療に関連する内容と，『脳卒中治療ガイドライン2015』[10] における維持期リハビリテーションに関連する内容，および変更点を**表1**に示す。
- 『脳卒中治療ガイドライン2021〔改訂2023〕』では，歩行機能を改善するために，もしくは日常生活動作を向上させるために，歩行訓練，下肢筋力増強訓練が強く推奨されている。『脳卒中治療ガイドライン2015』でも，筋力，体力，歩行能力などを維持・向上させ，社会参加促進，QOLの改善を図ることが強く勧められており，在宅で生活する生活期脳卒中患者に対し，歩行訓練，下肢筋力増強訓練を行うことが勧められる。
- 『脳卒中治療ガイドライン2021〔改訂2023〕』への改訂において，インターネットなどを用いた遠隔リハビリテーション診療を導入することを考慮してもよいという推奨文が追加されている。
- 『脳卒中治療ガイドライン2021〔改訂2023〕』において，亜急性期以降のリハビリテーション診療の進め方として，機能改善と活動性維持のための患者および家族教育に関する内容（**表2**）と日常生活動作障害に関する内容（**表3**）を示す。
- 在宅生活を送る脳卒中患者を対象に，患者の行動変容を長期的に継続させることを目的として，"問題に自ら対応しながら新しい生活習慣に取り組み，安定した感情で生活を送れること"を目指す自己管理プログラムを導入したところ，生活の質（QOL）が向上し自己効力感（自ら適切な行動を選択し，それを遂行可能と認知できる能力）が高まったことが複数のランダム化比較試験（RCT）で示された。

RCT : randomized clinical trial

- RCTによって，入院中からの在宅リハビリテーションの指導および退院後の在宅リハビリテーションの試行はADLを向上させることが示されている。

表1 『脳卒中治療ガイドライン2021〔改訂2023〕』と『2015』の比較 （文献9〜11を基に作成）

脳卒中治療ガイドライン2015：維持期リハビリテーション	脳卒中治療ガイドライン2021〔改訂2023〕：生活期のリハビリテーション診療	変更点
回復期リハビリテーション終了後の慢性期脳卒中患者に対して，筋力，体力，歩行能力などを維持・向上させ，社会参加促進，QOLの改善を図ることが強く勧められる（グレードA）。そのために，訪問リハビリテーションや外来リハビリテーション，地域リハビリテーションについての適応を考慮するよう強く勧められる（グレードA）	在宅で生活する生活期脳卒中患者に対して，歩行機能を改善するために，もしくは日常生活動作を向上させるために，トレッドミル訓練，歩行訓練，下肢筋力増強訓練を行うことが勧められる（推奨度A，エビデンスレベル高）	歩行機能の改善，日常生活動作の向上を目的とした，歩行訓練，下肢筋力増強訓練は強く推奨 訪問リハビリテーションや外来リハビリテーションの適応についての推奨は削除
個々の患者の障害・ニードに対応したオーダーメイドのリハビリテーション・アプローチを行うよう勧められる（グレードB）	地域におけるグループ訓練やサーキットトレーニングを行うことが勧められる（推奨度A，エビデンスレベル高）	地域におけるグループ訓練およびサーキットトレーニングという具体的アプローチが明記
―	自動車運転再開の希望がある場合，その可否を慎重に判断することが勧められる（推奨度A，エビデンスレベル中）	自動車運転再開に関する推奨文が追加
復職を希望する場合，就労能力を適切に評価し，そのうえで，職業リハビリテーションの適応を考慮してもよい（グレードC1）	復職を目指す場合，就労意欲，就労能力，職場環境を適切に評価したうえで，産業医との連携のもとに職業リハビリテーションを行うことは妥当である（推奨度B，エビデンスレベル低）	復職に関する推奨度が高くなった
―	インターネットなどを用いた遠隔リハビリテーション診療を導入することを考慮してもよい（推奨度C，エビデンスレベル中）	遠隔リハビリテーション診療に関する推奨文が追加
在宅生活の維持，支援するための間欠入院によるリハビリテーションを行うことを考慮してもよい（グレードC1）	―	間欠入院によるリハビリテーションに関する推奨は削除

表2 機能改善と活動性維持のための患者および家族教育 （文献9を基に作成）

	推奨度	エビデンスレベル
患者と家族もしくは介護者を対象とし，多職種チームによる情報提供（基本動作およびADLの現状，継続的な訓練の必要性とその内容，介護方法，脳卒中発症後のライフスタイル，福祉資源など）脳卒中知識の啓発が勧められる	A	中
危険因子の管理には，効果的な介護福祉サービス提供のための組織改編を目指した啓発と行動介入が勧められる	A	中
患者の行動変容を長期的に継続させるたけには，対面，郵便，オンラインなどによって自己管理プログラムを提供することは妥当である	B	高
家族もしくは介護者に対して，対面，郵便，オンラインなどによる支援を提供することは妥当である	B	中

表3 日常生活動作障害 （文献9を基に作成）

	推奨度	エビデンスレベル
ADLを向上させるためには，姿勢保持能力や下肢運動機能の改善を目的とした訓練を行うことは勧められる	A	高
麻痺側上肢を強制使用させる訓練，課題指向型訓練，鏡像を用いた訓練，ロボットを用いた訓練を行うことは妥当である	B	中
感覚刺激やバーチャルリアリティを用いた訓練を行うことを考慮してもよい	C	中
反復性経頭蓋磁気刺激，経頭蓋直流電気刺激，電気刺激療法を行うことを考慮してもよい	C	高
在宅リハビリテーションを行うことは妥当である	B	中

- 生活期リハビリテーション医療は，回復期リハビリテーション病棟を退院した後，主に生活の場で展開されるリハビリテーション医療である。

- 生活期においては，医療従事者は不在であり，生活の主役は患者自身であり，患者自らの考えで，主体的に行動する必要性が生じてくる。患者自らが行動することをしなければ，日常活動は低下する。逆に生活期の患者の活動性を向上させるためには，自ら主体的に行動をしていくことを促す必要がある。

- 患者自らが獲得したい行動（主体性）を見つけだし，動機付けを行い，個々の患者の障害の程度に適した訓練プログラム（個別性）を作成し，定期的なチェックと訓練内容の更新を行い（継続性），家にある物を利用しながら気軽に行える（簡便性）訓練プログラムを患者が療法士不在でも自主的に行うことが望ましい[12]。

- 生活期では患者は自宅で生活を送っており，介護保険による訪問リハビリテーションやデイケアなどを利用，ヘルパーによる家事援助などもあり，自宅を中心に介護サービスは展開される。そのため，関わるスタッフは事業所も別，介入時間も別であり，必要なタイミングに合わせてコミュニケーションをとることは，病院でのリハビリテーション治療に比べてハードルが高い。生活期であっても多職種で連携しながらリハビリテーション治療を進めることは重要なポイントとなっている[13]。

- 厚生労働省は団塊の世代が75歳以上となる2025年を目途に，要介護状態となっても住み慣れた地域で自分らしい暮らしを人生の最後まで続けることができるよう，住まい・医療・予防・生活支援が一体的に提供される地域包括ケアシステムの構築を目指している[14]（図2）。

図2　地域包括ケアシステム（文献14より引用）

○ 団塊の世代が75歳以上となる2025年を目途に、重度な要介護状態となっても住み慣れた地域で自分らしい暮らしを人生の最後まで続けることができるよう、住まい・医療・介護・予防・生活支援が一体的に提供される地域包括ケアシステムの構築を実現していきます。

○ 今後、認知症高齢者の増加が見込まれることから、認知症高齢者の地域での生活を支えるためにも、地域包括ケアシステムの構築が重要です。

○ 人口が横ばいで75歳以上人口が急増する大都市部、75歳以上人口の増加は緩やかだが人口は減少する町村部等、高齢化の進展状況には大きな地域差が生じています。

　地域包括ケアシステムは、保険者である市町村や都道府県が、地域の自主性や主体性に基づき、地域の特性に応じて作り上げていくことが必要です。

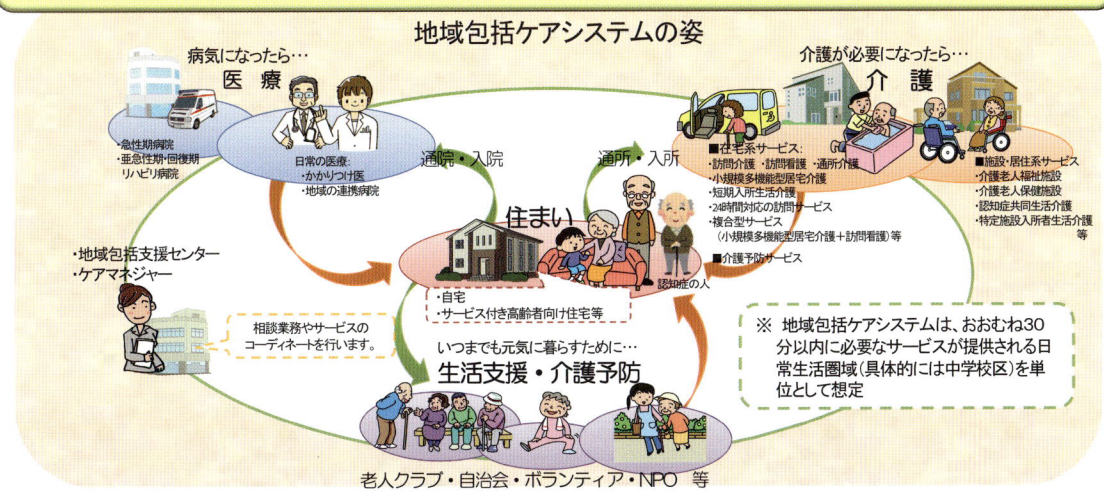

- 遠隔リハビリテーションとは，情報通信技術を用いてリハビリテーションサービスを提供することである[15]。
- 脳卒中等中枢疾患，運動器疾患，呼吸器疾患，循環器疾患とさまざまな対象に対して，世界中で研究がなされており，その治療効果の判定が試みられている[16]。
- 遠隔リハビリテーションといっても使われているデバイスや方法は多様であり，代表的な方法は以下の通りである[16]。
  - ・電話を利用した介入
  - ・ウェブサイト，テレビ会議システムを利用した介入
  - ・テレビ会議システムとデバイスを併用した介入
- 『理学療法ガイドライン第2版』[17] において，「脳卒中患者に対し在宅での理学療法や遠隔地トレーニングは有用か」Clinical Questionに対し，「脳卒中患者に対して，生活指導を含む在宅での理学療法を行うことを条件付きで推奨する）」とされており，推奨の強さは条件付き推奨，エビデンスの強さはD（非常に弱い）となっている。推奨の条件は「ADLやIADL，QOL，歩行持久力の向上を目的とする場合」とされている。
- ただし，メタアナリシスに含まれた論文はほとんどが生活指導を含む在宅での理学療法についてであり，遠隔地トレーニングの効果については論文数が少なく，判断が困難であった[17] とされている。
- 診療報酬について，現状ではリハビリテーションに関する遠隔医療をカバーする評価がない。2022（令和4）年度診療報酬改定で"情報通信機器を用いた診療"に関する大きな進展がみられたが，急性期から回復期（前期）までの医師による診察と医学管理にとどまり，遠隔リハビリテーションだけでなく，テレナーシングなど他職種による取り組みへの評価も広がっていない[18]。

◆文献

1) 新城五朗：総論-回復期リハビリテーション病棟入院中の在宅生活に向けた準備．総合リハ 47（9）：833-838，2019.
2) 砂子田 篤：慢性期脳卒中の機能維持のために 機能的状態の予後予測．総合リハ26：1119-1125，1998.
3) 千知岩伸匡ほか：在宅脳卒中後遺症者におけるADLの経年変化とその関連要因．神大医保健紀要 18：1-12，2002.
4) 芳野 純ほか：回復期リハビリテーション病棟患者の退院後日常生活活動変化の特徴と関連因子．理学療法科学 23：495-499，2008.
5) 荒尾雅文ほか：脳卒中者における「退院時ADL」と「退院6ヵ月後ADL」の差に関しての研究-回復期リハビリテーション病棟退院6ヵ月後の調査．PTジャーナル 43：275-280，2009.
6) 西尾大祐ほか：回復期リハビリテーション病棟から在宅復帰した高齢脳卒中患者の日常生活活動に影響を及ぼす因子．理学療法科学 29：725-730，2014.
7) 原田和宏ほか：発症後1年以降の脳卒中患者におけるADL能力の低下量の予測に関する検討．理学療法学 30：323-334，2003.
8) 浜岡克伺ほか：在宅脳卒中患者の生活範囲は日常生活活動能力の変化に影響する．理学療法科学 27：465-468，2012.
9) 日本脳卒中学会 脳卒中ガイドライン委員会：脳卒中治療ガイドライン2021，協和企画，2021.
10) 日本脳卒中学会 脳卒中ガイドライン委員会：脳卒中治療ガイドライン2015，協和企画，2015.
11) 松野悟之：脳卒中治療ガイドライン2021におけるリハビリテーション領域の動向．理学療法科学 37：129-141，2022.
12) 川手信行：回復期リハビリテーション病棟から生活期への移行．Jpn J Rehabil Med 58：522-527，2021.
13) 勝谷将史：リハビリテーション診療に使えるICT活用術-地域医療連携におけるICTの活用-．MB Med Reha278：41-46，2022.
14) 厚生労働省：2025年の地域包括ケアシステムの姿．（https://www.mhlw.go.jp/stf/seisakunitsuite/

bunya/hukushi_kaigo/kaigo_koureisha/chiiki-houkatsu/）2023年9月閲覧

15）Brennan DM, et al.：A blueprint for telerehabilitation guidelines-October 2010. Telemed J E Health 17：662-665, 2011.

16）亀田佳一：遠隔リハビリテーションを用いた課題解決-日本，カンボジア，ベトナムでの実証ととおして-．J Clin Rehabil 32：593-598，2023.

17）日本理学療法学会連合 理学療法標準化検討委員会ガイドライン部会：理学療法ガイドライン，第2版，医学書院，2021.

18）長谷川高志：遠隔リハビリテーション治療・支援のさらなる展開 現状と課題．総合リハ 51：251-256，2023.

家屋評価と住宅改修

家屋評価

目的

- 以下の作業を行うための基礎資料とする。
  - ・退院に向けて治療目標と治療プランの修正を行う。
  - ・患者の退院後生活における自立と安全について指導する。
  - ・家屋の構造的なバリアを把握し，バリア解消の方法を検討する。
  - ・家屋構造からみて必要な福祉用具を提案する。

進め方

▎▎①障害の特徴を把握

- 患者の障害について特徴を把握する。

▎▎②家屋構造について情報収集

- 自宅退院が想定された段階で，家族に家屋状況チェック用紙を渡し，家屋構造についての情報を収集しておくと，改修対象となる箇所を絞りやすい。
- 家屋状況チェック用紙は，おおまかな見取り図のほかに，外部から玄関までのアプローチ，廊下，自室，トイレ，洗面所，浴室，台所，居間などの写真を貼付してもらうと便利である。

▎▎③構造的バリアの評価

- 構造的バリアの評価は，空間ごと（部屋，廊下など）に行う（**表1，図1**）。

表1 構造的バリアの評価

空間	調査内容の例
外部から玄関までの空間	段差，手すり，ドアの幅，ドアノブの高さ，ドアの開く方向
家屋内	通路の段差，手すり，寝室が1階か2階か
寝室	入り口の幅，ドアの開く方向，手すり，段差，ベッドの高さ，車椅子移乗・回転スペース
居間	ドアの幅，ドアノブの高さ，ドアの開く方向，手すり，段差，ソファーや椅子などの有無，高さ
浴室	段差，手すり，ドアの幅，ドアノブの高さ，ドアの開く方向，蛇口の位置・高さ，シャワーの位置・高さ，浴槽の高さ・深さ
	脱衣所や洗面台のスペース，浴室への動線
トイレ	便座の高さ，左右・前面の広さ，手すりの位置・高さ，トイレットペーパーをとりやすいか
台所	シンクの高さ，食器棚までの距離，冷蔵庫の位置，テーブルの位置，食事の場所

図1 訪問評価票

訪問評価表

名前＿＿＿＿＿ S ＿＿＿＿＿様＿＿＿＿＿＿＿＿＿＿＿ ＿

＿＿＿＿年＿＿＿＿月＿＿＿＿日

移動手段：屋内＿＿＿＿車いす＿＿＿＿＿（自立）屋外＿＿＿＿車いす＿＿＿＿（非自立）

	現状	指導内容・その他
玄関	**アプローチ** 手すり(高さ　　　　cm ・ 無) 段差(① 15cm/② 　cm/③ 　cm)	15cmの溝は木材で段差解消スロープを作成
	上がり框 手すり(高さ　　　cm ・ 無) 段差(① 2 cm/② 17.5 cm/③ 23 cm)	上がり框の段差には，軽量タイプで最大の長さ2,500ｍｍの移動式スロープをレンタルする。実母が設置や移動可能か後日確認必要。
居間	ドア(幅 83 cm、段差 2 cm・無) ソファ(座面高　　　30 cm・無) 食事場所(車いす用テーブル 　　)	既存のソファーの高さが低いので天井-床にアシストバーを設置して移乗動作の安全性を確保する。
トイレ	ドア(幅　　　78.0 cm) 段差(　　　6.0 cm ・ 無) 手すり(形状　　、高さ　　cm・無)	6cm高の三角板を作成して，足の置き場を作る。左右に手すりを設置してトイレ内の歩行での移動を可能とする。

		指導内容・その他
浴室	ドア(幅　　　70.0 cm) 段差(　　　1.5 cm・無) 手すり(高さ　　cm・無) 浴槽(幅　　cm、長さ　　cm 深さ　　cm、床からの高さ　　cm)	自宅でのシャワー浴を可能とするため、壁に立位保持用の縦手すりを設置する。 折り畳み式で肘掛けありのシャワーチェアーを用意する。
洗面所	ドア(幅　　　　cm) 段差(　　　cm・無)	玄関前にある洗面台は利用困難なため、台所のシンクを活用する。車いすで接近できるようシンク台を加工する。
寝室	ドア(幅　　　170 cm) 段差(　　　2.0 cm・無) ベッド (有・無)	入口の段差は三角板で対応する。ベッドはレンタルでアシストバーを設置する。
通路	幅　トイレ前 69.0cm 広い廊下170cm 手すり(高さ 77.0cm)　手すり幅90cm	トイレ前の廊下が狭いので、壁下に保護材を取り付けることを勧めた。

住宅改修

住宅改修で考慮すべき事項

- 身体機能を十分に把握し，できる限りの自立と安全を得る。
- 患者のこれからの生活設計，ニーズを最優先させる。
- 日常生活で頻繁に行う課題，自立に欠かせない課題に配慮する。
- 患者の経済状況を考えた実現性のある改修にする。
- 住宅改修と福祉用具をうまく組み合わせる。

改修案の提示

- 家屋評価時に，住宅施工業者，福祉用具業者，ケアマネージャーなどと討議したものを改修案としてまとめ，改修の見積もり作成や，福祉用具選択に活用する。
- 訪問評価票（図1）に基づいて，リハスタッフが作成した改修案を図2～9に示す。

手すり

- 横手すりの高さは75cm程度あるいは大転子の高さ（杖の高さ）を目安とする。
- 狭い空間で起立や立位保持を容易に行うには，縦手すりやL字型手すりを検討する（例：脱衣所，浴室内，トイレ）。
- 玄関の上がり框に手すりを設置する際は，段差昇降のパターンを考慮するとともに，家族の出入りや物の運搬を阻害しないように配慮する。

車椅子操作

- 車椅子が通過するドアや通路の幅は80～90cm程度が望ましい。狭い廊下を改修できないときには，横幅ができるだけ狭い車椅子を準備する，保護材などを廊下の壁に付けるなどの工夫が必要となる（図4）。

図2 玄関アプローチ

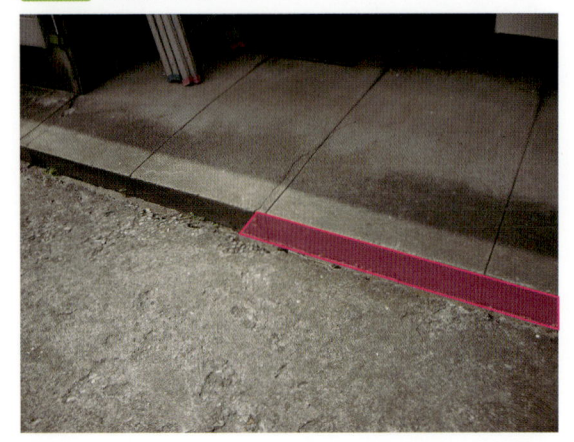

問題点：幅150mmの溝が玄関前にあり，車椅子での移動に
　　　　支障あり。
解決策：施工業者に依頼し，木材をはめ込み，溝を平らにす
　　　　る。

図3 玄関

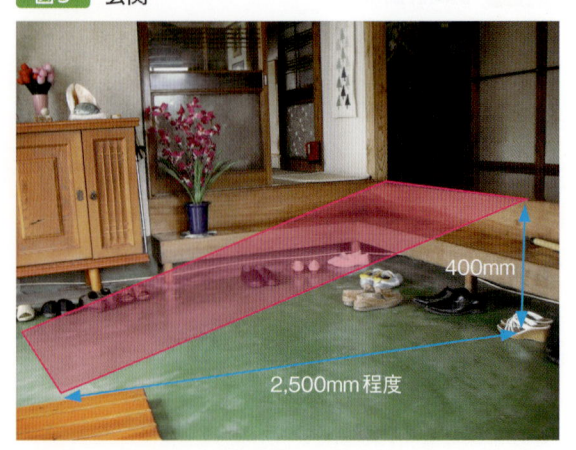

問題点：上がり框が2段合わせて400mmと高い。
解決策：傾斜角度を考慮し軽量タイプでは最大の長さ2,500
　　　　mmの移動式スロープをレンタルする。介助者が介
　　　　助可能か後日確認。

図4 トイレ前廊下と居間・寝室・台所の廊下

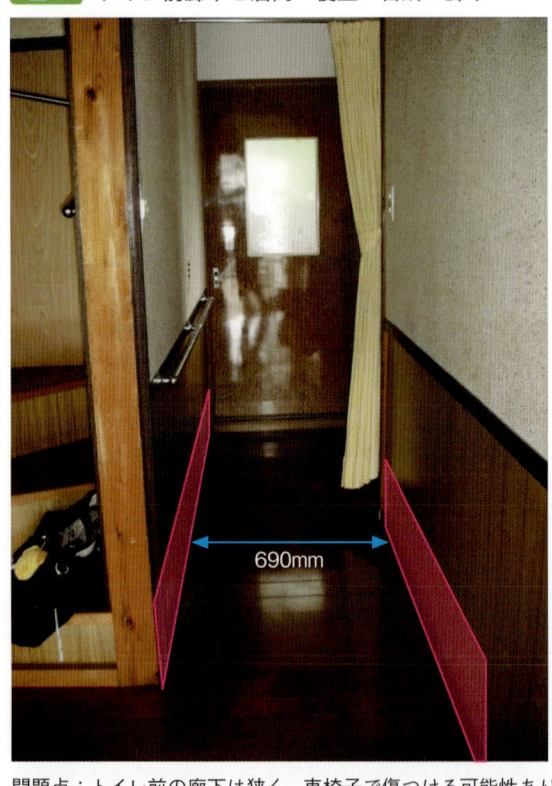

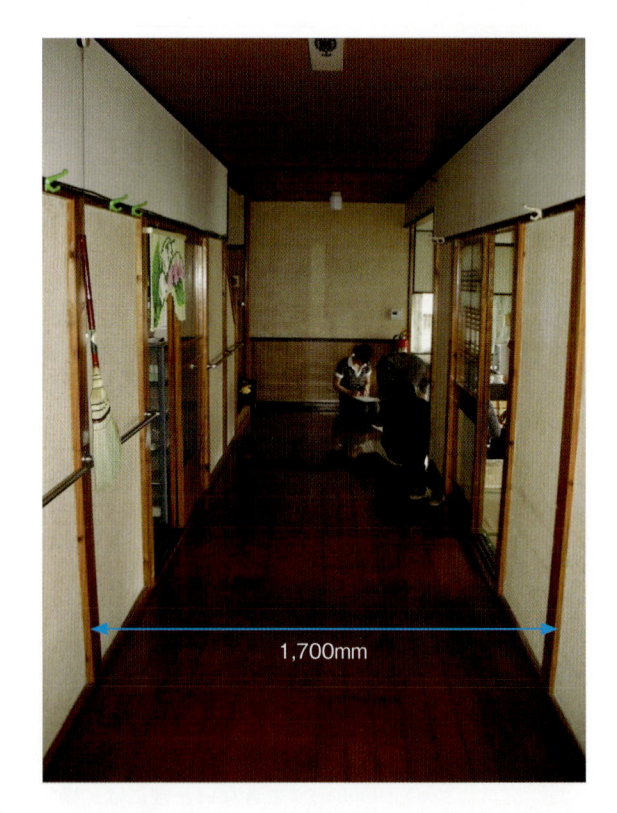

問題点：トイレ前の廊下は狭く，車椅子で傷つける可能性あり。
解決策：壁下側に保護材が必要と思われる。訪問時，実際に車椅子で廊下を移動してもらい，自力駆動が可能であることを確認
　　　　する。

図5 寝室

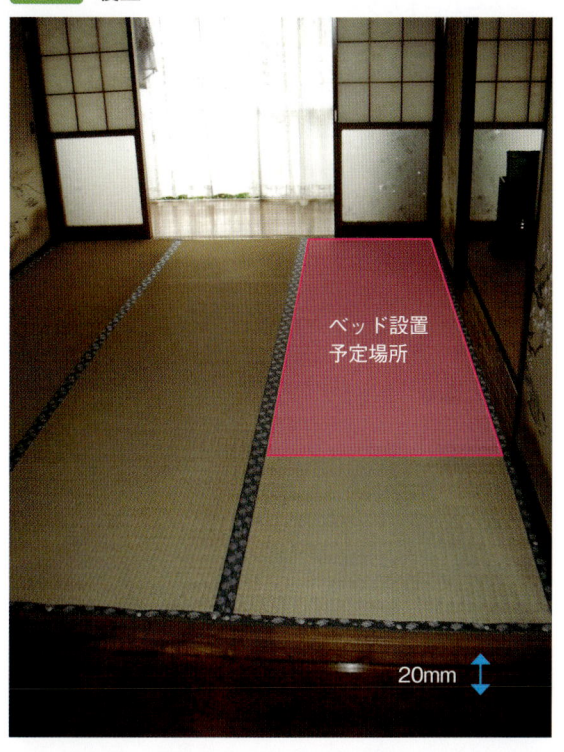

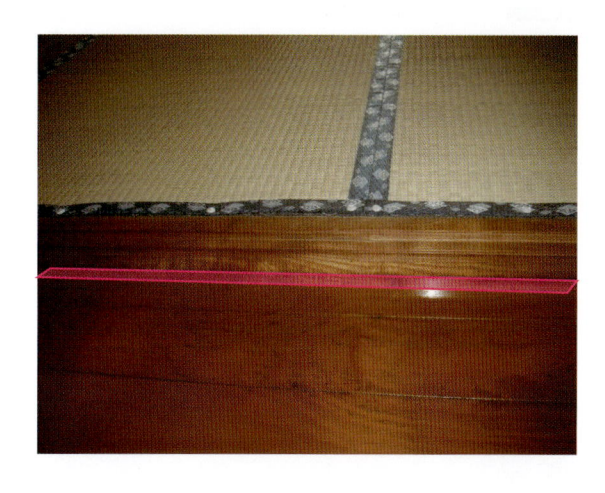

問題点：高さ20mmの敷居あり。
解決策：段差は三角板にて解消し，車椅子での移動を可能にする。ベッドはレンタルでアシストバーをつけ，ベッド高を病院で使用している高さに設定する。

図6 トイレ（1）

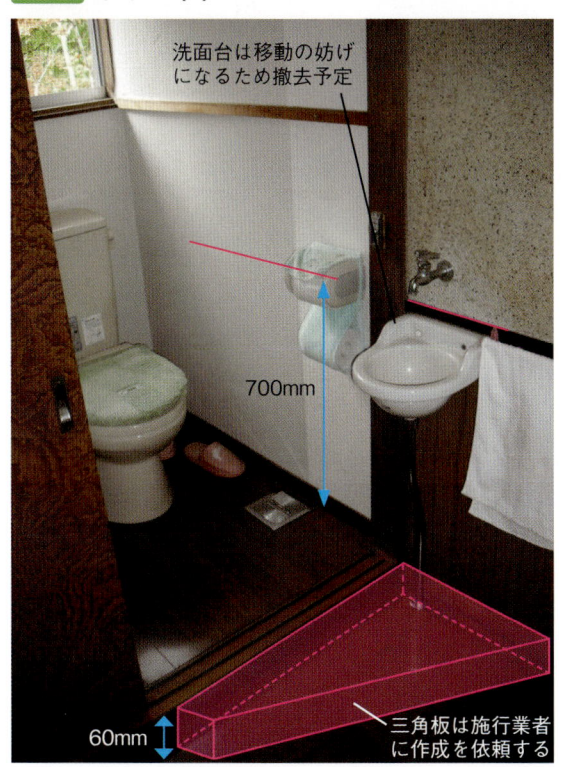

問題点：入り口に高さ60mmの段差。トイレ前のスペースも狭く，自力駆動でのアプローチでは入り口に対し斜め設置となる。
解決策：入り口に高さ60mmの三角板を作成し，足の置き場を作成。手すりを左右両側に設置し両手支持歩行での移動を可能にする。また車椅子からの立ち上がり（座り込み）用に同じ高さで入り口外にも手すりが必要。

図7 トイレ（2）側面図

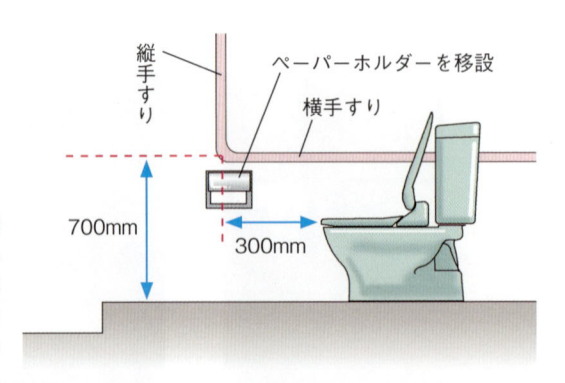

縦手すり
ペーパーホルダーを移設
横手すり
700mm
300mm

問題点：トイレ側面に手すりがない。
解決策：入り口に向かって左側の壁には横手すりに加えて，ズボン上げ下ろしの際に必要な縦の手すりが必要。また横手すりは，座ったときの姿勢安定のためにも，便座奥まで長さが必要（両側）。

図8 浴室

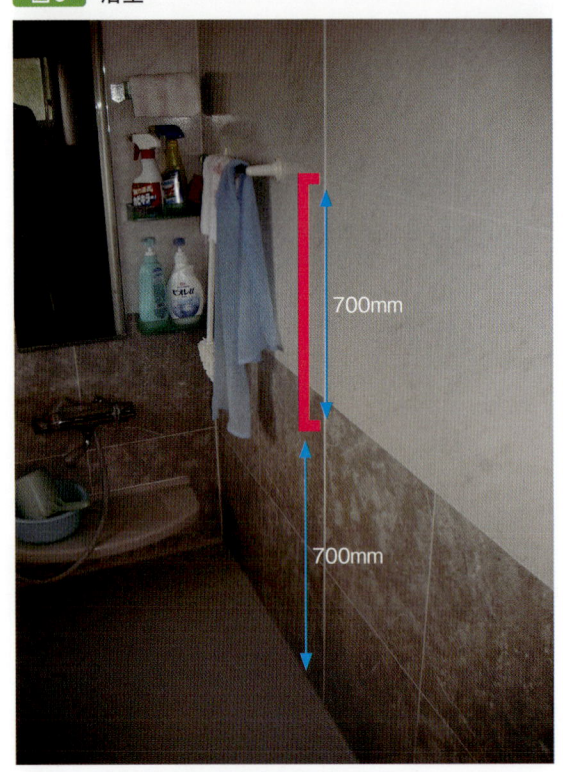

700mm

700mm

問題点：起立・立位保持用の手すりがない。
解決策：自宅でのシャワー浴を介助で可能にするため壁に立位保持用の手すりを設置。シャワーチェアはスペースを考慮し，折り畳み式・肘掛けありを用意する。

図9 台所・洗面所

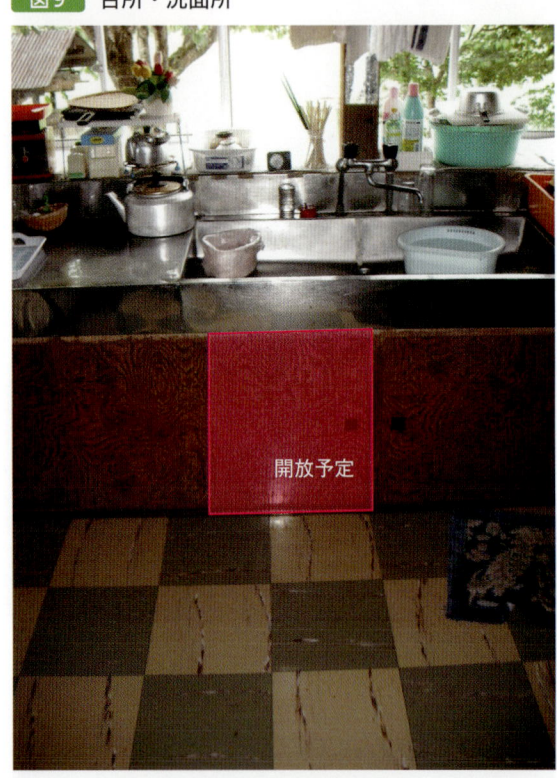

開放予定

問題点：洗面台が玄関にあり利用できない。
解決策：台所下のスペースを利用し，車椅子のままで，ぎりぎりまでアプローチ可能とした。シンクの高さも低く，整容動作は十分に可能。母と一緒に家事の手伝いもできることが確認できた。

▌▌ スロープ

- スロープ設置は，環境に応じて固定式か，着脱式かを選択する。
- 着脱式のスロープは，介助者が操作しやすい形態・重量であることが求められる
- 車椅子を両上肢で自走可能な場合は，1/12程度のゆるやかな斜度で90cm程度の幅であることが望ましい。
- 玄関内でスペースが限られる場合，介助者の操作が可能な斜度であるか確認する。
- 狭い空間で床高が高い場合には，段差昇降機の設置も検討する。
- 家屋内の敷居に対応するミニスロープは，車椅子の移動には有用であるが，短下肢装具などを使用する場合には，不安定になることがある。

ドア

● 手前に引っ張る開き戸の場合は，出入りでの安定性を確保するため，引き戸や吊り戸への変更を行ったり，ドアの開き吊元を変えて開閉方向を逆にすると有用なときがある。

● 車椅子でトイレに接近する際，1枚の引き戸から，3枚引き戸に変更することで出入りの幅を広げ，トイレの向きを変更することで車椅子を便器に接近させやすくすることができる（図10）。

トイレ

● 手すりを設置する場合，介助の有無や，壁の構造などから，固定式か，はね上げ式か検討する。

● 立位での排尿を希望する男性患者の場合には，壁と手すりで立位姿勢が安定するよう動作確認を行い設置する。

● 洋式便器の立ち座りには，L字型手すりが一般的に用いられる（図11）。

図10 3枚引き戸に変更することで出入り口の拡大を図った例

施工前　　　　　　　　　　　　　　施工後

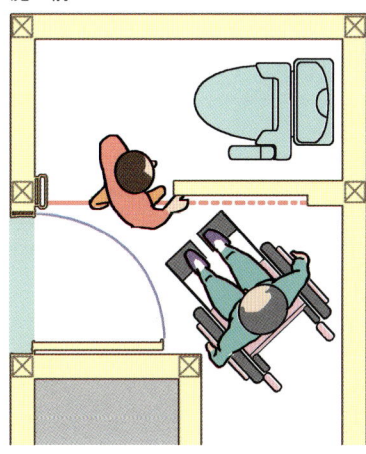
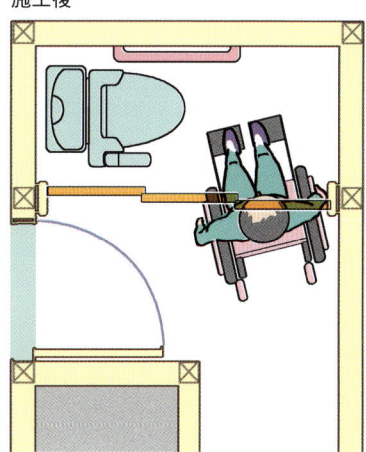

図11 トイレ内のスペースと手すりの位置

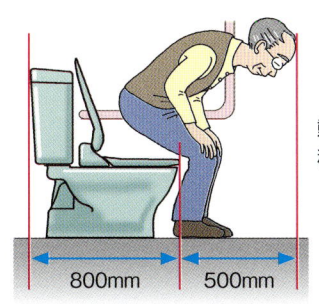

トイレ内での立ち上がり動作には，前方に50cm程度の空間が必要である。

800mm　500mm

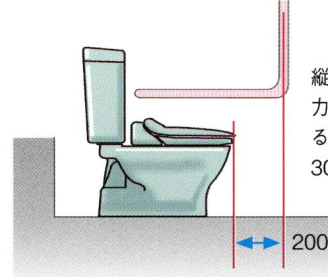

縦手すりの位置は，体格・脚力などによって個人差が生じるものの，一般的には20〜30cm程度前方に設置する。

200〜300mm

||| 浴室

- 脱衣所から洗い場，浴槽への動線を確認し，ドアや段差への対応，手すりの設置，シャワーキャリーやシャワーチェアーの導入を検討する。
- 片麻痺患者が浴槽へ出入りする際，立位でまたぐ動作は，かなり下肢機能の良好な人に限られる。座位でまたぎ動作を行う場合，移乗台や手すりの位置について，それぞれ検討する（図12）。

図12 浴槽への移乗用福祉用具

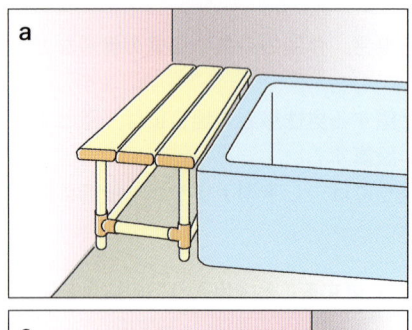
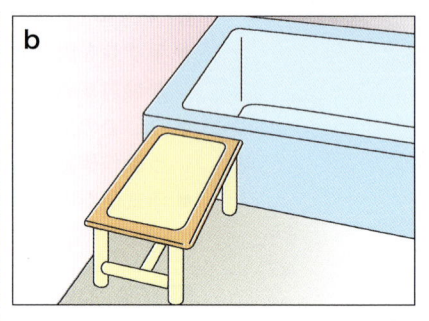
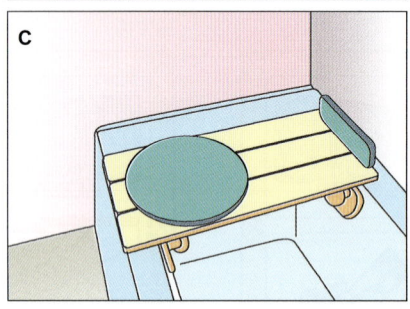

a. 浴槽横のスペースを利用
b. シャワーチェアーを利用
c. バスボードを利用

福祉用具の紹介

車椅子

W/C：WheelChair

- 車椅子は大きく分けて手動車椅子と電動車椅子があり，脳卒中患者に用いられる車椅子（W/C）は，主に手動車椅子が使用され，自走用と介助用がある。
- 病期や機能・能力に応じて車椅子を選択する必要があり，急性期では自走用の標準型車椅子以外に介助用車椅子を使用することがある。
- 脳卒中における車椅子使用の目的は，早期離床により生活全体を活発化し廃用症候群を予防する，歩行困難な患者の自立あるいは介助による移動手段として用いる，などが挙げられる。
- 麻痺側上下肢の運動麻痺が比較的軽度の場合，車椅子操作を積極的に行わせることで麻痺の回復促進や廃用症候群の予防になる。

標準型車椅子

- 標準型車椅子の各部の名称を**図1**に示す。
- 標準型車椅子は，座位保持が安定している場合で歩行自立までの一時的な使用や介助用としても使用する。
- 標準車椅子は一般的にサイズが決まっており，患者の体型や障害の程度に合わせて調整することが難しいため，クッションを追加したり，各部が調整可能な多機能型（モジュール型）車椅子を使用する。

図1 標準型車椅子の各部の名称

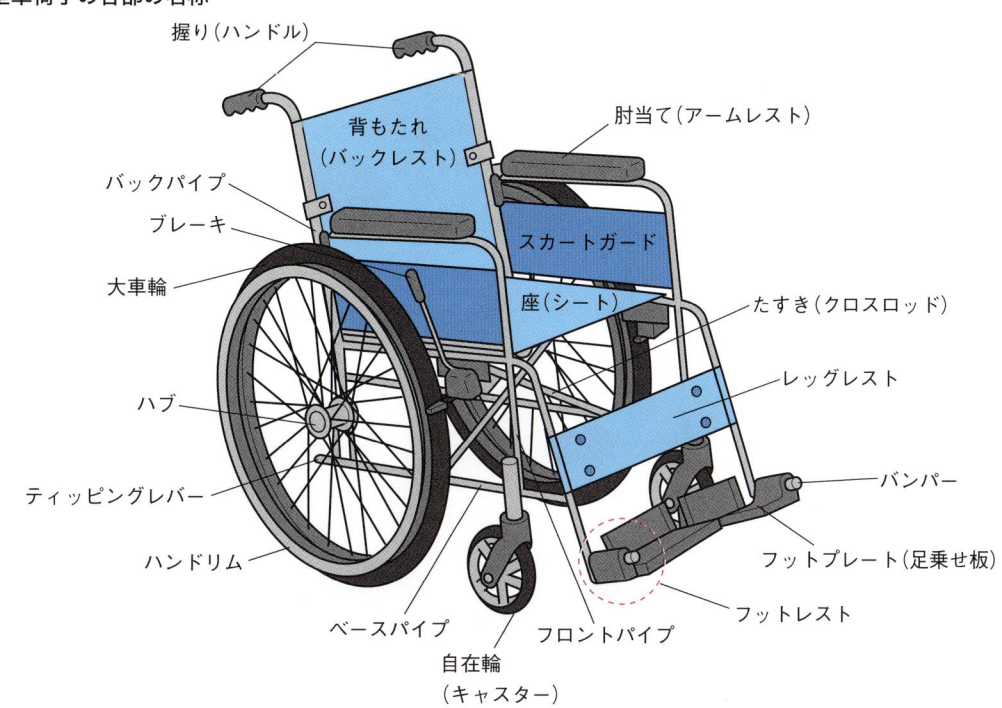

握り（ハンドル）／背もたれ（バックレスト）／肘当て（アームレスト）／バックパイプ／ブレーキ／大車輪／スカートガード／座（シート）／たすき（クロスロッド）／レッグレスト／ハブ／ティッピングレバー／ハンドリム／ベースパイプ／フロントパイプ／自在輪（キャスター）／フットレスト／フットプレート（足乗せ板）／バンパー

- 片麻痺に自走で使用するときはレッグレストを外すことが多く，場合により非麻痺側のフットレストを外し，使用しないときがある。

多機能型（モジュール型）車椅子

- 多機能型（モジュール型）車椅子（図2）は，高さ調整式，着脱式またははね上げ式アームサポート，着脱式または開閉式フット・レッグサポート，張り調整可能なバックサポートなど，調整可能なものが一般的である。
- 車椅子移乗に介助が必要な場合は，アームサポートを外して移乗を容易にしたり，移乗ボード（図3）を使用することで持ち上げずに介助が可能となる。
- 座位姿勢を調整するためにバックサポートの張り調整機能を利用し，上部体幹や骨盤を安定させることが可能である。
- 片麻痺の場合で麻痺側のブレーキ操作が難しい場合は，オプションで長さ調整可能な手元ブレーキへ変更できる。
- ワンタッチで調整可能なフットサポートを使用すると，簡単に下腿長を考慮した姿勢調整ができる。

図2 多機能型（モジュール型）車椅子

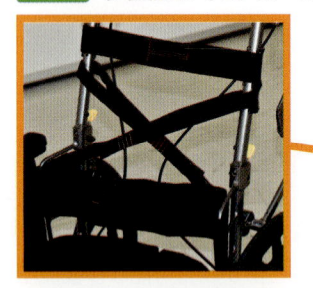

バックサポート（張り調整あり）

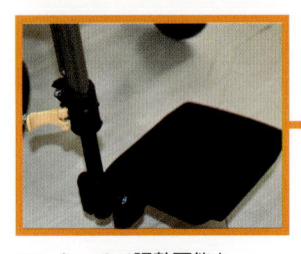

ワンタッチで調整可能な
フットサポート

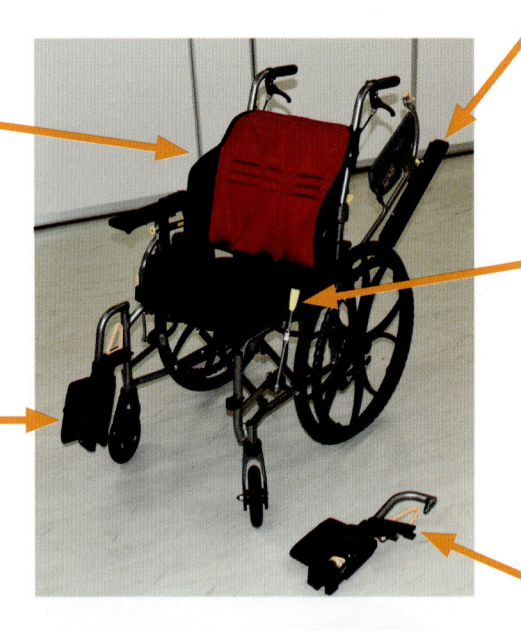

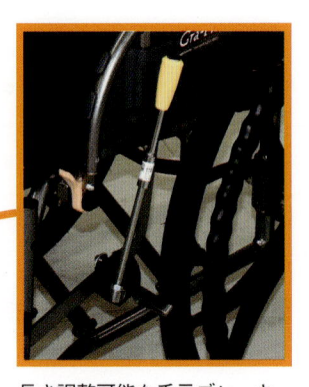

はね上げ式
アームサポート

長さ調整可能な手元ブレーキ

着脱式フットサポート

図3 移乗ボードの利用

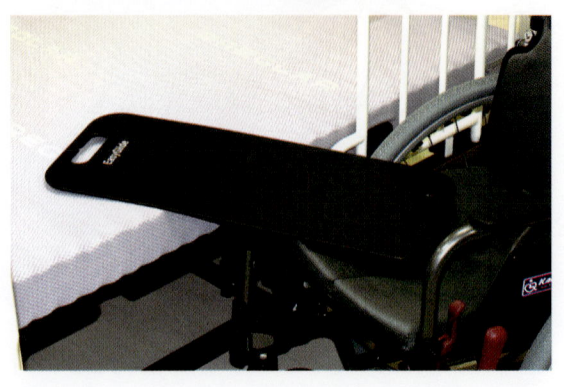

介助用車椅子	● 標準型車椅子よりも車輪が小さく，介助者が押して駆動させるタイプの車椅子である。

● 標準型車椅子よりも車輪が小さく，介助者が押して駆動させるタイプの車椅子である。

● 意識レベルが低い患者や座位保持が安定していない患者で，積極的に離床を促す場合は，リクライニング機能やティルト機能がある介助用車椅子（図4）を使用する。

● 特に急性期では，離床により循環動態が急激に変化し血圧や酸素飽和度の低下が起きることがあるため，リクライニング機能やティルト機能がある介助用車椅子を使用することで急変に対応できる。

● 頭部・頸部のコントロールが不十分な場合はヘッドレストを調整することで安定性を確保することができる。

図4 介助用車椅子（リクライニング機能・ティルト機能あり）

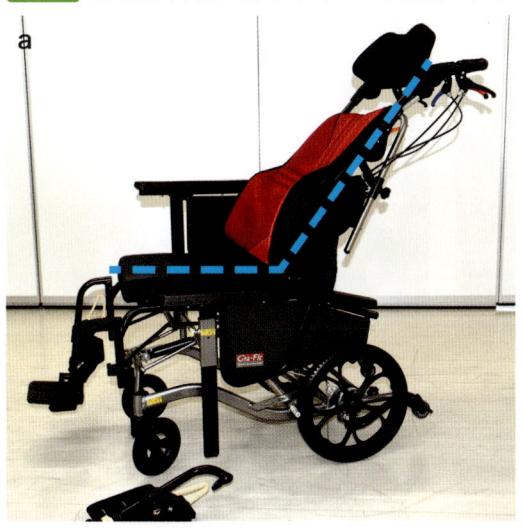

a. リクライニング機能を利用した状態

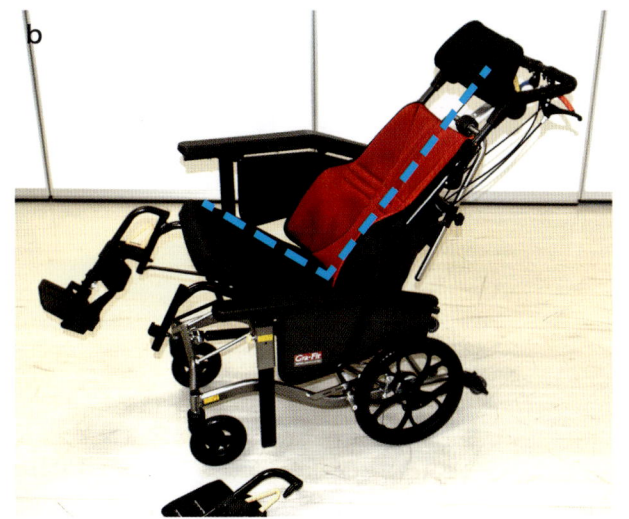

b. ティルト機能を利用した状態

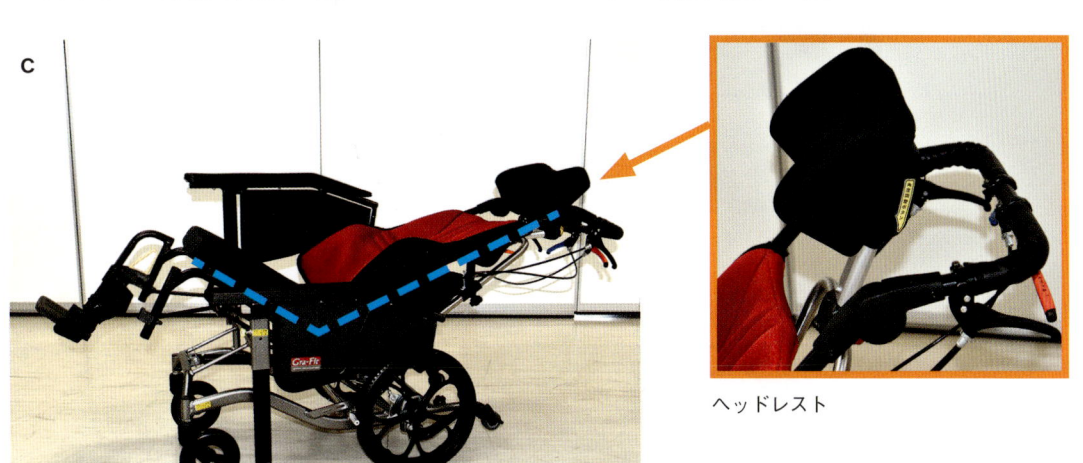

c. リクライニング・ティルト機能を同時に利用した状態

ヘッドレスト

車椅子用クッション	● 車椅子用クッションは，対象者の機能・能力に合わせて，体圧分散機能，座位保持機能を考慮して選択する。

● 車椅子用クッションは，対象者の機能・能力に合わせて，体圧分散機能，座位保持機能を考慮して選択する。

● クッションの種類には，低反発・高反発ウレタン（図5），ゲル，空気があり，主に褥瘡予防や座位姿勢安定のために使用され，使用する車椅子の種類や機能も考慮する必要がある。

● 長時間座位保持する場合で褥瘡のリスクを考慮する場合は，体圧分散性が高い空気（図6）やゲルが有効であり，また，体圧分散機能と座位保持機能を併せ持つ空気とウレタンを組み合わせたハイブリッド（図7）も有効である。

図5　ウレタンクッション

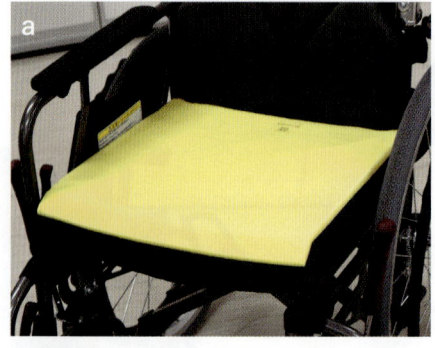
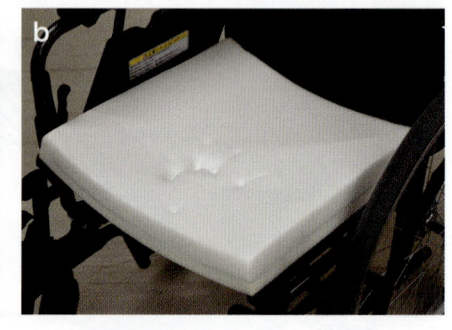

a. 高反発ウレタン　　　　　　　　b. 低反発ウレタン

図6　空気クッション

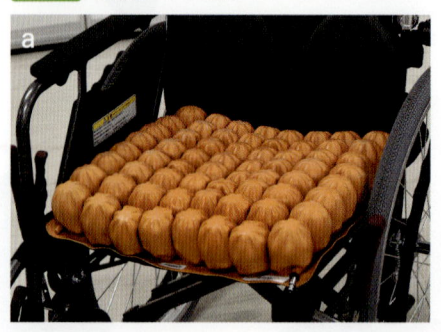
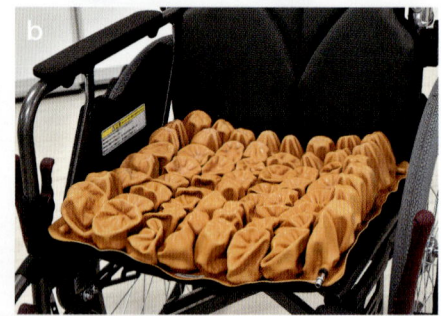

a. 空気充填時　　　　　　　　b. 座位荷重後

図7　ハイブリッド（ゲル＋ウレタン）クッション

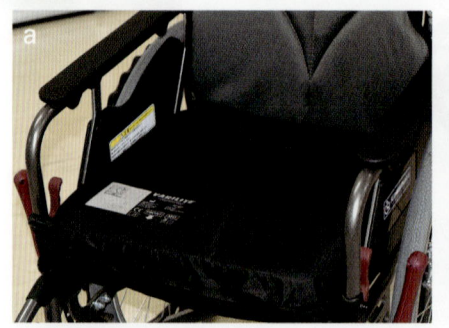
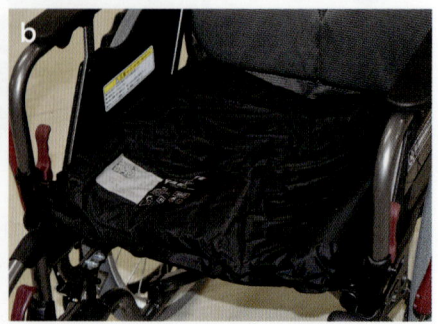

a. 空気充填時　　　　　　　　b. 圧着時

- 脳卒中患者でプッシャー症状や体幹安定性が低下している場合は，殿部が前方へずれる（いわゆる仙骨座り）ことがあるため，アンカー機能（クッション前方が高い形状）があるクッションがよい（図8a）。
- さらに，体幹が麻痺側へ傾くなどの不良座位姿勢の場合は，体幹パッド（図9）を用いることで安定した座位姿勢を獲得できる。
- 片麻痺において非麻痺側下肢で車椅子を駆動する場合は，アンカー機能を調整できるクッション（図8b）を用いることで駆動しやすくなる。

図8　アンカー機能があるクッション

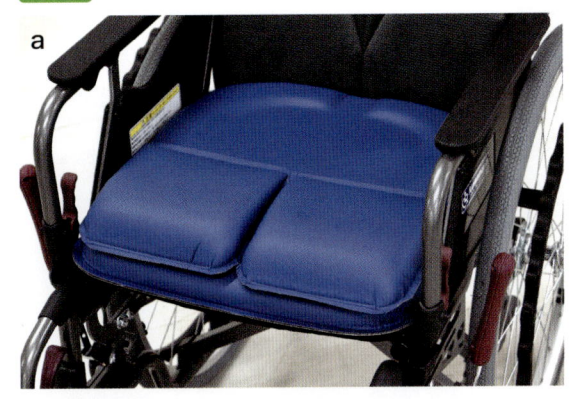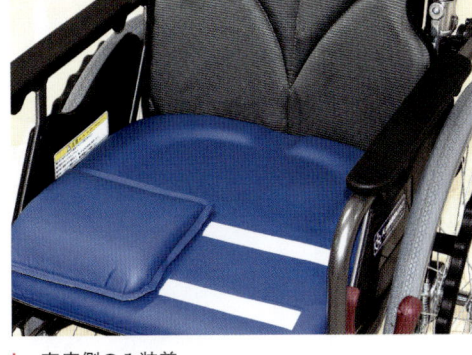

a. 両側装着 　　　　　　　　　　　　　　b. 麻痺側のみ装着

図9　体幹パッド（上部：背用　下部：腰用）

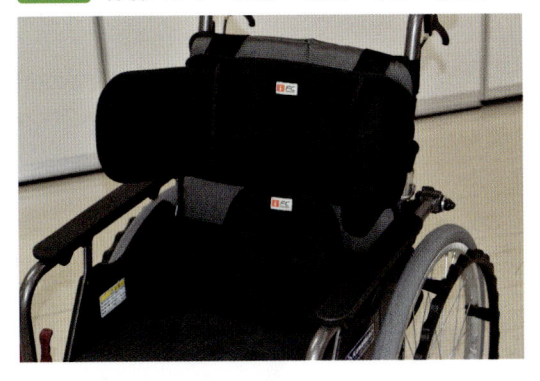

設置型手すり

- 在宅おいて移動手段の確保は重要であり，立ち上がりや歩行での移動の場合は常に転倒リスクを考慮する必要がある。そのため，手すりを設置することで歩行の安定性確保や転倒予防を図ることができる。
- 手すりの設置は住宅改修と福祉用具で対応できるが，家族の希望や住宅の構造上，住宅改修ができない場所もある。そのため福祉用具を有効活用することが重要である。
- 手すりの設置場所は，主に立ち上がりの補助や段差昇降が必要な場所に設置する。
- 寝室では，ベッド上での寝返り・起き上がり，またベッドからの立ち上がりやポータブルトイレへの移乗のときに活用することができる（図10）。
- 屋外や玄関前の段差に設置する際は，雨風に晒されることを考慮して，防水・防かび・滑り止めマットがあるものを選択する（図11）。

- 壁に手すり設置できない・希望しない場合，上がり框の段差を考慮した手すりを設置することで段差昇降が安全に可能となる（図12）。
- トイレでは，手すりを設置できる壁がない場合，直接，便器に手すり（肘掛け）を固定することにより，便座での座位保持や立ち上がりの補助になる（図13）。

図10 寝室における使用例

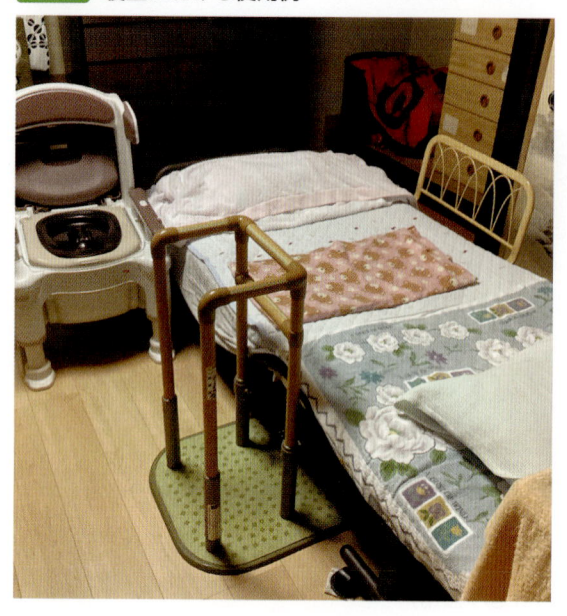

図11 屋外や玄関前段差での使用例

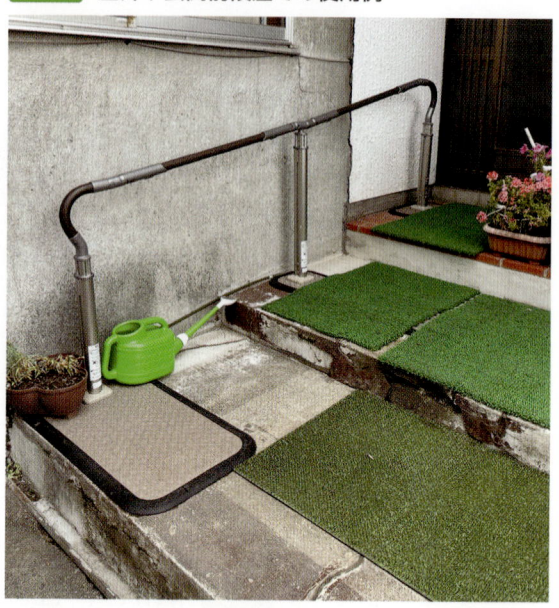

図12 上がり框での使用例

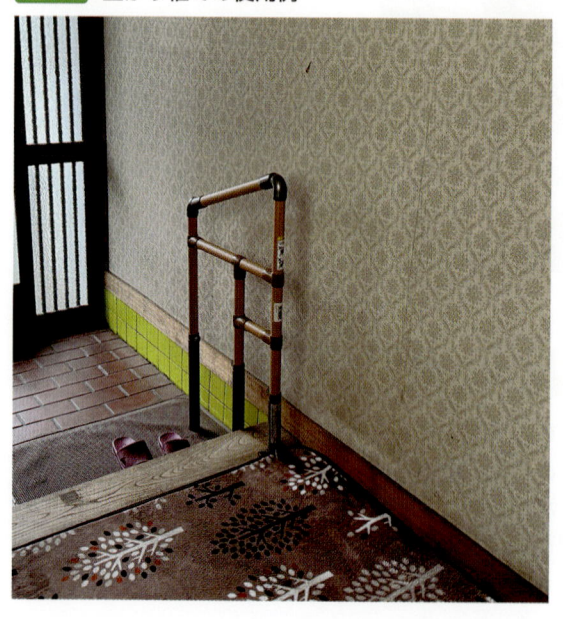

図13 トイレ環境での使用例

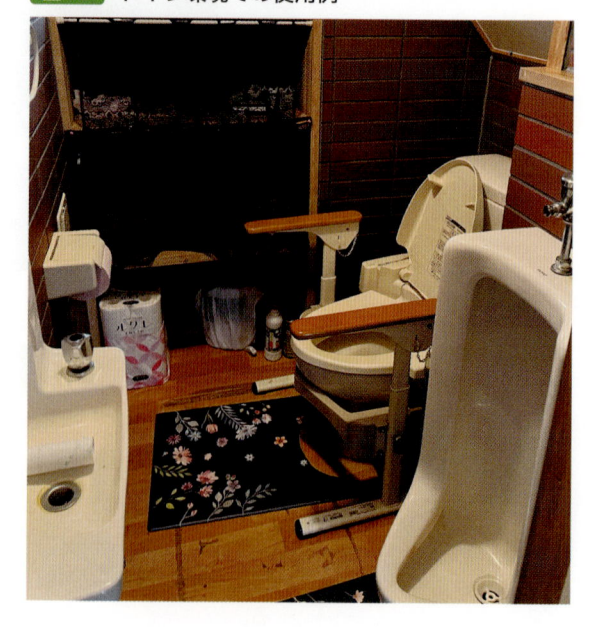

第4版

リハ実践テクニック 脳 卒 中

2006 年 11 月 10 日	第 1 版第 1 刷発行	
2013 年 1 月 10 日	第 2 版第 1 刷発行	
2017 年 3 月 30 日	第 3 版第 1 刷発行	
2024 年 12 月 10 日	第 4 版第 1 刷発行	

■監　修　岩田　学　いわた　まなぶ

■編　集　髙見彰淑　たかみ　あきよし

■発行者　吉田富生

■発行所　株式会社メジカルビュー社

〒 162 - 0845 東京都新宿区市谷本村町 2 - 30
電話　03（5228）2050（代表）
ホームページ https://www.medicalview.co.jp

営業部　FAX 03（5228）2059
E - mail　eigyo @ medicalview.co.jp

編集部　FAX 03（5228）2062
E - mail　ed @ medicalview.co.jp

■印刷所　シナノ印刷株式会社

ISBN978 - 4 - 7583 - 2259 - 1 C3047

©MEDICAL VIEW, 2024.　Printed in Japan